药品生产检查实用技术手册

卢晓明　周军红　主编

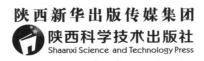

陕西新华出版传媒集团
陕西科学技术出版社
Shaanxi Science and Technology Press
————西　安————

图书在版编目（CIP）数据

药品生产检查实用技术手册 / 卢晓明, 周军红主编.
— 西安：陕西科学技术出版社, 2022.1
ISBN 978-7-5369-8274-1

Ⅰ. ①药… Ⅱ. ①卢… ②周… Ⅲ. ①药品管理–质
量管理–手册 Ⅳ. ①R954-62

中国版本图书馆 CIP 数据核字(2021)第 219925 号

药品生产检查实用技术手册

卢晓明　　周军红　　主编

责任编辑	高　曼
封面设计	刘　琳

出　版　者　陕西新华出版传媒集团　陕西科学技术出版社
　　　　　　西安市曲江新区登高路 1388 号陕西新华出版传媒产业大厦 B 座
　　　　　　电话（029）81205187　传真（029）81205155　邮编 710061
　　　　　　http://www.snstp.com
发　行　者　陕西新华出版传媒集团　陕西科学技术出版社
　　　　　　电话（029）81205180 81206809
印　　　刷　陕西广达印务有限责任公司
规　　　格　889mm×1194mm　16 开本
印　　　张　29.75　　插页　12
字　　　数　600 千字
版　　　次　2022 年 1 月第 1 版
　　　　　　2022 年 1 月第 1 次印刷
书　　　号　ISBN 978-7-5369-8274-1
定　　　价　178.00 元

《药品生产检查实用技术手册》
编 委 会

主　　编　卢晓明　　周军红

副主编　李　婵　　陈玉龙

编写人员　（以姓氏笔画为序）

　　　　　王　斌　　王少锋　　刘　红　　杜宏伟　　张　兵

　　　　　吴明晋　　杨爱萍　　郑方晔　　郭红娟　　谢志民

　　　　　魏　琦

主　　审　王四清

审稿人员　（以姓氏笔画为序）

　　　　　马维娜　　王　刚　　张宇敏　　陈建华　　周建平

　　　　　赵　亮　　姜艳玲　　秦　英　　符祥瑜

主 编 简 介

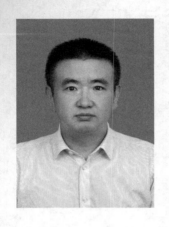

卢晓明

　　毕业于中国科学院研究生院，理学硕士，原陕西省药品技术审核查验中心主任。在陕西省药品监管系统工作20年，主持开发了陕西省药品集中采购信息化平台，曾担任《陕西药监》杂志总编辑，主持编纂《陕西省药品监管地方志》，主持编写《陕西省药品从业人员系列培训教材》等。

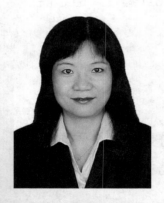

周军红

　　女，毕业于天津大学化工学院，制药工程硕士，主任药师，长期从事药品质量管理及药品相关注册、生产及经营检查工作的组织实施及技术审查，具有丰富的药品监管和检查经验，并取得执业药师、执业中药师、国际GMP检查员、陕西省GSP检查员，以及省级保健食品、保健用品、医疗器械检查员资质；曾担任陕西省执业药师协会理事，是陕西省食品药品审评和药品注册现场核查专家库成员。发表论文十余篇，曾获陕西省药学会2000年优秀论文三等奖，陕西省执业药师协会2005年论文一等奖，并担任《药品食品认证概论》编委，担任《制药工程关键技术指南》副主编。

前　言

　　《药品生产检查实用技术手册》是一部以《药品生产质量管理规范》为基础，针对非无菌固体制剂、无菌制剂、中药制剂、原料药、医用氧等多种类型药品生产企业的检查关注重点来阐述药品生产检查技术的书籍。本书作者为长期组织实施药品检查的检查机构人员、具有多年药品生产检查经验的GMP检查组长及药品生产企业质量负责人等。

　　以习近平新时代中国特色社会主义思想为指导，按照党中央、国务院关于加强药品安全监管的决策部署，遵循科学监管规律，深化药品监管体制机制改革，构建起基本满足药品监管要求的职业化专业化药品检查员队伍体系是未来三到五年的目标。

　　本书总结各类检查要点，收集多年药品生产现场检查报告缺陷项目，结合丰富的实际典型案例进行分析讲解，同时列举了常见中药材、中药饮片的真伪鉴别方法与图片，并对在质量保证和质量控制的关键环节中表现优秀的企业的先进做法以范例方式进行展示，另外还归纳了常用的质量检验检查所需工具。

　　本书旨在为具有一定检查经验的药品检查机构的检查人员提供专业技术指导，为提高职业化专业化药品检查员队伍技术水平，强化药品监管机制，形成药品监督检查工作体系的重要支撑力量提供技术帮助。

编　者

2021 年 8 月

目　录

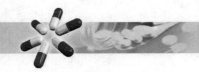

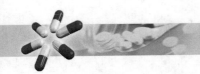

第十一章　质量检验检查常用的工具资料

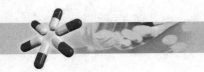

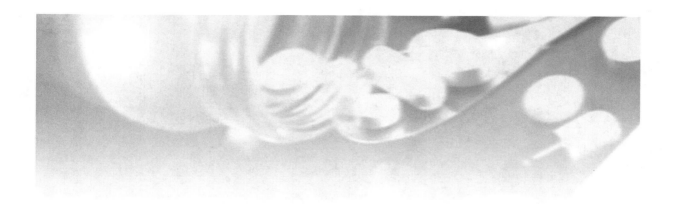

第一章 非无菌制剂检查要点及案例分析

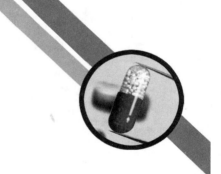

　　非无菌制剂涉及的剂型与产品品种多、生产工艺和控制技术又较为复杂，特别是中药制剂的生产有其特殊性，故在进行非无菌制剂企业检查过程中会遇到诸多实际的困惑和难题。本文根据多年实际检查工作的经验和实例，结合新修订药品 GMP，从检查技巧、关注重点、常见案例分析等方面阐述了有效实施现场检查的工作体会，目的是与同行交流，作为解决实际问题的参考。必须提出的是，任何药品检查工作都必须紧密结合自身工作实际，正确把握质量风险管理的原则和方法，切忌生搬硬套或脱离 GMP 原意。同时，一些非常实际的具体问题和探讨性案例仍需深入进行研究和讨论，本文列举了一些同行的观点和方法，也一并供参考。

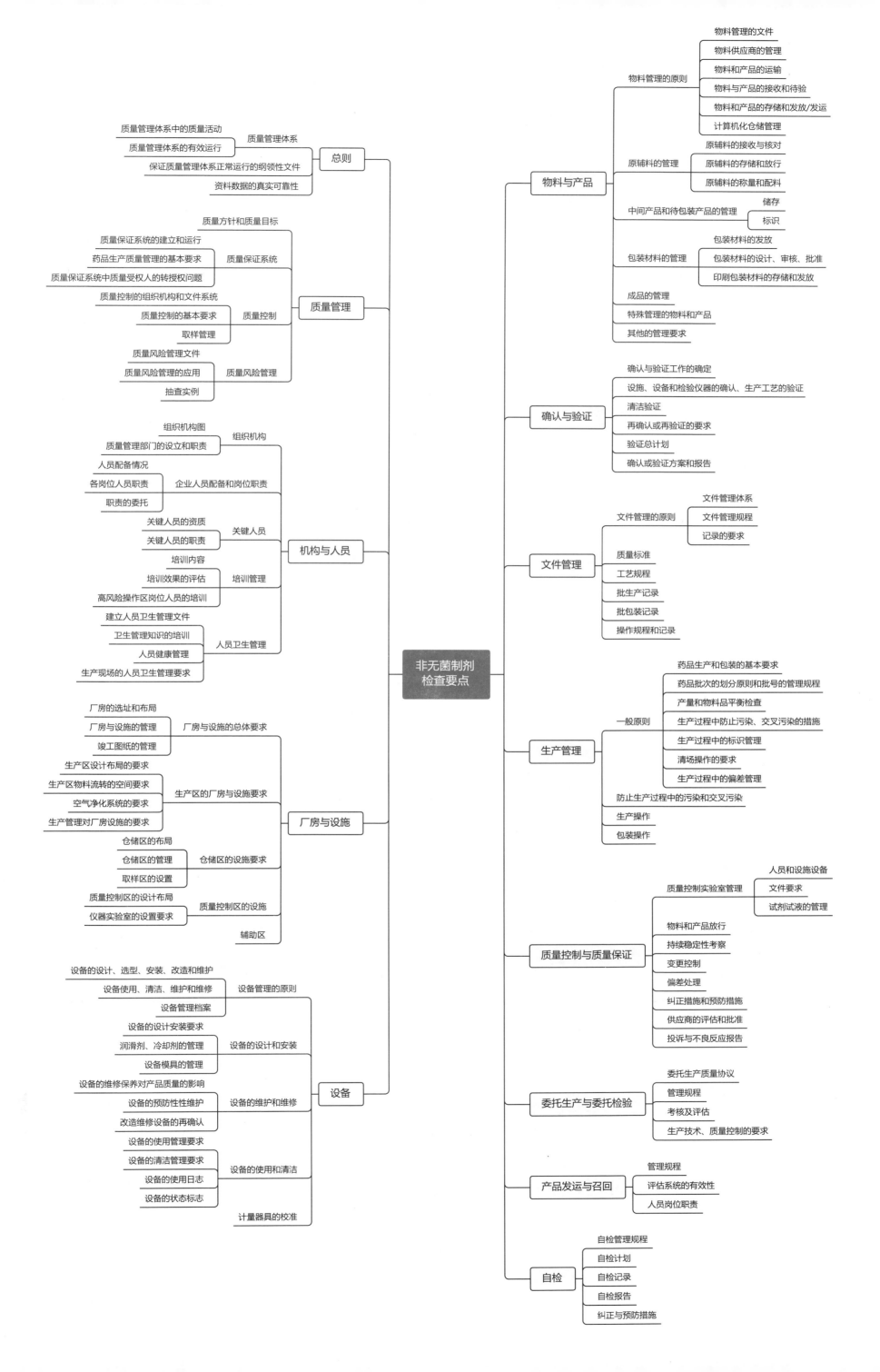

非无菌制剂检查要点

- 总则
  - 质量管理体系
    - 质量管理体系中的质量活动
    - 质量管理体系的有效运行
    - 保证质量管理体系正常运行的纲领性文件
    - 资料数据的真实可靠性
- 质量管理
  - 质量保证系统
    - 质量方针和质量目标
    - 质量保证系统的建立和运行
    - 药品生产质量管理的基本要求
    - 质量保证系统中质量受权人的转授权问题
  - 质量控制
    - 质量控制的组织机构和文件系统
    - 质量控制的基本要求
    - 取样管理
  - 质量风险管理
    - 质量风险管理文件
    - 质量风险管理的应用
    - 抽查实例
- 机构与人员
  - 组织机构
    - 组织机构图
    - 质量管理部门的设立和职责
  - 企业人员配备和岗位职责
    - 人员配备情况
    - 各岗位人员职责
    - 职责的委托
  - 关键人员
    - 关键人员的资质
    - 关键人员的职责
  - 培训管理
    - 培训内容
    - 培训效果的评估
    - 高风险操作区岗位人员的培训
  - 人员卫生管理
    - 建立人员卫生管理文件
    - 卫生管理知识的培训
    - 人员健康管理
    - 生产现场的人员卫生管理要求
- 厂房与设施
  - 厂房与设施的总体要求
    - 厂房的选址和布局
    - 厂房与设施的管理
    - 竣工图纸的管理
  - 生产区的厂房与设施要求
    - 生产区设计布局的要求
    - 生产区物料流转的空间要求
    - 空气净化系统的要求
    - 生产管理对厂房设施的要求
  - 仓储区的设施要求
    - 仓储区的布局
    - 仓储区的管理
    - 取样区的设置
  - 质量控制区的设施
    - 质量控制区的设计布局
    - 仪器实验室的设置要求
  - 辅助区
- 设备
  - 设备管理的原则
    - 设备的设计、选型、安装、改造和维护
    - 设备使用、清洁、维护和维修
    - 设备管理档案
  - 设备的设计和安装
    - 设备的设计安装要求
    - 润滑剂、冷却剂的管理
    - 设备模具的管理
  - 设备的维护和维修
    - 设备的维修保养对产品质量的影响
    - 设备的预防性性维护
    - 改造维修设备的再确认
  - 设备的使用和清洁
    - 设备的使用管理要求
    - 设备的清洁管理要求
    - 设备的使用日志
    - 设备的状态标志
  - 计量器具的校准
- 物料与产品
  - 物料管理的原则
    - 物料管理的文件
    - 物料供应商的管理
    - 物料和产品的运输
    - 物料与产品的接收和待验
    - 物料和产品的存储和发放/发运
    - 计算机化仓储管理
  - 原辅料的管理
    - 原辅料的接收与核对
    - 原辅料的存储和放行
    - 原辅料的称量和配料
  - 中间产品和待包装产品的管理
    - 储存
    - 标识
  - 包装材料的管理
    - 包装材料的发放
    - 包装材料的设计、审核、批准
    - 印刷包装材料的存储和发放
  - 成品的管理
  - 特殊管理的物料和产品
  - 其他的管理要求
- 确认与验证
  - 确认与验证工作的确定
  - 设施、设备和检验仪器的确认、生产工艺的验证
  - 清洁验证
  - 再确认或再验证的要求
  - 验证总计划
  - 确认或验证方案和报告
- 文件管理
  - 文件管理的原则
    - 文件管理体系
    - 文件管理规程
    - 记录的要求
  - 质量标准
  - 工艺规程
  - 批生产记录
  - 批包装记录
  - 操作规程和记录
- 生产管理
  - 一般原则
    - 药品生产和包装的基本要求
    - 药品批次的划分原则和批号的管理规程
    - 产量和物料品平衡检查
    - 生产过程中防止污染、交叉污染的措施
    - 生产过程中的标识管理
    - 清场操作的要求
    - 生产过程中的偏差管理
  - 防止生产过程中的污染和交叉污染
  - 生产操作
  - 包装操作
- 质量控制与质量保证
  - 质量控制实验室管理
    - 人员和设施设备
    - 文件要求
    - 试剂试液的管理
  - 物料和产品放行
  - 持续稳定性考察
  - 变更控制
  - 偏差处理
  - 纠正措施和预防措施
  - 供应商的评估和批准
  - 投诉与不良反应报告
- 委托生产与委托检验
  - 委托生产质量协议
  - 管理规程
  - 考核及评估
  - 生产技术、质量控制的要求
- 产品发运与召回
  - 管理规程
  - 评估系统的有效性
  - 人员岗位职责
- 自检
  - 自检管理规程
  - 自检计划
  - 自检记录
  - 自检报告
  - 纠正与预防措施

一、总　则

【关注重点】

（一）质量管理体系

企业应建立药品质量管理体系,质量管理体系要涵盖药品的整个生命周期和影响药品质量的所有因素,且保证其有效运行并持续改进。

1.质量管理体系中的质量活动

包括审计、偏差管理、变更管理、生产管理、现场管理、投诉、召回、印字包材的审核批准、产品释放、GMP自检、培训、供应商管理、不良反应报告和监测、质量标准、方法管理、环控、水系统监测、样品管理、稳定性考察、质量控制、验证管理、文件管理、对第三方的管理、法律法规的获取等。

2.质量管理体系的有效运行

可以识别质量管理体系所需的过程及其在企业中的应用,确定这些过程的顺序和相互作用,确保这些过程的有效运行和控制所需的准则和方法,确保可以获得必要的资源和信息以支持这些过程的运行和对这些过程的监视,可以有效监视、测量和分析这些过程,实施必要的措施以实现对这些过程策划的结果和对这些过程的持续改进。

（二）保证质量管理体系正常运行的纲领性文件

质量手册是企业质量管理体系的纲领性文件,是一切质量管理活动的准则,是编制下层质量管理文件的依据,是公司对用户的质量承诺,同时也为内部、外部质量审核提供依据。尽管GMP正文中并未明确提出要求企业编制质量手册这类纲领性文件,但缺少这类文件的质量管理,缺乏系统化,不能称其为体系。

（三）资料数据的真实可靠性

企业提供的资料和数据应真实可信,不能存在弄虚作假,编造、伪造文件和记录等情况。"诚信"的执行原则是确保GMP有效执行的基础,在检查过程中,发现企业隐瞒有关情况或提供虚假材料的,按严重缺陷处理。检查组应调查取证,详细记录。

【案例1】

缺陷描述: 企业《质量管理手册》中质量方针和质量目标与下发的文件内容不符。(规

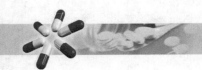

范第二条、第一百五十三条）

缺陷分析：企业《质量管理手册》也是企业质量管理文件的一部分，内容和下发的文件要一致。这条缺陷是否违反规范第二条的规定，应综合分析判定。如果牵扯到质量体系的系统性问题，则作为严重缺陷，如果只是未按规定及时修订文件，则作为一般缺陷。

【案例2】

缺陷描述：更改套用生产批号，编造、篡改批生产记录。某公司对老车间内进行改建，并将内包及外包设备迁至新建车间，新建车间及改造后的老车间均未通过GMP认证。现场对部分生产人员进行询问，均承认除工艺验证批次产品外，公司在新建车间还生产了数批产品，未能提供批生产记录和批检验记录。该公司将上述未经检验的产品套用以前所生产产品的批号销售出厂。为逃避检查，批生产记录、包材领用记录及成品入库记录均没有填写。检查组现场检查发现公司相关人员正在按照制定好的修改内容对部分产品的某些批次的批生产记录进行修改；现场另发现在多页空白纸上手写的所要修改的批生产记录的人员分工、品种、批号、修改的内容等。（规范第四条）

缺陷分析：企业为了追求利益，不顾诚信原则，编造或篡改记录，实质上已经严重违反了GMP要求。检查员在检查过程中，发现企业隐瞒有关情况或提供虚假材料，存在造假行为的，要按评定标准前言第五条的要求，评定为严重缺陷处理。

二、质量管理

【关注重点】

(一)质量方针和质量目标

（1）企业在质量目标制定和分解的过程中，要体现对药品预定用途和注册要求的充分执行。

（2）企业制定的质量目标要清晰明确、可度量并可实现。

（3）质量方针和质量目标应经企业高层管理人员批准，并经批准后以受控文件形式发放至相关部门或人员。

（4）为确保质量目标的实现，企业高层管理人员应按照规范要求提供必要的资源和支持。质量目标所涉及的各部门、层级人员应充分参与，应包括供应商和经销商的必要配合;考查质量目标的落实过程,要包括各相关部门、相关层级人员的参与。

(5)在整个检查过程中,均应关注企业是否配备了恰当的人员支持和硬件支持,这是实现企业质量目标的最基本的要求。

(二)质量保证系统

1.质量保证系统的建立和运行

(1)查看企业质量保证系统建设情况,文件系统要涵盖质量保证系统的方方面面,使所有质量行为有章可循。

(2)通过对企业的人员管理系统、文件系统、物料系统、厂房设施设备系统、生产系统、质量控制实验室系统、确认与验证等进行检查后综合评定质量保证体系能否有效运行。

(3)检查企业自检文件,应根据质量回顾及趋势分析结果适时完善质量管理过程,要对发现的问题进行纠正并采取预防措施,对纠正预防措施的有效性进行评估。

2.药品生产质量管理的基本要求

(1)通过检查培训考核记录、现场询问等方式了解质量保证人员是否明确其工作职责。

(2)查看企业质量体系组织机构图、人员一览表,应有足够的人员保证质量管理工作的完成。

(3)检查企业建立质量保证和质量控制的文件系统应完整。

(4)检查企业关键设施、设备和生产工艺及其重大变更等应经过确认或验证;生产、检验和发放全过程要有记录并妥善保存便于追溯。

(5)企业应建立偏差处理、投诉处理等系统,导致偏差或质量缺陷的根本原因应被调查并制订有效的纠正预防措施。

(6)企业要建立有效的药品召回系统,能召回任何一批已发放销售的产品。

3.质量保证系统中质量受权人的转授权问题

(1)要重点查看产品放行质量受权人的转授权问题,特别是同一个公司、不同生产地址产品放行的问题。

(2)被授权人要具有与质量受权人在产品放行方面相同的资质,执行同样的释放时履行质量受权人的权利,质量受权人对被授权人的行为负责。

(3)被授权人要全面掌握产品生产的全部信息,对批生产、批包装及批检验记录进行全面审核,释放时应重点审核不符合事件、变更、验证等有变化信息。

(三)质量控制

1.质量控制的组织机构和文件系统

(1)查看企业质量控制组织机构图,组织机构图中应注明人员名称,确认是否包含所

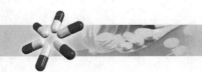

有岗位,且有足够的人员保证质量检验工作的完成。

（2）查看质量控制的文件系统是否完整,如质量控制的管理文件、质量标准、操作文件和记录。

（3）结合对质量控制实验室的检查,考查是否确保物料或产品在放行前完成必要的检验,确保质量是否符合要求。

2.质量控制的基本要求

（1）查看企业质量控制部门的组织机构图和岗位职责,应确保完成所有必要的质量控制项目。

（2）查看设施、设备、检验仪器要与所生产产品相适应,且满足检验要求。

（3）检查企业质量控制实验室平面布局图,确认实验室布局和环境是否满足检验所需的环境要求。

（4）结合对质量控制实验室的检查,考查质量控制部门的管理规程、操作规程和记录是否涵盖原辅料、包装材料、中间产品、待包装产品和成品的取样、检查、检验、留样以及产品稳定性考察等方面。

（5）结合对质量控制实验室的检查,查看检验方法是否经过必要的验证或确认。

3.取样管理

在质量控制的基本要求中要重点查看是否由经授权的人员按照规定的方法进行取样,一般应由质量部门的人员负责取样工作,生产过程的中间产品、待包装产品的中间控制取样,可以指定由生产人员承担,但必须按操作规程执行;按取样规则进行取样是质量部门的职责。

（四）质量风险管理

1.质量风险管理文件

企业应建立质量风险管理程序,明确规定应选择具有不同相关专业背景的人员参与质量风险评估。

2.质量风险管理的应用

企业质量风险管理的应用领域,要对本规范要求的厂房选址、多产品共用生产线的可行性、设施和设备的关键部件的控制、药品整个工艺流程等进行风险管理;应在供应商管理、变更控制、偏差调查处理、纠正与预防措施程序、产品年度质量回顾分析等运用风险管理手段进行风险评估。

3.抽查实例

查看企业质量风险管理实例,了解其是否具有质量风险管理理念和掌握风险管理方法、风险评估是由个人完成还是专门的评估小组完成、是否形成风险评估报告。

【案例1】

缺陷描述:企业设置的质量目标未分解到职能部门,未进行考核。(规范第六条)

缺陷分析:企业应将质量目标分解到各个部门,各个部门应根据企业质量目标的要求,设计自己部门内部各岗位的考核指标,并定期考核企业质量目标、各部门质量目标及各岗位质量目标完成情况。

【案例2】

缺陷描述:质量保证体系未涵盖药品的设计与研发部分。(规范第九条)

缺陷分析: 尽管药品的设计与研发不是GMP检查的关注点,但药品的质量源于设计,如果药品的设计与研发管理不被质量保证体系所覆盖,从质量角度来说,药品研发的管理将处于失控状态,药品质量无从谈起。

【案例3】

缺陷描述:企业进行了包装工序质量风险评估,采取了包装生产前进行待包装产品确认的质量风险降低措施,降低了质量风险,但是未通过文件修订,将风险降低措施固化在文件中。(规范第十五条)

缺陷分析:企业进行了质量风险评估,采取了有效的质量风险降低的措施,应通过文件修订将采取的措施固化在文件中,并对操作员工进行文件培训,使风险降低措施得到有效执行。

【案例4】

缺陷描述: 企业在生产过程中出现药材姜黄灭菌后挥发油含量显著下降的情况后,未结合生产工艺进行评估和分析并进行有效控制。(规范第九条)

缺陷分析:企业出现药材姜黄灭菌后挥发油含量显著下降的质量信息后,企业应结合生产工艺,对灭菌温度、灭菌前后姜黄挥发油的含量进行对比分析,评估生产工艺执行过程中的风险,提高质量控制点的把控能力。

【案例5】

缺陷描述:质量保证系统不能有效防止物料在贮存、生产、转运过程中的差错和混

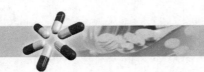

淆：未采取措施对购进的原辅料进行逐件验收；生产车间干燥岗位正在生产的中间产品无物料状态标识，不能有效区分未干燥产品和已干燥产品，易造成混淆；中间站一个托盘上存放了数种剩余物料，未标明来源；物料有两个规格，货位卡只记录了一个规格；同一批产品同时储存在成品常温库和成品阴凉库；货位卡上的数量与成品出入库分类台账上的数量不符。（规范第九条）

缺陷分析：质量保证系统所涵盖的范围，包括产品整个生命周期中影响质量的所有因素，从药品研发开始，一直到生产、控制及产品放行、贮存、发运的全过程。确保采购和使用的原辅料和包装材料正确无误，中间产品得到有效控制，严格按照规程进行生产、检查、检验和复核，在贮存、发运和随后的各种操作过程中有保证药品质量的适当措施。

三、机构与人员

【关注重点】

（一）组织机构

1.组织机构图

企业文件应明确组织机构，组织机构图要与企业现行机构设置一致；要能体现企业各部门的设置、职责范围及各部门之间的关系。

2.质量管理部门的设立和职责

（1）质量部要有独立履行质量保证和质量控制的职责，能对与药品质量有关的其他部门按照《药品生产质量管理规范》进行监督和制约，质量管理部门各个具体岗位均有其相应的岗位职责，设置的职责不能与生产管理职责有交叉。

（2）抽查设备管理文件、生产工艺规程、培训管理文件等，查看是否经过质量管理部门审核。

（3）质量管理部门人员的职责不能委派给其他部门或人员。

（4）中药制剂应同时考虑要满足"中药制剂"附录第5条相关要求，企业质量管理部门应当有专人负责中药材和中药饮片的质量管理。

（二）企业人员配备和岗位职责

1.人员配备情况

（1）检查企业管理人员、技术人员和操作人员一览表，重点查看岗位人员学历、培训、实践经验等资质方面的要求要与岗位相适应。

（2）抽查相关人员档案、学历、职称等相关材料原件,查看是否与人员一览表内容一致;查看管理人员、技术人员、操作人员数量要满足生产和质量管理的实际需要。

（3）中药制剂应同时考虑要满足"中药制剂"附录第6、7条相关要求,专职负责中药材和中药饮片质量管理的人员相关资质的要求。

2.各岗位人员职责

（1）应以文件形式制定各部门及负责人、各岗位的岗位职责。

（2）各岗位职责要能够涵盖本规范所要求的所有职责,各岗位职责之间不能有交叉。查公司各部门和各个岗位职责是否齐全、无遗漏。

（3）通过现场检查,考核各岗位人员要能切实理解本岗位职责,并能够承担起岗位职责所要求的工作量,岗位人员不能承担过多职责。

3.职责的委托

（1）现场检查结合第十七条项下的要求进行检查。

（2）查看关于职责委托的相关规程,规程中要明确条款要求,规程中可包括对委托范围、委托程序和委托书等的规定。

（3）查看职责的实际委托情况是否与规程要求一致。

（三）关键人员

1.关键人员的资质

（1）查看企业负责人、生产管理负责人、质量管理负责人和质量受权人等的资质,包括学历、职称、执业药师、各类培训证书等材料,重点关注学历、职称等,所学专业要与医药相关。

（2）查看人事档案是否详细记录关键人员的工作经历,确认其管理经验要符合要求。

（3）查验关键人员的培训证书、培训档案等相关材料,检查其是否具备相关专业知识。

2.关键人员的职责

（1）生产管理负责人、质量管理负责人、质量授权人应为本企业的全职人员,要以书面的形式规定企业负责人、生产管理负责人、质量管理负责人和质量受权人等关键人员的职责。

（2）企业生产管理和质量管理部门负责人不能互相兼任,质量管理部门要独立设置,实际情况要与组织机构图相符。

（3）查看质量受权人的职责,并结合现场抽查产品放行记录等情况,确认质量受权人

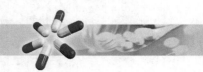

应能够独立履行产品放行职责。

(四)培训管理

查看培训管理部门的职责、培训管理文件、年度培训计划、部门培训计划、培训方案、相关记录、培训考核、培训跟踪等。

1.培训内容

(1)培训内容要完整、全面,应包括药品生产管理的专业知识、生产技术、安全知识、法律法规、GMP相关知识、职业道德等内容。

(2)随机抽查生产及质量人员的培训档案、考核试卷和记录,所有人员均应经岗位培训后上岗,培训的内容要与岗位的要求相适应。

2.培训效果的评估

企业要制定对培训效果进行定期评估的制度,并按照规定定期对培训效果进行评估。可通过考核、询问现场检查中涉及的岗位操作人员、生产管理人员、质量管理人员,对企业培训效果做出客观评价。

3.高风险操作区岗位人员的培训

检查高风险操作区工作人员的培训档案,确认是否经过专门的培训才能上岗,专门的培训主要是指职业危害、个人职业安全防护、应急处理等方面的知识、工作技能的培训。

(五)人员卫生管理

1.建立人员卫生管理文件

(1)针对不同岗位要建立相关的人员卫生操作规程,各项卫生措施应能有效防止污染和交叉污染。

(2)企业要建立有人员卫生方面的管理规程及操作规程;人员卫生操作规程中应包括与健康、卫生习惯及人员着装相关的内容,如健康检查与身体不适报告、工作着装与防护要求、洗手更衣、卫生要求与洁净作业、工作区人员(部门、岗位和数量)限制、进入生产区人员不得化妆、佩戴饰品、个人物品不得带入生产区、不得在生产区内吃东西饮水等。

2.卫生管理知识的培训

(1)企业培训档案中要有建立卫生方面的培训方案或计划,如微生物、卫生学方面的培训,培训的范围应包含所有人员。

(2)重点抽查生产、质量人员是否接受过本岗位卫生要求的培训。

3.人员健康管理

(1)查看健康管理文件、人员健康档案,体检内容要有针对性,如灯检人员是否定期接受视力、辨色力等检查。

（2）抽查部分人员健康体检档案,抽查新员工体检表,查看是否在体检合格后上岗。

（3）查看体检不合格人员的处理情况,应建立有病患者调离生产岗位及病愈重返岗位的规定。

（4）要建立员工身体不适主动报告制度,抽查报告实例,查看是否按规定处理。

4.生产现场的人员卫生管理要求

（1）企业对进入不同洁净级别的洁净室（区）或控制区的外来人员要有批准、记录、监督、指导的规定并按规定执行。

（2）D 级洁净区的洁净工作服应当将头发、胡须等相关部位遮盖,应当穿合适的工作服和鞋子或鞋套。

（3）应当采取适当措施,以避免带入洁净区外的污染物。

（4）查看工作服的管理文件,清洗周期的制定是否合理,易产生交叉污染的工作服要分开清洗、整理,必要时消毒或灭菌,应能有效防止混用。

（5）现场检查进入洁净生产区的人员是否有化妆及佩戴手表、戒指、耳环等现象。

（6）现场检查操作人员是否有裸手直接接触药品的现象,裸手操作是否可能与直接接触物料及产品的内包装材料和设备表面接触;无法避免裸手接触时,应在质量风险评估的基础上作出手部消毒的规定,必要时应检查现场是否有手部消毒设备。

【案例1】

缺陷描述: 企业组织机构图中人员岗位已发生变更,但相应的岗位职责未对应进行修订;对新聘人员的培训、上岗的要求未作出明确规定。（规范第十八条）

缺陷分析: 企业组织机构图中人员岗位已发生变化,如原组织机构图中设有总工程师的岗位,负责企业的研发和技术指导。修订后的组织机构图取消了总工程师的岗位设定,将总工程师的岗位职责合并到质量负责人的岗位中,相应的质量负责人的岗位职责就要进行修订。企业新聘人员需要培训和考核的要求与原有员工的培训和考核的内容有所区别,需要专门作出规定。

【案例2】

缺陷描述: 企业对于考核不合格的人员未进行追踪培训及考核。（规范第二十七条）

缺陷分析: 企业的每次培训均应对参加培训的人员进行考核,并有考核记录或考核试卷,以评价参加培训人员是否掌握培训的知识内容,对于考核不合格者应按培训管理

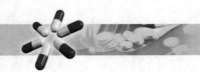

规程对其进行追踪培训,并对追踪培训的结果进行考核。如对于考核不合格的人员未进行追踪培训及考核,应视为培训未达到预期的培训目的和效果。

【案例3】

缺陷描述:企业制剂车间青霉素线操作员工的培训档案中缺少对青霉素类药物的生产管理以及劳动保护等方面的培训内容。(规范第二十八条)

缺陷分析:企业应针对从事高活性、高毒性、传染性、高致敏性物料等高风险岗位的操作人员工作的特殊性,从职业危害、个人职业安全防护、工作技能、应急处理等方面的知识进行高风险岗位专业知识的专题培训,操作人员不能很好地掌握专业知识,可能无法做好劳动防护,并防止可能发生的污染传播。

【案例4】

缺陷描述:不同级别洁净区的工作服式样相同,无明显区别,且均在一起清洗、整理。(规范第三十四条)

缺陷分析:不同级别洁净区的工作服式样相同,无明显区别,且均在一起清洗、整理,容易发生不同洁净区的工作服相互混淆,造成工作服混用,对洁净级别要求高的洁净区的工作服有被污染的风险。

【案例5】

缺陷描述:企业未制定产品放行质量受权人转授权的相关规定,未规定接受转授权人的相关资质的要求。(规范第十九条)

缺陷分析:产品放行质量受权人是可以转授权的,接受转授权人应具有与受权人在产品放行方面相同的资质,执行同样的释放时履行受权人的权利,受权人对接受转授权人的行为负责。接受转授权人应全面掌握产品生产的全部信息,对批生产、批包装及批检验记录进行全面审核,释放时应重点审核不符合事件、变更、验证等有变化信息。

【案例6】

缺陷描述:某企业在建立质量管理体系的过程中,只强调了人员的组织机构和职责,对各岗位职责间的系统关系未进行联系和阐述,职责出现重复或缺失。如:生产管理负责人和质量管理负责人通常有一些共同的职责。但企业生产管理负责人和质量管理负责人的岗位职责中对上述共同职责中各自所担负的责任未划分开,造成责权不明。(规范第十

八条）

缺陷分析:企业生产管理负责人和质量管理负责人虽有共同职责,但在共同职责中担任的角色不同,如:审核和批准产品的工艺规程、操作规程等文件时,不同类型文件,生产管理负责人和质量管理负责人审批的权限不同,应有所划分。该缺陷如果在岗位职责文件中出现的频次较低,对质量管理活动不会造成较大影响,可列为一般缺陷。如果普遍存在各岗位职责文件中,对各岗位人员职责的划分和质量管理工作造成较大影响,应列为主要缺陷。如果形成质量管理体系的重大漏洞,也可上升为严重缺陷。

【探讨案例1】

缺陷描述:洁净区操作人员直接接触药品时使用的一次性手套的质量未建立相应的控制要求。(规范三十七条)

缺陷分析:规范要求不得裸手直接接触药品、与药品直接接触的包装材料和设备表面,如果戴一次性手套,要对手套的质量建立监控标准。对于与药品直接接触的包装材料、手套、清洁用品等应建立相应的监控标准或控制手段,对物料实施监控,确保不对产品质量产生影响。

【探讨案例2】

缺陷描述:授权生产人员进行中间控制的取样操作未在相关文件中进行规定。(规范第十八条)

缺陷分析:质量管理过程中的取样是质量管理部门的职责,不得委托其他部门。但生产过程中的中间体取样,是生产控制环节的一部分,可以授权生产人员取样,但必须按操作规程执行,而且相关职责要在文件中予以明确。

四、厂房与设施

【关注重点】

(一)厂房与设施的总体要求

1.厂房的选址和布局

(1)查看厂区周边环境图、厂区总平面图,在现场检查中注意观察厂房厂区设计,了

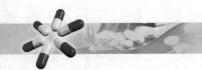

解厂房的周边环境;可参考《医药工业洁净厂房设计规范》。

（2）考查厂区总体布局是否符合本条款要求,厂房选址应当避免其周围环境的影响,厂房所处的周边环境应当远离污染源。

（3）检查员应注意观察厂区的环境是否存在空气、噪音污染,周围是否有垃圾处理厂、火电厂等污染源,对可能造成污染的企业要有相应的控制措施。

（4）查看厂房的设计、建造应当符合清洁、操作和维护的要求和保证。

（5）企业应合理进行厂区内布局,减少各个区域之间的相互影响,企业生产区、行政区与生活区要分开,厂区主要道路应贯彻人流与物流分流的原则。

2.厂房与设施的管理

（1）企业应制定维修计划,对厂房定期进行维修保养,确保厂房运行始终能够满足生产工艺要求。

（2）厂房设施主管部门要建立厂房设施的日常检查流程,制定厂房设施完好标准,检查员应检查企业是否在有指导下进行维修保养;企业在必要时,维修前进行风险评估,维修后进行评价,并采取适当措施避免维修活动对生产造成影响。

（3）企业要结合生产工艺和产品要求对照明、温度、湿度和通风进行评估和管理;要制定洁净室（区）温、湿度控制的管理文件,现场检查温、湿度监控装置（如温湿度计或传感器）的测试位置是否恰当,是否设置在影响产品质量的关键点、房间的最具代表性位置,如胶囊填充点（湿度）、回风口（温度）等。

（4）仓储区和生产区要有防止昆虫和其他动物进入的设施,有相应的书面规程,规定灭鼠、杀虫等设施的使用方法和注意事项,有实施计划并定期检查维护和评估结果;应对使用的灭鼠药、杀虫剂、烟熏剂等对设备、物料、产品是否造成污染进行评估。

3.厂房、公用设施、固定管道建造或改造后的竣工图纸的管理

（1）企业厂房、公用设施、固定管道建造或改造后的竣工图纸应可以追溯厂房变更改造过程,并了解企业的变更管理。

（2）企业应对图纸受控管理,应当严格按变更控制管理要求对图纸进行管理,确保图纸与实际布局的一致性。

（3）企业厂房、设施若有变更应当进行风险评估,充分评估改造对现有生产过程的影响。

（二）生产区的厂房与设施要求

1.生产区设计布局的要求

（1）查看企业对厂房、设施、设备多产品共用的评估过程,检查其对公用设施和设备、

生产的产品的特性、设施与设备结构、清洁方法和残留水平等项目进行的风险评估,以此确定多产品共用设施与设备的可行性。

（2）如有非药品生产,应查看企业评估同一厂房生产的非药用产品对药品质量是否可能产生不利影响。

（3）对于生产高致敏性药品,如青霉素类药品的生产企业,车间应当采用专用和独立厂房、生产设施和设备,排风口与其他空气净化系统进风口的距离、位置应能避免污染风险,排至室外的废气应当经过净化处理并有净化处理的验证。

（4）对于生产 β-内酰胺结构类药品、性激素类避孕药品的厂房,应使用专用设施（如独立的空气净化系统）和设备,并与其他药品生产区严格分开。

（5）生产某些激素类、细胞毒性类、高活性化学药品应检查要使用专用设施（如独立的空气净化系统）和设备;特殊情况下,如采取特别防护措施的,激素类、细胞毒性类、高活性化学药品制剂可通过阶段性生产方式共用同一生产设施和设备,应检查其采取的防护措施是否合理,验证过程是否能证明其安全防护有效,对阶段性生产是否有管理文件规定。

2.生产区物料流转的空间要求

（1）了解企业的生产规模和生产流转情况,检查生产区是否拥挤;检查其生产操作区的面积要能满足生产规模的要求,检查物料贮存间、物料缓冲间、物流走廊、模具间、容器具存放间的面积和空间要与生产规模相适应。

（2）检查生产区和贮存区的物料和产品要做到"有序存放",应有防止混淆、交叉污染、差错或遗漏的有效措施。

3.空气净化系统的要求

（1）结合空调净化系统运行及监控标准操作规程及平面布置图、洁净区换气次数（或风速）、温湿度监控标准,现场检查产品生产工序环境要求与要求要一致:检查现场空调净化机组、压差和温湿度监测记录,数据应当完整,并关注偏差的处理措施。

（2）对于同级别区域,考虑不同操作间压差的要求,为防止交叉污染,其他功能区与称量、粉碎、制粒、压片等产尘量大的房间应保持适当的压差梯度和气流流向。

（3）对照规范条款要求,查看口服液体和固体制剂、腔道用药（含直肠用药）、表皮外用药品等非无菌制剂生产的暴露工序区域及其直接接触药品的包装材料最终处理的暴露工序区域的洁净级别;查看相应的环境微生物监控标准及依据。

（4）中药制剂应同时考虑是否满足"中药制剂"附录第 13~15 条的相关要求:浸膏的配料、粉碎、过筛、混合等操作,其洁净度级别应当与其制剂配制操作区的洁净度级

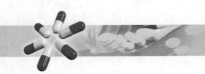

别一致;中药饮片经粉碎、过筛、混合后直接入药的,上述操作的厂房应当能够密闭,有良好的通风、除尘等设施,人员、物料进出及生产操作应当参照洁净区管理;非创伤面外用中药制剂及其他特殊的中药制剂可在非洁净厂房内生产,但必须进行有效的控制与管理。

4.生产管理对厂房设施的要求

(1)固体制剂生产过程中的物料称量、粉碎、制粒、压片等产尘大的操作间应保持相对负压,捕尘设施应当有有效的防止空气倒灌的装置。

(2)检查压差监控装置和监测数据,判断是否能够形成和保持合理的压差梯度;若无相对负压,则应采用其他有效的专门措施来控制粉尘扩散,如称量操作单元和独立的除尘系统等;企业应根据称量物料允许的暴露等级(即洁净级别),设置专门的称量设施,如层流罩、手套箱等。

(3)中药制剂应同时考虑满足"中药制剂"附录第 8~11 条的相关要求。

(4)检查外包车间布局设计应满足生产要求,如果同一区域内有数条包装线,要采取有效的隔离措施,建立有序的人流和物流,尽量减少交叉。

(5)生产区应有充足的照明,以便生产操作、清洗、设备维护保养等。对于有避光要求的产品,照明光源必须符合要求。

(三)仓储区的设施要求

1.仓储区的布局

(1)根据企业常年生产情况、相关物料、成品的数量,查看仓储区分区情况,判断仓储区空间是否足够,分区是否合理。

(2)现场考察查看仓储区各类物料和产品要按照品种、规格、生产批次、质量状态等有序存放。

(3)不合格、退货或召回区域应与其他储存区域有效隔离。

(4)各类物料和产品的储存能够有效防止污染、交叉污染、混淆和差错。

2.仓储区的管理

(1)查看仓储区平面布局图。

(2)现场考察储存条件:仓储区应能满足物料或产品的贮存条件(如温湿度、光照)和安全贮存的控制要求。

(3)现场检查温、湿度计监控点的选择,应有代表性并进行适当评估,如必要还需进行温、湿度分布试验;现场检查温湿度定期监测及调控记录,监控记录应连续可追踪。

(4)中药制剂应同时考虑应满足"中药制剂"附录第 19~21 条的相关要求。

（5）企业应对物料和产品的活性进行评估分类，现场检查高活性的物料或产品以及印刷包装材料的储存区域，要符合安全防护、防盗、防丢、安全贮存的要求。

（6）检查仓储区应设有接收、发放和发运区域，使物料、产品不受外界天气（如雨、雪）的影响。

（7）查看企业是否对检查不合格、退货或召回的物料或产品隔离存放，如果企业采用其他方法替代物理隔离，应要求企业对该方法进行风险评估或验证，以证明该方法具有同等的安全性。

3.取样区的设置

（1）检查取样区应为单独设置的取样单元，该区域空气洁净度级别的设置要与生产要求一致。

（2）检查取样区环境监测记录；查看取样区的位置、设施、条件，要便于操作。

（3）取样过程中是否存在对物料污染、交叉污染、混淆和差错的风险；查看取样区使用、清洁、维护等相关管理文件及相应的记录。

（4）如果在生产区或质量控制区进行取样，查看是否建立了书面的防止污染、交叉污染、混淆和差错的相关规定。

（四）质量控制区的设施

1.质量控制区的设计布局

（1）查看企业质量控制区与生产区是否分开。

（2）生物检定、微生物和放射性同位素的实验室要彼此分开；微生物限度、无菌检查、阳性检测等实验室的设置应符合《中华人民共和国药典》相关的规定。

（3）检查实验室布局图，查看实验室的布局设计是否合理，各分区之间和内部要能够避免混淆和交叉污染；建议参考干湿分开、冷热分开、天平集中、恒温集中的检验室区域布置原则。

（4）样品处置区、留样区、稳定性考察样品的存放及记录保存要有足够空间。

2.仪器实验室的设置要求

（1）仪器实验室的布局应与内部设施和仪器相适应，空间应满足仪器摆放和实验空间的需求。

（2）仪器分析实验室布置的原则是：检查有特殊要求（如环境温湿度、气流、震动、静电等）的检验仪器（如红外光谱仪、原子吸收光谱仪、电子天平等）的摆放和运行环境应能够避免受到外界干扰，或者放置在设有相应控制措施的专门仪器室内；某些需要使用高纯度气体的仪器，应独立设置特殊气体存储间，并符合相关安全环

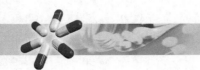

保规定。

（五）辅助区

（1）检查休息室的位置和环境对生产区、仓储区和质量控制区是否可能造成不良影响。

（2）更衣室和盥洗室应足够满足人员进出，盥洗室不得与生产区和仓储区直接相通。

（3）检查企业维修间应远离生产区，对维修工具带入洁净区要有严格控制的流程；现场应查看洁净区内的维修用备件和工具，要放置在专门的房间或工具柜中。

【案例1】

缺陷描述：企业参苓白术散粉碎用设备与其他固体产品共用，在进行固体制剂车间多品种共线生产风险评估的过程中，未评估参苓白术散共线生产的风险。（规范第四十六条）

缺陷分析：企业要对多品种共线生产过程中可能产生混淆和交叉污染的风险要素进行分析判定。对于每种风险可能产生损害的严重度和危害的发生概率进行估计。在进行设备多产品共用的可行性分析时，应用同一设备生产的所有产品都应根据产品的特性评估其可能产生交叉污染的风险。在某一风险水平不可接受时，提出降低风险预见的控制措施，以期将剩余风险降低到可以接受的水平。

【案例2】

缺陷描述：口服固体制剂车间内包材暂存间、中间站放满物料，剩余不能存放的部分中间体放置在生产操作间和走廊里，造成混淆、交叉污染的风险较大。（规范第四十七条）

缺陷分析：物料有序存放在不同的功能间里能最大限度防止混淆和交叉污染。厂房内各功能间的面积大小应与企业药品生产规模相适应，以确保正常生产。

【案例3】

缺陷描述：生产车间的温湿度设置不能满足生产工艺要求，如某产品需低湿控制，生产过程中湿度应控制到30%以下，但空调的调控能力未能达到，也未采取其他有效的除湿措施。（规范第四十八条）

缺陷分析：企业应根据自身产品和工艺的特性制订适合的温、湿度控制范围，没有特殊要求的参考值为温度18~26℃、湿度45%~65%。如果某个工艺生产过程中规定的湿度较低，需要增加除湿机等设施。

【案例4】

　　缺陷描述：企业保存的厂房竣工图纸同车间布局不一致，曾经改建的图纸未归档。（规范第四十五条）

　　缺陷分析：药品生产设施的竣工图必须归档保存，确保竣工图的信息与现场一致，以保证设施维护、设备验证、变更控制等工作有效实施；厂房、公用设施、固定管道建造或改造后的竣工图纸应可以追溯厂房变更改造过程，并应实施变更管理；企业应对图纸按照受控文件进行管理，并确保图纸与实际布局的一致性。

【案例5】

　　缺陷描述：企业对口服固体制剂车间多产品共用的风险评估报告只评估了部分产品，未对所有产品的共用风险进行综合分析。（规范第四十六条）

　　缺陷分析：进行多品种共用的可行性评估内容包括共用设施和设备生产的所有产品特性的分析、设施与设备结构、清洁方法和残留水平等项目，以此来确定多产品共用设施与设备的可行性。通过清洁验证证实上一品种清洁结束后物料或产品残留、清洗剂残留、微生物水平等能满足下一品种和后续品种生产的要求。验证时可以针对不同品种 API（药物活性成分）的活性和清洗的难易程度评估验证品种，通过对设备结构进行评估确定取样点。

【案例6】

　　缺陷描述：丸剂车间外包生产线同时进行的两个不同品种的包装无有效隔离措施。（规范第五十四条）

　　缺陷分析：规范规定用于药品包装的厂房或区域应当合理设计和布局，以避免混淆或交叉污染。对数条包装生产线共用一个区域，要采取有效的隔离措施，建立有序的人流和物流，尽量减少混淆的风险。

【案例7】

　　缺陷描述：口服固体制剂车间胶囊填充生产操作间面积偏小，生产过程中填充过的胶囊与未填充的空胶囊壳及药粉堆放在一起，易产生差错和污染。（规范第四十七条）

　　缺陷分析：生产区和贮存区应当有足够的空间，确保有序地存放设备、物料、中间产品、待包装产品和成品，避免不同产品或物料的混淆、交叉污染，避免生产或质量控制操

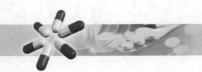

作发生遗漏或差错。强调生产区和贮存区要有足够的空间保证物料和产品做到"有序存放",防止混淆、交叉污染、差错或遗漏。

【案例 8】

缺陷描述: 仓储区原辅料库和包材库空间较小,导致不同批号的物料混放,易产生混淆和差错。(规范第五十七条)

缺陷分析: 仓储区应当有足够的空间,确保有序存放待验、合格、不合格、退货或召回的原辅料、包装材料、中间产品、待包装产品和成品等各类物料和产品。库房要有足够的空间和区域,保证物料存放能够按品种、规格、制造(生产)批次分类存放,能够有序转运,防止混淆的发生。

【案例 9】

缺陷描述: 企业对库房不合格品区、退货或召回产品区使用不同颜色的绳子标示代替隔离措施,对替代的方法未进行评估,不能表明其安全等同性。(规范第六十一条)

缺陷分析: 不合格、退货或召回的物料或产品应当隔离存放。如果采用其他方法替代物理隔离,则该方法应当具有同等的安全性。企业采用其他方法替代物理隔离,应对该方法进行风险评估或验证,以证明该方法具有同等的安全性。

【案例 10】

缺陷描述: 天平室未安装适当的防震设施以保证天平的稳定性。(规范第六十五条)

缺陷分析: 有特殊要求(如环境温湿度、气流、震动、静电等)的检验仪器如电子天平等的摆放和运行环境应能够避免受到外界干扰,或者放置在设有相应控制措施的专门仪器室内,台面要有防止振动的设施,以保证称量的准确性。

【案例 11】

缺陷描述: 企业维修保养人员每天在进行巡检时经过质控部的走廊进入技术夹层。(规范第四十四条)

缺陷分析: 规范规定"应当采取适当措施,防止未经批准人员的进入。生产、贮存和质量控制区不应当作为非本区工作人员的直接通道"。所以维修保养人员不可以经过质控部的走廊频繁进入技术夹层。因条件限制不能避免的,应规定进入频次,且有控制措施。

【案例 12】

缺陷描述：企业氨苄青霉素胶囊生产车间排风净化处理措施的有效性评估中，未对过滤后的空气进行检测。（规范第四十六条）

缺陷分析：青霉素类药品产尘量大的操作区域应当保持相对负压，排至室外的废气应当经过净化处理并符合要求。净化处理的效果要经过验证，验证的目的就是要确定经过净化后排出的空气含有的高致敏性物质指标是否符合要求。

【案例 13】

缺陷描述： 参照洁净区管理的直接入药的中药饮片的粉碎工序采取单独区域加工，但未建立单独的人员、物流通道。（规范附录 5 中药制剂第十三条）

缺陷分析：虽然直接入药的中药饮片的粉碎工序可以采取单独的区域加工并参照洁净区管理，但在独立的的区域也应参照洁净区人员和物料进出的要求设立相应的通道，以降低交叉污染的风险。

【案例 14】

缺陷描述：口服固体制剂车间对产尘大的粉碎间、胶囊填充间、压片间等进行尘埃扩散测试时，只进行了换气次数和负压等的监测，不能充分证明该区域控制粉尘扩散的措施是否有效。（规范第五十三条）

缺陷分析：对于口服固体制剂生产车间的交叉污染要进行控制，必要时通过置换方式(低压差，高流量)、压差方式(高压差，低气流)或物理屏障方式实现防护功能和粉尘控制，必要时需要对产尘量大的房间的气流流型进行确认，来证明该房间的粉尘不会外泄而造成交叉污染。

【案例 15】

缺陷描述：企业生产所用青霉素原料在青霉素口服制剂车间进行取样，未建立书面的防止污染、交叉污染、混淆和差错的书面程序。（规范第六十二条）

缺陷分析：物料的取样通常应当有单独的物料取样区。取样区的空气洁净度级别应当与生产要求一致。如在其他区域或采用其他方式取样，应当能够防止污染或交叉污染。在生产和质量检验操作区域进行取样，需要专门的防止污染、交叉污染、差错等风险的相关操作规程及措施。

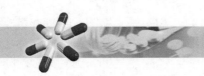

五、设备

【关注重点】

(一)设备管理的原则

1.设备的设计、选型、安装、改造和维护

(1)检查企业应制定设备的设计、选型、安装、改造和维护等方面的管理规程;要有竣工图,包括工艺设备和公用系统,应检查其设备变更管理记录。

(2)现场检查设备材质是否易生锈、发霉、产生脱落物,设备内表面应光滑平整,便于清洁,不得吸附和污染药品;设备要安装在适当位置,是否遮挡回风口,要便于设备生产操作、清洗、消毒及灭菌、维护,需清洗和灭菌的零部件要易于拆装。

2.设备使用、清洁、维护和维修

设备使用、清洁、维护和维修的操作规程要规范、内容要全面,有可操作性;操作记录应清晰、准确、及时,记录保存是否完整。

3.设备管理档案

(1)检查要建立设备档案,每台设备应有唯一编号。

(2)检查企业是否建立和保存了设备采购、安装、确认的文件和记录,对影响产品质量、工艺参数、产率、可能引入污染的设备应尤其关注。

(3)设备安装确认、运行确认、性能确认、变更控制、系统性回顾等工作有效实施,并做好设备的基础管理工作。

(4)注射用水系统的分配管路图,变更图应保存;关键管道内部焊接应保存相关资料。

(二)设备的设计和安装

1.设备的设计安装要求

(1)查看生产设备的设计对药品质量影响的分析、用户需求的确定、设备安装等,企业应对关键设备是否对药品质量产生不利影响进行风险评估;有断裂、脱落风险的设备,如摇摆制粒机、震荡筛的筛网断裂,应进行评估并采取措施避免产品质量受到不利影响。

(2)检查设备材质的选择要有满足要求的支持性依据,如检查设备是否有不易清洗的死角;与药品直接接触的设备、容器、工具表面是否光洁、易清洗或消毒、耐腐蚀;与药液接触的设备、容器具、管路、阀门、输送泵等是否能满足工艺中耐腐蚀的要求;检查滤材材质的证明材料,过滤装置是否吸附药液组分、释放异物。

（3）结合质量标准、工艺参数的管理要求,检查计量器具应具有适当的精度和合适的测量范围。

（4）检查清洗、清洁设备的设计、安装、性能确认文件和管理文件;检查清洗、清洁设备的使用是否给药品生产带来污染;清洗设备排水管口是否会产生污水返流或浊气返流。

2.润滑剂、冷却剂的管理

（1）检查设备文件对润滑剂、冷却剂的相关管理规定,润滑剂的证明文件和质量标准,使用的润滑剂应为符合食用级或级别相当的润滑剂。

（2）现场检查设备使用的润滑油或冷却剂是否有污染产品的风险。

3.设备模具的管理

查看设备模具的采购、验收、保管、维护、使用、发放及其报废的管理规程和相关记录;现场检查其保管条件应满足安全、清洁、避免混淆的要求,要设有专人专柜。

（三）设备的维护和维修

1.设备的维修保养对产品质量的影响

（1）检查生产设备维修、保养规程,应规定有定期维修、保养计划,并有相应的保证产品质量的措施,如维修或维护操作前必要的产品保护,维修或维护操作后对设备进行清洁,以及对设备相关性能的确认。

（2）查看批生产记录、设备日志,设备维修保养计划和记录,了解设备维修维护工作是否对设备使用和产品生产产生影响。

2.设备的预防性性维护

检查企业制定的预防维修计划和操作规程,应能保证企业的设备处于完好的状态,易于操作。

3.改造维修设备的再确认

应依据企业的变更管理规程和再确认管理规程,检查企业经过改造或者大修的设备要有变更记录、大修后设备要进行确认,在确认符合要求后用于生产。

（四）设备的使用和清洁

1.设备的使用管理要求

（1）查阅企业的设备操作规程目录或文件,了解其是否包括了全部主要的生产和检验设备。

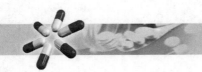

（2）查看企业的生产设备档案、设备验证文件和相关工艺规程中的参数要求，检查各设备在生产中使用的参数范围，应在工艺规程确认的参数范围内使用。

2.设备的清洁管理要求

（1）检查企业应依据设备用途建立相应清洁程序和规程；现场检查时询问、确认操作人员应了解清洁操作程序。

（2）查看已清洁的生产设备、容器具等的存放条件要符合要求，是否有被污染的可能；查看清洁规程中应要求设备清洁后尽快干燥，现场检查设备的干燥措施。

3.设备的使用日志

（1）查看企业是否对用于药品生产或检验的设备和仪器建立了使用日志，能否依照时间顺序连续记录设备使用、清洁、维护和维修等信息，是否具有追溯性。

（2）日志内容应全面，要包括使用、清洁、维护和维修情况，以及日期、时间、所生产及检验的药品名称、规格和批号等内容。

4.设备的状态标志

（1）检查设备文件要有关于状态标识的规定；检查现场，生产设备应有状态标识，状态标识的内容、样式要符合规定，标识要明显。

（2）检查生产和质量控制区现场，看现场是否有不合格设备，如有，设备上要有醒目的状态标识。

（3）检查现场应注意观察主要固定管道是否标明内容物名称和流向，包括公用工程系统（如风管、水管路、压缩空气、蒸汽等）、物料输送管道等。

（五）计量器具的校准

（1）检查生产和检验用衡器、量具、仪器、仪表应有定期校准管理规定、台账计划、操作规程、校准记录和原始数据或检定证书。

（2）结合质量标准、工艺参数的管理要求，检查计量器具应具有适当的精度和合适的测量范围；检查检测仪器检定结果，其量程及精度能满足产品质量检测的要求。

（3）检查校准操作规程要与国家的相应计量规程要求一致，并按规程进行校准；抽查关键设备上显示的校准状态要有据可查；日常使用期间要有日常校准的要求，并按要求执行。

（4）检查校准工作要使用可追溯的已计量合格的标准量具，应当标明所用计量标准器具的名称、编号、校准有效期和计量合格证明编号。

（5）查看相关设备和计量器具要有明显的合格标识，标明校准有效期，必要时核对国家法定部门定期检定的合格证书。

（6）查看企业是否有使用未经校准、超过校准有效期、失准的衡器、量具、仪表，以及用于记录和控制的设备、仪器。

（7）检查企业应对在生产、包装、仓储过程中使用的自动或电子设备建立校准和检查操作规程，并定期进行校准和检查。

（六）制水系统的管理

1.制药用水

查看企业所用制药用水应符合制药工艺的要求，并与《中华人民共和国药典》要求一致。饮用水应符合国家饮用水质量标准；查看纯化水要采用药典允许的制水工艺。

2.水处理设备

（1）检查工艺用水系统运行监控的标准操作规程，要有工艺流程示意图，标明工艺用水制备、储存和分配管路；规程中应阐明系统运行控制参数范围、清洁消毒方法、取样监测点位置、编号及当系统运行超过设定范围时，采取什么纠偏措施等内容。

（2）检查系统验证报告或制水系统年度质量回顾，结合企业生产状况，检查水系统实际运行是否超出设备设计和验证的水处理能力。

3.制药用水的制备、储存和分配系统

（1）现场检查结合设备档案，确认储罐和输送管道所用材料应无毒、耐腐蚀，管道是否存在死角、盲管，确认储罐的通气口应安装不脱落纤维的疏水性除菌滤器。

（2）现场检查纯化水的制备、贮存和分配系统要设计合理，能够防止微生物的滋生；检查水系统验证方案、报告和水质数据年度质量回顾，关注系统微生物污染控制情况。

4.制水系统的质量保障措施

（1）企业应制定有制药用水及原水的水质进行定期监测的管理规程，并定期监测和报告。

（2）检查企业制定的纯化水管道清洁消毒操作规程和相关记录。

（3）企业要结合质量回顾和偏差控制理念确定制药用水微生物污染的警戒限度和纠偏限度，制定相关的操作规程，并按规程执行。

（4）查看制水机组相关档案（包括设计安装图纸）；工艺用水流向图（总送总回储罐、各用水点）有无盲管；工艺用水电导率及控制指标；原水、制药用水的水质监测规定及相关记录；纯化水管道的清洗、消毒、维护保养规程及相关记录；纯化水系统的风险评估（偏

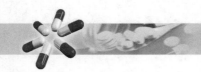

差及变更情况);纯化水系统的验证情况。

【案例1】

缺陷描述:固体口服制剂车间模具室存放的各类设备用模具缺少标识,未建立模具管理台账,保存不规范。(规范第七十八条)

缺陷分析:企业在制订文件时,只建立了模具领用记录,未考虑到建立模具台账;模具缺少标识,管理和领用时易发生差错和事故。

【案例2】

缺陷描述:企业 2018 年制剂清洁验证中所有生产制剂品种的设备清洁方法均规定使用纯化水或乙醇进行清洁,未按设备及物料特性制订清洁方法、选择清洁剂。(规范第八十四条)

缺陷分析:企业对设备清洁操作的认识和理解未结合到实际生产品种的物料特性状况以及各生产设备的构造等情况。只按溶于水的和不溶水的物料制订了清洁方法,未按物料特性制订清洁方法、选择清洁剂。有可能造成设备清洁不彻底,清洁效果达不到标准。

【案例3】

缺陷描述:企业固体制剂车间压缩空气系统安装的除菌过滤器未标注滤芯规格、型号及更换时间的标识,不便于检查、清洗及更换。(规范第八十七条)

缺陷分析:压缩空气系统安装的除菌过滤器未进行标识管理,不能清楚地反应过滤器的状态信息,无法按照状态标识对过滤器进行有效管理,不便于设备的维护及保养,不能有效指导过滤器滤芯的更换。

【案例4】

缺陷描述:固体制剂车间总混设备清洁标准操作规程规定为使用压缩空气吹干,但操作间无压缩空气使用接口。(规范第七十一条)

缺陷分析:设备的设计、安装必须符合预定用途,便于操作、清洁、维护。企业在设备安装和压缩空气管道布局时由于考虑不周全,没有安装设备进行清洁干燥所用的压缩空气接口,造成设备无法按规定的操作程序进行干燥。

【案例 5】

缺陷描述：固体制剂车间称量岗位所配备的电子秤的最小量程为 100g，不能满足处方中硬脂酸镁 75g 称量要求。（规范第七十五条）

缺陷分析：生产操作过程中使用的衡器、量具、仪器和仪表的量程与精度必须满足生产操作工艺参数的要求，才能有效保证产品质量，满足生产需求。

【案例 6】

缺陷描述：企业缺少设备的预防性维护计划和操作规程，如企业设备虽然建立了使用日志，但是缺少定期进行设备维护和维修的相关要求和记录，操作人员是按照工作经验对关键设备进行维护，随意性很强。（规范第八十条）

缺陷分析：企业应根据设备的设计参数、性能、验证结果等制定设备维护检修操作规程，规定设备的维护检修、保养要求，如大修、中修、小修、维护保养等；应按照制定的预防性维护计划对设备进行维护检修。上述操作应按照文件的规定记录在相应的记录中。

【案例 7】

缺陷描述：生产设备缺少明确的状态标识，如正在生产的设备只标明了"正在生产"，缺少设备内容物名称、规格、批号等。（规范第八十七条）

缺陷分析：生产设备应当有明显的状态标识，标明设备编号和内容物（如名称、规格、批号）；没有内容物的应当标明清洁状态。状态标识包括正常状态设备标识和特殊状态标识。生产设备正常状态标识包括设备的铭牌、设备运行状态标识等；公用工程设备、固定管道设施的状态标识；测量、检验设备状态标识等。

【案例 8】

缺陷描述：设备清洁操作规程中，对清洗后设备如何进行干燥没有具体规定。（规范第八十五条）

缺陷分析：清洗完毕的设备应及时干燥，以防微生物滋生以及水或溶剂、清洗剂对设备的腐蚀、氧化，干燥一般采用烘干、压缩空气吹干的方式。通过通风的方式干燥，应考察干燥的时间较长造成的不良影响。

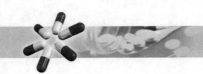

【案例9】

缺陷描述：企业固体制剂车间称量间配备的电子台秤需称量120kg的物料，但校准记录显示企业只进行了100kg以内量程的校准。（规范第九十条）

缺陷分析：企业应根据计量管理基本的要求，对生产和检验用的衡器、量具、仪表、记录和控制设备以及仪器等增加校准要求，明确校准的量程范围应涵盖实际生产和检验的使用范围。

【案例10】

缺陷描述：企业水系统储罐通气口处安装的除菌过滤器为不脱落纤维的疏水性除菌过滤器，而操作人员在日常的生产和维护中，未按照相关规定对其滤芯进行定期更换，不能确保有效的截留细菌和尘粒、易带来水系统污染的风险。（规范第九十八条）

缺陷分析：过滤器在使用一段时间后，滤芯会因为各种原因产生损坏、堵塞等问题，造成过滤器不能正常使用。企业应建立过滤器管理档案，定期确认储罐的通气口安装的除菌过滤器，并按照过滤器使用的相关要求定期更换滤芯，以保证储水罐外的细菌和尘粒不会进入罐内，对水质造成污染。

【案例11】

缺陷描述：企业中药前处理车间振动式药物超微粉机和漩涡振荡筛均未采用针对铁屑的磁选装置，不能有效去除药粉加工过程中混入物料的铁屑。（规范第七十一条）

缺陷分析：前处理车间用于药材粉碎过筛的粉碎机、振荡筛，设备内部接触药品的部件和筛网生产过程中可能产生铁屑混入药粉，但两台设备均未配备剔除铁屑的磁选装置，不能保证去除药材粉碎、过筛过程中可能产生的铁屑。

【案例12】

缺陷描述：企业未配备检测压缩空气含油量的设施。（规范第七十一条）

缺陷分析：固体制剂车间洁净区使用的压缩空气可能直接接触药品、内包材或设备内表面，也可能直接排放到洁净区中，如果不控制好压缩空气质量，会对药品生产和洁净区控制带来污染的风险。压缩空气质量标准有对空气油量的检测，缺少含油量检测设施，不能有效控制压缩空气质量。

【案例 13】

缺陷描述:检查组现场检查发现企业口服固体制剂车间薄膜包衣工序打浆机的搅拌电机下方,有润滑油油渍,润滑油为非食品级,且没有充分资料证明其与食品级相当;使用的润滑油存在污染物料、容器的风险。(规范第七十七条)

缺陷分析:药品生产设备转动的部件应当密封良好,所用的润滑剂不应污染药品,不得对直接接触药品的容器造成污染,针对企业搅拌电机使用的润滑剂有可能流到搅拌罐中,应尽可能采用食用级或与级别相当的润滑剂。设备使用过程中应及时检查导出润滑油不得泄漏、污染其他物料、产品和生产环境。即使使用了食用级的润滑油,一旦泄漏进入产品、物料也应按偏差流程处理。

【案例 14】

缺陷描述:制剂车间物料输送管道在进行 CIP 清洁后,个别管道连接口仍有白色物料残留。(规范第八十四条)

缺陷分析:企业在进行设备 CIP 清洁效果验证中,对管道连接口等难清洗部位要进行重点的取样和检测,如果重点部位不能被有效清洁,必须制定补充的清洁操作程序以保证清洁效果。

【案例 15】

缺陷描述:企业所使用的压片机模具在使用结束、拆卸后,对其进行完好性检查时发现个别模具有破损现象,企业对当天生产的批号进行了偏差调查,但对其前期生产的产品未进行产品质量的追踪和质量评价。(规范第七十八条)

缺陷分析:压片机模具完好性检查时发现个别模具有破损现象,但无法确定是从哪批产品的生产开始就破损了,所以在进行偏差调查时,应再往前调查几批产品的片重差异和脆碎度等质量指标。

【案例 16】

缺陷描述:化验室的 HPLC(高效液相色谱)更换氘灯、电路板,修理进样器后未重新进行确认。(规范第八十一条)

缺陷分析:设备维修、更换关键部件需要针对影响部分重新确认。设备维修后是否需要重新确认,主要考虑的因素是是否可能改变了验证状态。经风险评估识别出关键

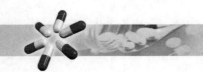

部件、控制系统和设备结构等发生了影响药品质量或检测结果的改变则一定要再确认。设备的输入值、输出值、显示的范围等是否还一致,不一致就是重大变化。更换氙灯需要校验,换电路板视其功能而定,如果是主板需要确认;修理进样器需进行功能测试和校验。

【案例17】

缺陷描述:制水间输送生产车间管路较长,对是否影响工艺用水的正常使用未进行监测。(规范第九十七条)

缺陷分析:纯化水系统输送管线较长,可能会造成分配系统管道内压力下降,流速降低,影响各用水点的使用。还可能因为管道内的水流速度减低,管道过长不易清洁,造成管道内的细菌滋生影响纯化水质量。

六、物料与产品

【关注重点】

(一)物料管理的原则

1.物料管理的文件

(1)查看物料清单或合格供应商清单、库存物料实物、物料内控质量标准,确认生产所用物料均有内控标准,内控标准要与相应的现行《中华人民共和国药典》、局颁标准、行业标准或注册标准等国家标准要求一致,并满足产品质量和生产工艺要求;抽查物料进厂检验记录,确认应严格按内控标准检验并出具报告。

(2)查看物料的相关管理规定、操作规程和记录,通过核对确认操作规程应反映管理规定的要求,记录应反映操作规程的执行情况。

(3)查看不合格产品的处理程序和实际处理情况,确认应单独存放、有物理隔离(如专库上锁),及时按规定处理(如销毁)并有记录。

2.物料供应商的管理

(1)应制订物料供应商的确定和变更管理程序,程序要包含了对供应商进行评估、审计、批准、撤销、变更等内容。

(2)应根据供应商管理程序,建立经质量部门批准的合格供应商清单,抽查主要物料供应商档案,检查供应商资质证明文件是否齐全并符合法规要求。

(3)要对供应商进行定期评估,制定供应商现场审计计划并执行,检查可结合《药品生产质量管理规范》(2010年修订)正文第十章第七节"供应商的评估与批准"。

3.物料和产品的运输

(1)企业要建立物料和产品在运输方面保证其质量要求的管理规定,对有特殊要求的物料和产品,其运输条件控制方法要有效并予以确认。

(2)"中药制剂"附录第23条的要求,在运输过程中,应当采取有效可靠的措施,防止中药材和中药饮片、中药提取物以及中药制剂发生变质。

4.物料与产品的接收和待验

(1)企业应制定物料接收和成品生产后按照待验管理的相关规定,并建立合格供应商清单。

(2)现场查看要有与企业生产规模相适应的接收区、待验区或进行标识管理,物料验收情况应符合企业规定;查看在库物料或成品的质量状态控制情况、相关规程和记录。

5.物料和产品的存储和发放/发运

查看在库物料和产品的存储和发放/发运现场情况、管理规程、操作规程和记录,要根据物料与产品本身属性和对环境的要求分库或分区存放,要按品种、批号和规格分别存放,发放/发运要符合先进先出和近效期先出的原则。

6.计算机化仓储管理

(1)查看仓储计算机验证相关文件,检查系统验证文件应包括物料状态改变的相应操作规程、内容测试,只有经过受权的人员方可登陆计算机系统进行物料状态的改变,要有经批准的受权人清单。

(2)查看应有有效保证计算机化系统可靠性的相关管理规定、操作规程、数据和记录,确认满足防止物料和产品混淆和差错的要求。

(3)仓储管理相关规程中应有因系统故障、停机等特殊情况的紧急处理措施。

(4)抽查单个货位的实物种类、规格、批号和数量、状态与计算机系统内的信息要相符。

(二)原辅料的管理

1.原辅料的接收与核对

(1)查看物料鉴别或核对确认的操作规程,抽查相关记录,确认要按规定对每种物料、每个批次、每次进货的每一件包装的内容物均进行了鉴别或核对确认。

(2)如采用逐件核对的确认方式则应确保:对于由原辅料生产商直接供货的情形,企业应通过审计能够确认原辅料生产商有健全的质量管理体系,其生产操作经验证确认能

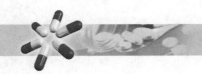

够确保单件原辅料的标签不会贴错。

（3）对于由经销商供应原辅料的情形，除符合前一条件外，企业还应通过审计能够确认经销商资质齐全，规范可靠，能确保原辅料自离开其生产企业直至到达本企业的整个过程中，其质量没有受到任何影响。

2.原辅料的存储和放行

（1）查看规定物料储存期限的相关文件，企业要结合原辅料的特性和使用情况规定物料的储存期或复验期。

（2）要制定到复验期物料提前申请复验的时限，应规定复验申请部门；查看现场的物料应标识出有效期或复验期，在接近复验期前要及时进行复验。

（3）查看库存原辅料在存储过程中发现对质量有不良影响情形的处理规定及记录，要进行偏差分析、必要时进行了复验，合格后经质量部门批准使用。

3.原辅料的称量和配料

（1）查看称量配料操作规程、记录和实际操作，称量操作开始前的物料核对，计量工具的使用应能避免污染和交叉污染，评估实际生产中要充分确保称量或计量数据的准确性，有独立复核。

（2）查看配料的包装措施、存放方式和标识信息，每批产品的生产配料要集中存放，充分防止混淆、差错、交叉污染。

（三）中间产品和待包装产品的管理

1.中间产品和待包装产品的储存

（1）企业应建立中间产品和待包装产品的存放或储存的相关管理文件，包括其储存方式、储存条件和储存期限的规定，储存期限要经过验证，查看超出储存期限或偏离储存条件的产品如何进行处理。

（2）查看中间产品和待包装产品实际的储存情况，如储存过程中的储存条件监测记录及实际储存期限应与规定相符。

（3）中药制剂应同时考虑应满足"中药制剂"附录第 39 条和第 43 条第（四）款的要求。

2.中间产品和待包装产品的标识

查看中间产品和待包装产品的标识信息要满足本条款的要求，标识内容要与实物相符，即账、物、卡相符。

（四）包装材料的管理

1.包装材料的发放

查看包装材料发放管理、操作规程，抽查相关记录，与实物核对，并观察发放操作过程,确认要满足规范的要求。

2.包装材料的设计、审核、批准

(1)企业应建立印刷包装材料的设计、审核、批准的操作规程,规定了对印刷版本的管理及对供货商的特殊要求,防止印刷过程中可能发生的混淆和差错。

(2)检查是否保存了经签名批准的印刷包装材料原版实样;查看具体品种的包装标签备案批件和说明书批准文件,与企业保存的印刷包装材料原本实样相核对,确认是否满足要求。

(3)查看印刷包装材料版本管理和版本变更相关的规程,抽查相应记录以及与承印商签订的相关协议。

3.印刷包装材料的存储和发放

(1)查看印刷包装材料的存放区域与相关管理措施、切割式标签或其他散装印刷包装材料发放时的转运方式和操作情况,并对照着查看相关的管理、操作规程和记录。

(2)查看印刷包装材料发放规程和记录,要由专人保管,并按照操作规程和需求量发放,并有合格识别标志。

(五)成品的管理

(1)查看成品入库及放行的相关程序和记录、成品实际管理情况,现场查看待验成品是否有待验标识。

(2)对照产品的法定质量标准,查看企业关于成品贮存条件的规定,查看成品实际储存和相关管理情况,包括相应的监测记录,是否符合规定。

(六)特殊管理的物料和产品

(1)检查企业对于麻醉药品、精神药品、医疗用毒性药品等的相关的管理规定,检查此类特殊药品的购入批件、验收、入库、领用、发放记录;检查该类特殊药品的存放要做到账、物、卡相符。

(2)检查企业对于"毒、麻、精、放"药品应专库或专柜存放,双人双锁管理并有明显的标识。

(七)其他的管理要求

1.不合格物料、中间产品、待包装产品和成品的管理

(1)查看不合格物料、中间产品、待包装产品和成品的储存地点、控制进入措施和每件包装上的标识信息,对照相关的管理、操作规程和记录,确认是否符合要求。

(2)查看不合格物料、中间产品、待包装产品和成品的处理程序和记录,与实际情况(如实物)相对比,确认是否满足规范的要求。

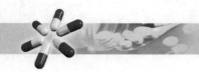

2.产品的回收、返工和重新加工的有关要求

（1）查看有关产品回收的管理规定和操作规程，抽查反映实际回收情况的相关文件，包括质量风险评估过程和结论、回收操作记录、回收处理后所得产品的有效期限。

（2）查看返工、重新加工的管理和操作规程，抽查具体的返工、重新加工批次的相关文件，包括质量风险评估过程和结论、返工/重新加工的操作记录、成品的针对性检验项目及稳定性考察要求。

（3）查看返工、重新加工及回收合并批次产品的相关检验数据、稳定性试验数据，以及相应的评估结论和必要的后续措施，如当批产品的处理、其他相关批次产品的调查、工艺可行性及过程控制充分性的重新评估等。

3.产品的退货管理

（1）看产品退货管理相关文件对退货产品处理的规定应包含了退货申请、退货接收、退货储存、退货调查和评估以及对退货产品的处理。

（2）抽查产品退货处理相关记录，退货产品是否经过了各环节的调查并经过了质量管理部门的评估。

（3）检查退货产品应处于待验状态并隔离存放，若采用计算机化仓储管理等其他方法替代物理隔离，退货的品名、批号、数量、货位、质量状态等在计算机系统中要明晰。

（4）对于经评估决定进行重新包装、重新销售的退货应重点检查，包括接收、储存、检验、评估、重新销售、返工的相关记录。

【案例1】

缺陷描述：企业未制定直接在药品上印字所用油墨的内控质量标准。（规范第一百零二条）

缺陷分析：直接在药品上印字所用油墨应制定最低符合食用要求的质量标准，并对油墨的供应商进行规范管理。

【案例2】

缺陷描述：原辅料库存放的蔗糖车间退回物料标示重量为17kg，现场称量后实际重量为6.1kg。（规范第一百一十二条）

缺陷分析：物料状态变化时，物料标识要及时更换，物料的发放和使用应做到动态管理，确保标识与实际重量一致。

【案例3】

缺陷描述: 物料供应商的企业名称进行了变更,未及时补充供应商更名后的相关资质。(规范第一百零四条)

缺陷分析: 企业应建立供应商的管理程序,内容至少涵盖供应商的评估、审计、批准、撤销、变更等,供应商变更应及时进行变更控制。

【案例4】

缺陷描述: 某企业冷链运输的产品在与运输商签署的质量运输协议中,未制定所运输产品的温度控制要求。(规范第一百零五条)

缺陷分析: 需要冷链运输产品在与运输商签署的质量运输协议中应包含所运输产品的温度控制条件要求,且运输车应进行温度分布确认,安装实时监控记录,确保整个运输过程中温度可控且符合要求。

【案例5】

缺陷描述: 中药材库存放的中药材大黄供应商提供的标识上只有品名、规格、产地、数量、质量状态,而没有标识药材采收日期。(规范第一百零六条、附录5中药制剂第十八条)

缺陷分析: 中药材的质量受采收季节的影响很大,有些药材过了采收季节就失去了药效,所以我们要求供应商一定要调查清楚供应药材的采收季节,并在外包装上进行标注,以便保证所供应的药材质量符合预期要求。

【案例6】

缺陷描述: 包材库存放的口服固体药用高密度聚乙烯瓶外包装标识上缺少厂家批号信息。(规范第一百零六条)

缺陷分析: 包装材料厂家缺乏对产品信息重要性认识,企业无法确定购进的包材是否为同一批产品,给质量检验工作形成障碍,并且影响物料管理的数据完整性以及可追溯性。

【案例7】

缺陷描述: 企业在固体制剂车间原辅料称量过程中,无他人执行独立复核的过程。

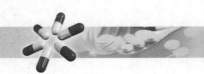

（规范第一百一十六条）

缺陷分析:称量操作是药品生产的一个关键环节,其风险主要为污染、交叉污染和差错,增设对称量操作的规范要求,有助于建立完善的称量操作程序。在称量程序中,要求操作人员按照程序进行物料称量,达到称量要求的范围后,要由他人独立进行复核通过后才可以执行下一步操作,避免差错的出现。单人独立复核的过程要在批记录中记录。

【案例 8】

缺陷描述:口服固体制剂车间已称量的物料堆放在一起,没有任何标识。(规范第一百一十七条)

缺陷分析:物料的储存和发放环节是较容易出现差错的环节,对已称量的物料集中存放并加以标识,可以防止发放过程中差错的发生,否则可能造成混淆的风险。

【案例 9】

缺陷描述:某固体制剂车间制粒工序生产的颗粒在存放过程中标识直接贴在了外包装的桶盖上,而桶盖可以挪动,易与其他品种或规格造成混淆。(规范第一百一十九条)

缺陷分析:为防止不同品种、规格的中间产品和待包装产品在存放过程中的混淆,设置合理的标识,对标识的内容进行具体的规定,增加目视管理的有效性,防止差错的发生;标识应该牢固,不易产生脱落或混淆,最好固定在容器上。

【案例 10】

缺陷描述:企业标签发生变更后,未及时将承印商的旧版印刷模板收回。(规范第一百二十三条)

缺陷分析:作为印刷类包装材料,其实样正确性是最关键的控制因素,印刷类包材发生变更时应确保文字、版本正确无误,作废的旧版本印刷模板应及时收回予以销毁,并有记录。标签变更后不及时将承印商的旧版印刷模板收回,存在标签印刷错误的风险。标签变更后,在发放新版模板的同时,应收回旧模板进行销毁。

【案例 11】

缺陷描述:企业所使用的铝箔、复合膜等切割式标签在转运时的操作要求未在文件中进行明确的规定。(规范第一百二十四条)

缺陷分析：铝箔、复合膜等切割式标签运输时应采取密闭的包装形式进行转运，并在包装容器外做好标识，转运方式应在文件中进行规定。

【案例 12】

缺陷描述：某企业生产的胶囊剂从不同退货渠道退货的同一个批号产品没有分开存放和记录。（规范第一百三十六条）

缺陷分析：由于退货渠道不同，退货原因不同，退货产品的质量水平也可能存在差异，应采取不同的处理措施，所以即使是同一批产品，不同退货渠道也应分别存放和记录。

【案例 13】

缺陷描述：对储存条件为阴凉储存的产品，生产过程中如分装、包装等工序存在超过储存条件的情况，未规定产品在车间的生产时限。（规范第一百二十九条）

缺陷分析：对需要冷处或阴凉储存的物料或产品，因生产时洁净室的温湿度不符合此温度条件，需评估温度超标时限及对产品质量的影响，并进行验证，根据验证的结果规定相关生产操作的时限要求。

【探讨案例 1】

缺陷描述：口服固体制剂制粒、压片等工序的剩余尾料未经评估加入下一批产品的生产中。（规范第一百三十三条）

缺陷分析：尾料的回收应经验证或确认，证实尾料为合格物料，通过计算得出消耗完毕的时间或可生产的数量。并且尾料的处理能满足下一工序的需要。压片工序最后的尾料，如果是连续生产方式的中间批次，可在加入下一批物料后，通过计算得出消耗完毕的时间或可生产的数量结束该批的生产，进入下一批次。对于连续生产的最后一批可按规定执行或销毁。

【探讨案例 2】

缺陷描述：某企业片剂外包装工序包装形成的次品重新包装后生产的成品仅按照常规程序进行了放行，没有进行风险评估甚至验证。（规范第一百三十四条）

缺陷分析："包装形式的次品"系指在包装过程中不影响产品质量的包装缺陷，如片剂铝塑包装过程中可能会有某板药品中漏装一粒或几粒的现象，这属于可以利用"重新

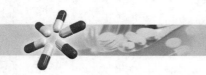

包装"予以解决的问题,只需要将药片从药板中剥出后重新进行包装;不能将剥出的药片放入下一批产品中进行包装(此情况属于混批)。但是"重新包装"需要进行风险评估甚至验证来证实其影响。

七、确认与验证

【关注重点】

(一)确认与验证工作的确定

企业首先应当基于风险评估的方式确定哪些是关键要素,工艺验证要根据产品的质量特性确定操作的关键要素、关键工艺参数和关键控制指标;对于设备确认应按照质量风险评估的方式确定设备关键部件及关键控制参数。

(二)厂房、设施、设备和检验仪器的确认,生产工艺的验证

(1)企业的厂房、设施、设备和检验仪器应经过确认,生产工艺要经过验证。

(2)操作规程及生产记录的规定要与验证的结果相符合,检验方法也要经过确认或验证,并应用于检验中,要制定有再确认或验证周期,并抽查是否按要求进行了再确认或验证。

(3)要制定确认与验证的方案和相关记录,确认或验证的方案要能满足预定目标;验证管理规程中,确认工作要贯穿厂房设施设备的设计、采购、施工、测试、操作、维护、变更以及终止使用的整个生命周期。

(4)采用新的生产处方或生产工艺前应进行相应的验证,所进行的验证条件和环境要与实际的一致,所取得的验证结果要纳入所编写的生产工艺规程中,所取得的验证结果要能证明生产工艺稳定。

(5)当出现可能影响产品质量的变更时,要进行确认或验证,并对变更的确认或验证结果进行评估。

(三)清洁验证

(1)检查清洁方法应经过验证:主要指与物料或产品直接接触设备、容器或用具的清洁方法,含人工清洁、自动清洁等方法。

(2)清洁验证的方法和结果要能反映清洁的效果,并证明能有效防止污染和交叉污染;验证方案应结合企业实际情况,在风险评估的基础上科学合理地制定;应重点关注多

品种共用设备的清洁验证。

（3）清洁验证方案和报告中应至少包括设备使用情况、所使用的清洁剂和消毒剂、清洁和消毒方法、取样方法和位置以及相应的取样回收率、残留物的可接受标准（性质和限度）、残留物检验方法的灵敏度等因素。

（四）再确认或再验证的要求

（1）要制定有药品生产再验证的管理规定，要按照国家法规及企业文件规定的药品生产验证周期进行再验证。

（2）再确认或再验证周期要根据产品质量回顾分析情况制定，验证结果要与首次确认或验证的结果相比较，并进行评估。

（五）验证总计划

（1）检查企业的年度验证总计划。

（2）要对验证工作的目标、范围和要求进行明确的规定；应制定有相关人员或部门的职责。

（3）关键的系统要列入年度验证总计划；对变更产生的验证应有明确的要求。

（4）要在验证总计划中规定对厂房设施、设备、生产工艺、清洁程序、检验方法、检验仪器、生产过程控制测试程序以及计算机化系统（如涉及）等产品质量有重要影响的系统的验证要求。

（5）要明确要求在验证完成后，厂房、设施、设备、检验仪器、生产工艺、操作规程和检验方法验证状态用何种办法得以保持（如建立日常监控计划）。

（六）确认或验证方案和报告

（1）确认或验证实施要在方案签批后进行。

（2）验证要经过精心的设计，要经过批准，确认或验证方案在实施前要进行培训，要有培训记录，参与验证的人员应全部参加培训。

（3）确认或验证方案实施的过程要与方案要求一致，记录要真实正确。

（4）确认或验证完成后要写出报告，并对确认或验证过程中产生的偏差进行分析和说明；如果验证失败，企业采取了何种处理方式；要对确认或验证的结果、结论进行评价和建议；确认或验证报告应经过相关人员的审核和批准。

【案例1】

缺陷描述：企业在进行生产厂房确认时，未对设计院设计的图纸进行确认。（规范第一百四十条）

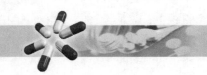

缺陷分析:在进行生产厂房确认时,需要对其设计方案或图纸等进行确认,确认的范围是其设计是否符合用户需求说明以及相关法规的要求,这个确认不是确认它的设计是否能达到用户需求说明的要求,而是确认设计方案是否涵盖了所有用户需求说明中的关键要求。

【案例2】

缺陷描述:企业生产的胶囊剂工艺规程规定产品投料量分别为2吨、4吨、8吨,企业仅对投料4t的批量进行了验证。(规范第一百四十条)

缺陷分析:进行工艺验证时每个批量均应进行工艺验证,验证批量应依据实际能够代表正常生产工艺的批量界定。工艺验证必须考虑设备的能力。应该根据产品的工艺特性、设备的生产能力来制定每个产品确定的批量进行验证,而后按照该批量进行正常的重复性生产。

【案例3】

缺陷描述:企业PVC硬片的供应商发生变化,未进行产品的工艺验证。(规范第一百四十二条)

缺陷分析:如果包材的变化影响到关键工艺参数及产品质量,需要进行至少三批包装工艺验证。有时或者很多时候,包材供应商的变化(包括产地的变化)可能会引起包装工艺中一些参数的变化,如机速、热合温度(泡罩包装)变化,甚至可能会引起成型后包装的密封性,所以通常需要进行三批产品的工艺验证,产品还应进行持续稳定性考察。

【案例4】

缺陷描述:固体制剂多产品用同一设备生产,清洁验证中选择需检测残留物没有经过评估。(规范第一百四十三条)

缺陷分析:对于相似生产工艺、相似产品、相同清洁方法的验证可以采用选择标记化合物的方法,所谓标记化合物就是在多个共线生产的制剂产品中依据其活性成分的毒性、溶解度、清洗特性等选择一个产品,该产品代表着对清洁方法的最大挑战;由于在正常的生产过程中,是按照订单来安排品种生产的,所以需要在清洁验证过程中采用矩阵的方法,选择标记化合物相对应的最严格的限度作为清洁验证的限度以满足日后的生产要求。

【案例 5】

　　缺陷描述：企业某胶囊工艺验证报告中缺少对颗粒烘干效果评价的水分指标，同时在总混工序，对混合均匀性的验证中取样数量不符合验证要求，仅取了一个点。（规范第一百三十九条）

　　缺陷分析：在进行颗粒烘干效果确认，颗粒的水分含量是重要的质量指标，如果未作为颗粒的检测项目列入颗粒标准，无法确定干燥的效果；同时在总混工序，对混合均匀性的验证中取样点数量应综合考量设备容积的大小、混合方式、物料数量等，仅选取了一个点对总混后的物料进行取样检验，检验结果不能证明总混后物料的均匀性。

【案例 6】

　　缺陷描述：企业纯化水的验证方案中包括了对回水流量的监测和检查，但在验证报告中未出现回水流量的监测结果和评估分析的内容。（规范第一百四十条）

　　缺陷分析：因为纯化水分配系统中回水流量直接影响纯化水的存储质量和分配使用情况，企业应在系统性能确认时对回水流量保持情况进行确认。

【案例 7】

　　缺陷描述：企业洁净厂房与空调净化系统验证资料中，空间消毒只进行了消毒效果和消毒周期的验证，未进行消毒剂有效消毒浓度测试，收集取样检测结果不完整。（规范第一百四十条）

　　缺陷分析：洁净厂房与空调净化系统验证资料缺失消毒剂有效消毒浓度测试，在消毒中不检测消毒剂在空间的浓度无法证明其持续满足消毒的需求。

【案例 8】

　　缺陷描述：企业的厂房、设施、设备的确认资料是全英文的，全部由施工方或供应商完成。（规范第一百四十条）

　　缺陷分析：厂房、设施、设备的确认可以由供应商与企业共同完成。如果采用供应商提供的文件，仅由企业批准是不够的，企业还必须对这些文件进行审核。对于供应商提供的全英文文件，企业必须真正了解和确认其内容，并且需要单独起草中文版的报告对其进行总结。由于供应商通常对待确认或验证的设备非常了解，这有利于制定充分的和有意义的测试项目和制定测试标准。但是由于供应商不了解制药企业的工艺特性及相应的

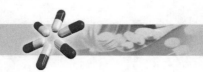
参数范围,所以不管怎样仍需要确保从供应商得到的验证文件获得企业相关技术及法规人员的审核和批准,确保其符合企业的要求。

八、文件管理

【关注重点】

(一)文件管理的原则

1.文件管理体系

(1)企业应建立完善的文件体系,抽查产品的操作规程、批记录等文件,查看内容是否正确,要有逻辑性,要经过相关人员审核和批准,能够受控,便于追溯;查看企业是否建立了药品生产所使用的原辅料、与药品直接接触的包装材料及成品的质量标准。

(2)企业要针对不同品种建立工艺规程,工艺规程要与注册申报工艺一致。

(3)企业应建立每个岗位的操作规程,过程记录完整。

2.文件管理规程

(1)企业要建立书面的文件管理规定,应涵盖文件的设计、制定、审核、批准、印制、发放、收回、归档、销毁及失效文件管理等流程。

(2)抽查文件的制定、审核、批准、发放记录是否完整;查看文件的收回、归档、销毁记录,失效版本文件要全部收回并归档;查看文件的分发、撤销、复制、销毁等记录,要与文件规定一致,且记录完整。

(3)现场抽查文件应为现行有效版本,现场是否存在失效文件;抽查文件标识是否保证受控并便于追溯。

3.记录的要求

(1)查看所制定的文件记录能否保证产品生产、质量控制和质量保证等活动可以追溯,现场抽查相关记录,看记录的填写内容是否真实,字迹是否清晰、易读,不易擦除。

(2)要制定有采用生产和检验设备自动打印的记录、图谱和曲线图等的管理规程及相关人员的职责;现场查看是否按规定进行,且所打印的记录、图谱和曲线图等应注明相关的信息,以说明记录、图谱和曲线图等真实性,要有操作人员签名和日期。

(3)现场抽查仓储、生产、质量控制和质量保证等相关活动记录,要及时、完整、可追溯;抽查相关记录,要有足够的空间填写必要的内容;现场查看已完成的操作记录是否真实,与实际操作一致,字迹应清晰、易读,不易擦除;任意抽取一批产品检查其批生产记录、批包装记录、批检验记录和产品放行审核记录是否齐全,并保存于质量管理部门。

(4)企业要制定所采用的电子数据处理系统的操作规程;规定电子文档的采集部门和采集人的职责,明确操作权限;规定电子文档的保存方式并保留修改痕迹;现场查看是否能按规定要求管理、保存电子文档。

(二)质量标准

(1)质量标准的制定要符合相关文件管理的规定,制定有物料和成品的质量标准,制定有中间产品或待包装产品的质量标准。

(2)检查企业所制定的物料质量标准和成品质量标准是否包含本规范所规定的基本内容。

(3)企业要有外购或外销的中间产品和待包装产品的管理规程,制定有相应的质量标准,所制定的中间产品检验标准是否用于成品的质量评价中,对于中间产品的检验结果用于成品的质量评价的中间产品质量标准,要与成品质量标准要求一致。

(三)工艺规程

(1)企业要制定有关于产品工艺规程的相关管理规程;明确起草、修订、审核、批准人员的职责,按规定制定或修订产品的工艺规程,并经审核、批准后执行;企业所制定的工艺规程要与注册批准的工艺一致,并有确定的批量且经过验证。

(2)检查工艺规程的制定、修订、审核、批准要按相关规定进行,所制定的工艺规程要包含规范要求的内容。

(四)批生产记录

(1)企业要制定有所生产的每个品种和规格的批生产记录,应能反映出该批的生产和质量情况,包括关键生产步骤的描述和记录。

(2)批生产记录的制定要与现行的工艺规程相符,内容要按现行的工艺规程及岗位操作规程的规定进行,每一页都至少标注有产品的名称、规格和批号。

(3)应制定有批生产记录的管理规程,明确原版空白批生产记录的审核人和批准人为生产管理负责人和质量管理负责人,明确有批生产记录的复制和发放的管理规定,规定原版空白批生产记录的保存要求和保存方法,检查每批产品的批生产记录是否只发放了一份复制件。

(4)检查批生产记录的填写是否及时,包括生产中出现偏差的记录填写;检查批生产记录填写要经生产操作人员签名确认,并注明日期;检查企业所制定的批生产记录是否

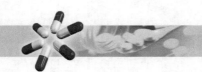

包含本规范要求的内容。

（五）批包装记录

（1）企业要制定所生产的每个品种和规格的批包装记录，批包装记录要能反映出该批的包装和质量情况。

（2）批包装记录的制定要与现行的工艺规程相符，填写的内容要按现行的工艺规程及岗位操作规程的规定进行，每一页都至少标注有产品的名称、规格、包装形式和批号。

（3）要制定批包装记录的管理规程，明确原版空白批包装记录的审核人和批准人以及记录的复制和发放的管理规定，规定原版空白批包装记录的保存要求和保存方法，检查每批产品的包装记录是否只发放了一份复制件。

（六）操作规程和记录

（1）企业所编制的操作规程要包含规范要求的内容，并与企业文件管理规程要求一致；要制定有关编号（或代码）的操作规程，能确保所编制的编号（或代码）是唯一的；规定负责编制编号（或代码）的部门或人员及相应的职责。

（2）检查企业所制定的相应的操作规程的执行，均有相应的记录。

【案例1】

缺陷描述：文件管理规程中未明确有关文件进行替换的要求。（规范第一百五十三条）

缺陷分析：由于损坏、污染等原因造成文件不能使用的已发放文件应进行替换，文件的替换属于文件发放控制的管理，应在文件管理规程中予以明确规定。

【案例2】

缺陷描述：自动打印的电子记录、图谱，操作人员未手工签注姓名和日期。（规范第一百六十条）

缺陷分析：对于电子采集的数据如需打印，打印的记录应由操作人员手工签注姓名和日期。其目的是要求操作人员对电子记录进行复核，签字是表明其复核和确认的结果证据。

【案例3】

缺陷描述：自动打印的记录纸为光感性材料，数据过一段时间后会变淡，甚至消失，企业未采取妥善的方式长期保存数据。（规范第一百六十条）

缺陷分析:根据记录时效管理的原则,应对各种形式的记录内容采用妥善的保管方式。对于光感材料的记录纸,为了记录内容长久保存,可以采用复印并签字的方式一并保存。记录应确保其原始性和可追溯性,在选取记录方式时首先选择适合长期储存的存储方式,电子数据也是可以接受的存储方式,复印原始记录后再签字不是首选的方式。

【案例4】

缺陷描述:企业印刷包材小盒的版本更新未修订该品种包材的质量标准。(规范第一百六十五条)

缺陷分析:印刷包装材料的样式和文字内容是质量标准的重要组成部分,因此版本更新,也需要重新修订对应的质量标准。无论印刷包材的尺寸、文字、纸张、更换供应商等变化,质量标准和相应的检测方法均应变化,质量标准更新为新的版本,以防不符合要求的印刷包材进入生产。所有变化应进入变更管理体系确保产品质量和生产的顺利进行。

【案例5】

缺陷描述:文件记录管理程序中规定纸质版文件的打印、发放、收回记录表格名称和样式与实际执行的不一致。(规范第一百五十三条)

缺陷分析:文件记录管理程序中关于新文件的发放与旧文件的收回的规定使用文件发放控制单。但实际使用的是程序文件下发回收控制台账,原因系使用新表格后,未及时将相关文件内的描述更新,造成程序文件中关于文件发放与回收的描述与实际操作不一致。

【案例6】

缺陷描述:使用电子数据处理系统、照相技术或其他方式记录数据资料,如物料管理中有关 ERP 系统的数据、实验室管理 LIMS 系统的检验数据,以及生产过程采用自动控制生产的生产质量监控信息等,记录的准确性未经过核对。(规范第一百六十三条)

缺陷分析:记录的准确性应当经过验证,然后核定所用系统的操作规程,其中包括记录核对的方式。电子数据应符合《中华人民共和国电子签名法》,同时可以参考美国 FDA 21 CFR Part11 的相关规定,记录的准确性应当经过验证。核对照相技术记录的准确性,一般采用双人复核签字的方式确保其准确性和可辨识性,并确保没有遗漏。

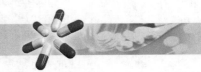

在记录一些很难用文字描述的现场、实验现象、焊接管道内壁等情景下可以使用照相技术。

【案例7】

　　缺陷描述: 企业原药材的整理炮制工艺规程概述中描述"含有易挥发或热敏性有效成分的药材烘干温度一般不超过 60℃,不含上述物质的药材烘干温度一般不超过 80℃",但没有明确采用哪种烘干温度的品种目录。(规范第一百七十条)

　　缺陷分析: 企业对含易挥发或热敏性有效成分需要进行低温干燥的药材未明确品种目录,该缺陷会导致生产过程中操作人员无法正确地执行工艺要求,进而对产品质量产生一定的风险。

【探讨案例】

　　缺陷描述: 企业用于生产固体制剂的原料只有供注射用原料的法定标准,制定内控质量标准时取消了法定标准中降压物质、内毒素等检查项目,企业对取消检验项目的情况未进行评估。(规范第一百六十四条)

　　缺陷分析: 企业应当根据物料使用的用途,识别出物料的关键质量属性,确定物料检测的项目、可接受标准范围,但必须与注册批准的标准一致或高于注册批准的标准,必要时,开发出相适应的检测方法。购买高于使用要求的原辅料时,以及对于中国药典未收载的原辅料,可以参考他国药典或行业标准以及其他同品种生产厂家的标准。如果这些信息都无法获得时,企业可以根据物料性质,参考同类物料的药典标准以及企业自身工艺的要求,识别出物料的关键质量属性,制订符合企业自身工艺要求、满足产品质量要求的标准。

九、生 产 管 理

【关注重点】

(一)生产管理的一般原则

1.药品生产和包装的基本要求

(1)参考年度生产汇总,每个剂型选定 2~3 个品种(包括非常年、常年生产品种)的工艺规程,确认按照国家食品药品监督管理部门批准的生产工艺进行编制,经过验证并得到质量管理部门的审核确认,规程内容符合药品 GMP 规范"文件管理"中第一百七十条要求。

(2)可抽查相应品种不同版本的批生产记录与工艺规程及相应的操作规程进行比对:确认是否按照工艺规程及操作规程要求进行操作;明确处方、工艺流程有无变更;工艺参数有无变更,若有变更,查看相应变更记录,明确是否符合变更管理程序,是否符合相关注册法规要求。

(3)现场查看员工操作能否按照操作规程要求执行,进一步确认工艺规程及操作规程的可行性和执行效果;查看各种生产操作行为能否及时记录,操作人员是否按照工艺规程操作。

2.药品批次的划分原则和批号的管理规程

(1)企业应制定划分产品生产批次的操作规程;抽查不同制剂产品应符合相应的批次划分原则,批次划分可以考虑第三百一十二条的要求;现场检查关键设备生产能力(如总混机、稀配罐、均质机等)能否符合批次划分操作规程;查看批生产记录,生产批量应符合批次划分操作规程。

(2)中药制剂生产一般包括中药前处理、中药提取、制剂生产 3 个环节,企业应根据本企业产品特点制定相应的中药前处理和中药提取批次划分原则;制剂生产环节批次划分应满足但不限于正文中规定的批次划分原则。

(3)企业要建立操作规程,规范中间产品、待包装产品或成品批号编制原则,是否能够体现唯一性;是否建立操作规程,明确药品生产日期确定的原则;生产日期确定原则是否符合规范、附录及法规要求;企业有无措施确保给定的产品批号的唯一性,查看实际执行情况;是否按照操作规程要求设定生产批号、确定生产日期。

3.产量和物料平衡检查

(1)企业在工艺规程或批生产记录中要对每个品种各关键生产工序明确物料平衡的计算方法及限度要求,物料平衡限度制定应合理并有依据(如源于工艺验证、产品质量回顾)。

(2)企业要按照规定要求进行产量和物料平衡计算,当物料平衡超出规定限度时企业是否按照偏差处理程序对偏差情况进行处理、分析,分析是否充分。存在潜在质量风险的有无放行。

(3)对于原料药、中药提取、生物制品原液制备等工序,一般以计算收率的方式,对生产过程进行控制。

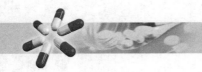

（4）对物料平衡的确认，有无质量管理部门或车间主管人员的审核。

4.生产过程中防止污染、交叉污染的措施

（1）企业有无文件明确规定，不同品种、规格的生产操作不得在同一操作间同时进行；现场检查若一个房间内有多台设备的，可查看设备使用日志、批生产记录、出入库台账等记录，检查是否有同时生产多个品种或规格药品的情况；若有同时生产操作的情况，企业是否有足够的措施避免发生混淆或交叉污染的可能（如密闭转移系统及可靠的管理手段），并应确保制定的措施合理且经过评估。

（2）企业要根据生产品种的剂型特点制定相应的操作规程，对生产的各个阶段采取措施，以保护产品和物料免受微生物和其他污染；现场检查企业在生产各阶段是否按照操作规程的要求采取适当的措施，考察措施是否有效。

（3）了解企业有无高活性、高毒性或高致敏性物料或产品及易产尘的干燥物料或产品；企业要制定操作规程，明确高活性、高毒性或高致敏性以及易产尘物料或产品的防止粉尘的产生和扩散的措施；现场检查企业采取的措施是否有效，如涉及高活性、高毒性或高致敏性物料或产品，是否能有效避免操作人员受到不良影响；是否能确保有效限制易产尘的物料或产品扩散，对环境造成污染。

（4）关键区域如洁净区是否规定受控人数限制，进入洁净区人员数量是否有文件依据，进出人员是否有批准程序。

5.生产过程中的标识管理

（1）企业要有文件明确状态标志管理要求，对各类状态标志的样式要有明确要求；样式若有变化，要按照文件修订的规程进行修订、发放、使用；现场检查物料、中间产品或待包装产品的盛装容器上标识的内容是否全面，能否标明被加工产品或物料的名称、规格、批号、必要的生产工序、有效期、存放条件、质量状态等信息；计算机系统控制的情况除外；现场检查主要生产设备、必要的操作室是否有明显的状态标志。生产时，状态标志内容是否包括产品品名、规格、批号、数量、生产日期等内容。

（2）生产过程中的标识要纳入文件管理，有无经相关部门批准；现场检查生产用关键容器、设备或设施是否均有适宜的标识，内容是否记录齐全，所用格式是否与批准的样式一致；现场检查容器、设备或设施的状态的标识是否易于识别。

6.清场操作的要求

企业要建立清场管理规程，规定清场方法，明确清场对象。要明确小清场允许的连续生产最大批次数，查看相关的验证文件；清场操作要及时记录，有相关责任人检查确认；检查现场清场是否彻底，有无遗留与下次生产无关的产品、物料、标志、容器具、文件、记录等;每个岗位每次生产前是否都进行检查,检查后填写记录是否齐全,并有检查人签名。

7.生产过程中的偏差管理

(1)企业要制定偏差管理规定,采取有效措施避免偏离工艺规程和操作规程的偏差的发生,应建立偏差报告制度。

(2)查看偏差清单,检查是否有偏离工艺规程和操作规程的偏差的发生。

(3)若出现偏差,是否进行了风险评估,是否按照偏差调查处理程序进行了偏差的调查、分析及处理,是否找到了偏差发生的根本原因,并制订了纠正预防措施。

(二)防止生产过程中的污染和交叉污染

(1)查看企业是否根据所生产产品的特性、生产工艺、生产组织方式(如生产设施设备专用或共用)等方面分析生产过程中可能导致污染或交叉污染的情形,并根据分析结果制定相应的防范措施。

(2)查看企业是否针对已制定的防范措施建立具体的管理和操作规程,并进行必要的确认和验证。

(3)现场检查企业是否按照所制定的规程要求采取措施,并考查措施的有效性。

(4)询问企业有无定期检查和评估的计划、措施,如通过自检、再确认/验证、产品年度回顾等;查看企业是否有定期检查和评估记录,分析评估内容是否全面,评估结果是否应用;通过查看现场或查阅产品质量回顾及环境监控等结果的趋势分析数据,了解企业防止污染和交叉污染的措施是否有效。

(三)生产操作

(1)现场检查生产车间状态,查看清场和清洁是否彻底,设备是否清洁,物料/产品是否符合生产指令要求,状态标识是否明确;查看企业生产前现场检查记录,填写记录是否齐全,并有检查人签名。

(2)查看企业是否制定中间产品控制和环境监测的标准及操作规程,对关键工序操作进行控制;查看相关记录文件,是否记录中间控制及环境监测结果;每个剂型抽查2~3个品种的年度质量回顾信息,了解中间控制或环境监测结果趋势,若有出现异常时企业是否按照相应的偏差处理程序进行处理。

(3)查看企业是否建立清场管理和操作规程,规程的内容是否全面、清晰明确,如清场(包括清洁)项目、操作要求、时间要求等;清场操作是否及时记录,记录内容是否符合规范要求,相关人员有无及时签字确认;现场检查清场是否彻底,有无遗留与下次生产无关的产品、物料、标志、容器具、文件、记录等。

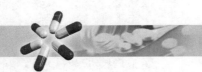

(四)包装操作

(1)企业是否制定药品包装操作规程,是否包括内包装、外包装两个方面;操作规程中是否规定降低污染和交叉污染、混淆或差错风险的措施;通过现场检查和查看产品年度回顾结果等方式分析评估采取的措施是否全面有效。

(2)现场检查包装工序开始前车间状态,查看清场和清洁是否彻底,无遗留上批物料、产品及文件,车间、设备是否清洁,状态标识是否明确,记录是否详细全面。

(3)岗位人员是否按照批包装指令规定的名称、规格、数量及物料使用管理规程的要求领用包材,是否对领用的待包装产品及包装材料的名称、规格、数量等进行核对;领用的待包装产品及包装材料标识内容是否齐全,是否包括名称、规格、批号、数量、质量状态、必要的效期等项目,并准确记录。

(4)查看包装场所的管理规程,查看各包装操作场所或包装生产线是否在明显位置设置生产状态标识,状态标识的内容是否完整,如品名、规格、批号、批量等。

(5)检查企业是否有文件明确规定:"有数条包装线同时进行包装时可以采取的隔离或其他有效防止污染或混淆的措施",是否明确不同品规易产尘的待包装产品内包装应分室进行,以防止污染和混淆;现场检查企业内包、外包工序是否存在多条包装线同时操作的情况,非产尘操作的外包装,有数条包装线同时包装时,是否按规程要求采取有效隔离措施,隔离或防止污染和混淆的设施是否有效。

(6)现场检查中间站内存放的已完成内包的产品是否已完成贴签,未完成贴签的产品是否能够有效防止混淆和差错。

(7)企业要制定打印信息的设定和检查的操作规程,要明确检查方法和检查频次。如为手工打印,查看是否设定了适当的检查频次;若有在线检测功能,是否进行定期测试,有无测试记录。

(8)检查企业有无相关文件,明确规定对易散落的切割式标签或已打印信息的标签进行管理。

(9)企业相关文件中是否明确自动监测功能的检查方法及频率;现场检查企业是否有功能测试所需要的样本。该样本可根据实际生产精度需求或设备需求选用自制、外购或机配样品。

(10)企业要在相关文件中明确包装材料上印刷或模压内容的检查周期,根据年度回顾情况结合现场检查,若出现褪色或易擦除情况时,抽查是否按照偏差处理规程进行调查分析和处理。

(11)企业要在文件中规定包装工序待包装产品、印刷包装材料以及成品物料平衡计算的公式和物料平衡限度,规定超出物料平衡限度应进行调查,未得出结论前不得放行。物料平衡限度的设定是否合理;每个剂型抽查 2~3 个品种的批包装记录,查看是否进行了物料平衡计算,计算结果是否在物料平衡限度内,计算过程有无差错。

【案例 1】

缺陷描述:口服固体制剂粉碎、压片、总混工序用收率计算代替物料平衡计算。(规范第一百八十七条)

缺陷分析:出现这种缺陷的主要原因是技术人员对收率和物料平衡的概念不清,导致概念混淆,以致误用。收率指实际产量与理论产量的比较,而物料平衡指产品或物料实际产量或实际用量及收集到的损耗之和与理论产量或理论用量之间的比较,并考虑可允许的偏差范围。企业应依据产品特点和历史数据,合理制定关键生产、包装工序结束后的物料平衡计算方法和可接受限度,并在工艺规程及相关生产操作规程中明确规定。

【案例 2】

缺陷描述:企业未通过评估进入人数对洁净区生产环境的影响来确定外来人员进入洁净区的限定人数。(规范第一百九十六条)

缺陷分析:企业应建立进入洁净区人员的管理规程,明确人员数量的限制。进入洁净区人员数量可以考虑以下几个因素:满足工作人员生存需求,参照 GB50073-2001《医药工业洁净厂房设计规范》人均面积 2~4m²;参考洁净区在线监测数据及趋势分析数据,结合各区域人员数量,完善相关规定。如果没有依据地制定洁净区人员数量限制规定,可能会对产品质量带来风险。

【案例 3】

缺陷描述:企业沸腾干燥机清洁后筛网表面触摸有残渣残留。(规范第一百九十七条)

缺陷分析:出现这类缺陷的可能原因是操作人员未严格按照设备清洁操作规程的要求去操作,导致设备清洁不彻底;还可能是设备清洁标准操作规程规定的清洁方法不够严谨,造成按照规定的清洁方法进行清洁不能达到清洁效果,所以企业应严格按照规范的规定和清洁的要求,设计开发设备和容器清洁方法和可接受标准,并进行清洁验证后在设备清洁标准操作规程中进行详细规定,并对操作人员进行培训,使其充分认识设备

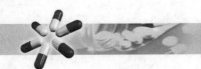
清洁的重要性,按规程要求严格执行。

【案例 4】

缺陷描述:口服固体制剂铝塑包装工序无铝塑包装材料密封性检查控制项目。(规范第二百条)

缺陷分析:口服固体制剂铝塑包装工序中铝塑的严密性是影响产品质量的关键控制项目。密封不严,产品易吸潮,造成微生物污染和产品降解。密封性检查作为铝塑包装工序的中间控制项目,应制定检查方法、频率和合格标准。

【案例 5】

缺陷描述:某企业在栓剂生产过程中,进行栓板重量差异检查时,在外包间进行取样,将药品通过联动线的窗口传递到灌装间使用灌装间安装的天平进行称量。(规范第一百九十七条)

缺陷分析:企业外包间未安装天平,进行栓板重量差异检查时,操作人员需要在外包间拿取已裁切好的栓板,将样品通过联动线窗口传递到灌装间使用灌装间安装的天平进行称量。外包间为非洁净区,灌装间为 D 级洁净区,样品由外包间传递至灌装间时未经清洁消毒处理,有可能对正在灌装的药品造成污染。

【案例 6】

缺陷描述:现场检查片剂品种的动态生产时,沸腾制粒器发生故障,操作人员站在底部料车内表面,裸手调整腔体内的密封圈。故障排除后,未采取任何措施就继续生产。(规范第三十七、第一百九十七条)

缺陷分析:为避免污染、交叉污染的产生,企业应对药品生产的整个过程进行风险分析,从各个要素如人员操作、设备清洁维护保养、物料和产品管理、操作规程、环境控制方面防止污染、交叉污染。裸手接触与药品直接接触的设备表面,药品有受到污染的风险,操作完后应评估此项操作对产品质量的影响,并采取措施降低风险。

【案例 7】

缺陷描述:片剂瓶装线贴签操作人员未严格执行贴签操作规程规定,更换批号后印字模块未进行复核,造成产品生产批号打印错误。(规范第二百零二条)

缺陷分析：企业文件中应规定贴签操作更换产品批号时，更换印字模块后应当试打印，打印样签应该由班组长和质量监督人员复核，操作人员违反操作规程规定，未经复核开始贴签操作，造成产品批号打印错误。

【案例8】

缺陷描述：企业偏差调查处理记录显示外包工序有重新包装行为，但是批包装记录中未体现重新包装的内容及记录。（规范第二百一十四条）

缺陷分析：包装岗位贴签工序出现批号打印错误，发现后进行了偏差处理，有部分数量待包装产品进行了重新贴签、装盒、装箱行为，但是检查批包装记录未发现有待包装产品进行了重新包装。主要原因是企业未设计重新包装记录，在包装工序中均作为正常产品进行了记录，如果该产品出现质量问题则无法追溯。

十、质量控制与质量保证

【关注重点】

(一)质量控制实验室管理

1.人员和设施设备

（1）企业产品所需的实验室设备应齐全，要配备与生产品种相适应的配件及消耗品，检验人员及数量要同生产要求相适应。

（2）实验室布局应合理，并有足够的操作空间；阳性菌室要单独设立。

（3）仪器设备放置及使用环境要符合测量项目的要求，要能保证测定结果的准确性。

（4）查阅质量管理负责人的学历、资质证明以及与工作经历有关的证明文件，是否具有相关专业学历背景及实验室工作经验，并通过现场了解和谈话对其能力进行判断。

（5）检查所有从事检验人员的学历证明文件；检查是否经过培训、考核并取得相应的药品检验资格上岗证。

（6）检查培训内容是否涵盖检验人员所从事的具体操作项目。

（7）取样人员的培训及授权情况；不同物品的取样操作是否有各自的操作规程，规定的取样量、取样容器是否合理等；取样过程的记录、样品的存放及分发是否符合

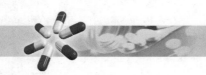

要求;检查时关注取样规程中规定的取样方法是否能保证样品代表性与均一性,根据产品特点在质量关键点的控制是否进行取样;生产岗位人员代取样的,是否经过培训并授权。

2.文件要求

(1)实验室配备的相对固定内容的文件要齐全,应为现行版本;各种检验记录、仪器设备使用记录要完整,应具有唯一性和可追溯性。

(2)要建立留样操作规程;明确留样的目的;留样要有代表性(留样应能代表本批产品的整体、全面质量);留样的保存条件要与企业操作规程规定一致。

3.检验结果超标调查

检查企业制定的超标结果处理程序;企业规定的超标结果所涵盖的范围要全面,调查处理应及时,所有超出标准的检验结果都应进行调查和处理;超标结果的判断及处理要按照规程进行,并记录。

4.试剂试液的管理

(1)试剂试药的供应商要相对固定;主要、常用试剂试药要制定有验收、查对、接收操作规程;试剂试药的贮存条件要符合要求;每批培养基要进行适用性检查。

(2)标准液、滴定液的配制、标定、使用是否规范;试剂试液的使用期限(有效期)是否有相应的规定,并进行必要的验证/确认。

(3)应建立检定菌的管理规程;检定菌株的来源是否可追溯,保存、传代、使用等是否按照规程进行并记录,工作菌代数是否符合要求(不得超过5代)。

(4)企业要配备有满足检验需要的对照品、标准品;对照品、标准品的标示、贮存、使用等要制定操作规范,按照规范进行并记录;工作用对照品、标准品的标化要制定有操作规程,标定要符合规定并详细记录;工作用对照品、配置后的对照品(溶液)的使用期限(有效期)要经过验证。

(二)物料和产品放行

(1)产品放行的最低要求是质量受权人应对必须审核的内容进行了审查并签字。

(2)批准放行的时间是在所有生产工序、质量控制、检验检测、偏差处理(如有)、变更控制(如有)等工作完成并有明确的结果之后批准放行;综合质量评价要有明确的结论;必须经国家有关部门批准放行的产品是否取得相应的文件。

(3)同品种要制定有相应的稳定性考察方案和操作规程;考察结果及报告要按照操作规程审查确认;考察用的样品存放设备、检验检测仪器、设备是否进行了验证或确认;性能指标是否能够满足要求。

（三）持续稳定性考察

（1）查看产品持续稳定性考察管理规程，是否反映本条款的要求。

（2）查看企业是否按照本条款的要求建立了持续稳定性考察的管理规程，持续稳定性考察是否包括成品、待包装产品（必要时）和相应的中间产品（必要时）。此外，查看成品稳定性考察中是否适当考虑了中间产品和待包装产品储存（如涉及）期间对质量产生的影响。

（3）抽查具体品种的药品持续稳定性考察方案和报告；查看稳定性试验设备的管理规程、确认报告、维护记录、设备上温湿度测量装置的校准情况；查看稳定性试验设备（如恒温恒湿箱）的监控情况，包括温湿度和光照度（如涉及）是否维持在规定的范围内（监控数据）、是否有超限报警功能、出现过的异常情况以及相关的记录和调查处理。

（4）查看生产台账、持续稳定性考察台账和具体品种的相关检验情况，确认实际的稳定性考察品种、批次和检验间隔是否符合企业规定；抽查具体品种的持续稳定性考察试验数据，考察数据的完整性、可追溯性和充分性，并查看数据趋势分析、结论。

（5）考查持续稳定性考察管理规程中关于确保企业负责人、生产管理负责人、质量管理负责人和质量受权人及时了解到持续稳定性考察结果的相关程序和执行情况。

（6）查看企业关于对持续稳定性考察中发现的不符合质量标准的结果或重要异常趋势的处理程序，是否包括调查、必要的召回或其他相关措施以及向当地药品监督管理部门报告的要求；查看企业是否有过不符合质量标准的结果或发现过重要的异常趋势，并考查相应的处理情况，是否符合企业相关规定。

（四）变更控制

（1）详细了解企业的重大变更情况以及是否发生过重大偏差，是否存在重新加工、返工、回收等情况，对上述"异常"情况下生产的产品是否进行过验证或稳定性实验。

（2）检查企业是否建立了变更管理、评估的书面规程，重点关注文件中关于变更分类，变更的审批流程，需要的支持性数据评估，变更影响的风险评价；查看企业是否定期对变更管理系统进行了回顾评价，以持续改进变更管理系统，如在企业的年度质量回顾、内部审计或者质量管理评审之类的活动中应该对企业的变更管理系统的有效性、可操作性和变更SOP的执行情况应该进行总结评价。

（五）偏差处理

（1）检查企业是否建立偏差管理程序，明确各部门和人员的职责和权限；检查企业是否对生产质量活动中的员工进行了偏差程序的培训，了解员工是否理解偏差的概念并具

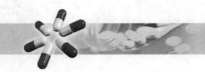

备识别偏差的能力,清楚必须主动、及时上报偏差的职责。

(2)检查企业是否对偏差报告有时限要求;检查企业关于偏差的分类原则,根据具体偏差常见案例来判断偏差分类是否由质量部门确认,分类判定是否合理。

(3)检查企业的偏差台账,从台账中随机抽取各类偏差常见案例若干,查看企业关于偏差调查是否及时(有无按照文件规定时限进行)、是否全面彻底;根本原因界定是否合理;重大偏差调查是否由质量部门会同其他部门进行。

(4)检查企业是否对偏差进行了定期的回顾和评价,尤其注意在回顾中,企业是否存在同样的原因或者类似的偏差是否重复出现的情况,重复多次出现同一类偏差说明偏差系统失效,未制定有效的预防措施。

(六)纠正措施和预防措施

是否有书面的纠正和预防措施程序;是否对发现或发生的缺陷、偏差的根本原因进行调查、风险评估,及时制定了纠正与预防措施,明确了各部门的或人员的责任、实施时限;所有的活动是否有记录和报告。

(七)供应商的评估和批准

(1)是否建立了对供应商评估、审计、批准、变更的操作规程;是否规定了供应商的最低要求及资质;参加评估的部门及人员的资质是否能够满足要求;是否规定了对供应商的定期审计、定期回顾并执行;检查供应商是否相对固定。

(2)变更主要物料的供应商是否进行了重新评估;检查对供应商生产状态的了解是否及时;检查评估报告中的内容及供应商信息是否全面;检查应当申报的供应商变更是否按照规定进行了申报,并经批准后实施。

(八)产品质量回顾分析

(1)检查是否制定了质量回顾分析计划及操作规程;检查回顾分析内容(一般包括两部分:各种数据汇总及总结报告)是否全面;数据汇总、总结报告内容是否全面、结论是否明确。

(2)检查审核及批准是否按规程进行;检查回顾分析是否涵盖了企业的所有品种;检查所有回顾分析形成的文件是否存档保存。

(九)投诉与不良反应报告

检查是否建立投诉、不良反应报告的管理规程,责任是否明确;检查相关记录是否详细、及时;对所有投诉是否及时进行了调查、处理,是否向有关负责人(如质量受权人)进行了报告;检查是否根据质量投诉建立了相应的改进和预防措施并实施;检查收集到的不良反应报告是否按规定报告。

【案例 1】

缺陷描述：实验室效价测定未配备生化培养箱，采用恒温间培养，恒温间无自动控温设施，不能确保培养温度达到要求。（规范第二百一十七条）

缺陷分析：实验室效价测定在进行细菌培养时，要求有较为严格温度控制，否则无法保证实验结果是否可靠。恒温间在没有自动控温设施的情况下，无法保证培养温度能够达到要求。

【案例 2】

缺陷描述：企业进行检验方法学确认时，只进行了 3 个成品、6 个药材及辅料检验方法学确认，其他应进行确认的品种未进行检验方法学确认工作。（规范第二百二十三条）

缺陷分析：企业生产的不同品种处方与工艺均不相同，相同的检测项目对实验室检测方法、检测环境、设施设备等存在各种不同的适应条件，如微生物限度检测，产品的成分是否有抑菌作用，在培养温度下是否与培养基发生反应等，均需进行方法学确认才能确定检验方法是否适用。

【案例 3】

缺陷描述：某企业高效液相色谱仪登录系统设定密码过于简单，且员工在登录工作系统时，多名人员的密码设定是相同的。（规范第一百六十三条、附录10 计算机化系统第十四条）

缺陷分析：该企业检验人员为了便于记忆，设定登录高效液相色谱仪软件系统时各使用者设置了简单密码，并且多名人员的密码输入是相同，带来计算机系统管理权限形同虚设，不符合计算机化系统数据管理的要求。

【案例 4】

缺陷描述：企业化验室标准硝酸盐溶液配制记录信息不完整，虽然详细记录了配制过程，但其过程是抄写《中国药典》附录配制试液的操作，配制记录中未体现实际配制的过程，同时也未记录亚硝酸盐试剂的入厂批号、来源厂家。（规范第二百二十六条）

缺陷分析：记录要真实反映操作的全过程，操作人员通过抄写《中国药典》来记录配

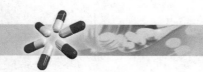

制过程,无法追溯实际操作,并且亚硝酸盐的批号、来源等信息填写不完整,如果进行OOS 等调查,无法追溯检验试剂的配制情况是否符合要求。

【案例5】

缺陷描述:企业制定的物料供应商现场质量审计表为统一格式,未按照物料的级别和特性确定现场质量审计的内容。(规范第二百六十条)

缺陷分析:生产药品所用物料多种多样,分为中药饮片、化学原料药、固体辅料、液体辅料、内包材等,根据其对成品质量的影响,分为不同的级别,不同级别、不同特性的物料供应商现场审计内容应有区别。

【案例6】

缺陷描述:企业在纯化水检测时氨的检测方法未采用药典方法,两种检测方法有差异,企业未进行评估。(规范第二百二十三条)

缺陷分析:该公司检测纯化水采用欧洲药典方法进行检验,未对两种检验方法间的差异进行评估。因为两者检测方法不同,所以使用欧洲药典限度及方法对氨项目进行检测,在没有充分评估的情况下,不能完全确保在中国药典限度及检验方法下的结果符合性。

【案例7】

缺陷描述:企业未制定工作对照品标定时的标准操作规程。(规范第二百二十三条)

缺陷分析:企业实验室依据对照品的管理规定进行对照品的日常管理和自制对照品的标定,但未制定工作对照品标定时的标准操作规程,带来的直接后果是标定工作对照品时,依据不明确,检验员随意操作的风险加大。

【案例8】

缺陷描述:某企业偏差报告中显示某产品在灌装过程中出现装量不符合要求的产品数量超出规定,企业对该事件进行了调查,但未制定相应的纠正预防措施。(规范第二百五十条)

缺陷分析:企业对灌装过程中出现的偏差进行了调查和评估,但未制定相应的纠正预防措施,未能从源头彻底解决问题,避免偏差的重复出现。

【案例 9】

缺陷描述：企业对购进的某个原料药使用高效液相色谱仪测定有关物质时，对照品溶液测定的相邻色谱峰分离度小于 1.5，超过药典标准规定限度，检验人员未进行评估和分析。（规范第二百二十三条）

缺陷分析：检验人员检测原料药过程中，没有考虑到对照品溶液色谱峰之间的分离度，致使测得的结果有较高的误差。

【案例 10】

缺陷描述：企业质量控制实验室某原料药杂质 I 对照品发放使用记录显示剩余 0.01735g，实际称量重量显示剩余 2mg。（规范第二百二十七条）

缺陷分析：化验员平时称量原料药杂质 I 对照品采用减量法，轻弹对照品瓶子，称量约 0.01g，称量纸减重后，即为本次的称取对照品量。在记录中，缺少每次对称量前、后瓶子总重量的称重和记录，也未考虑到样品沾在瓶口以及称量纸上的损耗，故出现了发放记录显示剩余 0.01735g，实际剩余 2mg。

十一、委托生产与委托检验

【关注重点】

（1）委托生产与检验要签订书面合同，集团内部中药生产企业可共用一个前处理和提取车间，该车间应归属于集团公司内部一个生产企业。

（2）委托方应制定委托生产或委托检验管理规程，应当包括变更控制要求及实施流程，并符合药品生产许可及注册法规要求；企业对委托生产或委托检验所发生的变更应当严格按照变更管理规程进行管理；委托方应制定完善、有效的管理文件，对受托方生产或检验全过程进行监督；委托方应当有详细记录，证明监督活动全面有效；检查委托方技术指导和质量监督人员是否具备符合要求的资质，具有解决处理技术质量问题的能力，并有授权证明文件，监督内容是否符合要求。

（3）检查委托方对受托方现场考核及评估的内容，应当涵盖并满足本条款要求；检查受托方生产受托品种涉及的主要设备、工艺、清洁等验证文件；接受委托检验所需的检验

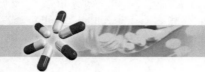

方法确认或方法学验证;受托企业应当对相关的生产、检验人员进行受托生产品种的生产或检验相关知识及实际操作的培训。

（4）委托双方在生产技术、质量控制等方面的权利与义务,并且符合国家相关法律法规的规定;委托双方的责任,其中的技术性条款应当由具有制药技术、检验专业知识和熟悉本规范的主管人员拟订。委托生产及检验的各项工作必须符合药品生产许可和药品注册有关规定,并经双方同意;明确物料的采购、检验、放行、生产和质量控制、取样、销毁的职责;规定委托生产活动记录和留样的贮存管理职责,并能保证委托方因各种原因需要的调阅或检查。

（5）药品上市许可持有人委托符合条件的药品生产企业生产药品的,应当对受托方的质量保证能力和风险管理能力进行评估,根据国家药品监督管理局制定的药品委托生产质量协议指南要求,与其签订质量协议以及委托协议,监督受托方履行有关协议约定的义务。受托方不得将接受委托生产的药品再次委托第三方生产。经批准或者通过关联审评审批的原料药应当自行生产,不得再行委托他人生产。

【案例1】

缺陷描述:委托方的委托生产管理文件未明确规定本企业生产变为委托生产应当按变更事项进行控制。（规范第二百七十九条）

缺陷分析:企业的委托生产或委托检验的管理文件未明确规定委托活动应当按变更控制。委托生产对企业而言视为重大变更,其人员、设备、厂房等均发生了较大的变化,企业应按照变更管理程序的要求对委托生产的各环节进行评估,同时需明确该委托生产行为是否符合法规要求。所以企业须在文件中明确委托活动应当按变更控制,以降低委托活动的质量风险。未按变更控制,增加了委托生产的质量风险。

【案例2】

缺陷描述:进行委托检验时,委托方未对受托检验方现场质量审计,无质量审计报告。（规范第二百八十条）

缺陷分析:委托方负责对受托方进行评估,包括资质、实验室条件、仪器设备的计量校验、人员技术水平、质量管理情况进行详细考察,确认其具备完成委托检验工作的能力,确认采用委托检验的方式仍能保证遵照执行本规范阐述的原则和要求。委托方未对受托检验方进行现场审计,无法保证受托方具备完成委托检验工作的能力,若受托方不具备委托检验的能力,委托方不能及时发现,造成委托检验产品或项目检验数据的可靠系数降低。

【案例3】

缺陷描述:委托方派驻受托方的质量监督人员对委托生产按要求进行了全程监控,但监控记录不全。(规范第二百八十二条)

缺陷分析:本规范中明确规定委托方应当对委托生产或检验全过程进行监督,上述缺陷说明企业虽然进行了委托生产监督,但未对所做的工作进行记录,不符合药品 GMP 关于"记录所做的"要求。委托方是第一责任人,即使是在委托合同相关管理程序比较完善的情况下,委托方也应当按照 GMP 要求,对所做的监督工作进行记录。

【案例4】

缺陷描述:委托方与受托方未按规定对委托生产的药品生产工艺、主要设备及清洁进行验证。(规范第二百八十四条)

缺陷分析:验证是证明任何操作规程(或方法)、生产工艺或系统能够达到预期结果的一系列活动。生产过程就是验证参数的重现,这样才能保证生产出的产品符合工艺要求和预定用途,反之不按照验证的工艺参数进行生产将不能保证生产出的产品符合预定用途。

十二、产品发运与召回

【关注重点】

(1)企业应建立产品召回管理制度,内容应当满足本规范以及《药品召回管理办法》的相关要求;企业应制定药品召回程序涉的信息监测收集、调查评估、召回计划、召回报告、实施记录等相关文件、表格文件或文件模板;企业应当采取适当措施,如培训、定期进行召回演练等,评估召回系统的有效性,并保存相应的记录和报告。

(2)企业应制定产品发运管理规定并建立详细的发运记录;检查发运记录,内容应符合本条款的要求并且与产品出入库账目及其他原始凭证一致。

(3)查看召回管理规程相关规定;查看召回负责人及其组织配合人员情况及其岗位职责;查看召回记录报告或其他文件,了解质量受权人对召回的知晓情况。

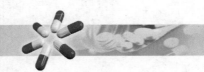

【案例1】

缺陷描述：退货产品在未经质量部门依据操作规程严格评价即已重新销售。(规范第二百九十四条)

缺陷分析：按照《药品召回管理办法》(国家食品药品监督管理局令第29号)第二十二条规定，药品生产企业对召回药品的处理应当有详细的记录，并向药品生产企业所在地省、自治区、直辖市药品监督管理部门报告。《药品生产质量管理规范(2010年修订)》第一百三十七条和第二百九十四条明确规定，只有经检查、检验和调查退货质量未受影响，且经质量管理部门根据操作规程评价后，方可考虑将退货重新包装、重新发运销售。

【案例2】

缺陷描述：企业发运记录的内容不健全，未按品种、批号，建立完整的发运记录，不便于追踪。(规范第二百九十五条)

缺陷分析：完整的发运记录是实施药品有效召回的质量基础，如果产品存在安全隐患，缺少发运记录将影响产品召回速度，缺少收货单位的详细地址或联系方式，无法确认产品的流向，无法确保药品的可追溯性。

【案例3】

缺陷描述：企业成立了召回工作小组，但未明确小组成员的职责，人员配备不足。(规范第二百九十九条)

缺陷分析：一个充分有效的人员分工能够帮助企业保证召回工作的效率。依据职责分工，每个小组成员按照自己的召回工作职责可以有效开展召回工作，保证召回活动的顺利进行。召回小组成员的职责不明确、工作重叠性大、人员配备不足，都无法保证召回的有效启动和实施。

【案例4】

缺陷描述：企业无召回产品的独立隔离存放区域，隔离或处理方式不当；召回的产品不能保证每一个包装容器上都挂有清晰醒目的标志。(规范第三百零三条)

缺陷分析：规范第三百零三条对召回产品的存放及标识都提出了具体要求，企业缺少召回产品的单独隔离存放区，明显不符合要求。对召回产品隔离或处理方式不当，有可能会导致召回的产品、退货在未进行质量调查评估情况下重新发货销售。

十三、自 检

【关注重点】

（1）企业应当制定自检管理规程，明确自检周期，内容应当符合本规范要求；质量管理部门职责或自检管理规程应明确质量管理部门负责组织自检工作并履行职责；对自检或执行本规范中出现的偏差，应及时提出纠正和预防措施。

（2）自检计划应当涵盖《药品生产质量管理规范》（2010 年修订）的全部内容，如果自检是分步骤或按系统分阶段开展的，那么在一个完整的自检周期内，必须有计划地对本规范规定的全部内容完成一次自检；自检中发现的任何缺陷，都应如实记录，并按照相关规定或程序改正；自检计划应当包括对上次自检、第三方检查、GMP 检查缺陷项目整改情况检查的内容。

（3）企业自检记录应当按照自检计划规定的内容、规范完整，应当能够反映出自检过程或自检中发现问题的情况；自检报告应当系统全面，内容至少应当包括：对自检过程中所观察到的全部情况的评价以及结论；自检所发现的问题；纠正与预防措施；上次自检及外部审计发现问题的整改情况。自检管理程序应当规定自检完成后，自检报告的上报程序并执行。

【案例 1】

缺陷描述：企业进行内审时，生产部门的"审计检查表"未记录审计的全过程。（规范第三百零九条）

缺陷分析：企业未完整填写审计检查表，无法从填写的"审计检查表"上体现出内审员是否检查了所需检查范围中拟检查的要点，不能确定是否存在关注重点的疏漏。

【案例 2】

缺陷描述：企业在自检过程中未按规定填写自检不符合项汇总表。（规范第三百零九条）

缺陷分析：自检汇总表是自检工作的检查结果的体现，用于传达自检中各部门存在的问题,汇总表的缺失会降低自检工作的效果。

【案例3】

缺陷描述:自检报告的内容不全面,特别是报告中对缺陷项的描述不完整、不清晰,报告中无整改措施的执行人。(规范第三百零九条)

缺陷分析:没有详细完整地记录自检中发现的缺陷项,不利于追溯自检中所发现问题产生的背景和原因,无法制定有效的纠正预防措施并防止缺陷的再次发生;对自检过程中存在的缺陷项采取的纠正和预防措施未指定负责人,缺陷项目不能有效地监督整改,失去了自检原有的目的。

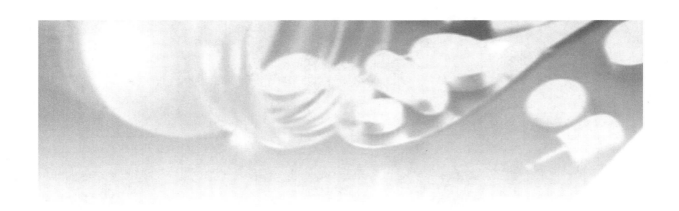

第二章 无菌制剂检查要点及案例分析

无菌制剂是指法定药品标准中列有无菌检查项目的制剂,包括注射剂、眼用制剂、无菌鼻用制剂、吸入液体制剂、无菌喷雾剂、无菌气雾剂、无菌局部用散剂、植入剂、冲洗剂,用于烧伤或严重创伤的软膏剂与乳膏剂、凝胶剂、涂剂、涂膜剂,用于手术、耳部伤口或耳膜穿孔的滴耳剂与洗耳剂。

无菌制剂的生产工艺一般分为最终灭菌工艺和无菌生产工艺;最终灭菌工艺要求在严格的生产环境中进行产品灌装和容器密封后接受灭菌处理来确保产品的无菌保证水平,采用最终灭菌工艺的产品常见包括大容量注射剂、小容量注射剂等;无菌生产工艺要求在更为严格的生产环境中进行产品灌装和容器密封,在组合成最终无菌药品前,产品的每个部分都要以适当的方式分别灭菌或除菌,采用无菌生产工艺的产品常见包括无菌灌装制剂、无菌分装粉针剂和冻干粉针剂等。

无菌制剂需要对可能引起微粒、微生物和内毒素的潜在污染进行严格控制,无菌工艺的本质就是减少或者消除潜在污染源,以确保风险的控制;无菌制剂的生产须满足其质量和预定用途的要求,应当最大限度避免微生物、各种微粒和热原的污染。

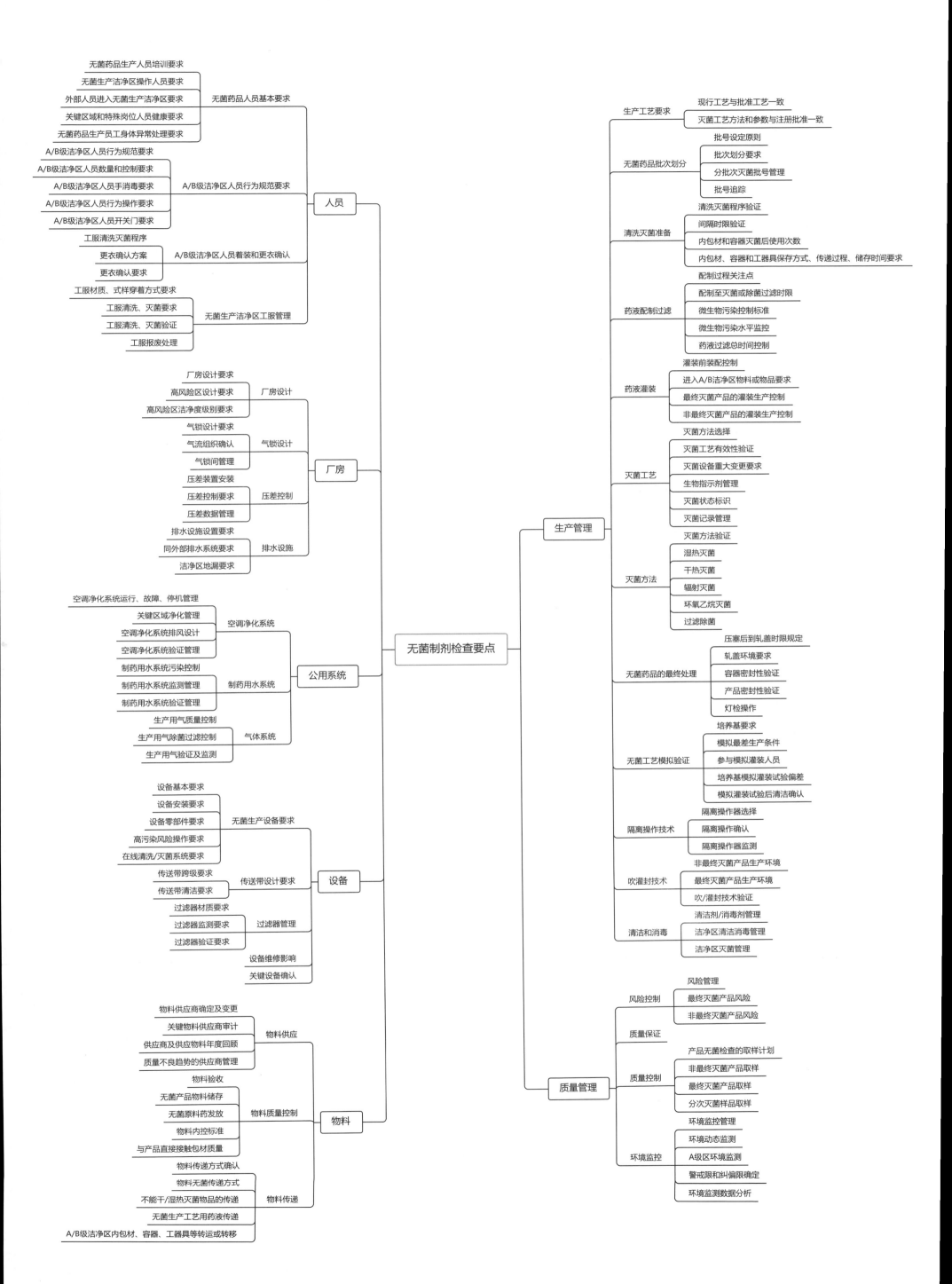

无菌制剂检查要点

人员

无菌药品人员基本要求
- 无菌药品生产人员培训要求
- 无菌生产洁净区操作人员要求
- 外部人员进入无菌生产洁净区要求
- 关键区域和特殊岗位人员健康要求
- 无菌药品生产员工身体异常处理要求

A/B级洁净区人员行为规范要求
- A/B级洁净区人员行为规范要求
- A/B级洁净区人员数量和控制要求
- A/B级洁净区人员手消毒要求
- A/B级洁净区人员行为操作要求
- A/B级洁净区人员开关门要求

A/B级洁净区人员着装和更衣确认
- 工服清洗灭菌程序
- 更衣确认方案
- 更衣确认要求

无菌生产洁净区工服管理
- 工服材质、式样穿着方式要求
- 工服清洗、灭菌要求
- 工服清洗、灭菌验证
- 工服报废处理

厂房

厂房设计
- 厂房设计要求
- 高风险区设计要求
- 高风险区洁净度级别要求

气锁设计
- 气锁设计要求
- 气流组织确认
- 气锁间管理

压差控制
- 压差装置安装
- 压差控制要求
- 压差数据管理

排水设施
- 排水设施设置要求
- 同外部排水系统要求
- 洁净区地漏要求

公用系统

空调净化系统
- 空调净化系统运行、故障、停机管理
- 关键区域净化管理
- 空调净化系统排风设计
- 空调净化系统验证管理

制药用水系统
- 制药用水系统污染控制
- 制药用水系统监测管理
- 制药用水系统验证管理

气体系统
- 生产用气质量控制
- 生产用气除菌过滤控制
- 生产用气验证及监测

设备

无菌生产设备要求
- 设备基本要求
- 设备安装要求
- 设备零部件要求
- 高污染风险操作要求
- 在线清洗/灭菌系统要求

传送带设计要求
- 传送带跨设计要求
- 传送带清洁要求

过滤器管理
- 过滤器材质要求
- 过滤器监测要求
- 过滤器验证要求

- 设备维修影响
- 关键设备确认

物料

物料供应
- 物料供应商确定及变更
- 关键物料供应商审计
- 供应商及供应物料年度回顾
- 质量不良趋势的供应商管理

物料质量控制
- 物料验收
- 无菌产品物料储存
- 无菌原料药发放
- 物料内控标准
- 与产品直接接触包材质量

物料传递
- 物料传递方式确认
- 物料无菌传递方式
- 不能干/湿热灭菌物品的传递
- 无菌生产工艺用药液传递
- A/B级洁净区内包材、容器、工器具等转运或转移

生产管理

生产工艺要求
- 现行工艺与批准工艺一致
- 灭菌工艺方法和参数与注册批准一致

无菌药品批次划分
- 批号设定原则
- 批次划分要求
- 分批次灭菌批号管理
- 批号追踪

清洗灭菌准备
- 清洗灭菌程序验证
- 间隔时限验证
- 内包材和容器灭菌后使用次数
- 内包材、容器和工器具保存方式、传递过程、储存时间要求

药液配制过滤
- 配制过程关注点
- 配制至灭菌或除菌过滤时限
- 微生物污染控制标准
- 微生物污染水平监控
- 药液过滤总时间控制

药液灌装
- 灌装前装配控制
- 进入A/B洁净区物料或物品要求
- 最终灭菌产品的灌装生产控制
- 非最终灭菌产品的灌装生产控制

灭菌工艺
- 灭菌方法选择
- 灭菌工艺有效性验证
- 灭菌设备重大变更要求
- 生物指示剂管理
- 灭菌状态标识
- 灭菌记录管理

灭菌方法
- 灭菌方法验证
- 湿热灭菌
- 干热灭菌
- 辐射灭菌
- 环氧乙烷灭菌
- 过滤除菌

无菌药品的最终处理
- 压塞后到轧盖时限规定
- 轧盖环境要求
- 容器密封性验证
- 产品密封性验证
- 灯检操作

无菌工艺模拟验证
- 培养基要求
- 模拟最差生产条件
- 参与模拟灌装人员
- 培养基模拟灌装试验偏差
- 模拟灌装试验后清洁确认

隔离操作技术
- 隔离操作器选择
- 隔离操作确认
- 隔离操作器监测

吹灌封技术
- 非最终灭菌产品生产环境
- 最终灭菌产品生产环境
- 吹/灌封技术验证

清洁和消毒
- 清洁剂/消毒剂管理
- 洁净区清洁消毒管理
- 洁净区灭菌管理

质量管理

风险控制
- 风险管理
- 最终灭菌产品风险
- 非最终灭菌产品风险

质量保证

质量控制
- 产品无菌检查的取样计划
- 非最终灭菌产品取样
- 最终灭菌产品取样
- 分次灭菌样品取样

环境监控
- 环境监控管理
- 环境动态监测
- A级区环境监测
- 警戒限和纠偏限确定
- 环境监测数据分析

一、人　员

【关注重点】

（一）无菌药品生产人员基本要求

（1）所有从事无菌药品生产的人员（包括清洁工和设备维修工）都应定期培训，培训内容包括但不限于药品生产质量管理规范（GMP）、无菌操作技术、洁净室行为、微生物学、卫生学、更衣程序、接触法取样方法、污染控制、受微生物污染的药物对病人安全的危害、人员/物料进出无菌生产洁净区及其他相关操作的书面规程等；对于高风险操作区关键人员培训应包括理论和现场的指导。

（2）无菌生产洁净区操作人员应通过无菌更衣确认和培养基模拟灌装试验确认后方可允许在关键区域独立进行关键操作，并应定期评估每个从事无菌操作人员的能力和技能。

（3）未受培训的外部人员在生产期间需进入无菌生产洁净区时，应由本区域有资质人员对其进行特别详细的指导和监督；必要时，在其退出时进行表面取样，作为对无菌生产洁净区的评估依据之一。

（4）药品生产人员应定期进行健康检查，且应符合要求。

（5）从事无菌药品生产员工患病（如咳嗽、感冒和其他类型感染）时，应及时报告；如患病状况可能影响产品质量或导致微生物污染风险增大时，管理人员应给这类员工另行安排适当的临时性工作。

（二）A/B 级洁净区人员行为规范要求

（1）A/B 级洁净区人员行为规范应有文件规定要求。

（2）进入 A/B 级洁净区人员应采取有效的控制措施，进入人数应通过验证来确定，尽量减少进入 A/B 级洁净区的人数和次数。

（3）人员进入 A/B 级洁净区应用经除菌过滤的消毒剂消毒双手，接触物品后应手消毒。

（4）人员在 A/B 级洁净区应缓慢和小心移动，保持整个身体在单向气流通道之外，并用不危害产品无菌性的方式进行无菌操作；A/B 级洁净区人员不应将衣着或手套的任何部位直接接触无菌产品、灭菌容器、密封件及关键表面，仅用无菌工器具接触无菌物，无菌工器具应在 A 级环境中保存，避免污染。

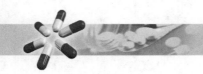

（5）A/B 级洁净区内所有开关门操作应尽量避免用手直接接触，宜用肘部等身体部分来完成，避免交叉污染。

（三）A/B 级洁净区人员着装和更衣确认

（1）企业应建立合理的 A/B 级洁净工服清洗灭菌程序，包含工服折叠方式，以保证在更衣时只接触到工服的内表面，避免已灭菌的工服在更衣时受到污染，并遵照执行。

（2）企业应制定 A/B 级洁净区更衣确认程序或方案，定期进行更衣确认及更衣试验检测结果的趋势分析，以评估操作人员按规程更衣后保持卫生要求的能力。

（3）所有进入 A/B 级洁净区的操作工、机修工、QA 人员必须经过更衣程序的确认，首次进入须经更衣确认合格后才能进入，更衣已合格的人员每年需重复一次更衣试验，每次表面微生物监测可采用直接接触法或棉签法取样，并应确保取样点的合理性。

（四）无菌生产洁净区工服管理

（1）无菌生产洁净区工服材质、式样和穿着方式应当满足保护产品和人员要求，尤其是关键区域。

（2）无菌生产洁净区工服应在清洗前检查完好性，不同级别工服不得使用同一洗衣机；A/B 级洁净区工服经湿热灭菌干燥后宜直接出现在 B 级区内，应在验证后的灭菌效期内使用。

（3）企业应根据无菌生产洁净区工服材质设定合理的重复清洗和灭菌次数，并对工服清洗灭菌效果、清洗灭菌效期进行验证。

（4）无菌生产洁净区工服破损、变形均应报废处理，并有记录。

【案例 1】

缺陷描述：未对进入 A/B 级关键区域人员及数量制定有效控制的措施。（无菌药品附录第十九条）

缺陷分析：在无菌药品生产中，人是最大的污染源，在整个无菌药品生产过程中，人员在无菌生产洁净区的行为习惯及人员数量对无菌药品生产质量的影响最大，风险最高。应依据风险评估及验证对无菌生产关键区域的人员及数量进行明确规定，并制定有效的控制方法。

【案例 2】

缺陷描述：B 级区无菌工作服折叠方式不正确，易造成人员穿戴时污染。（无菌药品附录第二十四条）

缺陷分析:规范的整衣折叠顺序可确保人员正确更衣。衣服的折叠方式要便于更衣,如采用反叠的方式,将帽子内里叠放置最上层,便于手接触,保证在更衣时只接触到无菌服的内表面,避免已灭菌的无菌服在更衣时受到污染,折叠方式需在文件中进行明确规定,降低人员穿戴时污染的风险。

【案例3】

缺陷描述:注射剂车间灌装岗位人员无菌操作行为不规范,如在B级区走动及动作幅度过大、使用的工具直接放置地面。(无菌药品附录第二十条、第五十一条)

缺陷分析:当无菌生产正在进行时,应当特别注意减少洁净区内的各种活动。应当减少人员走动,避免剧烈活动散发过多的微粒和微生物。洁净室内操作人员走动及动作幅度过大时产生的微粒远大于静止时产生的微粒,快速移动会破坏单向流,产生乱流,造成超越洁净厂房设计及控制参数的不良状况,缓慢和小心移动是人员在无菌生产洁净区内应始终遵循的基本原则。动作应尽量平缓,双手不得叉腰、夹在腋下或高举超过肩部,应放在胸前(包括静止时);尽量避免下蹲动作,更不应躺在地面或坐在地面;在无菌生产洁净区中任何时候,工器具、双手都不应该接触地面,所有接触地面的工具,不得再次捡起使用,避免交叉污染。

凡在洁净区工作的人员,包括清洁工和设备维修工,应当定期培训。培训的内容包括微生物方面的基础知识和进入洁净区更衣程序,并进行关键操作技能的确认,合格后才允许在高风险操作区独立操作,确保进入无菌生产洁净区的所有人员规范操作。

二、厂 房

【关注重点】

(一)厂房设计

(1)无菌生产洁净厂房设计图纸应符合规范要求,洁净区内表面应易于清洗、消毒、灭菌(必要时),洁净区内货架、柜子、设备等设施不得有易于积尘的死角和难清洁的部位。

(2)无菌药品高风险区应采取嵌入式设计,在其外部设置保护区域,人员经更衣控

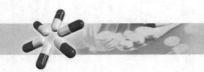

制、物料和部件经灭菌方可进入无菌操作区域,使外界对无菌环境的影响降到最低;非最终灭菌厂房应设置独立的进入和退出无菌操作区域的人流和物流通道。

(3)无菌药品高风险区洁净度级别应符合产品工艺要求,最终灭菌的产品灌装或灌封应为 C 级背景下的局部 A 级;非最终灭菌的产品灌装或灌封、分装、压塞等处于未完全密封状态下产品的操作和转运应为 B 级背景下的 A 级;非最终灭菌的直接接触药品的包装材料、器具灭菌后的出箱、装配以及处于未完全密封状态下的转运和存放应为 B级背景下的 A 级;轧盖操作应在 A 级送风环境中进行,A 级送风环境应至少符合 A 级区的静态要求,不得对产品质量有不利影响。

(二)气锁设计

(1)无菌生产洁净区气锁采用的连锁系统或光学/声学报警系统应能保证气锁间两侧门不会同时打开,互锁设施或报警设施是有效的。

(2)气锁间的气流组织应经过确认,气锁间的门应能维持操作区域具有一定的压差。

(3)无菌生产洁净区的人员、设备、物料应通过气锁间进入洁净区,并有文件规定人员和物料进入不同等级洁净区的洁净措施。

(三)压差控制

(1)无菌生产洁净厂房压差表或压差传感装置应根据生产实际需要安装,应关注洁净区与非洁净区之间、不同等级洁净区之间、产尘产湿操作间、传递窗或传送带开孔处等。

(2)无菌生产洁净区压差控制应符合高洁净级别向低洁净级别流向,同等级洁净区产尘产湿操作间应保持相对负压;灌装间应大于洗瓶间压差,且应保持相对平衡,如果压差过高,会影响隧道烘箱温度。

(3)企业应有文件规定对压差数据进行记录,并按要求实施。

(四)排水设施

(1)查看无菌生产的排水设施(水池、地漏)设置位置、区域、安装情况;无菌生产的 A/B 级洁净区内不得设置水池和地漏;无菌生产的其他洁净区内水池或地漏应安装易于清洁且带有空气阻断功能的装置,以防倒灌。

(2)无菌生产同外部排水系统的连接方式应当能够防止微生物的侵入,下水管的口径大小应能保证污水排放时不溢出周围地面。

(3)无菌生产洁净区地漏材质应不易腐蚀、内表面光洁,易于清洗,有密封盖,耐消毒灭菌,且水封装置有效。

【案例1】

缺陷描述:企业在《厂房设施确认报告》中,对设计与安装的所有确认项目,确认结果全部填写为"符合规定",未描述具体的确认结果,确认记录不完善。(确认与验证附录第八条)

缺陷分析:《厂房设施确认报告》在对设计、安装项目的确认记录中,未按照确认方案的具体标准记录确认的实际数值或实情描述,如照度、坡度、消防栓数量、接地保护方式等等,全部填写为"符合规定",不便于识别、保存、追溯与使用,不利于依此判断是否满足确认方案规定要求。

【案例2】

缺陷描述:生产线轧盖后的接收间实际为一间缓冲间,不便于制品的接收操作。(规范第三十八条)

缺陷分析:轧盖间轧盖后的制品经传递窗传出至缓冲间,该房间为制品的收集房间,面积3.72m²,不方便工作人员收集制品入筐的操作,不利于正常生产管理。

三、公用系统

【关注重点】

(一)空调净化系统

1.查看空调净化系统运行、故障、停机管理

(1)无菌生产洁净区空调净化系统应当保持连续运行。

(2)空调送风机组故障管理应设送风机组故障的报警系统。

(3)企业应有针对空调净化系统停机期间及停机后再次开启空调净化系统的文件规定,并按要求实施。

2.查看关键区域净化管理

(1)已清洁的与产品直接接触的包装材料和器具及产品直接暴露的操作区域应有适合有效的净化保护措施,如洗瓶进烘箱之间的高效层流保护等。

(2)关键区域的净化气流方式应不会导致污染风险,应在洁净区验证时采用烟雾进

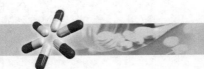

行气流试验,并有试验录像,尤其关注人员操作过程的气流流型,如上胶塞过程、组装灌注系统等操作。

3.查看空调净化系统排风设计

(1)使用或生产特殊物料与产品(如致病性、剧毒等)的空气净化系统应保持相对负压,防止有害物质外溢,且该区域排风应作去污染处理,如排风口安装过滤器避免污染。

(2)环境熏蒸消毒/灭菌时,送回风与排风模式切换应可以防止气流倒灌入高风险操作区。

4.查看空调净化系统验证管理

(1)空调净化系统验证应对风速、空气质量(微粒和微生物)、气流组织、换气次数、自净时间等确保净化能力的参数进行测试确认;应对洁净区级别进行"静态"和"动态"条件下的确认,并定期进行再确认。

(2)空调净化系统应经验证后投入使用,并定期进行再验证。

(3)空调净化系统日常监测频次、监测结果及数据趋势等应符合洁净级别要求。

(二)制药用水系统

1.查看制药用水系统污染控制

(1)制药用水系统配管坡度、焊接质量、内表面处理、输送速度、淋洗效果等应符合要求,尤其是具有降低配送过程微生物污染风险的措施。

(2)注射用水系统回水流速、回水温度应符合规范要求。

(3)无菌药品配制、直接接触药品的包装材料和器具等最终清洗、A/B级洁净区内消毒剂和清洁剂配制的用水应符合注射用水质量标准,并遵照实施。

(4)生产结束后,各使用点应将残存的纯化水和注射用水排尽,不应存在污染的风险。

2.查看制药用水监测管理

(1)制药用水监测管理应有文件规定,特别是注射用水细菌内毒素检查应符合药典标准。

(2)企业应定期对制药用水系统各使用点进行取样和监测,确认其持续符合标准要求。

(3)制药用水监测结果应存档管理,应依据历史数据和风险评估情况制定制药用水的警戒限和纠偏限,且制定的限度应能及时发现异常,有效控制制药用水的微生物和细菌内毒素的污染水平。

(4)制药用水监测结果超出限度要求时,应对偏差进行调查并制定相应的CAPA措施。

3.查看制药用水系统验证管理

（1）制药用水系统验证资料应明确验证周期、采样点、采样频率、检测项目等，并对检测数据统计、分析。

（2）注射用水监测用 TOC 设备应经过必要的确认。

（3）制药用水系统应经验证后投入使用，并定期进行再验证。

（三）气体系统

1.查看生产用气的质量控制

（1）企业应根据产品工艺要求制定压缩空气质量标准，包括含水量、含油量、微粒数、微生物限度等项目。

（2）企业应根据产品工艺要求制定氮气质量标准，包括氮气纯度、氧气含量、水分含量、微生物限度等项目。

2.查看生产用气的除菌过滤控制

（1）进入 A/B 级洁净区或与无菌容器、物料接触前的使用点压缩空气和氮气应经终端气体过滤器去除可能存在的微生物和微粒，气体过滤器为疏水性过滤器。

（2）除菌过滤器和呼吸器的完整性测试应完善，并应定期检查、更换。

（3）最终灭菌产品使用的压缩空气、氮气应经除菌过滤后使用，除菌过滤器应定期更换，不必进行灭菌。

3.查看生产用气的验证及监测

（1）气体系统验证资料应符合验证要求，进行安装确认、运行确认和性能确认。

（2）压缩空气系统、氮气系统应经确认后投入使用，并定期进行再验证。

（3）企业应根据产品风险定期对压缩空气、氮气进行监测，通过风险分析，选择有代表性的使用点取样。

【案例1】

缺陷描述： 生产车间压缩空气系统相关的滤芯进行了更换，未进行确认。（规范第一百三十九条）

缺陷分析： 按照螺杆空压机维保的文件要求，对"油过滤器、油精分器、气过滤器"滤芯进行了更换，但未对滤芯更换后压缩空气系统质量进行确认，可能会导致滤芯材质、规格与系统不匹配。应对滤芯的型号、材质以及更换后螺杆空压机运行情况进行确认，对压缩空气的微生物、悬浮粒子、含油、含水等指标进行确认，确保更换滤芯后压缩空气的质量符合要求。

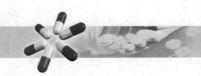

【案例2】

缺陷描述：注射用水系统确认中，未分别对清洗用支管停止使用及参与主管道循环时管内注射用水的温度、流向与流速进行确认。（规范第一百四十条）

缺陷分析：注射用水系统分配是个循环回路，循环的主要目的是减少微生物的生长或微生物附着在系统表面的机会。水的湍流产生的剪切力可以抑制滋生物的聚集和细菌在表面的附着，流速通常不小于1m/s、70℃以上保温循环。

注射用水循环系统有主管路和分支管路，分支管路一般需要对注射用水进行降温使用。在注射用水系统确认时，支管路使用时和使用后注射用水的温度、流速、流向和使用频率等，不得影响主管路注射用水的温度、流速、流向，确保分支管路不会对主管路注射用水质量产生影响。

可用超声波流量监测计对管内注射用水的流速和流向进行监测和确认，确保流速、流向均符合要求。

【案例3】

缺陷描述：B+A级空调系统臭氧消毒效果验证仅以环境的沉降菌检测结果为判断依据，不充分。（无菌药品附录第四十三条）

缺陷分析：臭氧消毒效果的验证，需确认臭氧发生器臭氧的发生量、洁净间臭氧浓度、到达规定浓度需要的时间，应测试规定时间达到的臭氧浓度，以确认洁净间臭氧浓度达到规定要求，并进行相应的生物指示剂挑战试验，不能仅以沉降菌检测结果作为判定依据。

四、设　备

【关注重点】

（一）无菌生产设备要求

（1）无菌生产设备应满足生产工艺技术要求，使用过程中不污染产品和环境，便于清洗、消毒或灭菌。

（2）无菌生产设备及辅助装置的安装应尽可能便于在洁净区外进行操作、维修和保养。

（3）无菌产品生产时，接触内包材或药品的设备零部件（如粉针剂分装机灌装部件、冻干粉针剂灌装管道、胶塞料斗等)应便于清洗、灭菌,且应尽可能在灭菌前组装,以降低二次污染的风险。

(4)高污染风险的操作应采用密闭系统,防止污染。

(5)使用在线清洗/灭菌系统的设备或管道应配备除菌过滤器(呼吸器)。

(二)传送带设计要求

(1)A/B级洁净区内使用的传送带与较低级别区域的传送带应断开,不得穿越。

(2)无菌产品生产的关键设备使用的传送带应能够在线清洁,如隧道式烘箱的传送带。

(三)过滤器管理

(1)查看过滤器过滤材质的证明,材料应不脱落纤维、不吸附药液组分、不释放异物。

(2)查看企业应有管理文件规定过滤器的完整性测试、使用频次、保存方式、更换周期等内容,并遵照执行。

(3)除菌过滤验证应包含除菌过滤器本身的性能确认和过滤工艺验证两部分,应独立完成,不得互相替代。

(4)除菌过滤器本身的性能确认项目应包括微生物截留测试、完整性测试、生物安全测试(毒性测试和内毒素测试)、流速测试、水压测试、多次灭菌测试、可提取物测试、颗粒物释放测试和纤维脱落测试等。

(5)除菌过滤工艺验证应按每个产品组织验证,并结合产品工艺条件实施,一般包括细菌截留试验、化学兼容性试验、可提取物或浸出物试验、安全性评估和吸附评估等,保证实际生产过程中操作参数和允许的极值在验证时已被覆盖。

(6)查看不同过滤器生产商的验证文件应不能相互替代:生产过程中有两个或以上不同生产商提供同一材质或者不同材质的过滤器或同一生产商的同一材质(不同的成膜工艺)的过滤器应该分别进行验证。

(7)企业重复使用过滤器时,应经过滤器的重复性验证,且应达到除菌效果。

(四)设备维修影响

查看洁净区设备维修记录,并评估维修过程对洁净度或无菌状态的影响,如有影响,应对该区域进行必要的清洁、消毒或灭菌,待监测合格方可重新开始生产操作,并有记录。

(五)关键设备确认

(1)关键设备的确认资料应包括产品生产工艺参数的确认及关键性能效果的确认,如蒸汽灭菌器的关键性能确认应包括气密性实验、空载热分布测试、满载热分布和热穿透试验、微生物挑战性试验等;冻干机的关键性能确认应包括泄漏测试、极速制冷能力、抽真空能力、搁板温度均匀性测试、捕水能力测试、在线清洗有效性测试、在线灭菌最冷

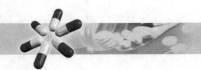

点确认等项目。

（2）关键设备（如灭菌柜、洗烘灌联动线、冻干机等）应定期进行再确认。

【案例1】

缺陷描述： 部分温度传感器未能根据实际生产和使用的温度进行校准。例如：①生产车间灭活间罐体热电阻传感器校准温度分别为0℃、100℃、130℃，实际监控温度为60℃；②冷库温度探头校准温度分别为-50℃、0℃、50℃、150℃，实际监控温度为-20℃。（规范第九十条）

缺陷分析： 计量校验温度传感器和温度探头时，除了按照《计量检定规程》法定周期对其仪表的满量程进行校验外，校验范围更应涵盖使用点，确保实际使用点的准确度、精密度、重现性。实际监控温度60℃、-20℃在校验范围内，只是不是校准点。

【案例2】

缺陷描述： 步入式药品稳定性试验室温湿度记录打印间隔6小时，未开启该设备已有的远程报警功能，温湿度异常不能及时发现。（药品记录与数据管理要求第四条）

缺陷分析： 步入式药品稳定性试验室温湿度记录打印间隔设定为6小时，可能会将温湿度异常的数据漏掉，记录的数据不全面，且未开启设备已有的远程报警装置，人员无法第一时间得知数据异常的情况，可能会错过纠正的最佳时间，给产品稳定性考察带来风险。

【案例3】

缺陷描述： 紫外分光光度计在校准有效期内未进行期间检查。（规范第九十条）

缺陷分析： 按照操作规程和校准计划应定期对生产和检验用衡器、量具、仪表、记录和控制设备、仪器进行校准和检查，并保存相关记录。仅对紫外分光光度计进行了校准，而未对紫外分光光度进行期间确认检查，不能确保该仪器的可靠性，可能影响实验室检测结果的准确性。

五、物　料

【关注重点】

（一）物料供应

（1）物料供应商的确定及变更均应进行质量评估，并经质量管理部门批准后方可采购。

（2）关键物料供应商审计时,应重点评估生产商的质量保证体系,考察其生产过程对微生物污染、细菌内毒素污染、产品混淆和交叉污染风险的控制措施。

（3）企业对供应商及其供应物料应进行年度质量回顾分析,以评估其质量状况。

（4）企业对有质量不良趋势的供应商应采取必要的措施,如增加现场检查的频率、更严格的抽样方案、暂停使用重新全面质量评估等。

（二）物料质量控制

（1）物料验收时,应关注包装容器的完整性,发现外包装损坏或其他可能影响物料质量的问题,应向质量管理部门报告并进行调查和记录。

（2）无菌产品物料贮存过程应不存在污染风险,尤其是未使用完物料需作退库处理时,应恢复原包装形态,并评估剩余物料质量污染风险。

（3）无菌原料药应按最小包装数量发放,且生产过程中应集中使用完毕,以降低退出无菌生产洁净区可能带来的风险。

（4）企业应根据剂型要求、工艺要求、处方用量和风险评估结果确定物料内控标准,内控标准不低于法定标准,如增加有关物质、残留溶剂、微生物限度、细菌内毒素等相关指标,尤其是非最终灭菌产品的原辅料及内包材,应设定相应的微生物污染水平。

（5）与产品直接接触包材应评估产品容器的密封性,与产品直接接触包材、容器相容性应符合注册法规要求,确保产品在贮存期的安全性。

（三）物料传递

（1）物料的传递方式应经过确认,证明可以有效去除物料内包装表面的微生物和颗粒。传递方式不应对物料本身产生不良影响。

（2）物料的无菌传递方式应根据物料特性和工艺要求选择,如双扉湿热/干热灭菌器、连续传递的隧道烘箱等;玻璃容器最终清洗后到隧道烘箱的流转过程中应通过高效过滤空气保护传送。

（3）采用双扉灭菌设备传递时,应有联锁控制和报警系统,以防止两侧门同时打开,并保证无菌区一侧的门只有在灭菌程序完成后才可以打开。

（4）不能经过干/湿热灭菌的物品应经合适的灭菌方式(如熏蒸、紫外线照射等)或使用适当的消毒剂对物料包装外表面进行处理后传入 A/B 级洁净区。

（5）无菌工艺用药液应经过管道以除菌过滤的方式输入 A/B 级洁净区,传输管道和过滤器应尽量在线灭菌,如使用灭菌设备灭菌时,应在 A 级送风保护下转移,以防止污染。

（6）A/B 级洁净区内包材、容器、工器具、过滤器、管线等应采用密封后转运或移动层流车在 A 级送风保护下转运,灌装半成品应在 A 级送风保护下传送,以防止污染。

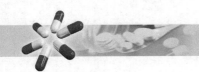

【案例1】

缺陷描述:企业建立的物料供应商质量档案内容不完整,如缺少对针用活性炭、折叠微孔滤芯等物料的供应商进行审计。(规范第二百六十五条)

缺陷分析:针用活性炭和折叠微孔滤芯是注射剂生产使用的重要物料和器具,应该对供应商进行定期审计,审计其生产和质量管理情况,并将审计资料纳入供应商档案中。

【案例2】

缺陷描述:溴化丁基胶塞接收记录没有标明物料的生产厂家,标识为经销商;进口物料的接收记录无产品名称和生产企业名称的英文原文。(规范第一百零六条)

缺陷分析:物料接收是库房管理工作的关键之一,物料在入库时应仔细核对,核实的基本信息通常包括物料名称、规格、数量、供应商、包装形式等。特别注意,应依照批准的供应商清单核实物料是否来自批准的生产供应商以及经销商。

进口物料接收应记录产品名称和生产企业的英文原文,避免因中文翻译错误,导致伪劣物料入库。并应在合格供应商清单中标注进口物料的产品名称和生产企业名称的英文原文,便于入库验收。

六、生产管理

【关注重点】

(一)生产工艺要求

(1)查看无菌产品现行生产工艺应与注册批准工艺一致。如有变更,应有相应变更批准文件。

(2)查看无菌产品灭菌工艺方法和灭菌工艺参数应与注册批准内容一致,并应通过验证。

(二)无菌药品批次划分

(1)查看企业应有文件对批号设定原则进行明确规定,并遵照实施。

(2)查看企业批次划分在时间上的界定应为同一连续生产周期,批次划分能够保证药品批内的均一性。

(3)查看企业对分批次灭菌的无菌产品批号的设定应具有可追溯性,必要时应建立亚批或其他管理方式。

(4)查看企业能通过批号来追踪和审查批产品的生产全过程。

(三)清洗灭菌准备

(1)查看直接接触药品的内包装材料和容器(如胶塞、玻璃容器、塑料容器、工器具等)的清洗灭菌程序应通过验证,能达到清洁效果和规定要求。

(2)查看直接接触药品的内包装材料和容器(如胶塞、玻璃容器、塑料容器、工器具等)从清洗、干燥、灭菌到使用的间隔时限和时限验证,并遵照实施。

(3)查看企业对直接接触药品的内包装材料和容器(如胶塞、玻璃容器、塑料容器)的清洗灭菌后的使用次数规定,并按要求执行。

(4)查看最终清洗灭菌后的内包装材料、容器和工器具的保存方式、传递过程应能防止二次污染;包装应密封,并在经过验证的贮存时限内使用,若灭菌后内包装材料、容器和器具的存放时限发生偏离时,应进行必要的偏差调查并制定相应的CAPA措施。

(四)药液配制过滤

(1)查看无菌产品配制过程应符合工艺和规范要求,应重点关注配液罐的适合性、配制的准确性、工艺过程的规范性、混合的均匀性及配制时限规定。

(2)查看企业根据产品特性和贮存条件规定的药液从开始配制到灭菌(或除菌过滤)的时间限度,并遵照实施;药液从开始配制到灭菌(或除菌过滤)时间限度的确立应有验证数据支持,若发生时间限度的偏离应进行必要的偏差调查并制定相应的CAPA措施。

(3)查看企业制定的灭菌/除菌过滤前微生物污染控制标准,并在验证阶段对微生物污染水平进行考察,以确立微生物污染控制标准。

(4)查看企业对无菌产品灭菌或除菌过滤前微生物污染水平的监控情况,并保存相关记录。

(5)查看企业对药液过滤总时间的控制,防止过滤器本身成为微生物产生的温床,进而引发微生物污染。

(五)药液灌装

(1)查看灌装前装配控制情况:A级区应进行动态环境监测;灌注系统应灭菌干燥且在灭菌效期内;装配操作应无菌操作防止污染;连接管道和设备时应从高洁净级别到低洁净级别连接。

(2)查看所有进入A/B级洁净区的原料、内包材、容器、工器具、药液、消毒液等均应经灭菌或除菌过滤处理,不会对环境和产品造成污染。

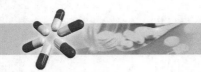

（3）最终灭菌产品灌装生产时，应重点关注灌注系统的软管不得脱落微粒，最好产品专用；盛药液容器应密闭，置换入的气体宜经除菌过滤；应按评估结果定时检查半成品的装量、可见异物、容器密封性、安瓿形状、封口和焦头等；应注意充填惰性气体的压力变化、层流设备压差；应控制药液在规定时限内灌装等。

（4）非最终灭菌产品灌装生产时，应重点关注灌注系统的软管不得脱落微粒，最好产品专用；直接与药液接触的惰性气体或压缩空气需经验证，使用前应经除菌过滤，其所含微粒、微生物、无油等项目应符合要求，所用惰性气体纯度、微生物应达到规定标准；应对单向流保护罩进行检查，发生故障应采取应急措施；粉针剂原料加料前应检查原料入口以防异物落入；应定时检查装量、压塞质量；A/B 级关键区域内操作人员活动行为应符合无菌操作要求等。

（六）灭菌工艺

（1）对于 F_0 值小于 8 的无菌产品应采用无菌生产工艺生产，流通蒸汽处理不属于最终灭菌。

（2）企业应有文件对灭菌工艺有效性验证进行规定，至少应包括验证条件、验证内容、再验证周期（每年至少一次）等，并遵照实施。

（3）灭菌设备变更、生产工艺变更、待灭菌产品增加，应根据变更特点进行必要的灭菌工艺再验证。

（4）灭菌验证时，应根据灭菌工艺特点及产品灭菌前微生物污染水平选择适宜 D 值的生物指示剂，并通过阳性对照试验对生物指示剂的质量进行确认。

（5）企业应采用适宜的方法明确区分已灭菌产品和待灭菌产品，应对灭菌状态进行明确标识，标识应至少包括品名、批号、数量及灭菌状态。

（6）企业应按灭菌柜保存灭菌记录，灭菌记录中应包括灭菌设备自动打印的原始数据，灭菌记录应纳入批记录中保存，并作为产品放行的依据之一。

（7）应控制灌装结束至灭菌开始时限。

（七）灭菌方法

（1）企业应根据物品的特点选择适宜的灭菌方式。对产品及物品所采用的灭菌工艺应经过验证；应对湿热灭菌和干热灭菌的装载方式进行确认，并在实际生产中制定标准装载示意图或相关指示装载方式的文件。当有多种装量规格的产品时，应分别进行各装量规格的装载方式确认；应对最大装载方式进行热穿透试验，并依据试验结果进行微生物挑战试验；用于监测或记录的温度探头应经校准且在效期内。

（2）湿热灭菌应进行空载和满载热分布试验、微生物挑战试验，并在冷点处放置生物指示剂;灭菌设备呼吸器应定期进行完整性测试,并规定更换周期。

(3)干热灭菌(隧道式灭菌设备)中的高效过滤器应进行完整性测试;灭菌设备内悬浮粒子应进行监测;灭菌设备应进行热分布试验,隧道式灭菌设备应对物品传递的横向温度分布情况确认,内毒素挑战试验所用内毒素的标示量应进行必要的确认。

(4)辐射灭菌应对辐照供应商进行必要的审核和批准,应确定产品的最大可接受剂量,应明确待灭菌产品或物品灭菌前的处理方法,应定期对辐射剂量进行再验证。

(5)环氧乙烷灭菌应对灭菌后空气置换条件和参数、产品环氧乙烷残留量进行确认;应进行泄漏试验以确认灭菌腔室的密封性;应对环氧乙烷灭菌装载方式进行确认,并在实际生产中制定标准装载示意图或相关指示装载方式的文件。

(6)非最终灭菌产品的过滤除菌应对过滤器清洗、灭菌、使用时限、使用频次进行规定,并验证;应对过滤器更换条件规定,并遵照执行;应对过滤除菌前的产品微生物污染水平进行必要的监测和控制;应核查企业规定的起泡点数值与滤器供应商提供的起泡点数值标准一致。

(八)无菌药品最终处理

(1)查看企业应对压塞后到轧盖的时间限度进行规定,并遵照执行。

(2)查看轧盖密封前所有暴露工序应在 A 级送风环境中进行,A 级送风环境应至少符合 A 级区静态要求;轧盖过程严格限制人员进入,减少人员直接影响。

(3)查看无菌药品包装容器的密封完好性,熔封产品应当进行 100%检漏试验,其他包装容器的密封性应根据操作规程进行抽样检查;应对产品容器密封完整性进行验证,验证常采用物理和微生物学检测方法,微生物侵入试验是对最终灭菌容器/密封系统完好性的挑战性试验,验证所用培养基应经过适用性试验,所用微生物菌悬液活细胞数应达到 $1 \times 10^6 CFU/mL$。

(4)当密封件发生变更时,应评估其对密封性的影响,必要时应重新进行密封性验证。

(5)企业应对灯检操作进行规定,灯检操作人员应定期进行视力检查,并规定连续检查的最长时间;灯检操作人员应经培训,并对其操作进行确认;灯检台应定期校准照度并保存相关记录;灯检机应经确认,并定期确认设备性能;灯检不合格品销毁应进行记录,并纳入批记录中管理。

(九)无菌工艺验证(培养基模拟灌装试验)

(1)查看培养基应按现行《中国药典》要求进行适用性试验。

(2)查看培养基模拟灌装试验应模拟最差生产条件,至少应考虑到灌装时间、灌装速度、正常生产中可能遇到的停机、设备维修、A/B 级洁净区人数、人员更替及其出入 A/B

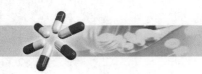

级洁净区的更衣情况等。

（3）查看除无菌操作工之外需要进入 A/B 级洁净区的其他人员（如 QA 人员、维修人员）应参与培养基模拟灌装试验。

（4）查看培养基模拟灌装试验结果超出规定要求时，应进行相关的偏差调查并保存必要的记录。

（5）查看企业应有文件对培养基模拟灌装试验后设施设备清洁、A/B 级洁净区清场以及消毒/灭菌进行规定，并对清洁效果确认。

（6）查看培养基模拟灌装试验后应对除菌过滤器进行彻底的清洁和灭菌，清洁和灭菌应采用经过验证的方法。

（十）隔离操作技术

（1）企业应根据生产工艺的需要选择合适的隔离操作器，并能够保证相应区域空气的质量达到设定标准。

（2）隔离操作器在用于无菌生产和试验之前必须得到确认并且有文件记录，运行确认主要包括悬浮粒子及微生物测试、性能检查、隔离器完整性测试、灭菌器功能及灭菌过程参数、灭菌程序确认，性能确认主要包括灭菌程序的效力及灭菌化学试剂的充分排放。

（3）隔离器内应维持无菌状态，应对隔离器内环境进行微生物监测、空气悬浮粒子连续监控、定期检漏测试及关键仪器校验等。

（十一）吹灌封技术

（1）用于生产非最终灭菌产品的吹灌封设备自身应装有 A 级空气风淋装置，设备至少应当安装在 C 级洁净区环境中。在静态条件下，此环境的悬浮粒子和微生物均应达到标准，在动态条件下，此环境的微生物应达到标准。

（2）用于生产最终灭菌产品的吹灌封设备至少应当安装在 D 级洁净区环境中。

（3）企业应对吹灌封过程进行验证，验证应包括空气系统及环境验证、人员更衣验证、设备挤出吹塑系统、灌装密封系统、过滤系统、容器密封性等方面。

（十二）清洁和消毒

1.查看清洁剂/消毒剂管理

（1）应通过文件对所使用清洁剂、消毒剂进行规定，至少应包括名称、配制方法、存放条件、存放期限及更替周期，并保存相关的记录。

（2）A/B 级洁净区所用的清洁剂/消毒剂应经过无菌处理，一般为除菌过滤，除菌过滤所用过滤器应经过完整性检测。

（3）配制后清洁剂/消毒剂的存放期限应经过必要的确认,配制后清洁剂/消毒剂的存放环境不得存在污染的风险, 特别是用于 A/B 级洁净区经无菌处理后的清洁剂/消毒剂的存放,应有效避免二次污染。

2.查看洁净区清洁消毒管理

（1）企业应对洁净区清洁消毒进行文件规定,至少应包括所采用的清洁剂和消毒剂、清洁和消毒方法、区域、时间、周期、消毒后空气置换时间等。

（2）洁净区的清洁消毒程序及有效期应经过验证,并定期进行再验证。

（3）消毒效果验证中可以采用生物指示剂进行微生物挑战试验,环境监测点及采样量的选取应具有代表性。

（4）洁净区由于设备维修或其他原因造成所规定的洁净度和/或无菌状态遭到破坏,应对洁净区重新进行必要的清洁和消毒,符合要求后方可重新开始生产操作。

（5）洁净区内（特别是关键区域）出现微生物超标情况应进行必要的调查和菌种的鉴定。

【案例 1】

缺陷描述: 无菌药品灌装生产结束后,未对人员的微生物污染进行监测;产品在分装过程中,未进行微生物动态监测。（无菌药品附录第十一条）

缺陷分析: 人是药品生产中最大的污染源。无菌药品灌装生产结束后,应当对关键岗位人员进行微生物污染监测,确保产品不受污染或交叉污染。

无菌药品生产过程应对关键工序进行微生物动态监测,以评估生产过程的微生物状况,确保产品不被污染。

【案例 2】

缺陷描述: 灌装用药液缓冲罐灭菌后组装在 B 级区进行,存在风险。（无菌药品附录第十三条）

缺陷分析: 非最终灭菌产品,生产过程处于未完全密封状态下的操作和转运,如产品灌装（或灌封）、分装、压塞、轧盖等;灌装前无法除菌过滤的药液或产品的配制;直接接触药品的包装材料、器具灭菌后的装配以及处于未完全密封状态下的转运和存放,均应在 B 级背景下的 A 级区域进行操作,确保产品不被污染。

【案例 3】

缺陷描述: 培养基模拟灌装验证中,仅使用金黄色葡萄球菌一个菌种进行培养基促

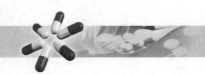

生长能力试验。(无菌药品附录第四十七条)

缺陷分析:培养基模拟灌装验证中,如果培养基不能够支持微生物的生长,培养基模拟灌装验证也就不能有效评价无菌制剂产品生产过程的无菌保障水平,不能确认工艺、设备、人员和环境等因素在无菌生产过程的可靠性。因此培养基的促生长能力试验是关键,仅使用金黄色葡萄球菌一个菌种进行培养基促生长能力试验,不能充分证明培养基对其他类别的微生物有良好的促生长能力。

培养基进行促生长试验使用的菌种应包括白色念珠菌(CMCC98001)、黑曲霉(CMCC98003)、枯草芽孢杆菌(CMCC63501)、金黄色葡萄球菌(CMCC26003)、铜绿假单胞菌(CMCC10104)和生孢梭菌(CMCC64941)(必要时)等,除标准菌株之外,还可考虑加入环境监测和无菌检查中发现的典型微生物,促生长试验接种量应小于100CFU,并按中国药典要求培养,以证明培养基能够支持微生物的生长。

【案例4】

缺陷描述:未进行培养基模拟灌装后的设备及管道清洁验证。(确认与验证附录第三十八条)

缺陷分析:设备、管道与产品直接接触,应在培养基模拟灌装后对设备及管道进行清洁,并对清洁方法进行验证,确保清洁方法有效,避免培养基清洁不完全对产品产生污染和交叉污染。

【案例5】

缺陷描述:企业依据起泡点试验确定配液、灌装系统用滤芯的重复使用次数,确认依据不充分。(无菌药品附录七十五条)

缺陷分析:注射剂生产过程用折叠滤芯的重复使用次数需要按照相关指导原则,对重复使用的滤芯不仅要进行完整性测试,还要进行细菌截留试验、化学兼容性、吸附性、可提取物和浸出物等试验,依据试验结果确定滤芯的重复使用次数,防止滤芯使用不当给产品质量带来风险。

【案例6】

缺陷描述:注射剂车间配制灌装系统 CIP、SIP 效果及放置时限验证未明确描述取样点的位置;注射剂车间微孔折叠滤芯清洗、灭菌和放置时间验证未详细描述过滤器存放位置和要求。(规范第一百三十八条)

缺陷分析：《注射剂车间配制灌装系统 CIP、SIP 效果及放置时限验证方案》仅对取样位置进行了概述，对取样位置及验证过程中的取样操作表述不够细致和确切，易造成操作不规范，验证效果偏离。

《注射剂车间微孔折叠滤芯清洗、灭菌和放置时限验证方案》中，对微孔折叠滤芯清洗、灭菌前后的存放位置和要求未进行详细的描述，不便于员工执行，易造成操作不规范，影响验证效果。

【案例 7】

缺陷描述：注射剂车间灌装工序人员在 A 级层流下进行揭膜传递、上料加胶塞至无菌隔离器内，未对该操作对气流的干扰进行风险评估。（规范第十四条）

缺陷分析：人员在 A 级层流下的动作会产生尘粒并对气流流型产生影响，应对揭膜、上料加胶塞至无菌隔离器等动态操作对 A 级气流的影响进行风险评估，并测试动态操作气流流型。仅进行了静态气流流型测试，不能充分体现实际生产过程中 A 级气流状态，如果气流受到干扰会带来无菌生产过程产品被污染的风险。

七、质量管理

【关注重点】

（一）风险控制

（1）企业应在整个产品的生命周期中采用前瞻或回顾的方式，对产品质量风险进行评估、控制、沟通、审核。

（2）最终灭菌产品风险应关注无菌保证、细菌内毒素、微粒污染三方面的风险与控制，其中无菌保证风险与控制关注产品灭菌前微生物污染水平、灭菌工艺的可靠性、容器密封完整性、无菌保证管理体系等；细菌内毒素风险与控制关注物料的细菌内毒素污染、产品中微生物代谢产生的细菌内毒素等；微粒污染风险与控制关注原辅料和包装材料、生产环境、人员、生产设备、药液稳定性、包材相容性等。

（3）非最终灭菌产品风险除应关注最终灭菌产品风险外，还应关注无菌工艺失败的风险，如生产准备时，灭菌物品的包装完好性、灭菌效果、灭菌效期及出料后 A 级区保护放置；灌装过程通过培养基模拟灌装识别的风险，应采取措施控制等。

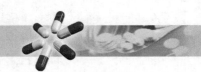

（二）质量保证

参见本手册第八章"质量保证检查要点及案例、范例分析"。

（三）质量控制

（1）企业应制定产品无菌检查的取样计划，取样计划应根据风险评估结果来确定。

（2）非最终灭菌产品取样样品应包括最初、最终以及灌装过程中发生较大偏差后的产品。

（3）最终灭菌产品取样样品应从经确认的灭菌冷点处取样。

（4）企业同一批产品经多个灭菌设备或同一灭菌设备分次灭菌的样品应从各个/次灭菌设备中分别抽取。

（四）环境监控

1.查看环境监测管理

（1）环境监控项目应包括空气悬浮粒子、空气浮游菌、沉降菌、设施和设备表面微生物以及操作人员的卫生状况监测等，防止药品被环境污染的风险。

（2）应以文件形式对"静态"和"动态"条件界定，明确相应的设备运转情况及人员限制情况。

（3）应以文件形式对环境监测进行规定，至少包括监测区域、监测对象、监测时间、监测项目及限度、监测方法/设备、监测频次、取样位置、取样数量、结果超标采取的纠偏措施、文件记录、数据分析等，并保存相关监测记录。

2.查看环境动态监测

（1）应以文件形式明确动态监测过程，规定监测点、监测时机和监测时间等；未采用在线监测系统时，应明确动态监测人员，并对人员进入洁净区及动态监测操作进行必要的培训和考核。

（2）动态沉降菌的监测应覆盖整个关键操作过程。

（3）应根据风险评估结果确定微生物动态监测取样点，取样点应有代表性，动态监测不应对关键生产产生不良影响。

（4）表面和操作人员监测取样应在关键操作完成后立即进行，不得在清场或消毒后进行。

3.查看 A 级区环境监测

（1）洁净级别确认时采样应不少于 $1m^3$，所采用的粒子计数器流速应能满足要求。

（2）A 级区应采用在线监测系统，均匀送风，采用气流流型确认。

（3）A 级区环境监测应覆盖整个操作过程。

（4）应通过烟雾试验证明单向流系统保护下的气流方向维持良好。

4.查看环境监测警戒限和纠偏限确定

（1）应根据监测数据确定悬浮粒子和微生物监测警戒限和纠偏限，当警戒限和纠偏限运行一段时间后应进行必要的回顾，并依据实际生产情况对警戒限和纠偏限进行变更调整。

（2）生产过程发生变更（如高效过滤器变更等）后，应依据实际监测数据对警戒限和纠偏限重新确认或变更。

（3）企业应定期对环境监测数据进行趋势分析，以评估生产环境受控情况，评估所采取的纠偏措施有效性，评估执行的警戒/纠偏限度符合性。

（4）企业环境监测出现偏差或超过纠偏限度应进行调查分析，并采取有效措施。

【案例1】

缺陷描述：小容量注射剂A级区动态悬浮粒子监测未包含设备组装过程；未对B级区的悬浮粒子进行动态监测。（无菌药品附录第十条）

缺陷分析：小容量注射剂A级区属高风险操作区，应当对无菌药品生产关键操作的全过程，包括设备组装、调试、生产操作过程等进行动态悬浮粒子在线监测。在A/B级洁净区实施动态监测是为人员行为评价、生产环境控制、最终产品放行提供必要的依据，以便及时发现存在的问题，并及时采取有效的措施，降低产品质量风险。

【案例2】

缺陷描述：小容量注射剂车间灌装岗位A级区动态监测仅布置一个沉降菌监测点，该监测点无选择依据，不能有效监控环境污染状况。（无菌药品附录第十一条）

缺陷分析：小容量注射剂车间灌装岗位A级区沉降菌监测取样点应考虑最易受微生物污染的部位、最容易长菌的部位、清洁消毒或灭菌时最难覆盖/接触的部位、操作活动最频繁的部位等，考虑产品与其接触和暴露的程度，确定日常动态沉降菌监测点。

【案例3】

缺陷描述：批分装记录显示，同一批19个沉降碟的暴露时间超过4小时，未对沉降碟在A级层流下的放置时间进行确认。（无菌药品附录第十一条）

缺陷分析：为了避免培养基因失水等原因影响微生物的生长，环境微生物监测使用的沉降碟，应根据不同暴露时间进行培养基的促生长能力确认，根据确认结果规定每个

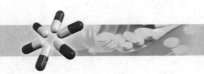

沉降碟暴露的时间,确保监测结果能够真实反映实际状况。单个沉降碟的暴露时间可以少于4小时,同一位置可使用多个沉降碟连续进行监测并累积计数。

【案例4】

缺陷描述：QA人员对产品灭菌后冷、热点取样位置定位错误。(无菌附录第八十条)

缺陷分析：QA现场取样时按照规定的冷点、热点取样示意图进行取样,但产品经灭菌出柜后,灭菌车在轨道上旋转,灭菌车前后方向发生改变,致使冷点、热点取样位置定位错误,所取产品不能反映冷、热点的真实情况,给产品放行带来风险。

【案例5】

缺陷描述：OOS调查报告显示产品中间体含量测定不符合标准规定,实验室通过相关调查排除了检验过程问题,重新取样后检测合格并放行,但未对取样及产生过程进行调查处理。(规范第二百五十条)

缺陷分析：中间体含量测定不符合规定,实验室通过相关调查排除了检验过程问题,不能因重复检测合格而放行,应按偏差处理程序进一步对取样、生产过程进行调查,查找偏差产生真实原因,彻底调查清楚,才能决定中间产品是否可以放行。

【案例6】

缺陷描述：产品工艺验证过程中西林瓶不溶性微粒检测标准与制剂成品不溶性微粒检测标准相同,未考虑其他环节产生不溶性微粒影响成品质量。(规范第一百四十条)

缺陷分析：产品工艺验证中,制定西林瓶不溶性微粒检测标准时,应考虑容器、物料及每个生产过程均可能产生微粒,如注射用水的微粒、容器内表面的微粒、环境可能引入的微粒及与产品接触的西林瓶、胶塞表面的微粒等均可能会带入制剂成品中。因此,制定西林瓶不溶性微粒过程控制标准应严于制剂成品不溶性微粒标准,避免所有生产环节累计因素导致最终产品质量不符合法定标准的风险。

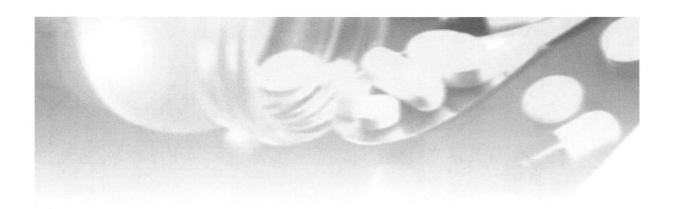

第三章 血液制品检查要点及案例分析

血液制品特指人血浆蛋白类制品。本章节适用于人血液制品的生产管理、质量控制、贮存、发放、运输和处理。

血液制品生产包括从原料血浆接收、入库贮存、复检、血浆组分分离、血液制品制备、检定到成品入库的全过程。血液制品生产应按国家批准的处方工艺组织生产，生产过程应尽量降低微生物的污染，控制微生物负载，无菌生产操作应符合GMP无菌药品附录的要求。

血液制品涉及的政策法规：《中华人民共和国药品管理法》《药品生产监督管理办法》《药品生产质量管理规范》《中华人民共和国药典》《血液制品管理条例》《生物制品批签发管理办法》《单采血浆站管理办法》《单采血浆站质量管理规范》《关于实施血液制品生产用原料血浆检疫期的通知》《关于进一步实施血液制品批签发工作的通知》等。

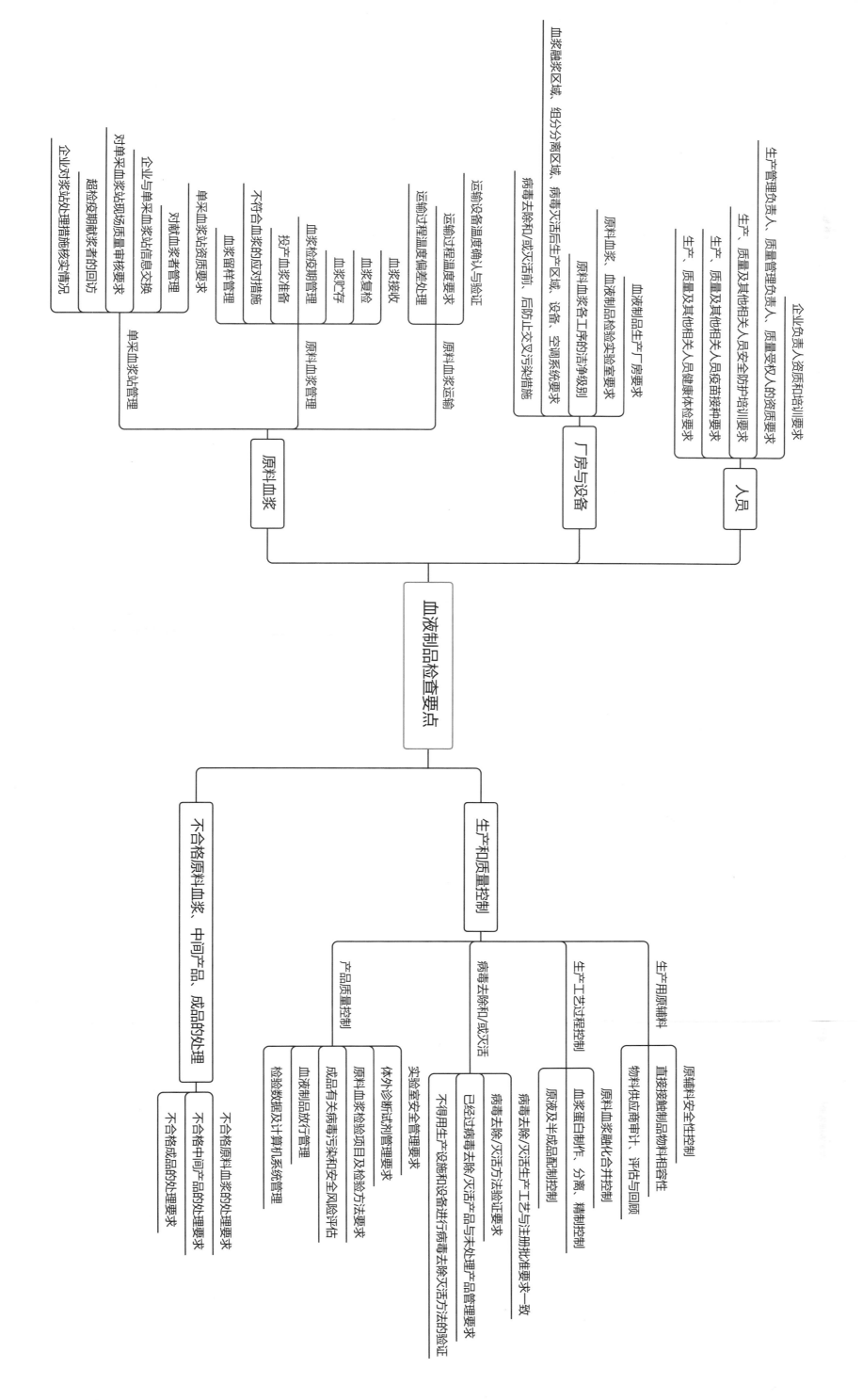

血液制品检查要点

人员
- 企业负责人资质和培训要求
- 生产、质量管理负责人，质量受权人的资质和培训要求
- 生产、质量及其他相关人员安全防护培训要求
- 生产、质量及其他相关人员免疫接种要求
- 生产、质量及其他相关人员健康体检要求

厂房与设备
- 血液制品生产厂房要求
- 原料血浆、血液制品检验实验室要求
- 生产、血液制品各工序的洁净度级别
- 原料血浆各工序的洁净度级别
- 病毒灭活后生产区域、设备、空调系统要求
- 病毒去除和/或灭活前、后防止交叉污染措施
- 血浆融浆区域、组分分离区域

原料血浆
- 原料血浆运输
  - 运输设备温度确认与验证
  - 运输过程温度偏差处理
  - 运输过程温度偏差处理
- 原料血浆管理
  - 血浆接收
  - 血浆复检
  - 血浆检疫期管理
  - 血浆贮存
  - 拉产血浆管理
  - 不符合血浆的应对措施
  - 血浆留样管理
  - 血浆投资质质要求
- 单采血浆站管理
  - 对献血浆者资料审核
  - 企业与单采血浆站信息交换
  - 对单采血浆站资质审核要求
  - 超检疫期质量审核要求
  - 对单采血浆站现场质量审核要求
  - 企业对浆站处理措施核实情况

生产和质量控制
- 生产用原辅料
  - 原辅料安全性控制
  - 物料供应商审计、评估与回顾
  - 原辅料接触制品物料相容性
  - 直接接触制品物料相容性
  - 原料血浆融化合并控制
  - 血浆蛋白制作
  - 原液与半成品配制控制
- 生产工艺过程控制
  - 病毒去除/灭活生产工艺与注册批准要求一致
  - 病毒去除/灭活方法验证要求
  - 已经过病毒去除/灭活产品与未处理产品管理要求
  - 不得用生产设施和设备进行病毒去除灭活方法的验证
- 病毒去除和/或灭活
  - 实验室安全管理要求
  - 体外诊断试剂管理要求
  - 原料血浆检验项目及检验方法要求
  - 成品有关病毒污染和安全风险评估
  - 血液制品放行管理
  - 检验数据及计算机系统管理
- 产品质量控制

不合格原料血浆、中间产品、成品的处理
- 不合格原料血浆的处理要求
- 不合格中间产品的处理要求
- 不合格成品的处理要求

一、人　员

【关注重点】

（一）关键人员

1.查看企业负责人资质及培训

应具有企业负责人是否必须具备血液制品专业知识,并经过相关法律知识的培训。

2.查看生产管理负责人、质量管理负责人和质量受权人的资质条件

（1）应至少具有药学或相关专业（如微生物学、生物学、免疫学、生物化学等）本科学历（或中级专业技术职称或执业药师资格）。

（2）生产管理负责人应至少具有 3 年从事血液制品生产和质量管理的实践经验。

（3）质量管理负责人和质量受权人应至少具有 5 年从事血液制品生产和质量管理的实践经验。

（二）人员培训及疫苗接种

（1）查看从事血液制品生产、质量保证、质量控制及其他相关人员（包括清洁、维修人员）应经过生物安全防护的培训,尤其是经过预防经血液传播疾病方面的知识培训。

（2）查看境内从事血液制品生产、质量保证、质量控制及其他相关人员应接种预防经血液传播疾病的疫苗。

（3）查看从事血液制品生产、质量保证、质量控制及其他相关人员应定期体检,检测血液传播疾病的感染情况及抗体情况,并根据检测结果及时调岗或加强免疫。

【案例 1】

缺陷描述: 融浆区操作人员未进行不合格血浆挑选知识培训;血浆检测室检验人员开展的微生物知识培训不足。（血液制品附录第九条）

缺陷分析: 人员培训是企业持续保证产品质量的重要工作,如果人员培训不到位,可能会存在人员掌握知识和技能不全面,导致工作差错;如操作人员未进行不合格血浆挑选知识培训,可能会出现将不符合要求的血浆投浆使用,影响到产品的质量;血浆检测室检验人员微生物知识培训不足,可能出现由于其对微生物理解不足,而带来操作中的生物安全风险。

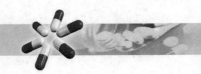

【案例2】

缺陷描述：融浆区操作人员在安全防护作业方面培训不足；现场未配备防护目镜和专用鞋具。（血液制品附录第九条）

缺陷分析：从事血液制品生产，要加强产品安全和人身安全的防护，如果安全防护知识培训不足、安全防护设施配备不齐全，均有可能导致潜在的不安全事故发生，因此企业应加强安全防护知识培训及配备足够的安全防护设施。

【案例3】

缺陷描述：企业个别已参与生产的新入职员工未及时接种乙肝疫苗。（血液制品附录第十条）

缺陷分析：从事血液制品的生产员工应当接种预防经血液传播疾病的疫苗，如果未及时接种相应疫苗，可能会造成员工自身被感染的安全隐患。

二、厂房与设备

【关注重点】

（1）血液制品生产厂房应为独立建筑物，不与其他药品共用，并使用专用的生产设施和设备，关键设施和设备应经过确认和验证。

（2）原料血浆、血液制品检验实验室应符合国务院《病原微生物实验室生物安全管理条例》、国家标准《实验室生物安全通用要求》的有关规定，并具备与企业生产和质量要求相适应的检验能力；原料血浆和合并血浆检验实验室应单独设置，检验设备专用，并配备原位灭活或消毒设备；空调系统应独立设置。

（3）血浆融浆区域、组分分离区域、病毒灭活后生产区域应彼此分开，生产设备应专用，各区域应有独立的空气净化系统；原料血浆破袋、合并、分离、精制超滤、分装前的巴氏灭活等工序应至少在 D 级洁净区内进行。

（4）血液制品生产中防止病毒去除和/或灭活前、后制品交叉污染措施，应对病毒去除和/或灭活后的制品使用隔离的专用生产区域、设备和独立空气净化系统。

【案例1】

缺陷描述:血液制品企业融浆区相邻功能间的压差未通过计算确定,不能直观反映相邻功能间压差。企业规定血浆投料区一次更衣间与外界压差为12~18Pa,与其相连的缓冲间与外界压差为0~5Pa,不能确保一次更衣间与缓冲间之间的压差大于10Pa。(规范第四十八条)

缺陷分析:控制相邻房间压差对保护生产操作起着关键作用,压差值需要通过计算确定而不是直观反映,可能会导致不能准确及时发现问题,一旦一次更衣间与缓冲间压差低于10Pa,可能带来环境被污染的风险。

【案例2】

缺陷描述:环境监控中离心间层流罩、超滤间层流罩、菌种制备间安全柜等在验证和日常监测活动中均未进行动态环境监测。(无菌药品附录第十条)

缺陷分析:洁净的环境是对产品质量的重要保障,在验证和日常监测活动中对洁净区的层流罩、生物安全柜等设备仅进行静态监测而未进行动态环境监测,有可能存在动态生产过程中环境污染不能及时被发现,继而对产品造成污染的风险。

【案例3】

缺陷描述:企业血浆检验中心消毒后室中堆放的待消毒废弃物无标识。(血液制品附录第十二条)

缺陷分析:血浆检测废弃物具有一定的生物安全风险,需要经过原位灭活或消毒处理后移交给废弃物处理公司处理,堆放的废弃物无标识则不能明确显示内容物及已消毒还是未消毒状态,可能导致未消毒废弃物直接移出实验室的风险。

【案例4】

缺陷描述:待检品库存放的两批次静注人免疫球蛋白(pH4)未设置安全有效的隔离措施。(血液制品附录第十六条)

缺陷分析:待检品库的产品是处于待检验状态,其产品质量状态不确定。如果未设置安全有效的隔离措施,可能会导致不同批次的产品在使用或储存状态下发生差错,出现不可控的质量风险。

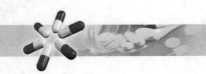

【探讨案例】

缺陷描述: 灌装间(B+A)和一般区走廊之间设置有落地玻璃,便于对内部操作情况进行监督和观察,其在洁净区内侧的玻璃缝隙进行了胶封,但未对该密封胶密封性进行定期检查确认,也未制定风险防范管理措施。(血液制品附录第十六条)

缺陷分析: 为避免外界空气对洁净区的污染,洁净区和一般控制区之间的压差必须要严格控制在不低于10Pa,在正常的情况下,空气的流向是从高级别到低级别,但是在空气压差不稳定的状态下,可能会带来气流组织的倒灌风险,因此对结合部密封性应制定风险的防范措施,定期进行检查确认。

三、原料血浆

【关注重点】

(一)原料血浆运输

(1)血浆运输设备应定期进行温度确认和验证,包括温度设备校准,验证时间涵盖最长运输时间。

(2)运输过程应有连续温度记录。

(3)查看运输过程中出现的温度偏差,按照偏差处理规程进行处理,并有相关记录。

(二)原料血浆管理

1.查看原料血浆接收

(1)采集单位应与法定部门批准的单采血浆站一致。

(2)运输过程的温度监控记录应完整,温度应符合要求。

(3)血浆袋包装应完整无破损,标签信息内容应完整清晰。

(4)血浆检测应符合要求,并附检测报告。

(5)验收不合格血浆应及时转移至不合格血浆库,并按规定定期销毁。

2.查看原料血浆复检

(1)验收合格的血浆应按每一人份进行全面复检,并有复检记录。

(2)原料血浆的质量应符合《中华人民共和国药典》相关要求,复检不合格原料血浆应及时转移至不合格血浆库,并按规定销毁,不得用于投料生产,销毁情况应写入年度质量回顾分析报告中。

（3）初查阳性样品复检应按照《单采血浆站技术操作规程》等国家规定的要求进行复检；血浆检测实验室应按照《单采血浆站技术操作规程》等相关标准建立和实施与检测项目相适应的室内质量控制程序（室内质控）及质量控制记录。

3.查看原料血浆贮存

（1）所贮存血浆应按状态管理，有相应标识，并能追溯到每份血浆。

（2）应对血浆贮存温度进行监控、贮存库房进行验证，并定期进行再验证。

（3）出现血浆在低温贮存中发生温度升高情况应进行充分的风险评估来确定能否用于后续产品的生产。

4.查看原料血浆检疫期管理

（1）应建立原料血浆检疫期管理制度及操作程序，并遵照执行。

（2）应建立原料血浆检疫期追溯系统，以保证能追溯到每个献血浆者，并可向前追溯到献血浆者最后一次采集的血浆之前至少60天内所采集的血浆。

（3）检疫期不合格血浆应转移至不合格血浆库，不得用于投料生产。

5.查看投产血浆准备

（1）投产血浆应为经复检和检疫期合格的血浆。

（2）投产血浆准备过程应有相应措施防止混淆。

（3）准备好的投产血浆应单独隔离存放，并有相应标识。

（4）投产血浆应经质量部门放行，并按血液制品附录第20条内容对每批放行血浆进行质量评价。

（5）用于静注人免疫球蛋白生产的血浆应符合"每批投产血浆应由1000名以上献血浆者的血浆混合而成"；用于乙型肝炎人免疫球蛋白、狂犬病人免疫球蛋白、破伤风人免疫球蛋白生产的血浆应符合"每批投产血浆应由100名以上献血浆者的血浆混合而成"。

（6）保存期自血浆采集之日起超过1年的血浆不得用于生产人凝血因子Ⅷ；用于分离其他血液制品的血浆，保存期自血浆采集之日起应不超过3年。

6.查看企业对不符合要求血浆的应对措施规定

（1）应根据涉及的病原体、投料量、检疫期、制品特性和生产工艺，对使用相关原料血浆生产的血液制品的质量风险进行再评估，并重新审核批记录，必要时召回已发放的成品。

（2）发现已投料血浆中混有感染HIV、HBV、HCV血浆的应立即停止全部产品的生产，封存用相应投料血浆所生产的组分、中间产品、待包装产品及成品，并向所在地省级药品监督管理部门报告；企业应及时启动原因调查，进行风险评估，并采取相应的风险控制措

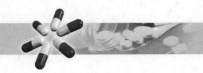

施;风险控制措施关闭且调查结束后,用相应投料血浆所生产的组分、中间产品、待包装产品及成品应均予销毁。

7.查看原料血浆留样管理

(1)所有投料生产用原料血浆在浆站和企业各自均应留样保存,合并血浆在企业留样保存,均应保存至血浆投料生产所有产品有效期届满后1年。

(2)原料血浆和合并血浆留样量应当满足规定病毒的核酸、病毒标志物检测及复测等的用量要求,留样使用的容器应当满足留样期间样品保存、信息标识等的需要。

(3)用于检测的血浆样本及血浆样本留样不得用于生产。

(三)单采血浆站管理

(1)查看单采血浆站应有合法资质,并在效期内执业。

(2)查看单采血浆站对献血浆者的筛选、血浆采集、血浆贮存、血浆检测、污水废弃物处理及质量管理方面应遵循相关法规要求,以保证原料血浆质量和献血浆者安全。

(3)查看企业应与单采血浆站建立信息交换系统,并能按血液制品附录第22条情况及时交换信息,不合格信息应及时传递。

(4)查看质量管理部门应至少每半年对单采血浆站进行现场质量审核1次,并有质量审核报告,审核报告应有回访等内容。

(5)查看超检疫期献浆员的回访情况。

(6)查看浆站对血液制品生产企业复检不合格血浆的信息交换与处理措施,生产企业对浆站处理措施的核实情况。

【案例1】

缺陷描述: 原料血浆个别待检货位卡上未记录取样日期、取样数量和待验日期;原料血浆袋上个别标签信息不清晰。(血液制品附录第十七条)

缺陷分析: 原料血浆货位卡和原料血浆袋上信息应完整、清晰,有利于防止混淆和差错的发生,并为原料血浆的可追溯奠定基础;货位卡上未记录取样日期、取样数量和待验日期,可能会出现该原料血浆质量状态无法判定,导致不符合要求的原料血浆被误用;血浆袋信息不清晰,可能会出现无法识别,导致原料血浆不便于追溯。

【案例2】

缺陷描述: 企业产品冷链运输时使用的温度监控器委托第三方进行校准,出具校准数据,企业未对校准结果进行确认。(血液制品附录第二十条)

缺陷分析:无线温湿度监测器严格按规定进行送检,但未对校准结果进行确认,容易造成行政计量单位校准的内容与企业实际使用范围、生产工艺要求不一致,无法满足企业生产/检验使用的要求,存在潜在风险。

【案例3】

缺陷描述:企业单采血浆站和血浆库与 QA 无血浆信息传输专用系统,通过邮件形式或者存储介质传输数据,血浆库操作员(最低权限)可以对上述数据进行删除和修改。(血液制品附录第二十二条)

缺陷分析:企业应与单采血浆站建立信息交换系统,系统应能保证数据的真实、完整,企业无专用传输系统且血浆库操作员可以对数据进行删除和修改,可能会存在数据不可靠的风险,影响产品质量。

【案例4】

缺陷描述:公司未规定 QA 质量审评员将不合格血浆信息反馈给储运部的具体时限。(血液制品附录第二十三条)

缺陷分析:血浆检测结果出来后,由 QA 质量评审员将检测不合格血浆所管控的检疫期不合格血浆全部挑选出来,如果信息不及时反馈给储运部,则储运部就不能及时将这些不合格血浆及时挑出,并进行隔离存放或销毁,存在混淆的风险,不符合法规要求。

【案例5】

缺陷描述:企业对单采血浆站质量审计内容不完整:①缺少对献浆者身份识别系统进行检查;②缺少对血浆留样标本的保存状况进行检查;③未记录近期不合格浆员的淘汰详细情况;④缺少具体抽查情况的记录;⑤缺少对要求单采血浆站进行回访情况的审查。(血液制品附录第二十五条)

缺陷分析:企业对单采血浆站进行定期的质量审计,其目的是为了确认供应商质量保证体系运行状况, 及时发现影响产品质量的各个环节中可能存在的质量风险隐患,但质量审计内容不完整,尤其是影响原料血浆质量的关键控制项未检查或未记录,可能会导致企业不能及时发现单采血浆站所存在的质量风险。

【案例6】

缺陷描述:企业对个别献浆员未按计划进行回访。(血液制品附录第二十五条)

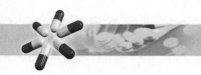

缺陷分析：单采血浆站对献浆员制定了回访计划，但按提供的回访人员名单随机抽取部分献浆员，逐一进行回访情况检查时，发现个别列入已回访名单的献浆员并没有得到回访，可能会导致不可控的产品质量风险。

四、生产和质量控制

【关注重点】

（一）生产用原辅料

（1）查看原辅料安全性控制，如过滤材料应关注细菌内毒素；生产用辅料应关注细菌内毒素、微生物限度或无菌检查等。

（2）查看直接接触制品物料的化学相容性，物料与产品的相容性等。

（3）查看物料供应商审计、评估与回顾，当物料供应商发生相关质量事件时，应及时评价对产品质量的影响。

（二）生产工艺过程控制

1.原料血浆融化合并

（1）查看单人份血浆、合并血浆应符合《中国药典》中血液制品生产用人血浆要求的质量指标；投料批血浆每一袋应均可追溯，并有复检结果、检疫期结果、已存放时间。

（2）查看血浆破袋前应有去除血浆袋表面污染的措施，采用经验证的清洁方法进行清洁，血浆袋表面清洗过程中浸洗介质的温度应作出规定；破袋过程和破袋后应有防污染措施。

（3）查看生产前，融浆罐、浆槽等主要生产设备应处于已清洁状态并在清洁有效期内，这些设备的存放应能防止污染。

（4）查看融浆工序的关键工艺参数（融浆介质温度、融浆罐中血浆温度、投浆时限等）应有明确规定，现场监控记录应与规程一致。

（5）查看定期对破袋、融浆生产过程的环境监测，并逐一对所有合并容器中的合并血浆进行微生物限度检查，尽可能降低操作过程中的微生物污染。

（6）查看合并血浆应按药典规定进行取样、检验，并符合要求，如检验不合格，不得继续用于生产，应按照规定销毁，销毁情况应写入年度质量回顾分析报告中。

2.血浆蛋白制作、分离、精制

（1）查看影响血浆沉淀反应的乙醇浓度、pH值、温度、离子强度、蛋白含量、搅拌时间和加料速度的控制情况。

（2）查看用于分离组分沉淀的离心机应有额定转速,转鼓内固体容积应与批处理量相匹配,离心筒、管路及组件材质应为不锈钢,能耐碱处理;采用冷媒对离心过程进行降温,应配有相应的压力、温度监测装置。

（3）查看离心工序的关键参数（血浆温度、离心过程上清液流速、温度）应有明确规定,现场监控记录应与规程一致。

（4）查看压滤工序的关键参数（压滤过程中制品出液温度和出液流速,过滤压力,压缩空气吹扫时间、温度）应有明确规定,现场监控记录应与规程一致。

（5）查看压滤过程使用的助滤剂添加重量,深层过滤纸板消耗定额,各沉淀收率应在规程规定范围。

（6）查看冷沉淀及组分沉淀应按规程在规定的有效期和温度下贮存;冷库温度应合理设置并按规定监测。

（7）查看超滤工序的关键参数（制品蛋白质含量和温度、搅拌速度、超滤器进出口压力、透析液温度和透析倍数）应有明确规定,现场记录应与规程一致。

3.原液及半成品配制

（1）按批准的处方工艺进行制品配制,关注配制过程双人复核、除菌过滤压力及滤芯完整性、原液及半成品微生物控制等,并在规定时间内完成配制。

（2）配制后半成品至下一工序的时限应有规定,并按规定执行。

（三）病毒去除/灭活

（1）查看血液制品应至少经过一步病毒去除/灭活,病毒去除/灭活生产工艺与产品注册批准的要求一致, 且应按血液制品去除/灭活病毒技术方法及验证指导原则要求进行验证。

（2）查看已经过病毒去除和/或灭活处理的产品与尚未处理的产品应有明显区分和标识,并应采用适当的方法避免不同产品的混淆、交叉污染,避免生产或质量控制操作发生遗漏或差错。

（3）查看企业不得用生产设施和设备进行病毒去除/灭活方法的验证。

（四）产品质量控制

（1）实验室应制定生物安全应急处理预案并实施演练;应定期开展实验室能力评估,确保实验结果准确、可靠和检验过程信息记录的真实、准确、完整和可追溯。

（2）用于特定病原体（HIV、HBV、HCV及梅毒螺旋体）标记检查的体外诊断试剂应获

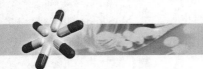

得药品监督管理部门批准并经生物制品批签发检定合格。

（3）体外诊断试剂验收入库、贮存、发放和使用等应与原辅料管理相同。

（4）原料血浆检验项目及检验方法应符合《中国药典》三部要求，方法应经验证或确认。

（5）企业应对成品开展有关病毒污染和安全风险评估；经评估无法有效排除风险的，应对成品开展有关病毒标志物检测，以确保质量安全。

（6）血液制品的放行应符合《生物制品批签发管理办法》的要求。

（7）产品质量检验数据应完整，计算机系统应有权限分级设置、数据储存备份、审计追踪等。

【案例 1】

缺陷描述：冷链物流承运商开展的冷链运输车验证报告显示未结合外部环境条件对冷藏车断电保温性能进行验证。（血液制品附录第二十六条）

缺陷分析：签订产品冷链运输的物流承运商提供的冷链运输车验证报告未结合产品发运路径验证冷藏车冷藏保温性能，对断电保温等异常情况下冷藏车的保温持续能力未进行验证，如发生断电等异常情况，有可能对产品质量产生风险。

【案例 2】

缺陷描述：《检疫期血浆挑选及复核 SOP》规定"血浆进行库间转移时间应控制在 4 分钟以内，从冷库拿出时到完成扫描后装箱放回冷库的总时间应控制在 40 分钟内"，但原料血浆进行挑浆操作时，未记录血浆从冷库至挑浆间往返的时间及出库温度。（血液制品附录第二十六条）

缺陷分析：未记录血浆从冷库至挑浆间往返的时间及出库温度，不能有效证明血浆整个挑选过程时间和温度是符合要求的，存在血浆超出温度的风险，影响制品质量。

【案例 3】

缺陷描述：静注人免疫球蛋白《孵化罐验证报告》仅进行了 24 小时的温度满载热分布实验，未按照工艺要求对 21 天的温度控制能力进行确认。（规范第一百四十条）

缺陷分析：静注人免疫球蛋白低 pH 孵放工艺要求时间是 21 天，孵放过程一般有两种控温方式：孵放间控温、孵放罐自带控温系统，进行了 24 小时的温度满载热分布实验，证明热分布的均一性符合要求，但对工艺要求时限内的控温能力没有确认，可能存在控温不稳定的风险,可以根据连续温度监控系统确认 21 天的控温能力。

【案例 4】

缺陷描述:个别生产实际操作过程与操作规程规定内容不符:如冷沉淀批生产记录中血浆预融在−5~5℃冷库存放, 使用 30~50℃注射用水表面清洗, 离心后使用 0~4℃、0.9%生理盐水冲洗管道并入血浆,而冷沉淀生产标准操作规程规定血浆预融在 2~15℃冷库存放,使用 37℃以下注射用水表面清洗,无冲洗管道的要求。(规范第一百五十二条)

缺陷分析:实际操作与文件规定不符,则有违反工艺的风险,要进一步核实注册工艺及工艺验证时的工艺,并对照批生产记录,核查是否存在实际生产和注册工艺不一致的地方。

【案例 5】

缺陷描述:文件系统存在问题,例如:①对融浆、组分分离、产品配制、灌装生产设备使用前进行的细菌内毒素检测,仅在《过程检测室细菌内毒素检测记录》中记录检测结果,而无检测过程原始记录;②血浆筛选标本制备时,使用移液枪将血浆样品自标本管转移至稀释板上,同时确认每份血浆样品与稀释板孔的对应关系,但此确认过程无记录;③对不使用的组分Ⅰ、Ⅲ、Ⅳ在组分分离后进行灭活并储存至公司“危险固废暂存间”,定期交环保公司作为危险废物处理,但《蒸汽灭菌器使用与清洁维护记录》中仅记录灭活的组分批号,无数量,也未对灭活后的组分进出危险固废暂存间的情况进行登记。(规范第一百五十九条)

缺陷分析:①操作过程无记录则不便对检测过程进行溯源,无法充分证明进行了该项操作,不符合法规要求;②血浆样品与稀释板孔的对应关系如果没有确认,则容易造成样本混淆的风险;③《蒸汽灭菌器使用与清洁维护记录》中未记录灭活组分的数量,也未对灭活后的组分进出危险固废暂存间的情况进行登记,不能明确追溯不使用的组分是否均已灭活和移交处理,有被挪作他用的风险。

【案例 6】

缺陷描述:人血白蛋白批生产记录中组分Ⅴ制作工序搅拌参数、压滤前静置时间、上清液检测项目、透析过程等参数在岗位 SOP 中有规定,但在工艺规程中未明确规定。(规范第一百七十条)

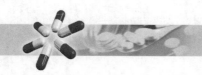

缺陷分析: 组分V制作工序搅拌参数、压滤前静置时间、上清液检测项目、透析过程等参数为血液制品生产的关键参数,应经过工艺验证,且在工艺规程中明确规定,不能只在岗位SOP中规定。

【案例7】

缺陷描述: 人血白蛋白批生产记录内容不全,如人血白蛋白使用的6668袋原料血浆中,6616袋血浆溶解后送至凝血因子制作室进行分离冷沉淀,剩余血浆回到车间继续生产,但该批生产记录未记录冷沉淀分离过程。(规范第一百七十一条)

缺陷分析: 批生产记录内容不全,无法真实反映实际生产操作,存在冷沉淀分离操作参数或流程不符合工艺要求的风险。

【案例8】

缺陷描述: 人血白蛋白工艺规程中,白蛋白稀释液规定pH为6.6~7.2,而批生产记录中设置标准为6.4~7.4;组分V溶解过滤前,加硅藻土搅拌,静置2小时以上后过滤,而岗位操作SOP和批生产记录中记录为30分钟;除菌过滤起泡点测试打印凭条上无滤芯编号;批生产记录中,未记录除菌过滤器前后的压力,未设定除菌过滤和DV50滤膜完整性测试的合格标准。(规范第一百七十五条)

缺陷分析: 工艺规程中规定的参数均是经过工艺验证确定的,应与注册工艺一致,批生产记录中pH设置的标准超出工艺规程规定的范围,实际生产过程中可能出现超工艺规程要求的情况;岗位操作SOP和批生产记录中记录为30分钟与工艺规程规定的时间不一致,存在违反注册工艺要求的可能;除菌过滤起泡点测试打印凭条上无滤芯编号则无法溯源是对哪根滤芯进行了完整性检测,容易产生混淆漏检的风险;除菌过滤器前后压力是除菌工艺关键参数,应该在批生产记录中记录,未设定除菌过滤和DV50滤膜完整性测试的合格标准,则不便于判断是否合格,容易导致不合格滤芯投入使用的风险。

【案例9】

缺陷描述: 人血白蛋白注射液分装过程中,由于设备故障导致了停机,再次开机前维修和自净时间超过了培养基模拟灌装验证中设置的最差条件,该企业仅对偏差发生时操作台面上的空瓶和已灌装制品进行了淘汰处理,未进行风险评估即按照正常流程进行了放行。(规范第二百五十条)

缺陷分析: 分装过程设备故障停机,维修和自净时间超过了培养基模拟灌装验证中设置的最差条件,属于偏差,该偏差可能会导致环境不符合要求、设备性能不符合要求等风险,从而影响产品质量,要充分评估后采取相应的措施,产品才能进入后续工序。

【案例 10】

缺陷描述:企业对于生产过程的部分偏差未进行充分调查,如人血白蛋白中间产品及半成品配制操作规程规定配制后蛋白质浓度在 19.5%~20.0%进行灌装,当高于 20% 时,加入注射用水稀配至目标值 20.0%灌装,而未对超上限情况进行分析。(规范第二百五十条)

缺陷分析:人血白蛋白原液稀配前会进行蛋白含量、pH 等项目检测,根据检测结果计算配制时需要添加的物料量,配制成稀配液的目标蛋白含量(规定稀配液蛋白含量的上下限标准),当高于 20%时,直接加入注射用水稀配至目标值 20.0%灌装,而未对超上限情况进行分析,可能会影响产品最终的 pH、含量、渗透压等结果,因此应充分评估及计算,查找根本原因(原液测量不准确、计算不准确、加入物料量计量不准确等因素引起)。

【案例 11】

缺陷描述:混合血浆内控标准微生物限度检测未做方法学验证。(《药品生产质量管理规范(2010 年修订)》第二百二十三条)

缺陷分析:混合血浆内控标准微生物限度检测是非药典方法,要进行方法学验证。

【案例 12】

缺陷描述:用于盛装各组分沉淀的平口袋的供应商档案收集不全,缺乏有害物质检测报告。(规范第二百六十条)

缺陷分析:用于盛装各组分沉淀的平口袋,缺乏有害物质检测报告,可能会对盛装的组分沉淀质量产生影响或潜在影响,根据风险管控原则,应开展生产过程接触物质与产品相容性实验研究。

【案例 13】

缺陷描述:原料血浆年度质量回顾中对全年单采血浆人份数及检验结果分别按浆站

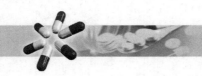

进行了不合格率的统计,但未对统计结果进行评估,未提出纠正和预防措施;血浆检验结果阳性率出现异常趋势时,未对近期已完成检验的阴性血浆样品进行分析评估等,如10月 HCV 阳性率为 0.23‰,11 月 HBsAg 阳性率为 0.52‰,12 月 HIV 阳性率为 0.12‰,较其他月份的平均值均高出 3.8 倍。(规范第二百六十七条)

缺陷分析: 由单采血浆站初筛为阴性的合格血浆才会运回生产企业进行复检,生产企业对各单采血浆站的复检不合格率进行统计,目的是评价单采血浆站初筛的准确性;根据检测试剂本身的测量误差,生产企业应该制定复检不合格率的接受标准,对不合格率偏高或超标准的单采血浆站应该采取相应的措施,如果只统计不分析,没有对统计结果进行应用,则统计工作就失去意义,对浆站的监管措施可能就做不到位。血浆检验结果阳性率出现异常趋势时,应该启动调查分析,查找出原因,评价检测结果的可信度,如果是检测过程出现了问题,则已检测为阴性的血浆也存在阳性漏检的风险。

五、不合格原料血浆、中间产品、成品的处理

【关注重点】

(一)不合格原料血浆的处理

(1)不合格原料血浆包括阳性血浆、目检不合格血浆、过期血浆和检疫期不符合血浆,应有明显标识的隔离区域,且账卡物应一致。

(2)企业应建立安全和有效地处理不合格原料血浆的操作规程,处理应经质量管理负责人批准,且有相应处理记录;不合格原料血浆经高压蒸汽 121℃、30min 灭活后,再交由固废处理,不合格阳性血浆销毁由监管部门现场监督。

(二)不合格中间产品的处理

(1)不合格中间产品应有明显标识的隔离区域。

(2)企业应建立安全和有效地处理不合格中间产品的操作规程,处理应经质量管理负责人批准,且有相应处理记录。

(三)不合格成品的处理

(1)企业应建立安全和有效地处理不合格成品的批准销毁流程,应经质量管理负责人批准。

（2）不合格成品销毁应有监督销毁，并有销毁记录。

【案例】

缺陷描述：未按照不合格管理规程对过效期血浆实施封存隔离管理。（规范第一百零三条）

缺陷分析：过期血浆属于不合格血浆，应在明显标识的隔离区域内存放，未实施封存隔离管理，有混淆和差错的风险，不符合法规要求。

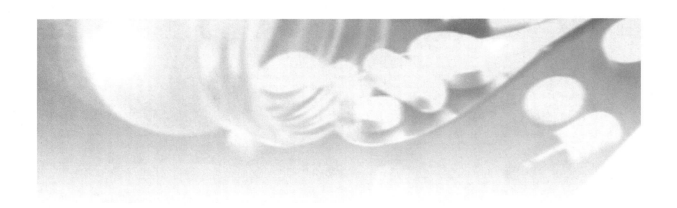

第四章 中药制剂生产现场关注重点及案例分析

现行中成药质量标准中质量控制项目包括制法、性状、鉴别、有害成分限度检查、含量测定、微生物限度、规格、贮藏等项目。其中的鉴别和含量测定往往只涉及处方中的个别药材，一味中药材的成分已经很复杂，复方制剂的成分则更复杂。而中成药质量标准中测定含量的成分往往只有一、两种，多数时候还无法确定这些测定含量的成分就是治疗疾病的有效成分。可以看出，当前的中成药质量标准很难做到有效控制其质量，并保证临床疗效。因此，2010 版《药品生产质量管理规范》的中药制剂附录中增加了"原则"一章，阐述了"中药材和中药饮片的质量、中药材前处理和中药提取工艺"对中成药质量具有重大影响，强调了在中成药生产质量管理过程中尤其要重视"中药材和中药饮片的质量、中药材前处理和中药提取工艺"，通过控制源头和生产过程来保证中成药质量。

中成药生产企业在建立质量管理体系时要贯彻落实这一思想，深刻理解中药的特殊性，在质量体系中体现这一特点。应制订不低于国家标准的中药材和中药饮片质量标准，制订符合中药特点的岗位操作程序，按照注册批准的工艺进行生产。这些质量标准、操作规程和生产工艺的执行程度是保证中成药质量的核心。

本章内容为《药品生产质量管理规范》对中药制剂的特殊要求，中药制剂生产质量管理的通用基本要求请参见本书第一章。

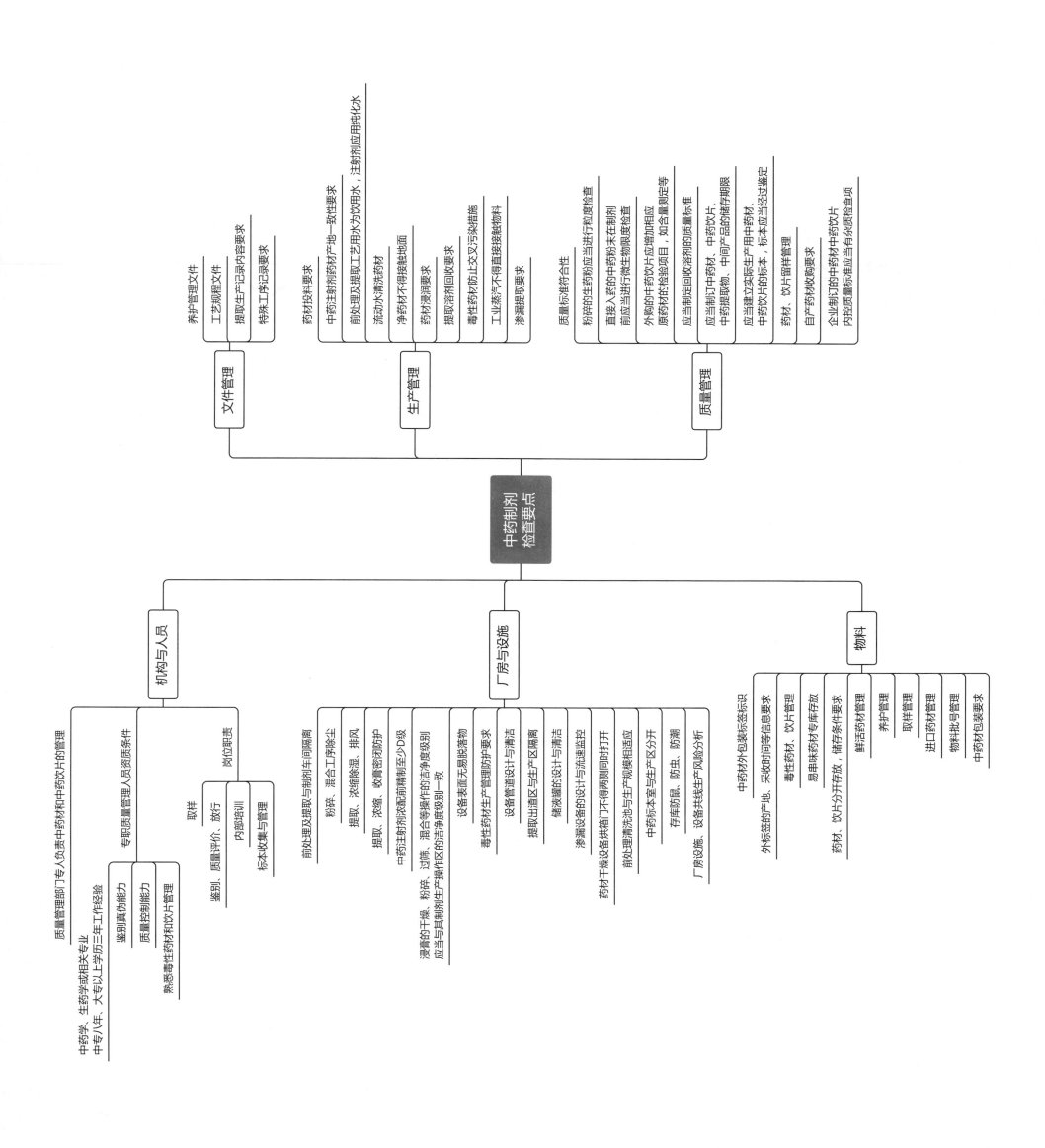

中药制剂检查要点

文件管理
养护管理文件
- 工艺规程文件
- 提取生产记录内容要求
- 特殊工序记录要求

药材投料要求
- 中药注射剂药材产地一致性要求
- 前处理及提取工艺用水为饮用水，注射剂应用纯化水
- 流动水清洗药材
- 净药材不得触地面

生产管理
- 药材浸润要求
- 提取溶剂回收要求
- 毒性药材防止交叉污染措施
- 工业蒸气不得直接接触物料
- 渗漏提取要求

质量管理
质量标准符合性
- 粉碎的生药粉应当进行粒度检查
- 直接入药的中药粉末在制剂前应当进行微生物限度检查
- 外购的中药饮片应增加相应原药材的检验项目，如含量测定等
- 应当制定回收溶剂的质量标准
- 应当制订中药材、中药饮片、中间产品的储存期限
- 应当建立实际生产用中药材、中药饮片的标本，标本应当经过鉴定
- 药材、饮片留样管理
- 自产药材收购要求
- 企业制订的中药中药饮片内控质量标准应当有杂质检查项

机构与人员
质量管理部门专人负责中药材和中药饮片的管理
中药学、生药学或相关专业
中专八年，大专以上学历三年工作经验

专职质量管理人员资质条件
- 鉴别真伪能力
- 质量控制能力
- 熟悉毒性药材和饮片管理

取样
- 鉴别、质量评价、放行
- 内部培训
- 标本收集与管理
- 岗位职责

厂房与设施
前处理及提取制剂生制剂车间隔离
- 粉碎、混合工序除尘
- 提取、浓缩除湿、排风
- 提取、浓缩、收膏密闭防护
- 中药注射剂浓配前精制至少D级
- 设备等操作的洁净度级别一致
浸膏的干燥、粉碎、过筛、混合等操作区的洁净度级别一致
应当与其制剂的生产操作区的洁净度级别一致
- 设备表面无易脱落物
- 毒性药材生产管理防护要求
- 设备管道设计与清洁
- 提取出渣区与生产区隔离
- 储液罐的设计与清洁
- 渗漏设备的设计与清洁速监控
- 药材干燥设备烘箱门不得两侧同时打开
- 前处理清洗地与生产规模相适应
- 中药标本室与生产区分开
- 存库管理、防虫、防潮
- 厂房设施、设备共线生产风险分析

物料
中药材外包装标签标识
- 外标签的产地、采收时间等信息要求
- 毒性药材、饮片管理
- 易串味药材专库存存放
- 药材、饮片分开存放、储存条件要求
- 鲜活药材管理
- 养护管理
- 取样管理
- 进口药材管理
- 物料批号管理
- 中药材包装要求

一、机构与人员

【关注重点】

（1）质量管理部门应当有专人负责中药材和中药饮片的质量管理。

（2）中药材和中药饮片专职质量管理人员应当具备的资质条件：①具有中药学、生药学或相关专业大专以上学历，并至少有三年从事中药生产、质量管理的实际工作经验；或具有专职从事中药材和中药饮片鉴别工作八年以上的实际工作经验；②具备鉴别中药材和中药饮片真伪优劣的能力；③具备中药材和中药饮片质量控制的实际能力；④根据所生产品种的需要，熟悉相关毒性中药材和中药饮片的管理与处理要求。

（3）中药材和中药饮片专职质量管理人员的岗位职责应当包括：①中药材和中药饮片的取样；②中药材和中药饮片的鉴别、质量评价与放行；③负责中药材、中药饮片（包括毒性中药材和中药饮片）专业知识的培训；④中药材和中药饮片标本的收集、制作和管理等的内容。

【案例1】

缺陷描述：某制剂企业（生产化药和中成药）未确定专门的中药材、中药饮片质量管理人员。（中药制剂附录第五条）

缺陷分析：该企业对《药品生产质量管理规范》附录《中药制剂》中对中药材、中药饮片的特殊管理要求未进行认真学习，理解不够。不理解中成药生产的特殊性，将中成药等同于化药进行管理，仅满足于符合质量标准，没有理解仅仅符合质量标准的中成药不一定具有该有的临床疗效，不重视中药生产管理，在机构设置上没有考虑中成药生产的特殊性。凡是生产中成药的企业都应当确定专职管理中药材、中药饮片质量的人员，其资质应当符合中药制剂附录的要求，还应当具有较好的中药专业知识，具有本企业使用中药材、中药饮片的真伪优劣的鉴别能力和知识。

【案例2】

缺陷描述：专职中药材、中药饮片质量管理员未能正确、全面的回答金银花与山银花的性状特征区别。（中药制剂附录第六条）

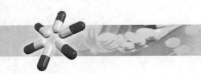

缺陷分析：专职中药材、中药饮片质量管理员对于中药生产企业特别重要，是影响中成药质量的关键人员，专业能力尤其重要。企业在确定该人选的时候一定要认真考核其专业知识，至少要熟悉本企业常用中药材中药饮片的性状特征与常见伪品混淆品的区别，以杜绝将假冒伪劣中药材、中药饮片投入生产。

山银花是金银花常见的混淆品种，作为专职的质量管理人员应该能够区分山银花与金银花。

【案例3】

缺陷描述：中药材中药饮片专职管理员由QA主管兼任，仅进行中药材中药饮片取样留样工作，未履行中药材中药饮片专职管理员其他职责。（中药制剂附录第七条）

缺陷分析：中药材中药饮片专职管理员的主要工作是取样、中药材和中药饮片鉴别、质量评价与放行、中药材和中药饮片（包括毒性中药材和中药饮片）专业知识的培训、中药材和中药饮片标本的收集、制作和管理等。取样留样工作只是其中的极少部分工作，QA主管兼任中药材中药饮片专职管理员，仅进行了取样留样工作，其他大量且更主要的工作未履行，这些工作由其他人员完成，这些人员的资质是否符合要求不知，给质量控制带来了风险。假如该企业中药材中药饮片专职管理员由QA主管兼任且履行了中药材中药饮片专职管理员的全部工作，那么负责监督企业质量体系正常运行的QA主管，又兼任了质量检验工作。

二、厂房设施与设备

【关注重点】

（1）中药前处理及提取厂房应当与制剂厂房有效隔离。

（2）前处理车间粉碎、混合等操作易产生粉尘的操作间，应当安装捕尘设备或排风设施。

（3）前处理车间的工器具清洗间清洗池大小应适宜，便于清洗常用的工器具。

（4）直接入药的中药饮片的粉碎、过筛、混合操作的厂房应当能够密闭，有良好的通风、除尘等设施，人员、物料进出及生产操作应当参照洁净区管理。

（5）前处理车间干燥净药材、中药饮片等的双扉烘箱应安装防止两侧门同时打开的装置。

（6）中药提取、浓缩等厂房应有良好的排风、水蒸气控制设施。

（7）储液罐等大型设备应安装喷淋球，以便于清洁该类设备，若安装旁通式液位计，则应该能够清洁干净。

（8）渗漉设备宜安装流速计量装置，以准确控制渗漉时的流速。

（9）中药提取、浓缩、收膏工序应当采用密闭系统进行操作，如果采用敞口方式生产，操作环境应当与其制剂配制操作区的洁净度级别相一致。

（10）浸膏的干燥、粉碎、过筛、混合等操作的洁净度级别应当与其制剂生产操作区的洁净度级别一致。

（11）提取设备的物料管道安装应当充分考虑能够彻底清洁干净，如尽量避免三通连接，如有三通连接，要确保三通连接处能清洁干净；保持必要的坡度；避免U型弯；收膏管道宜安装回路便于清洁；避免物料管道与其他介质的管道（如清洁剂等）直接相连；当有多套提取及浓缩设备时，宜分组安装，不宜全部串联安装，以防止出现混淆。

（12）提取车间出渣区宜与生产区隔离。

（13）中药注射剂浓配前的精制工序洁净级别至少为 D 级洁净区。

（14）设备外表面不得粉刷易脱落的防护层（如油漆），避免脱落物污染产品。

（15）含雄黄的生产操作间、生产设备、生产用工器具、工作服等宜专用。

（16）中药标本室应当与生产区分开设置，最好设置在中药材、中药饮片验收或检验时便于使用的位置。

（17）中药材、中药饮片仓库和生产车间应特别注意防鼠、防虫、防潮。

（18）厂房设施与设备共用、进行多品种共线生产风险分析时，应当列出所有共线生产的品种、每个品种所含的原辅料名称、共用设备的名称，依据原辅料的性质进行共线生产风险分析。

【案例1】

缺陷描述： 某企业中药前处理车间布局不合理，操作间面积过小，生产设备几乎占据了整个操作间，生产人员无法进行正常生产操作，且无切制、干燥等设备。（规范第三十八条、第四十七条）

缺陷分析： 该企业前处理车间位于制剂车间和仓库的外围，为一排平房，设有挑拣间（面积约 10m²）、洗药间（面积约 10m²），无切制、干燥等设备。挑拣间、洗药间出入口直通室外露天，不能对物料、人员进行有效防护，不能防止净制后的中药材再次被污染。该企

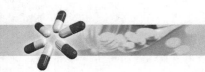

业中药前处理车间功能过于简单,无法满足基本的中药前处理需要,不符合GMP对生产车间的基本要求。前处理车间尽管是一般生产区,但是其设置也应当具备基本防止污染和交叉污染的功能,能够防止人员、环境对处理过的中药材造成不利影响,布局要合理,操作间面积要足够、便于生产人员操作并与其生产规模相适应。

【案例2】

缺陷描述:某企业炼蜜操作在一般生产区,人员、物料进出无控制,无预热、过滤设施,炼制过的蜂蜜在一般生产区收集;前处理车间两个粉碎间前室无送回风;提取车间醇沉岗位收膏在取样车中进行,不便于操作。(规范第三十八条、第四十七条、第四十八条,中药制剂附录第十一条)

缺陷分析:该企业生产剂型、品种较多,其中有蜜丸、片剂、胶囊剂等剂型,设有固体制剂车间、中药前处理车间、提取车间。炼蜜操作间位于提取车间旁,操作间约20m²,为一般生产区,安装一台敞口夹层锅,操作间仅一个出入口,无物料清洁及人员更衣场所。该企业本次认证前对前处理车间进行了局部改造,两个粉碎间增加一道彩钢板墙,形成了粉碎前室,但增加的前室仅30cm宽,无送回风。醇沉岗位收膏用的取样车体积小,放入收膏桶后,人员无法正常操作收膏。检查员与该企业生产质量管理人员交流时,其对中药生产特殊性认识不到位,认为中药生产工艺复杂多样,生产环境难以达到GMP要求,自己降低了要求,存在勉强应付的心态,对部分生产环境不能满足中药生产需求,存在无所谓的心理,对中药制剂附录理解不够深刻,生产过程中产品和物料存在较大被污染的风险。

【案例3】

缺陷描述:某企业直接粉碎入药的中药饮片干燥后、提取的挥发油在一般生产区收集,未采取防止污染的措施。(规范第三十八条、中药制剂附录第十一条)

缺陷分析:该企业前处理提取车间为新建,中药饮片粉碎与收膏、浸膏干燥粉碎在同一洁净区,安装有6台热风循环烘箱,其中两台为双扉。两台双扉烘箱安装形式为清洗后药材在一般生产区送入烘箱,干燥后在洁净区收集净药材;另外四台安装在一般生产区,药材进出均在一般生产区。企业在准备GMP认证时,对四台在一般区进出药材的烘箱进行了确认,而两台双扉烘箱未确认,也未启用。该企业没有意识到经过清洗的药材干燥后粉碎直接入药,在一般区收集存在被二次污染的风险。提取的挥发油也在一般生产区敞口收集,没有防止污染的措施,同样存在被物生物污染的风险。中药材富含各种淀粉、糖类、黏液质等,较适合于微生物生长繁殖,微生物污染控制是中药生产一大难题。因此,企业在生产过程中一定要采取各种措施防止每一个环节可能发生的微生物污染,保证最后成品中的微生物限度符合规定。

【案例4】

缺陷描述:某企业喷雾干燥制粒机、沸腾干燥制粒机、高效包衣机设备确认时未进行干燥用空气洁净度确认。该企业的以上三台设备均安装在D级洁净区,设备的干燥用空气均为室外取风、室外排风,这三台设备均带有空气净化装置,进气末端均有高效过滤器。该企业在进行上述三台设备确认时,进行了设备的进风温度、物料温度、排风温度等的确认,但未进行干燥用空气洁净度的确认,不能证明取自室外的空气不会对产品造成污染。(规范第一百四十条、确认与验证附录第十五条)

缺陷分析:该企业未认识到取自室外的空气可能会对产品造成污染的风险,检查企业以上设备的风险评估文件,文中无取自室外的空气所带来风险的评估,风险评估缺乏科学性。

喷雾干燥制粒机、沸腾干燥制粒机、高效包衣机加热用空气消耗量大,一般安装方式均为室外取风、室外排风,此种安装方式对洁净区空调净化系统不会产生影响,但是在设备确认时一定要确认取自室外的空气经过净化过滤后洁净度要符合要求、满足生产需要,不会对产品造成污染。个别企业安装为洁净区内取风,此时虽然设备上少了空气过滤系统,不用考虑加热用空气的污染风险。但是当此类设备启动时,会将大量洁净区空气排至室外,很容易造成洁净区空气量减少不能维持正压而使洁净区变成负压,造成空气倒灌,进而造成整个洁净区的污染;如果考虑到了这类设备消耗的大量风量,增大了这部分操作间的送风量(总送风量也同时增大),一旦设备停止运行,洁净区风量又会过大,局部区域压差会较大,长期如此洁净区的围护结构会变形裂缝,造成洁净区不密封,因此,此类设备不建议安装为洁净区内取风。

【案例5】

缺陷描述:某企业前处理车间蒸煮间水蒸气无法及时排除,迷漫至整个操作间甚至走廊。(规范第四十二条)

缺陷分析:该操作间虽然安装有排风扇,但由于功率过小,正常生产产生的水蒸气不能及时排除,整个操作间充满水蒸气,湿度非常大,甚至弥漫到了走廊。长期如此,生产车间就会因为湿度过大而滋生微生物,进而又污染产品。因此在容易产生湿气的操作间要

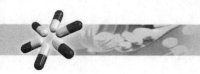

安装风量合适的排风设施,确保及时将生产过程产生的水蒸气排至室外,不对生产环境造成不良影响。

【案例 6】

缺陷描述:某企业提取车间收膏管道位于真空干燥间,收膏管道的清洗水排至真空干燥间地面。(规范第一百八十八条、第三十八条)

缺陷分析:该企业提取收膏管道位于 D 级洁净区的真空干燥间,真空干燥间同时进行干燥与收膏操作时互相影响。当清洗收膏管道时,大量的清洗水排至真空干燥间地面,对洁净区环境造成了不良影响。收膏操作间宜独立设置,收膏管道宜安装回路,当清洗时接通回路,收膏管道与浓缩设备形成循环,清洗水在收膏管道内循环,经过多次循环,可彻底清洗干净。

【案例 7】

缺陷描述:某企业《多产品共线可行性风险评估报告》中无共线生产具体品种,企业对人、机、料、法、环几个方面进行了评估,得出可共线生产企业所有品种。(规范第四十六条

缺陷分析:该企业在进行共线生产风险分析时,未列出所有共线生产的品种、每个品种所含的原辅料名称、共用设备的名称,在无具体产品的情况下,通过对人、机、料、法、环几个方面进行评估,得出可共线生产该企业的品种。按此风险评估结论,所有品种经过清洁验证均可共线生产。清洁验证只能说明能达到的清洁程度可以被接受,对于高致敏性药品(如青霉素类)或生物制品(如卡介苗或其他用活性微生物制备而成的药品)、β-内酰胺结构类药品、性激素类避孕药品等即使痕量污染也不能被接受的品种,以及难以清洁的品种,GMP 明确规定必须专线生产,不得与其他药品共线生产。因此,在共线生产风险分析时,必须首先列出所有拟共线生产品种、每个品种所含的原辅料名称、共用设备的名称,然后针对具体品种进行共线生产风险评估。

三、物 料

【关注重点】

(1)中药材外包装上应当至少标明品名、规格、产地、采收(加工)时间、调出单位、质

量合格标志等;中药饮片外包装上应当至少标明品名、规格、产地、产品批号、生产日期、执行标准、贮藏条件、生产企业名称、质量合格标志。

（2）接收中药材时,应当按产地、采收时间、药材外形、包装形式等进行分类,分别编制批号并管理。

（3）毒性中药材和中药饮片应当分别设置专库(柜)存放。

（4）易串味的中药材和中药饮片应当进行适当包装并设置专库(柜)存放。

（5）中药材与中药饮片应当分别贮存,配备适当的设施,采取有效措施,保证中药材和中药饮片按照规定条件贮存,温、湿度等符合要求。经过前处理的净药材应当按照饮片管理。

（6）贮存鲜活中药材应当有适当的设施(如冷藏设施等)。

（7）中药材和中药饮片应当定期养护并有记录。

（8）中药材、中药饮片的取样应当符合《中国药典》四部"0211 药材和饮片取样法"的规定。

（9）进口药材应当符合《进口药材管理办法》(2019 年 5 月 16 日国家市场监督管理总局令第 9 号公布)的规定。

（10）同名中药材和中药饮片应当编制不同的代码,以便于区分。

（11）中药材应当适当包装,不得裸露贮存。

【案例1】

缺陷描述: 某企业中药材仓库中部分中药材标签上无采收(加工)时间。(中药制剂附录第十八条)

缺陷分析: 中药制剂附录第十八条规定中药材外包装上至少应当标明品名、规格、产地、采收(加工)时间、调出单位、质量合格标志。而该企业的部分中药材外包装上无采收(加工)时间,不能确认这部分中药材的采收季节是否符合中国药典等规定的采收时间。采收时间是影响中药材质量的关键因素,因此,必须在中药材外包装上标明其采收(加工)时间。对于采收(加工)时间不符合规定的中药材,企业应当拒绝接收。

【案例2】

缺陷描述: 某企业中药材川芎、薄荷、陈皮存储在常温中药材库。(中药制剂附录第二十一条)

缺陷分析: 中药制剂附录第二十一条规定仓库内应当配备适当的设施,并采取有效

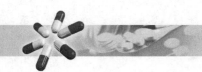

措施,保证中药材按照法定标准的规定贮存,符合其温、湿度等的要求。《中国药典》中川芎、薄荷、陈皮项下规定均为阴凉贮存,应当贮存在中药材阴凉库中。但该企业却将此三种中药材贮存在常温库,常温库温度范围显著高于阴凉库,川芎、薄荷、陈皮均含有挥发性成分,长时间贮存在常温库,会造成挥发性成分损失,最终会影响到产品质量。究其原因,该企业之所以将阴凉贮存的中药材贮存在常温库,是由于阴凉库面积不足。中药材中药饮片的贮存条件十分重要,必须严格遵守,不得因阴凉库面积小而将应阴凉贮存的中药材中药饮片贮存在常温库。

【案例3】

缺陷描述:某企业将生姜用塑料袋盛装贮存在常温库。(中药制剂附录第十九条)

缺陷分析:中药制剂附录第十九条规定贮存鲜活中药材应当有适当的设施(如冷藏设施)。《中国药典》2020版一部生姜项下规定"置阴凉潮湿处,或埋入湿砂内,防冻"。生姜的贮存相对比较困难,因其易变质腐烂。因此贮存时要选择好合适的条件,最好2~8℃冷藏。如果无冷藏设施,可在中药材阴凉库内埋入湿砂贮存,不宜长期贮存,宜按计划购买,及时检验、使用。

【案例4】

缺陷描述:某企业中药饮片取样人员回答的中药材中药饮片取样方法与辅料取样方法相同,不符合《中国药典》四部规定。(规范第二百二十二条)

缺陷分析:《中国药典》四部0211《药材和饮片取样法》规定中药材中药饮片"总包件数不足5件的,逐件取样;5~99件,随机抽5件取样;100~1000件,按5%比例取样;超过1000件的,超过部分按1%比例取样;贵重药材和饮片,不论包件多少均逐件取样",与辅料的取样方法显著不同,而该企业取样人员按照辅料的取样原则计算取样量,不符合要求。中药生产企业要熟悉有关中药的特殊规定,不能根据自己的理解按照一般要求进行操作。

【案例5】

缺陷描述:中药材库养护记录中未记录具体养护方法,如通风时间、翻垛等。(中药制剂附录第二十二条、第四十一条)

缺陷分析:中药制剂附录第二十二条规定贮存的中药材和中药饮片应当定期养护管理,仓库应当保持空气流通,应当配备相应的设施或采取安全有效的养护方法,防止昆虫、鸟类或啮齿类动物等进入,防止任何动物随中药材和中药饮片带入仓储区而造成污

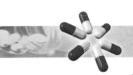

染和交叉污染；第四十一条规定中药材和中药饮片贮存期间各种养护操作应当有记录。动物类、植物类中药材中药饮片易变质，贮藏过程中必须加强养护以防其变质而影响药效。采取定时通风、翻垛、晾晒、防鼠、防虫、防蝇、防潮、防霉、保持适当的垛间距、墙间距、地面间距等，库房内控制合适的温湿度，配合适当的熏蒸杀虫养护措施等，防止中药材中药饮片变质，这些养护操作应当进行记录，以追溯每批中药材中药饮片的养护情况。

【案例 6】

缺陷描述：未收集乳香（批号×××××）、没药（批号×××××）进口药品检验报告单。（规范第一百零二条）

缺陷分析：乳香、没药是进口药材，按照最新《进口药材管理办法》（2019 年 5 月 16 日国家市场监督管理总局令第 9 号公布）第二十九条规定："中成药上市许可持有人、中药生产企业和药品经营企业采购进口药材时，应当查验口岸药品检验机构出具的进口药材检验报告书复印件和注明"已抽样"并加盖公章的进口药品通关单复印件，严格执行药品追溯管理的有关规定"。中成药生产企业购买进口药材时，应当收集口岸药品检验机构出具的进口药材检验报告书复印件和注明"已抽样"并加盖公章的进口药品通关单复印件，确保进口药材来源合法、质量符合要求。

【案例 7】

缺陷描述：从同一厂家多次采购的同批号中药饮片，未分别编制进厂批号或编号，不易追溯。（规范第一百零六条）

缺陷分析：规范第一百零六条规定每次接收物料均应当有记录，内容包括：接收后企业指定的批号或流水号。该企业接收物料后未编制批号或流水号，直接引用了供应商的生产批号，当第二次购买该饮片时，到货饮片与上次的批号相同，造成了库存有两个同样批号的该饮片，给检验和物料管理发放造成了混乱，无法准确追溯两次到货饮片的流向。

四、文件管理

【关注重点】

（1）应当制订中药材和中药饮片养护管理规程和各类中药材中药饮片的分类养护操

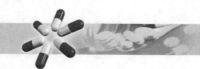

作规程。

（2）应当制订产品工艺规程,明确关键工艺参数,如标准投料量、提取、浓缩、干燥、过筛、混合、贮存等要求,并明确相应的贮存条件及期限。

（3）中药提取生产记录应当至少包括以下内容:①中药材和中药饮片名称、批号、投料量及监督投料记录;②提取设备编号、溶剂、浸泡时间、升温时间、提取时间、提取温度、提取次数、溶剂回收等记录;③浓缩和干燥设备编号、温度、浸膏干燥时间、浸膏数量记录;④精制设备编号、溶剂使用情况、精制条件、收率等记录;⑤其他工序的生产操作记录。

（4）对于连续进行的生产过程如提取、浓缩、真空干燥、喷雾干燥等工序的批生产记录设计时,应当留有足够的空格,以便于间隔一定时间记录关键工艺参数。

【案例1】

缺陷描述: 某企业中药材、中药饮片养护操作规程未分类制定不同种类中药材中药饮片的养护方法。（中药制剂附录第二十四条）

缺陷分析: 中药制剂附录第二十四条规定应当分类制定养护操作规程。各种不同来源的中药材、中药饮片性质迥异,其养护方法也不相同,不可能用同样的方法养护所有中药材、中药饮片。企业的文件未针对不同种类的中药材、中药饮片制订有针对性的养护方法,不具有可操作性,不能有效指导仓库管理人员正确进行中药材、中药饮片的养护工作,会对中药材、中药饮片的质量造成不利影响。

【案例2】

缺陷描述: 某中药产品提取批生产记录设计不合理,缺少浸泡时间、升温时间。（中药制剂附录第二十五条）

缺陷分析: 中药制剂附录第二十五条规定应当对中药材的前处理到中药提取物整个生产过程中的生产、卫生和质量管理情况进行记录,包括浸泡时间、升温时间等。提取时的浸泡时间、升温时间对提取的出膏率有非常大的影响,如果延长浸泡时间和升温至沸腾的时间,则出膏率会显著上升,但是有效成分却不一定也同时显著增加,出膏率的异常增加使制剂生产无法按正常工艺进行。批生产记录不设计这些内容,那么生产人员就不会控制浸泡时间、升温时间,每批生产时的浸泡时间、升温时间不一致,每批的出膏率变化也就比较大,造成生产工艺不稳定,产品质量也不稳定。

【案例3】

缺陷描述：多台提取设备、储罐、浓缩设备互相串联安装，相关文件中未对多品种共线生产的管理、管道与设备的清洗做出明确规定。（规范第一百九十七条）

缺陷分析：提取设备连接的各种管道较多，如物料、饮用水、纯化水、真空、压缩空气、工业蒸汽、溶剂等管道，且各种设备及储罐之间均有管道相连，企业往往为了方便生产，将各种管道与设备、储罐交叉串联在一起，这就带来了两个问题，一是管道串联在一起容易发生混淆，二是管道三通连接处一般不易清洁干净。上述企业就是把多台提取设备、储罐、浓缩设备互相串联在一起，此种安装形式必须有文件对生产组织管理和清洁方法做出规定，应当有文件至少明确该车间同一时间段只生产一个品种，生产结束后自提取设备开始至收膏管道止，从前到后依次将所有提取设备、储罐、浓缩设备、管道清洁干净，不留任何死角。

五、生产管理

【关注重点】

（1）未经净制等处理的中药材不得直接投料用于粉碎、提取等生产，中药材的处理应当符合中国药典等的规定。

（2）中药注射剂生产所用中药材的产地应当与注册申报资料中的产地一致，并尽可能采用规范化生产的中药材，应当由企业采购并自行加工处理。

（3）中药材洗涤、浸润、提取等用水至少应为饮用水，无菌制剂的提取用水应当采用纯化水。

（4）应当使用流动的水洗涤中药材，用过的水不得用于洗涤其他药材，不同的中药材不得同时在同一容器中洗涤。

（5）净制等处理后的中药材不得直接接触地面，不得露天干燥。

（6）中药材浸润时应当采用适当容器，浸润的水应当少量多次加入，加入的水不得过量，以药透水尽为原则，以免有效成分流失。

（7）应当制订溶剂回收操作规程，回收后的溶剂一般不得用于不同产品的生产，并不得对产品的质量和安全性有不利影响。

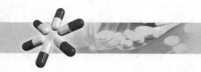

（8）含毒性中药材和中药饮片的生产操作应当有防止污染和交叉污染的措施。

（9）工业蒸汽不得直接用于与物料和产品接触的生产操作。

（10）有渗漉提取工艺时，应当重点关注渗漉操作的规范性。

【案例1】

缺陷描述：某制剂生产企业两个中成药品种处方中含雄黄和马钱子，企业未制订含毒性中药材中药饮片的生产操作管理规定，且这两个品种与其他产品共线生产。（中药制剂附录第三十条）

缺陷分析：中药制剂附录第三十条规定毒性中药材和中药饮片的操作应当有防止污染和交叉污染的措施。该企业以中成药生产为主，化学药品制剂生产量较少，中药和化药共线生产。其中两个中药品种中分别含有毒性药材雄黄和马钱子粉，雄黄为毒性药材，且其粘附性强，难以清洁干净，马钱子含有毒性生物碱。该企业在建设新生产线时，未考虑毒性药材可能带来的交叉污染风险，将含毒性药材雄黄和马钱子的品种与其他品种共线生产，公用生产设备，给其他品种带来了被污染的风险，产品安全风险较大。企业出现这种缺陷的原因是对毒性药材雄黄的性质不够充分了解，也与设计新的生产线前风险评估不充分和风险评估人员知识经验欠缺有关。经查该企业的风险评估文件《厂房、生产设施和设备多产品共用可行性风险评估报告》，其中未明确共线生产品种，并且未针对具体品种进行风险分析。该企业在此风险评估报告中，仅描述了各个生产工序，未列出各个主要工序生产设备共线生产的品种并针对具体品种所含的成分展开风险评估，因此导致了上述缺陷的发生。对于含雄黄这种既属于毒性药品又难以清洁的特殊品种的生产，一般应至少做到操作间、设备、工器具、工作服等专用，操作间还应当不回风。

【案例2】

缺陷描述：某制剂生产企业前处理车间进行黄芩的净制，生产人员将黄芩药材置于洗药池中，加入常温饮用水洗涤、切段、干燥，不符合《中国药典》规定。（中药制剂附录第二十六条）

缺陷分析：2020年版《中国药典》一部黄芩饮片项下规定："取黄芩除去杂质，置沸水中煮10分钟，取出，闷透，切薄片，干燥；或蒸半小时，取出，切薄片，干燥（注意避免暴晒）"。因为黄芩药材中含有酶，在室温下酶遇水可迅速促使黄芩苷水解。黄芩除去杂质后直接入沸水煮10分钟或蒸半小时，能将黄芩药材中的酶破坏，避免了黄芩苷的水解。该企业的生产方法完全错误,使有效成分黄芩苷大量损失,严重影响了产品质量。

【案例3】

缺陷描述:生产人员将淫羊藿药材置高于地面10cm的台面上用水冲洗,生产人员踩上台面翻动淫羊藿并冲洗。(中药制剂附录第二十九条)

缺陷分析:中药制剂附录第二十九条规定处理后的中药材不得直接接触地面。该企业设置的冲洗台面积过大,生产人员在操作过程中不时上下冲洗淫羊藿的操作台,生产人员鞋底来回多次污染冲洗台面,实际相当于处理后的中药材放置在地面上,看似冲洗干净,实际又造成了二次污染。在中药材淘洗时,应当设置大小合适冲洗设施,确保中药材能够冲洗干净且不会造成二次污染,本例就是因为冲洗操作台过大,操作人员不得不踩上操作台操作造成。

【案例4】

缺陷描述:×××胶囊为全粉末填充,工艺验证中双螺旋混合机最大装载量不能超过设备允许的总容积的60%(设备使用说明书规定)未确认,混合均匀性确认取样未包含设备中不易流动的死角位置。(规范第一百四十条)

缺陷分析:该企业的双螺旋混合机为新购置首次使用的工艺验证,用于混合中药细粉,该设备的特点是设备主体不转动,设备内部带有自转同时公转的搅拌桨,设备内存在物料不易流动的死角位置,但较适合流动性差的中药细粉的混合。企业在进行该产品工艺验证时由于风险分析不充分,未将混合设备和生产工艺结合进行科学的风险评估,风险评估缺乏科学性,致使出现了上述缺陷,不能证明该产品的批量是否小于该混合机的最大装载量;混合均匀性确认取样时,该设备中不易流动的死角位置未取样,不能证明产品已经混合均匀。

【案例5】

缺陷描述:前处理车间生产酒黄芩加黄酒闷润放置时未密闭。(中药制剂附录第二十六条)

缺陷分析:2020年版《中国药典》炮制通则酒炙项下操作要求为"取待炮炙品,加黄酒拌匀,闷透,置炒制容器内,用文火炒至规定的程度时,取出,放凉",此制法中加黄酒闷润时虽然未明确加盖密闭的操作要求,但是加黄酒后敞口闷润的过程中,酒不断的挥发

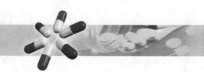

损失,等到炒炙的时候黄芩中黄酒已经所剩无几,达不到酒炙的目的。为了保证达到酒炙的目的,在加黄酒闷润时要加盖或采取其他措施密闭,防止酒的散失。

【案例6】

缺陷描述:直接入药的中药材三七在粉碎前未进行清洗、干燥;压胚前的××籽未进行净制。(中药制剂附录第二十六条)

缺陷分析:规范《中药制剂》附录第二十六条规定:中药材应当按照规定进行拣选、整理、剪切、洗涤、浸润或其他炮制加工,未经处理的中药材不得直接用于提取加工。中药材大多数属于种植的农产品,表面附着大量微生物,有时甚至有致病菌,并且混有不能药用的杂质。通过净选、清洗可以去除不能药用的杂质,还可以大量除去附着的微生物和致病菌。如果不净选、清洗,这些杂质、微生物和致病菌就会大量进入到产品中,造成产品不合格、甚至危及患者用药安全。

【案例7】

缺陷描述: 前处理提取车间粉碎工序一边粉碎一边由粉碎人员将细粉投入混合设备,粉碎结束后进行混合(该企业有两台粉碎机、两台混合机分别安装于不同操作间),混合工序投料时未进行复核,易发生差错。(规范第一百九十九条)

缺陷分析:上述生产作业方法看似简单且连续,两台粉碎机同时生产,粉碎操作人员随时将粉碎的细粉投入混合机中。实则因为将细粉投入混合机时一个生产人员操作,无人复核,且两组粉碎人员同时不间断地进行混合机投料,存在发生混淆的风险。企业应当将粉碎后的细粉包装袋贴标签,等待整批粉碎结束后,转移至混合操作间,经复核无误后再投入混合机进行混合生产操作。

【案例8】

缺陷描述:前处理提取车间粉碎岗位进行直接入药中药饮片的粉碎,操作人员将抛洒在地面的物料收集后返回到正常物料中,物料被严重污染。(规范第一百八十九条)

缺陷分析:规范第一百八十九条规定:在生产的每一阶段,应当保护产品和物料免受微生物和其他污染。生产过程中抛洒在地面的物料已经被严重污染,收集后再次返回到正常物料当中,会对该批产品造成污染,也可能对相邻批产品造成污染。企业应当加强对生产人员的培训,养成良好的操作习惯,尽可能避免生产过程抛洒物料,抛洒的物料禁止收集后返回到正常物料中。

【案例9】

缺陷描述: ××胶囊生产工艺与注册工艺不一致,注册工艺处方中为黄芩饮片,企业实际购买黄芩提取物投料。(规范第一百八十四条)

缺陷分析: 该产品处方中规定为黄芩饮片,制法中黄芩饮片单独提取为提取物,再与其他成分进行制剂生产。其黄芩饮片提取方法与中国药典收载的黄芩提取物的生产工艺不完全一致,此做法违反了国家关于禁止擅自购买提取物投料生产中成药的有关法规。

【案例10】

缺陷描述: ×××胶囊浸膏干燥生产工艺与注册工艺不一致,注册工艺中浸膏为减压干燥,企业实际工艺为喷雾干燥。(规范第一百八十四条)

缺陷分析: 规范第一百八十四条规定:所有药品的生产和包装均应当按照批准的工艺规程和操作规程进行操作并有相关记录,以确保药品达到规定的质量标准,并符合药品生产许可和注册批准的要求。该企业擅自变更了该品种浸膏干燥生产工艺,将减压干燥变更为喷雾干燥,造成了实际生产工艺与注册工艺不一致的严重缺陷。减压干燥的温度较低,一般为60~70℃,对药品中化学成分影响很小,而喷雾干燥虽然加热时间短,但温度非常高,一般进风温度为170~190℃,加热温度非常高,对产品是否有影响需要经过试验研究,企业未经试验研究,直接变更生产工艺,对产品质量带来了潜在的风险。企业应该先对拟变更的工艺进行试验研究,证实对产品质量无影响后,向药品监管部门提出变更申请,取得相应备案或许可后方可正式变更生产工艺。

【案例11】

缺陷描述: 某中药制剂企业前处理提取车间、仓库均未见生产用乙醇、回收乙醇,也无乙醇入库、出库记录(该企业生产品种中有醇提及醇沉生产工艺)。(规范第一百八十四条)

缺陷分析: 该企业生产品种中有醇提及醇沉生产工艺,那么企业肯定会有乙醇购买入库、出库记录,生产现场亦应当有乙醇或回收乙醇。但该企业生产现场无乙醇、回收乙醇,也无乙醇入库、出库记录,存在应该醇提而未使用乙醇提取的可能。

【案例12】

缺陷描述: 渗滤罐高度与直径比过小;渗漉设备无流速控制装置;桑白皮渗漉时,流

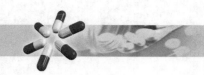

速仪量程不能满足要求;××胶囊渗漉操作时未在加入溶媒时排气。(规范第七十一条、第一百八十四条)

缺陷分析:渗漉是在常温下利用溶媒的浓度差,使药材中有效成分转移到溶媒中的提取方法,属于动态提取方法,溶剂利用率高,有效成分浸出较完全。渗漉是最难操作的一种提取方法,操作不当很容易造成有效成分提取不完全。

渗漉一般分为饮片粉碎→润湿→装筒→排气→浸渍→渗漉6个步骤。①饮片粉碎:粉碎的粒度应适宜,过细易堵塞,吸附性增强,浸出效果差;过粗不易压紧,溶剂与药材的接触面小,不利于浸出。②润湿:药粉在装筒前应先用提取溶媒润湿,一般加药粉1倍量左右的溶媒,拌匀后视药材质地,密闭放置30分钟至2小时左右,使药粉充分地均匀润湿和膨胀。③装筒:药粉应均匀的装入渗漉筒,一般约装10cm厚,用适当工具压匀,再按上述操作,一层一层的装入,适当加压,压实。④排气:药粉填装完毕,上盖适当器具压牢,打开渗漉筒下面的放料阀,然后缓缓加入溶媒,当溶媒超过药粉表面后,关闭放料阀。⑤浸渍:一般浸渍24~48小时,使溶媒充分渗透扩散。⑥渗漉:渗漉速度应符合各制剂项下的规定,一般为每1kg饮片每分钟流出1~3mL。渗漉过程中要控制好渗漉液流出与溶媒加入的速度,必须一直保持溶媒液面高于药粉。

渗漉罐高度与直径比过小,则溶媒与药粉接触时间过短,有效成分提取不完全,一般渗漉设备的长度至少是直径的3倍为佳;无流速控制装置或流速仪量程不能满足要求,则渗漉过程可能造成溶媒液面低于药粉,此时就会在药粉中形成裂隙,使溶媒顺着裂隙流下,不与药粉接触,达不到提取的目的;加入溶媒时不排气,同样会形成裂隙,使溶媒顺着裂隙流下,不与药粉接触,达不到提取的目的,有效成分提取不完全。

六、质量管理

【关注重点】

(1)粉碎后的生药粉应当进行粒度检查。

(2)直接入药的中药粉末在制剂前应当进行微生物限度检查。

(3)外购的中药饮片应增加相应原药材的检验项目,如含量测定等。

（4）应当制订回收溶剂的质量标准。

（5）应当制订中药材、中药饮片、中药提取物、中间产品的贮存期限。

（6）应当建立实际生产使用的中药材、中药饮片标本，标本应当经过鉴定。

（7）每批中药材或中药饮片应当留样，留样量至少能够满足鉴别的需要，中药注射剂使用的中药材留样应当保存至使用该批中药材生产的最后一批制剂产品放行后一年。

（8）直接从农户购入中药材的，应当收集农户的身份证明材料及证明中药材为农户自产的材料，评估所购入中药材质量，并建立质量档案。

（9）企业制订的中药材、中药饮片内控质量标准宜有杂质检查项。

【案例 1】

缺陷描述：某企业生产使用的化橘红为外购饮片，制订的化橘红饮片质量标准仅有性状、水分两个检查项目，无含量测定、杂质等项目。经询问企业有关人员，答为 2020 年版《中国药典》化橘红药材项下虽然有含量测定，但炮制品项下仅有炮制方法、无质量检验项目，故此企业制订化橘红饮片质量标准时仅制订了性状、水分两个项目。（中药制剂附录第三十四条）

缺陷分析：中药制剂附录第三十四条规定外购的中药饮片可增加相应原药材的检验项目。该企业生产质量管理人员对 GMP 的理解仅停留在字面意思，没有认识到中成药组方复杂，现行质量标准对产品质量的可控性不强，中成药产品质量的优劣依赖于处方中每一味中药饮片的质量。企业制订的这种几乎没有控制能力的质量标准，是无法保证化橘红饮片质量的。对于这种中国药典饮片项下缺少控制项目的，企业在制订此类饮片质量标准时，应当参考相应中药材的含量测定等项目，在饮片质量标准中增加含量测定、杂质等项目，以确保外购中药饮片的质量，从而保证中成药的质量。

【案例 2】

缺陷描述：三七××××片用于制剂的（直接入药）的生药粉未进行微生物限度检查。（中药制剂附录第三十四条）

缺陷分析：中药制剂附录第三十四条规定直接入药的中药粉末入药前应当进行微生物限度检查。该企业制订的三七××××片中间产品生药粉的质量标准中无微生物限度项目。中药材入药前要进行前处理，经过净选、淘洗、切制、干燥，虽然可以去除大量的微生物，为了确保制剂洁净生产区不被污染及成品的微生物限度符合要求，必须对用于制剂的生药粉末进行微生物限度检查，符合要求后才能进入制剂车间生产。

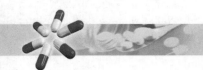

【案例3】

缺陷描述：企业制订的中药材贮存期限为三年，提取浸膏贮存期限为60天（2~8℃），未进行稳定性考察。（中药制剂附录第三十九条）

缺陷分析：中药制剂附录第三十九条规定应当根据中药材、中药饮片、中药提取物的特性和包装方式以及稳定性考察结果，确定其贮存条件和贮存期限。该企业根据自己的经验及生产周期，制订了中药材和浸膏的贮存期限，未进行稳定性考察。每个企业的仓库条件、物料包装方式、管理方式等不尽相同，对物料的贮存期限都会有影响；每个品种的性质不同，对贮存环境的敏感程度也不相同，因此必须对制订的中药材、中药饮片、提取物、中间产品贮存期限进行稳定性考察，以证明贮存期限和贮存条件的合理性。稳定性考察应当制订考察方案，至少应当包括考察品种名称、考察批次数、取样量、检验频次、检验项目、包装形式、贮存条件等。

【案例4】

缺陷描述：某企业生产过程中多个品种大量使用回收乙醇，但未制订回收乙醇的使用管理规程、质量标准。（中药制剂附录第三十六条）

缺陷分析：中药制剂附录第三十六条规定应当对回收溶剂制定与其预定用途相适应的质量标准。回收乙醇再使用在中药生产企业普遍存在，回收乙醇中含有产品成分和杂质，因此对回收乙醇的使用应该制订严格的管理措施，仅限于同品种再使用，而且还应当制订回收乙醇质量标准，对回收乙醇进行检验，控制杂质。随着套用次数增加，回收乙醇中的杂质会积累，企业应当评估重复套用给产品带来的风险，并采取适当的控制措施。

【案例5】

缺陷描述：中药标本中缺少生产使用的红参、山银花饮片标本。（中药制剂附录第三十七条）

缺陷分析：中药制剂附录第三十七条规定应当建立生产所用中药材和中药饮片的标本。中药材、中药饮片标本是企业检验中药材中药饮片时的标准参照物，也是进行中药材、中药饮片检验培训的工具。企业应当至少收集全部生产使用的中药材、中药饮片的标本，并尽可能收集伪品的标本，保证中药材、中药饮片检验的可靠性。

【案例6】

缺陷描述：××片处方中所用的制马钱子的供应商为"西安××药业有限公司"，其生产范围无"毒性中药饮片"。（规范第一百零二条、第二百六十条）

缺陷分析：该企业使用的毒性饮片制马钱子的供应商"西安××药业有限公司"，其《药品生产许可证》中无"毒性中药饮片"的生产范围。该企业对其毒性饮片制马钱子的供应商"西安××药业有限公司"进行了质量管理体系审计，建立了档案，但审计时未意识到供应毒性饮片制马钱子的供应商必须具有毒性饮片的生产资质。这是典型的因为审计人员知识和经验欠缺所造成的供应商审计疏漏，而且因为涉及毒性饮片，性质较为严重。

关于中药饮片供应商评估，建议参照以下建议进行：中成药生产企业中药饮片供应商有两种，一是中药饮片生产企业直接供货，二是药品经营企业供货。中药饮片生产企业直接供货的，应审核的中药饮片生产企业的资质有：《营业执照》《药品生产许可证》。药品经营企业供货，应审核的资质应有：《营业执照》《药品经营许可证》所供中药饮片生产企业的《药品生产许可证》。审核这些资质时应注意：①证书必须在有效期内；②《药品经营许可证》的经营范围中必须包含中药饮片，《药品生产许可证》的生产范围中必须包含所供中药饮片的类别；③若供应毒性中药饮片，《药品生产许可证》中还须包含有毒性中药饮片的生产范围。另外，购买的每批中药饮片均应带有中药饮片生产企业的批检验报告单。

【优秀案例分享】

某企业制订的中药材、中药饮片内控质量标准均有杂质检查项。

《中国药典》中部分中药材、中药饮片项下没有杂质检查项目，但是在通则中对杂质检查做了规定。这家企业没有拘泥于中国药典中每个中药材、中药饮片项下质量标准项目，在制订其内控质量标准时增加了杂质检查项，这表明他们理解了中药的特殊性。中药材来源于自然界，采收过程肯定会带有部分杂质，如果企业不对此进行检查，不对杂质进行控制，也不进行管理，那么后续生产过程中可控性就差、收率就会不稳定，在其生产过程中也不一定能完全将杂质去除干净，前处理工序收率出现偏差或质量问题的可能性就会大大增加。这家企业的做法，保证了所购买中药材、中药饮片质量的稳定性，生产过程可控性较好，能较好地保证中成药质量。

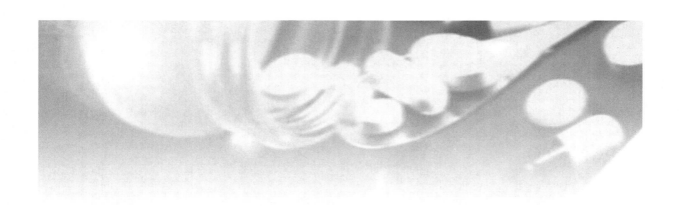

第五章 原料药检查要点及案例分析

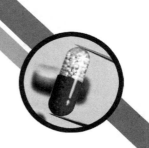

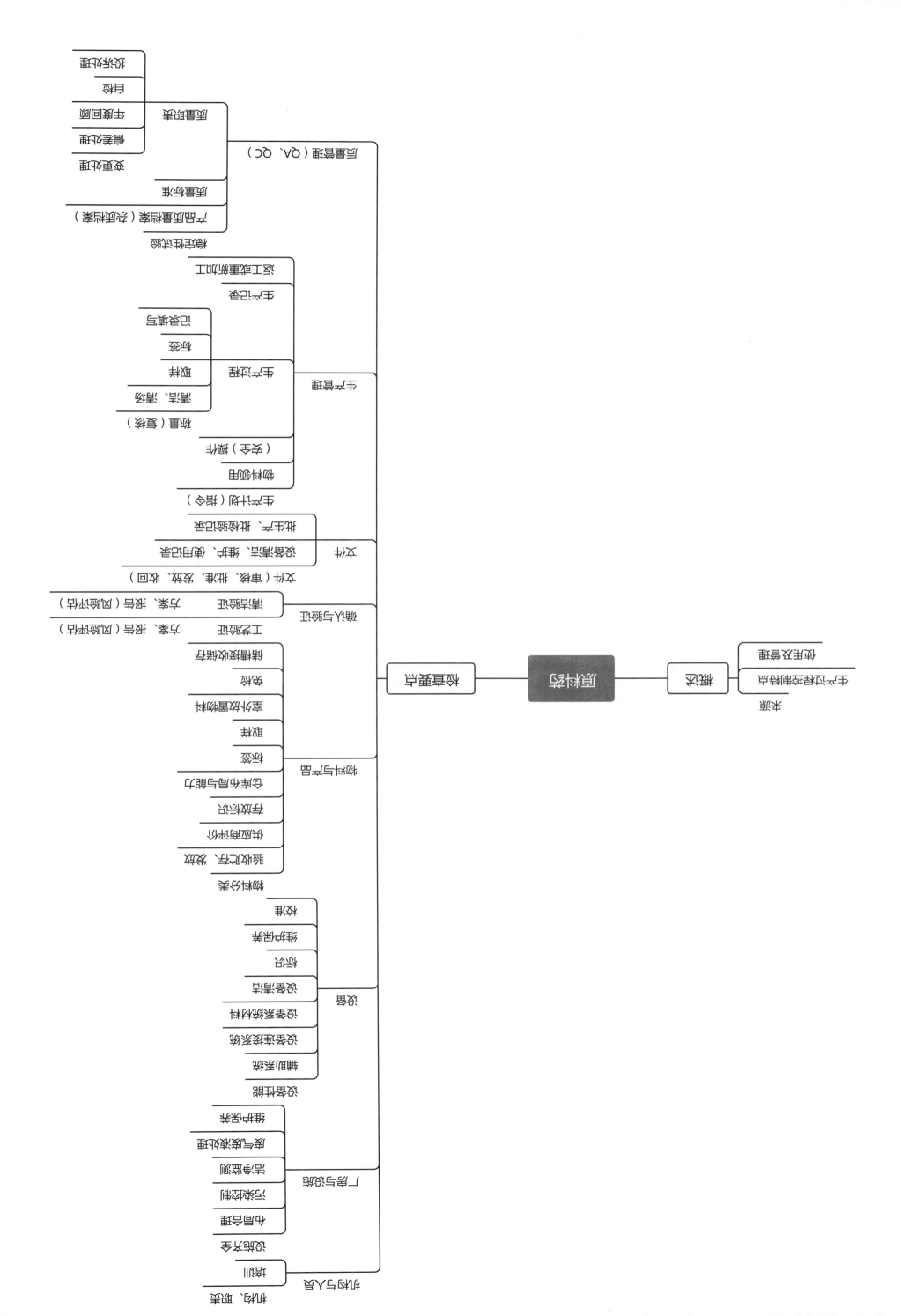

第一部分 概 述

一、原料药的来源

原料药是指用于制剂生产的活性物质,是加工成制剂的主要成分。原料药加工成为药物制剂后成为可供临床应用的药品。

原料药(通常指 API:active pharmaceutical ingredient)一般由化学合成、生物技术或者天然物质提取而成。根据它的来源分为化学合成药和天然化学药两大类,化学合成药又可分为无机合成药和有机合成药,无机合成药如氢氧化铝、三硅酸镁,有机合成药如阿司匹林、咖啡因,多数的抗生素来源于发酵过程,例如青霉素、链霉素,从天然物质提取的药,如从猪肠提取的肝素,从软骨提取的软骨素。大多数的原料药是合成得到的,部分原料药通过组合工艺制成,如半合成抗生素、甾体激素等。

法定标准中列有无菌检查项目的原料药称为无菌原料药,其他为非无菌原料药。无菌原料药常用于注射剂,通常可直接分装成注射剂。注射用原料药不一定是无菌原料药。

影响原料药质量的关键因素主要有原料药的杂质水平(如有关物质、残留有机溶剂、无机杂质)以及相关理化特性(如晶形、粒度),有的原料药还会受到环境参数(如温度、湿度)及光照的影响。

作为制剂的主要成分,原料药质量对确保制剂质量起着决定性作用,原料药的生产过程应严格实施药品生产质量管理规范。

二、原料药生产过程控制特点

(一)生产过程控制要求多

原料药生产过程通常基于一个个的化学单元反应以及一个个的单元化工操作,往往包含复杂的化学变化和生物变化,通常有纯化或精制过程以除去副产物及杂质。有的合

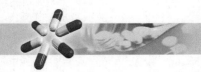

成反应机理复杂,由于认知的限制,有些化学反应和生物反应的机理尚没有彻底搞清,对中间控制的要求较多。生产所用的起始物料、中间体及使用的溶剂多具腐蚀性或为易燃易爆品,生产过程往往包含较复杂的化学、生物或物理变化,且会涉及非常压反应,因而面临较多的安全及环保问题,使得生产过程有更多的控制要求。

(二)设备管理要求高

不同品种的原料药工艺过程、批量等不同,使与其配套的生产设备差异较大,有容量十几吨的不锈钢反应釜,也有几升的玻璃反应瓶;由于物料性质的约束,设备的材质多种多样(如不锈钢、碳钢、塑料、搪瓷等);由于工艺过程复杂,配备的辅助设备较多,需要考虑的安全及环保问题多,存在同一类型设备用于不同反应等因素,使得设备管理复杂。同时,自动化生产设施设备和在线监测系统越来越多地应用,也对设备管理提出了更高的要求。

常用设备主要有发酵罐、反应罐、萃取及浸取设备、结晶设备、离心过滤设备和干燥设备等,还有用于蒸馏、加热及提供真空、压缩气体等的一些辅助设备,其中反应罐与储罐占了很大的比例。

(三)厂房设施系统考虑环保及安全多

以化学原料药为例,其厂区基本分三个部分,化工区域、精烘包车间以及辅助区域。化工区域和辅助区域为一般生产区,精烘包车间要符合一定的洁净级别要求,一般生产区与洁净区的人流分开进入各自的生产岗位。

应从以下几方面考虑厂房及设施系统的布局:

1.高危险性、高污染性及高毒害性

大多数有机溶媒具有易燃、易爆的特性;常用的腐蚀性化工原料(如强酸、强碱)对设备及设施具有腐蚀性,并对人体有危害。原料药合成过程中产生的污水、废水对土壤及水体有污染性,有毒有害溶媒的挥发对大气产生污染,其液体对土壤产生不可逆的污染。

2.劳动安全

平面布置合理分区,区内应有通风系统、排风系统及电气报警系统,根据物料特性,确定防护级别。

将有毒有害物集中单独存放,如将易燃易爆区(防爆墙与其他区隔离)、洁净区(精烘包)与化工区(合成反应)有效隔离;将有毒有害车间的中转罐放置在车间外,并采取防护措施,如设置管内氮气保护系统或与车间监控系统连锁;对低温液体或高温液体储罐采取保温、控温或降温措施,如夹套加热或冷却系统、罐顶部喷淋系统;对高压的反应罐或气瓶采取安全阀超压泄放措施。

3.环境保护

对车间产生的各种有危害的尾气进行收集,通过采取低温冷凝措施后再利用或经无害化处理(过滤、吸收)后排放;车间排放的有害废液采取管道而非明沟排放后进入相应的预收集系统,再通过地上管道输送至厂区集中污水处理站处理,达标后排放;车间排放的废渣在车间收集后集中在厂区固定存放处,统一处理;对车间的母液采用地上母液收集系统,避免对地下水及土壤造成污染;对有高温加热或大量热量放出的车间反应罐系统,应采用冷凝回流系统,并减少溶媒挥发。

(四)物料管理复杂

原料药生产涉及的物料繁杂,从来源、数量、特性方面差异较大。所用物料大多来源于化工产品,如生产盐酸硫胺的起始物料丙烯腈,常用的辅料烧碱及溶剂盐酸等,有的物料来源于农业产品,如发酵用淀粉、葡萄糖等。所需物料数量上差异也较大,有的几十吨,有的几百克。物料特性各异,有固体也有液体,有的是营养物质,有的具有毒性。同一原料不同厂家的生产工艺可能差别很大,同一个物料也可能因应用的岗位不同要求的规格标准不同。物料所涉及的法规及条例等要求多。因而要运用风险管理对物料进行分类管理。

(五)常用的相关知识

(1)化学反应类型:氧化和还原反应,氢化和脱氢反应,水合和脱水反应,水解反应,卤化、硝化及磺化反应,胺化和酯化反应。

(2)基本化工单元操作的原理及特点:沉降、过滤、蒸发、溶解、结晶、离心、干燥、蒸馏、吸收、萃取、冷冻、粉碎等。

(3)酸、碱、盐、有机溶剂及催化剂的性质和特点。

(4)化工安全常识:接触化学品的防护;易燃易爆作业事项;压力容器、各种气瓶及高压阀门的使用注意事项。

(5)氢化反应釜、蒸馏塔、槽车等特殊设备或容器的使用方法。

(6)危险化学品、易制毒化学品的管理办法。

(7)三废处理及环保要求。

三、原料药的使用及管理

已取得批准文号的原料药以及单独或与制剂关联通过审评、审批的原料药,在国家药监局网站相关平台可获得相应的登记号;药品制剂申请人申请注册时,一并提供原料

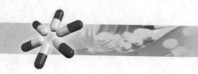

药的研究资料或与平台登记的原料药进行关联审评。

原料药生产企业依照原料药生产质量管理规范的要求进行生产,原料药的任何变更需及时告知相关药品制剂企业(药品上市许可持有人),药品制剂企业(药品上市许可持有人)就使用的原料药的变更对制剂质量的影响情况进行评估及处理。

药品上市许可持有人对选用的原料药的质量及合法性负责,根据注册管理和上市后生产管理的要求,对原料药生产企业进行管理,保证药品质量。

第二部分　原料药实施生产质量管理规范情况的检查

检查应基于对原料药生产工艺的理解,基于对影响原料药质量的关键步骤和关键参数的了解,用风险分析的方法评价原料药生产的人员、物料、设施设备、工艺过程等全过程管理是否适于原料药的质量控制,以确保制剂产品的安全性和有效性。药品生产质量管理规范适用于原料药起始物料开始的生产质量控制管理,检查内容主要包括以下几方面 :(* 为无菌原料药生产检查项目)

一、机 构 与 人 员

查看组织机构图、人员档案、人员培训资料、特殊岗位人员上岗证等;现场了解操作人员对本岗位知识及操作的掌握情况。

【关注重点】

(1)机构健全,各部门及岗位职责明确无缺失。

(2)关键岗位人员具备任职能力,其教育背景、工作经历及培训能满足本企业原料药生产管理的要求。

(3)相关人员接受了与操作相关的化工知识和安全环保知识的培训。

(4)岗位操作人员接受相关的特殊设备知识及操作的培训并已掌握。

(5)特殊岗位人员持有监管部门颁发的上岗证(如压力容器操作证)。

(6)无菌原料药生产人员应接受无菌知识的培训。*

【案例1】

缺陷描述:岗位操作人员未按双锥真空干燥机的操作规程对精制后的××原料药进行干燥操作。(规范第二十七条)

缺陷分析:物料在干燥机完成干燥后,现场操作人员先开启控制阀门降低真空度后,再关热水阀开冷水降温,未按文件规定的顺序进行先降温后降真空度的操作,现场经询问,操作人员没有注意操作顺序的要求,也不明白此操作顺序的意义。

因产品具有吸湿性,需先降温再泄压,所以文件规定干燥时间结束后,先关闭进夹层热水阀,再开冷水阀,温度表显示降至室温后,停止抽真空,逐步开启放空阀,最后关闭电机,停止旋转,打开孔盖出料。岗位操作人员不仅要严格执行操作程序,还应该了解操作的基本原理和相关知识。

二、厂房与设施

查看企业提供的生产产品清单,了解产品特性及毒性分类等;查看工厂车间、库房、化验室及其他功能间的布局;检查洁净区风向及压差;检查工艺用水及洁净区的管理程序及监测记录。

【关注重点】

(1)设施齐全,布局合理。生产区与质量控制实验室分开,一般生产区各操作单元对其他操作单元及洁净区域不产生影响,有相应的安全及环保措施。

(2)厂房和设施有足够的空间布置设备和存放物料,满足分步或阶段性的生产、清洁及维护保养操作。

(3)车间布局与生产工艺过程相匹配。多功能车间及布局能够满足产品各步骤的生产及过程控制要求,采取了阶段生产、清洁、清场等措施避免交叉污染。

(4)原料药的精烘包车间应符合D级洁净级别要求并按D级洁净区进行管理。按经确认的方法及周期对D级洁净区进行监测,温湿度、压差、尘埃粒子及微生物等项目符合规定要求。原料药精烘包车间的废气及废液的排放有防止倒灌的措施,用于生产过程中产生的易对生产环境造成污染的废弃物出口有单独设置的专用设施。

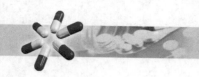

（5）高致敏性、高活性、细胞毒性及某些激素类的特殊物料及原料药,应使用专用设施和设备;其设施设备空气排放应安装净化装置。

（6）生产特殊产品时,产生粉尘的操作间应保持相对负压并设置专门的捕尘装置;排风、废水等经过处理;特殊物料进出应有防止污染的措施。

（7）有易燃、易爆、有毒、有害物质的生产和储存的厂房设施应符合国家的有关规定,如:在洁净区使用有机溶剂或在生产中产生大量有害气体的应有有效的防爆、防毒措施,在确保满足净化要求下,此区域保持相对负压,且回风不循环使用。

（8）制定并执行厂房设施维护保养程序,并有记录。

（9）无菌区域和非无菌区域严格分开;空调系统独立;无菌区域空调系统设置消毒设施;无菌操作区 A/B 级洁净区无水池和地漏;无菌区域和非无菌区域之间的传递窗带层流。*

（10）设置控制装置以避免更衣室、物料缓冲间、传递窗及灭菌柜在无菌区域和非无菌区域两侧的门同时打开。*

（11）物料单向进出。无菌产品和组分直接暴露的区域有 A/B 级层流保护或密闭保护。

（12）终端过滤做完整性试验并定期更换;注射用水贮罐及输水管道易于清洗消毒。*

【案例 1】

缺陷描述:××企业生产的××原料药为供注射用原料, 企业未采取相应的措施对微生物及内毒素进行控制。（附录 2 第四条、第二十四条）

缺陷分析:注射用原料的质量标准中规定了微生物限度及内毒素要求,生产企业在厂房的设计及原料药的生产过程中没有采取相应的控制措施,对微生物及内毒素进行控制。例如:洁净车间所用的设备及工器具未规定消毒或灭菌的方法及周期;设备及工器具清洁效果及存放时间的确认未考虑内毒素及微生物限度要求;对精制过程所用溶剂未提出内毒素及微生物限度控制要求,也未经过评估。

【案例 2】

缺陷描述:××企业生产车间洁净区内粉碎混合间相对洁净走廊为正压差。企业没有合理的解释证明这种设计存在的污染风险。（规范第五十三条）

缺陷分析:洁净区内粉碎混合间相对洁净走廊显示为正压差,存在风险。因为粉碎混合的加料及出料时产生粉尘,如果粉碎混合间设计为正压差,易将粉尘从这个房间扩散至走廊,通过走廊的回风系统扩散到其他功能间。

原料药生产车间空调净化系统气流方向设计的基本原则是防止有暴露操作功能间的粉尘等污染物扩散到其他区域。通常产生粉尘的功能间相对于洁净走廊为负压差,此功能间的回风也不能循环到空调系统中,而是经排风直接排掉,以降低粉尘扩散的机会和产品交叉污染的风险。

三、设　备

原料药生产用设备应与工艺规程匹配,设备能力满足生产要求。通过生产安排、清洁、日常检查等措施避免交叉污染;多功能设备的清洁应能达到防止原料药交叉污染的要求,特别是精烘包车间共用设备的清洁;关键生产设备的维护保养应符合原料药生产的要求。

查看设备、器具的清单(台账)、档案、操作和维护保养程序及记录,查看设备仪器的校准记录,现场查看设备、辅助系统连接及其状态和标识等。

【关注重点】

1)设备性能适合工艺过程及工艺参数要求。

(1)反应罐、离心机、干燥机、辅助设备和管线与物料接触部分的材质(如不锈钢、碳钢、塑料、搪瓷、硅胶)稳定,耐腐蚀,适合相应的物料;与药物接触的器壁及内设件(如搅拌器等)均不黏附药物。

(2)反应罐的容量满足投料量要求;反应罐有加热或冷却系统满足反应温度要求;叶轮选用合适,防止在冷却过程中,晶体在器壁形成晶层,且形成的颗粒度、晶型符合要求;物料在干燥设备中受热均匀、不结团。

(3)搅拌装置达到搅拌效果;结晶罐的搅拌也应配置合适的轴封。

2)设备配备相应的辅助系统(如真空、氮气或压缩空气等)满足工艺要求;进入洁净区与物料接触的气体经洁净过滤;热空气在接触药物进行干燥后,不能重复利用。

3)设备连接系统避免污染。

(1)设备连接的管道不积存料液。

(2)对外连通的管道,如离心机的排水管、烘箱排气管道等应安装单向阀或止回阀,或采用其他防止倒吸的措施。

(3)连接洁净区内外设备的管道应安装过滤器;料液送至洁净区设备前必须进行洁净过滤。

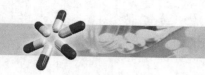

（4）结晶设备底部排料口与底部阀门之间不能有空间。

4）确认设备系统所用的材料符合要求。

（1）设备所用润滑剂、加热液或冷却剂未与中间产品或原料药直接接触，尽可能使用食用级的润滑剂和油类。

（2）所用洁净过滤器在操作温度范围内不脱落过滤介质，如纤维、颗粒等。

5）制定并执行设备的清洁程序。确保不易触及的部位（如结晶、干燥等设备传动轴的轴封、轴与壁之间的间隙）清洗（或消毒灭菌）干净，必要时，配备在线清洗装置。沸腾干燥器也要求可原位清洗（必要时原位灭菌）。

（1）同一设备连续生产同一原料药或阶段性生产连续数个批次时，应间隔适当的时间对设备进行清洁，以防止污染物（如降解物或微生物）的出现和遗留。如有影响原料药质量的残留物，更换批次时，也应对设备进行彻底地清洁。

（2）非专用设备更换品种生产前，必须对设备进行彻底地清洁，以防止交叉污染。

（3）难以清洁的特定类型的设备可以专用于特定中间产品、原料药的生产或储存，但仍要规定清洁周期。

（4）共用设备（多品种）应经过风险评估，制订防止污染及交叉污染的措施，其清洁方法及效果需经过确认。

（5）现场重点检查如反应釜视镜、离心机转鼓底部、烘箱内壁等的清洁效果，检查滤袋完好无破损。

6）现场设备编号与生产工艺规程及生产批记录一致，设备状态标示卡填写内容完整，表明生产的产品名称、工序或步骤等，设备使用记录的时间与生产一致。

7）根据设备制订并实施设备的维护保养计划，包括自动化生产设施设备和在线监测装置。检查设备维护保养记录。

8）制定校准管理规程并按规定执行，与中间体和原料药的质量无关而不需校准的计量器具，有相应的文件规定。

（1）检查校准登记台账和记录，对与中间体和原料药质量有关的称量、测量、监控和测试用仪器设备进行校准。

（2）校准精度、范围应与日常生产工艺控制要求的精度及范围相匹配。

9）除菌过滤器的完整性试验符合要求。*

10）对于无菌原料药，应按规定程序对离心、干燥、粉碎等设备进行消毒灭菌。*

11）灭菌柜的能力与生产批量相适应，具有自动监测记录装置；生产时的装载方式与验证一致；灭菌柜定期验证，如对湿热灭菌柜应进行空载热分布、满载热穿透和生物挑战

性试验等。 *

12)冻干机有经过确认的装载模式,有在线清洗和消毒灭菌功能,排水口有水封。*

【案例 1】

缺陷描述: 混合结束出料时,操作人员用塑料袋套在 V 型混合机出料口收料时,可见有粉尘产生,但出料口无吸收粉尘的装置,上方也没有排风口。(规范第七十一条、附录 2 第七条)

缺陷分析: 在 V 型混合机出料口进行收料操作时会有产生粉尘,因此,出料口应有控制粉尘的措施,如粉尘吸收装置、排风口等。

使用敞口设备或打开设备进行加料、离心等操作时,应采取控制粉尘和异物等的措施,避免污染。

【案例 2】

缺陷描述: ××企业的清洁规程中规定用 0.1%氢氧化钠作为清洁剂,实际所用的 0.1%氢氧化钠是由岗位负责人用氢氧化钠(化学纯)加纯化水配制的,但清洁规程等文件中均未规定氢氧化钠清洁剂的具体配制方法。(规范第八十四条)

缺陷分析: 清洁所用的清洁剂,如需配制,应有具体的配制方法,并在清洁规程等文件中予以明确。

为使操作人员能有效地、可重复地清洁设备。清洁规程至少包括以下内容:①除去前一批生产残留物料的方法;②生产完成至设备清洗时的最大时间间隔;③清洗方法的详细说明,包括明确使用的清洁剂、清洁剂的配制或稀释方法、洗涤次数;清洁剂及冲洗水的用量;清洗时是否搅拌或加热等;必要时,有设备零部件的拆装方法;④清洗周期,如必要应包括消毒方法及周期;⑤已清洁设备在使用前采取的防止污染的方法;⑥清洁记录及签名要求。

【案例 3】

缺陷描述: 非无菌原料药多品种共用精制反应罐的清洁验证方案中,计算化学物质最大残留量时,未考虑共用精制反应罐生产的所有品种。例如:方案中计算化学物质 A 的最大残留量时,只考虑了品种 B 而未考虑品种 C。(规范第一百四十三条、附录 2 第二十四条)

缺陷分析: A、B、C 三种原料药的精制均在净化 1 车间进行,净化 1 车间的精制反应罐为共用设备,制定清洁效果验证方案时,通过风险评估确定 A、B、C 三种产品清洁的可

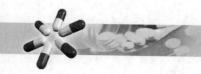

接受标准,即化学物质残留水平。

以确定 A 产品清洁效果的可接受限度为例:如果按 A 在后续产品中出现应不超过 10ppm 计算,后续产品应分别考虑 B、C,计算后选数值小的作为可接受标准;如果按最低日治疗剂量的 1/1000 计算,应分别计算清洗后 A 在 B、C 产品的最大日给药剂量,计算后选数值小的作为可接受标准。

四、物料与产品

查看物料的管理文件及记录(台账),检查库房布局、设施配备、物料堆放及标识。查看物料的接受、取样及发放等记录。

【关注重点】

1.建立并执行物料分类管理程序

(1)建立关键原料供应商评价体系。关键原料主要指影响原料药质量的起始原料、重要的试剂、催化剂和精制用溶剂等;评价基于生产小试结果和生产情况的分析评价。

(2)物料执行了验收、贮存及发放的管理程序。

(3)物料发货遵循先进先出原则,车间现场物料定置管理,每个包装有明显标识。物料在整个生产、仓储及运输等过程具有可追溯性。车间生产剩余物料退库时密封包装,并标示批号、数量、生产厂家等信息。

2.仓库布局和空间与生产能力相匹配;不同性质的物料分库管理;库房设施齐备,物料标识正确

(1)库房设施等满足物料规定的贮存条件及存放要求,如温度、湿度、避光、防爆、防火等。

(2)中间产品储存条件、贮存期应经评估及确认。

(3)现场有明显标识区分每一批状态(待检或合格),内容完整,如品名、批号(编号、接收号)、规格、有效期(贮存期或复验期)、生产厂家、供应商等,取样后有取样标识。

(4)不合格区、退货品区进行有效隔离。

3.制定并执行标签管理程序

中间体、成品的标签模板(包括自制)应经审核及批准,打印标签应经审核批准,标签按规定存放及发放,并有记录。

4.执行物料取样程序

在规定的场所取样,取样能防止对物料及周围环境产生污染及交叉污染;采用规定的方法取样,防止对物料产生污染,每批原料的取样具有代表性;应至少对每批原料进行一项鉴别试验。

5.执行规定的其他管理程序

(1)室外放置物料的管理程序。包括物料接收、取样、存放及容器开启和使用前清洁方法等,如室外存放的装在适当容器中的强酸、易腐蚀和易爆物料。易燃、易爆、强酸、易腐蚀性物料的购置、取样、存放符合特殊要求。

(2)物料免检管理程序。明确可以免检的物料(如工艺助剂、有毒或剧毒、特殊物料、转移到本企业另一生产厂的物料)及免检物料放行的程序,如明确免检物料经检查符合规定要求(如容器完好、标签完整、批号清晰、供应商及生产商经批准),经核对供应商检验报告,其检验项目及结果符合标准规定后批准放行,并有记录。对免检的规定应有评估依据并规定定期进行评估确认。

(3)储槽接收、储存专用溶剂的管理程序。新购进溶剂与储槽中现有的溶剂混合前,应有正确标识,并经检验测试合格后才能予以混合放行,有台账等记录详细情况,且混合后的溶剂应定期进行抽检,必要时,应该对溶剂进行重新评价(例如,长期存放后或暴露在热、湿条件下);大型储槽的检修口、进料和出料管道应该标识清楚。采用非专用槽车运送大宗液体物料时,非专用槽车应有清洁程序,清洁效果经验证。

(4)使用回收溶剂有相应的支持文件(如注册资料、稳定性研究)及使用管理规定;回收方法执行确认的操作规程;回收溶剂使用记录清晰可追溯。回收溶剂来源具有可追溯性,其质量标准和生产工艺要求相匹配,包括杂质在内的分析方法经验证。回收溶剂一般使用于相同产品的同一工艺步骤或前工序,如精制岗位回收溶剂用于前工序如粗品工序。回收的溶剂在同品种相同的或不同的工艺步骤中使用,应经相关研究及验证。充分证明对产品无影响时,方可用于不同品种的生产。

【案例 1】

缺陷描述:对精制用异丙醇长期进行部分项目的检验,未定期对其进行全检。(附录2 第十七条)

缺陷分析:精制用异丙醇的日常检验做了部分项目,其他项目用供应商的检验报告结果,未定期对异丙醇进行全检。

原料药生产企业有供应商的审计系统,在至少对三批物料做全检后,供应商的检验报告可以用来替代其他项目的测试,但至少每年应定期对物料进行一次全检,并将全检

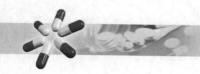
的结果与供应商的检验报告比较,确认供应商检验报告的可靠性。

【案例2】

缺陷描述:××企业对××原料药精制工序用过的乙醇,按规定的程序进行了回收,回收乙醇经检验合格后仅用于此品种粗品制备的工序,但回收乙醇的管理程序中未明确规定它的使用范围。(附录2第三十八条)

缺陷分析:# 企业制定了精制工序乙醇回收的处理程序、回收乙醇的批号管理、质量标准及贮存方法等,并完成了××原料药粗品制备工序使用回收乙醇的研究及验证,包括:精制工序回收乙醇的质量控制、粗品使用回收乙醇的工艺过程及质量研究等,批准的文件中明确了粗品制备工序可以使用回收乙醇,但回收乙醇的管理文件中未明确回收的乙醇只能用于此原料药的粗品制备工序。

应明确回收溶剂的使用范围,工艺步骤中如使用回收溶剂,应完成相应的研究及验证,并按规定的程序经过批准。

五、确认与验证

有确认和验证的程序,规定了相关验证的方案和报告模板。按验证年度总计划实施,包括空调系统确认、关键设施设备的确认、工艺验证、清洁验证、检验方法验证、工艺用水系统验证等。

无菌原料药生产中还包括生产设备在线灭菌规程的验证、除菌过滤系统、干热灭菌、蒸汽灭菌系统验证等。

查看确认与验证的管理文件、验证计划、验证方案、报告及记录。

【关注重点】

(一)工艺验证

1)工艺验证方案内容完整。包括工艺概述、批次、设备及设施清单、关键工艺参数及其范围、取样方法及计划、检测项目及可接受质量标准、再验证周期等。工艺验证通常采用三个连续的合格批次。因市场需求小而无法连续进行验证时,可进行同步验证。

2)验证前要确定原料药生产的关键步骤和关键参数。

（1）关键步骤包括构成目标分子的各种化学反应、相变化（如分解、结晶、蒸发、蒸馏、升华、吸收等）、相分离（如过滤、离心等），以及精制、粉碎、混合等生产步骤。

（2）关键工艺参数或特性通常应在研发阶段、中试阶段或根据历史的资料和数据确定，应规定工艺操作的参数范围。

3）验证前对车间厂房、水系统、空调系统及设备进行了确认；分析方法验证已完成；相关人员经过验证方案的培训。

4）工艺验证期间，应对关键工艺参数进行监控，包括中间体和成品的收率等，验证批生产过程中出现的偏差处理应符合要求。

5）依据结果确定工艺验证结论：

（1）验证批的原料药质量属性包括颜色、晶型、杂质状况、含量等应在方案预定（规定）的范围内。

（2）验证关键工艺参数在预先设定范围内，参数要求包括中间体的质量标准要求、贮存条件及期限。

（3）验证批的原料药杂质在方案规定的限度内，如有数据，应将其与工艺研发阶段确定的杂质限度或者关键的临床和毒理研究批次的杂质数据比较，应无明显差异（在趋势范围内）。

（4）验证过程中任何超出目标范围的偏差均应按偏差管理程序进行处理。

6）制订并执行持续工艺确认的程序及方案，对原料药质量进行监控和趋势分析，以确认工艺处于受控状态。

（二）清洁验证

1）清洁验证针对污染物、所用物料对原料药质量带来风险的状况及工艺步骤。

2）验证的清洁操作规程应当反映设备实际的使用情况。

3）通过风险评估确定验证方案。

（1）多功能车间设备清洁验证评估应包括全部的产品，新增产品应经再评估。

（2）多个原料药或中间产品共用同一设备生产，采用同一规程进行清洁的，则可选择有代表性的原料药或中间产品作为清洁验证的参照物，并应经过评估。

（3）同一工艺步骤中，使用多台设备，经评估可选择有代表性的设备进行清洁验证。

（4）根据溶解度、难以清洁的程度以及残留物的限度来选择清洁参照物。如选择设备中最难清洁部位进行擦拭取样。

（5）根据活性、毒性和稳定性确定残留物的限度。

（6）依据工艺过程及原料药质量要求，对潜在的微生物（必要时，包括细菌内毒素）污

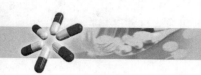

染进行评价,确认清洁效果及清洁后的保存时限等。

【案例 1】

缺陷描述: ××型号万能粉碎机清洁验证方案内容不完整,对确定的取样位置未进行评估。(规范第一百四十三条、附录 2 第二十四条)

缺陷分析: 万能粉碎机清洁验证方案中,明确在进料及出料口用擦拭法进行取样,但未对确定的取样位置进行评估,并分析确认取样位置包括最差清洁位置。

清洁验证方案应包括:清洁程序;使用的清洁剂和消毒剂残留评估;取样点、取样方法和位置的选择,取样位置应通过风险分析、评估后确定最差清洁部位;残留物接受标准依据;分析方法验证(包括回收率、LOD、LOQ 等);清洁验证结论(包括日常监控);再验证周期。

【案例 2】

缺陷描述: ××成品结晶罐清洁的验证方案中,结晶罐清洁效果验证采用淋洗法验证,无擦拭取样验证,且未包含微生物水平的相关内容。(附录 2 第二十四条)

缺陷分析: 验证设备清洁效果,采用对设备最后一次淋洗水的检测,证明清洁效果是常用的方法。但对于结晶罐的清洁,考虑到××成品在水中微溶的特点,仅取淋洗水而无擦拭取样验证清洁效果,不足以证明结晶罐已洁净。同时,此成品是用于无菌注射剂产品的原料,注射剂产品对细菌及内毒素有要求,因此,结晶罐清洁验证应采用淋洗水及擦拭取样,并进行微生物限度及内毒素项目的检测。

【案例 3】

缺陷描述: 热风循环干燥箱的清洁验证方案中,确定清洁验证参照物时未涵盖所有品种。(附录 2 第二十四条)

缺陷分析: 热风循环干燥箱为共用设备,用于三种原料药粗品的干燥,清洁规程相同。在通过风险评估确定清洁参照物时,仅评估分析了两个品种的粗品,不能确保此清洁方法适合所涉及的三个品种。

清洁规程的验证应当反映设备实际的使用情况。如果多个原料药(或中间产品)共用同一设备生产,且采用同一规程进行清洁的,可从共用同一设备的所有原料药(或中间产品)中选择有代表性的作为清洁验证的参照物。应根据溶解度、难以清洁的程度以及残留物的限度来选择参照物,而残留物的限度则需根据活性、毒性和稳定性确定。

六、文件

文件体系得到有效控制,执行文件的管理程序,包括文件的审核、批准、发放、收回、保存及销毁等,相关的文件规定了审核人和批准人。

【关注重点】

(1)检查生产现场使用的为现行版文件。现场工艺规程、批记录与批准的工艺文件一致。原料、成品的质量标准与注册标准相一致。操作规程中明确的主要控制参数经验证,操作程序按规程经审核及批准,操作记录及台账实时并正确填写。

(2)批生产记录以及批检验记录应经相关负责人批准。批记录保存至原料药的有效期(或贮存期)后一年。电子文件及记录执行相应的管理程序,包括电子文件的复制、存档及更新,如电子记录双备份、在不同处保存以及定期检查确认等。

(3)设备的清洁、维护及使用记录可以作为批记录的一部分保存,也可单独保存。

(4)每批原料药放行前,批生产和批检验记录应由质量管理部门审核和批准。在决定批放行前,所有偏差、调查和超标的报告都应作为批记录的一部分予以审核。

【案例1】

缺陷描述:搪玻璃反应罐密封垫圈未制订质量标准。(附录2第二十六条)

缺陷分析:搪玻璃反应罐密封垫圈与物料、产品接触,而物料具有一定特性,可能是有机溶剂、酸性或碱性物质,与其接触的密封垫圈等材料应稳定,不发生溶解脱落等现象,因此企业对密封垫圈等的材质、规格型号、甚至厂家等应做出规定,制定相应的质量标准及验收要求。

【案例2】

缺陷描述:××工艺规程中只规定了各种物料的投料比,未规定投料量(批量);滴加盐酸未明确其加入的速度,也未明确结晶过程的降温速度;工艺规程中规定成品干燥时间≥10小时,干燥时间不明确。(附录2第二十七条)

缺陷分析:××工艺规程应规定投料量(批量),并明确盐酸的滴加速度,结晶过程的降

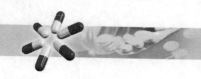

温速度以及成品干燥的时间等工艺参数。工艺规程内容应完善,有明确的工艺参数及详细的操作过程,才能确保生产操作规范,以保证产品质量。

原料药的工艺规程应包括:①原料、中间体的名称及代码的完整清单。②生产的投料量(批量),即准确陈述每种原料或中间产品的投料量或投料比,包括计量单位;每步生产时限和收率范围,如有正当理由,投料量不固定,应包括数量合理变动的范围。③生产地点及主要设备,即每个工序或步骤的生产车间及使用的设备。④原料、中间产品及成品的质量标准(包括贮存条件及期限)及标签、包装要求;定员定岗、注意事项及其他要求。⑤生产操作的详细说明,包括:操作顺序、每步操作的控制参数,如反应时间、滴加速度、搅拌时间、冷却温度、干燥时间等;取样方法说明、中间控制及其合格标准;完成单个步骤或整个工艺过程的时限(如适用);按生产阶段或时间计算的预期收率范围及计算方法;必要时,需遵循的特殊预防措施、注意事项或有关参照内容。⑥中间体或原料药的贮存要求,包括包装材料的特殊贮存条件以及贮存期。

七、生 产 管 理

原料药应按注册批准的工艺生产。工艺路线与注册批准的工艺一致。工艺参数的变更应有详细的研究资料和验证文件,并执行规定的变更批准程序。

研究资料包括试验数据、详细的工艺研究和验证、控制方法对生产过程变更后产品的适用性评估,以及变更前后产品质量对比研究(如杂质状况、物理性质、稳定性等)、评估及验证。

查看生产管理文件,查看批生产记录,现场检查岗位操作、生产现场管理。

【关注重点】

1)按文件规定下达生产(或包装)计划,合理安排生产。不同产品或批号的生产计划或批生产指令可同时下达,如不同合成车间、不同洁净车间可同时生产不同的产品。

2)物料按生产计划或批生产指令(包装指令)领取或发放。接收时核对物料信息。

3)人员及物品出入生产区及洁净区执行规定的程序,现场检查物料、管道、设备、操作间等标识内容正确且完整。

4)有毒、有害、高活性、易燃、易爆等危险岗位执行安全操作规程,例如:危险操作区域有警示线;高温高压等有警示提示标识;配备消防栓、灭火器、沙子等设施;操作人员穿戴安全帽及防毒面罩等防护用品;具有泄露、超压、超温报警系统等。

5)检查生产过程控制符合要求。

（1）称重、量取或分装操作有复核,所使用的衡器经校验并达到量度要求,执行规定的取样及称量方法。

（2）用于生产的物料,使用确认的分装容器,容器应标明物料的名称(代码)、批号(流水号)、重量(数量)、有效期(复验期)。原料药及中间体使用确认的包装容器,按规定的要求进行包装。可以重复使用的容器,应按批准的规程清洁(消毒)。

（3）采取非密闭投料方式的投料口应有防护设施;直接接触物料的进料、出料口和管道口平时有保护措施。

（4）按规定的程序进行中间体及成品的取样,包括取样量、取样方法、取样地点、样品的包装及密封、样品的标识及存放等。

（5）制定标签管理程序,按规定进行标签的审核、批准、印制(打印)、验收、保管、发放、销毁及样张的管理。岗位对标签进行物料平衡。包装工序更换品种及规格或批号时,取得"清场合格证"。

（6）原料药精烘包车间每批生产结束,按规定的清场规程进行清场,按规定的方法及周期对操作间及设备进行清洁。同一产品的批次之间清洁周期及清洁方法应经验证,确保上批残留物未将降解物及微生物等带入下批,未对原料药的杂质分布产生不利影响。

（7）现场操作和批准的操作规程一致,现场记录填写及时并正确。

6)批生产记录的审核与管理。

（1）按批发放空白批生产记录。

（2）批生产记录完整,包括过程控制的相关资料,如领料单等,批记录可按中间体和成品分开管理。

（3）批生产记录填写完整,记录的内容应包括:

①产品品名、规格(依据质量标准)、批号、执行的工艺规程(或 SOP)编号、生产日期、投料量等。②生产前准备工作,如人员培训、下达生产计划(生产指令)、领料等。③生产过程操作,包括检查确认(如清洁、清场、设备状况、文件、环境参数等)、称量(如核对物料、确认称量器具校验、称量及复核结果等)、操作过程(例如:主要设备运行参数;温度、压力、反应时间等工艺参数)及中间体取样、产品包装等。④偏差、异常情况及调查处理(包括返工)、过程监督检查、每步的收率计算;操作人员和复核人或审核人、生产主管和 QA 人员签字等。⑤各种附件,如中间体或原料药的化验单(放行单)、状态标识凭证、标签样张、领料单、取样单。

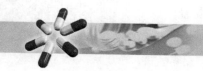

（4）原料药批记录的审核确认，重点包括：

①原料及中间体的称量有人复核；②工艺参数在规定范围内；③每步的收率在规定的限度之内，生产过程偏差进行了处理；④原辅料、中间体和原料药检测结果符合质量标准要求。

7）不合格的中间体和原料药的返工或重新加工按规定的文件程序进行，并有记录。

（1）返工过程是将不合格的中间体或原料药按既定生产工艺中的步骤，进行重结晶或其他化学或物理处理（如蒸馏、过滤、层析、粉碎）；或对未反应的物料返回至某一工艺步骤并重复进行化学反应。

①返工应进行评估，确保中间体或原料药的质量未因返工可能生成副产物和过度反应物而影响质量。②返工应经过生产及质量负责人审批。③返工成品应做稳定性考察。

（2）重新加工规程及检验方法均需经过验证，证明重新加工后的产品与原工艺生产的产品质量相同；对重新加工批次要进行检验、评估（包括其杂质分布与正常工艺生产的批次进行比较）及稳定性考察。

（3）从母液或滤液中回收反应物、中间体或原料药，应有经批准的回收操作规程，有完整的记录，且回收的物料或产品有明确的用途，并符合相应的质量标准（含杂质要求）。

8）终端过滤是否更换、是否做完整性试验。*

9）原料药生产过程最后一步处理及包装的微生物控制管理。*

【案例 1】

缺陷描述：某原料药成品由 4 个小批混合而成一大批，混合前仅对干燥粉碎后的 4 个小批的成品进行了干燥失重及含量的检查，未按质量标准进行全检。（附录 2 第三十一条）

缺陷分析：混合的每批产品均应当按照规定的工艺生产、单独检验，并符合相应质量标准，因此应对 4 个批次进行全检且均符合质量标准后，方可进行混合。混合后的批次经全检符合质量标准，并经审核符合要求后可以放行。

混合指将符合同一质量标准的原料药或中间产品合并，以得到均一产品的工艺过程。包括：将数个小批次混合以增加批量、将同一原料药的多批次零头产品混合成为一个批次。

按批准的操作程序进行混合，混合操作应当经评估、验证。验证包括证明混合批次质量的均一性及对关键特性指标（如粒径分布、松密度和堆密度）的检测。拟混合的每批产品均应按规定的工艺生产、单独检验并符合相应质量标准后，方可混合。混合批次的有效期应当根据参与混合的最早批次产品的生产日期确定。

混合过程应当加以控制并有完整记录,混合后的批次应当进行检验,确认其符合质量标准。对最终混合的批次进行稳定性考察。

【案例2】

缺陷描述:原料药合成阶段分别进行两次投料反应后,合成的两个批次20180601-1、20180601-2合并至同一反应罐进行浓缩反应,成为一个批次20180601,再将其分三次在烘箱内干燥后进行包装,完成了20180601批次成品的生产,生产批次的划分不规范。(附录2第三十一条、第三十二条)

缺陷分析:20180601批次成品的生产过程中,合成阶段产生的两个批次中间体合并后进行了下一步浓缩反应,浓缩反应后的干燥工序分三次完成,最后将分三次干燥的产品作为一个批次完成了包装,没有对在一个烘箱内分三次干燥的产品进行混合,也没有证明三次干燥的产品均质。因此,这样完成的产品不能体现为同一个批号,不符合批号管理原则。

生产批次的划分原则:

①连续生产的原料药,在一定时间间隔内生产的在规定限度内的均质产品为一批。②间歇生产的原料药,可由一定数量的产品经最后混合所得的在规定限度内均质产品为一批。

企业应制定批号的管理规定,包括原料药中间体、成品的批号管理规程,必要时依据工艺过程明确具体原料药品种的批号管理原则。

【案例3】

缺陷描述:已清洁的装××中间体的塑料桶上,产品标签未去除,塑料桶的清洁规程内容不全,未提出清洁塑料桶时应去除或涂毁容器上原有标签的要求。(附录2第三十四条)

缺陷分析:装××中间体的塑料桶是重复使用的,对于这种重复使用的容器,应当制定详细的清洁规程,并按照规程对容器进行清洁。清洁规程应包括具体的清洗及干燥方法、存放、使用范围及使用期限等,有要求时,还应当进行消毒,必要时,清洁效果需经过评估或确认。对于可以重复使用的容器,清洁规程中应明确去除或涂毁容器上原有的标签。

容器不得因与产品发生反应、释放物质或吸附作用而影响产品的质量,容器应当能够保护产品,使其在运输和规定的贮存条件下不变质、不受污染。中间体及原料药的包装

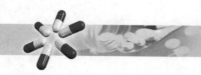

材料应有质量标准,中间体、原料药有微生物及内毒素控制要求的,其内包装材料应制定微生物或内毒素限度标准。

【案例4】

缺陷描述:检查生产记录时发现,在将粗品溶解后压至洁净区储罐时,由于压缩空气压力小,改用氮气完成了压滤。记录中对此操作做了备注说明,但未按偏差进行处理。(规范第一百九十五条)

缺陷分析:虽然操作岗位配置有压缩空气与氮气,且其终端均经过过滤,此批粗品压滤由压缩空气改用氮气属于生产过程工艺条件发生变化,应对其按偏差管理程序进行偏差处理。

偏差管理是通过对生产过程产生的各种偏差的调查,确定对相关批次产品质量的影响或潜在影响。偏差范围包括生产过程中与规定不符合的条件及结果,如物料平衡超出收率的范围;生产过程时间控制超出工艺规定范围;生产过程工艺条件发生偏移、变化;生产过程中设备突发异常;标签实用数、剩余数与领用数出现差额等。批产品放行前应确认完成了偏差处理,在确认偏差不影响产品质量的情况下,可以放行产品。

八、质 量 管 理

按制定的质量标准对物料、中间体、成品及工艺用水、洁净区环境等进行检验及检测。通过风险管理建立完善的质量管理体系。

建立变更控制体系以评价可能影响中间体或原料药的生产和控制的所有变更。必要时,应将变更向相关药政管理部门提出报告(或申请),并及时通知制剂供应商。

查看质量管理文件,查看变更、偏差、年度回顾、自检、投诉处理、稳定性考察等台账和记录,检查留样。

【关注重点】

1)建立稳定性试验管理程序,按规定要求进行产品的持续稳定性考察。

(1)检查制定的考察计划。有效期短的原料药,应适当增加检验频次。

选择正常生产最初三批产品为稳定性样品,进一步确定有效期;存在变更、偏差的批次产品列入稳定性考察样品。定期对考察结果进行趋势分析并形成报告。对不符合质量标准的结果或异常趋势进行调查处理。

（2）稳定性样品包装材质及方式应与上市包装相同或相仿，可采用模拟包装方式。稳定性试验箱应经确认并对温湿度进行监控；稳定性测试方法经过验证或确认。

2）建立产品质量（杂质）档案。

（1）原料药的质量档案中有杂质分布图，说明受控的工艺条件下，存在的已知和未知杂质情况；注明每一杂质的鉴别或其定量分析指标（如保留时间）、杂质范围，以及已确认杂质的类别（如有机杂质、无机杂质、溶剂）。

（2）定期将杂质分布图与注册申报中的杂质情况，或与以往的杂质数据比较，对其趋势或变化进行分析及说明。

（3）杂质分布一般与原料药的生产工艺和所用起始原料有关，从植物或动物组织制得的原料药、发酵生产的原料药的杂质档案通常不一定有杂质分布图。

3）依据批准的标准制定原料药的内控标准，依据制剂供应商的要求增加检测项目和控制标准；若成品有微生物或细菌内毒素的控制要求，原料的质量标准中可能制订总菌落数、致病菌及细菌内毒素的限度标准。制订的中间体质量标准包括其贮存条件及复验期，并有依据。

4）组织机构完整，质量职责明确，能按规程进行取样、管理样品和发样，能按规程进行检验及出具报告，操作记录完整；通过自检、年度回顾分析、用户投诉、偏差及 OOS 处理提出改进措施并落实。

5）工艺用水、洁净区环境监测及产品监测数据趋势分析中有微生物及内毒素控制分析。

6）制定并执行无菌取样程序。*

【案例1】

缺陷描述：未对××原料药进行残留溶剂检查。（附录2第三十九条）

缺陷分析：生产过程中使用了乙醇，未依照药典的相关要求对原料药进行残留乙醇溶剂的检测，未将乙醇的检测及限度要求列入其质量标准中。

【案例2】

缺陷描述：××原料药的上市包装形式为铝箔包封后装入纸筒中，但其留样和稳定性考察样品均用两层小塑料袋装封，××原料药留样包装材料与上市包装不同。（规范第二百二十五条）

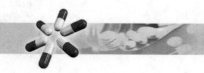

缺陷分析:留样的包装形式应当与药品市售包装形式相同,原料药的留样如无法采用市售包装形式的,可采用模拟包装,因此××原料药的留样可用小铝箔袋封包后装入小纸筒中,模拟上市包装。原料药稳定性考察样品和留样一样,其包装材料和包装方式应与上市产品包装一致。

【案例3】

缺陷描述:××原料药杂质档案内容不全,仅将该品种质量标准中要求检测的杂质进行了汇总,没有已知杂质、未知杂质等情况的信息。(附录2第四十条、第四十一条)

缺陷分析:××原料药杂质档案中仅将该品种质量标准中要求检测的杂质项目及标准要求进行了汇总,没有从原料药生产起始物料开始,分析整个生产工艺过程杂质的来源、去除及最终产品存在的杂质,没有已知杂质、未知杂质的分析方法、杂质谱,也没有产品上市以来的杂质数据、杂质变化或趋势分析及与市场同品种进行杂质对比的情况。

原料药的杂质档案应当描述产品中存在的杂质情况,应至少包括以下内容:

(一)杂质来源及控制分析

1.已知杂质

如设备及原辅料带入的无机离子、起始物、中间体、副产物、溶剂等。

2.未知杂质

(1)可预测的未知杂质:在产品易降解的条件下可得到的;在影响因素实验条件下可出现的;在长期稳定性实验条件下可出现的。

(2)不可预测的未知杂质:出现的上述几类之外、来源不明确的杂质。

3.从以下几方面对杂质进行说明

①来源及其安全性;②分类(可分为有机杂质、无机杂质、溶剂);③分子结构式、分析方法(定性与定量)及杂质范围;④去除及控制方法。

(二)建立杂质标准图谱,建立各个杂质的定性定量的数据档案

(1)对已知的杂质:按主产品标准下的色谱条件,制得相应的色谱图和与主峰的相对保留时间;测定出与主成分的响应因子的校正因子、最低检出限及紫外-可见分光光谱图。

(2)对可预测的未知杂质和不可预测的未知杂质:按主产品标准下的色谱条件,制得相应的色谱图和与主峰的相对保留时间,用二极管阵列检测器,采用定峰扫描的方法,测定出各个杂质的紫外-可见分光光谱图。

（三）累计产品生产以来各类杂质数据

（1）统计：各个杂质个数出现的概率；各个杂质出现的量的变化；对比杂质标准图谱，对产品出现的杂质分布变化及新的异常杂质等进行分析（定性、定量及可能的来源）；还可以与市场上同类产品进行杂质谱的比较。

（2）分析：通过汇总的杂质数据，对产品杂质情况的变化过程进行持续性分析，确定生产过程的变更或偏差等对杂质的影响，以明确产品的质量状态，确保原料药产品质量稳定，可以通过分析，对质量标准、工艺过程、原辅料等提出改进及新要求。

【案例4】

缺陷描述：对起始物料的供应商没有进行现场质量审计。（规范第二百五十五条）

缺陷分析：起始物料为关键物料，应规定对其定期进行现场审计。

原料药生产用的起始物料往往在化工企业生产。原料药生产企业对起始物料的生产企业（供应商）进行一定的管理。在开拓合格供应商阶段，不仅需要对其样品进行检测和一定规模试生产，还需要对其资质、质量管理体系等进行持续性审查评估。不仅要保证产品质量的可靠性，也要确保质量水平的稳定性，降低由偶然因素导致的质量偏差。合成路线较短的原料药，起始物料的质量稳定性尤为重要，因此虽然化工企业未强制执行药品生产管理规范，但原料药生产企业应根据需要对化工企业（供应商）提出要求，完善其质量管理体系。

审计时重点关注对原料药质量具有重大影响的关键因素，如激素类产品是否存在交叉污染，无菌原料药的起始物料微生物水平对目标产品微生物指标的影响等。

起始物料工艺变更时，供应商应及时通知原料药生产企业，以便原料药生产企业针对变更做出相应影响的评估，必要时，原料药生产企业要将评估结果通知制剂供应商，确保药品供应链的良好运行。

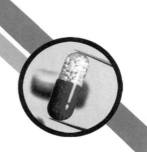

第六章 医用氧检查要点及案例分析

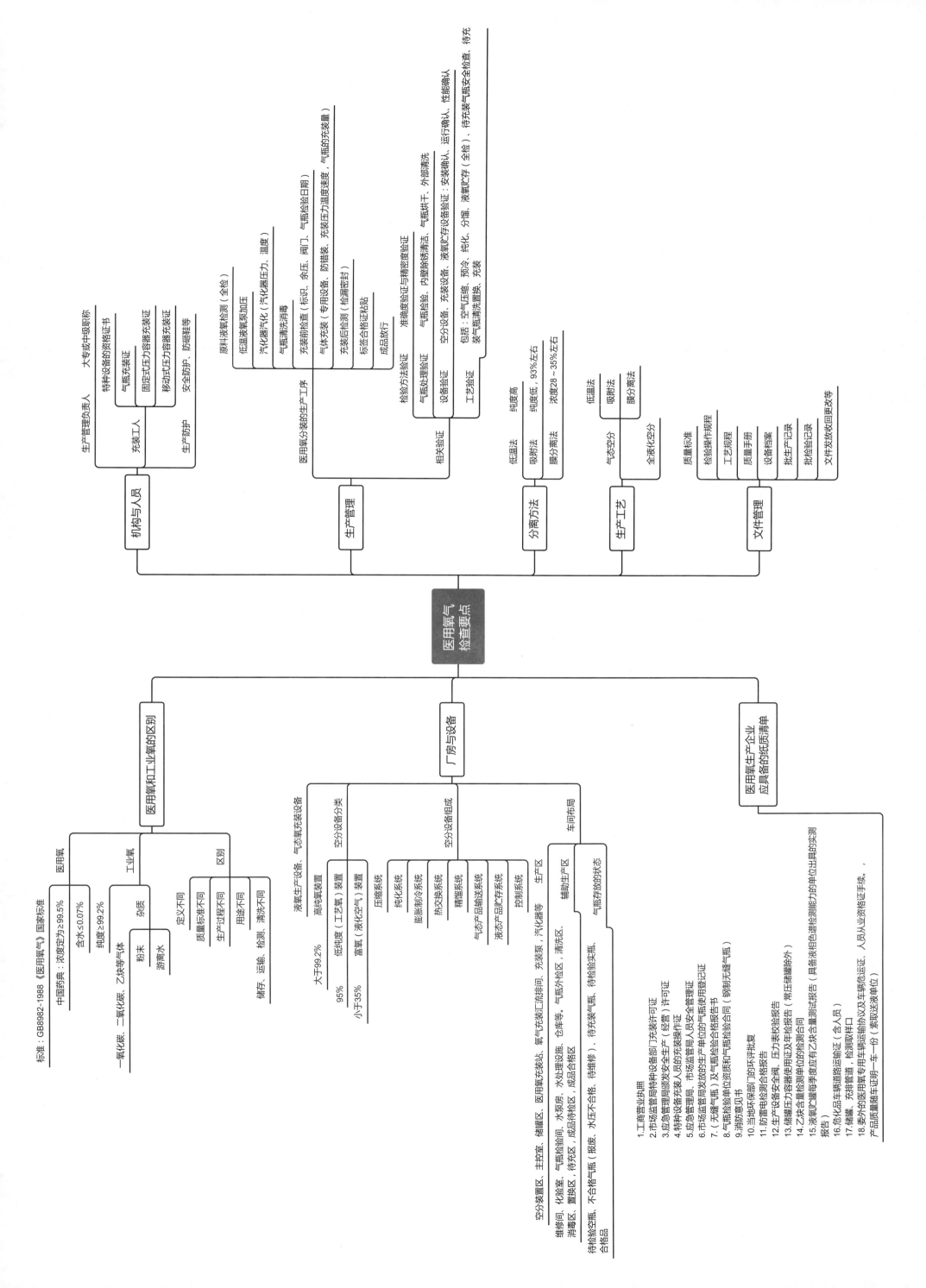

医用氧气检查要点

机构与人员
- 生产管理负责人：大专或中级职称
- 充装工
  - 特种设备的资格证书
  - 气瓶充装证
  - 固定式压力容器充装证
  - 移动式压力容器充装证
- 生产防护：安全防护，防砸鞋等

生产管理
- 医用氧分装的生产工序
  - 原料液氧检测（全检）
  - 低温液氧泵加压
  - 汽化器汽化（汽化器压力、温度）
  - 气瓶清洗消毒
  - 充装前检查（标识、余压、阀门、气瓶检验日期）
  - 气体充装（专用设备、防错装、充装压力温度速度、气瓶的充装量）
  - 充装后检测（检漏密封）
  - 标签合格证粘贴
  - 成品放行
- 检验方法验证
  - 相关验证
  - 气瓶处理验证：准确度验证与精密度验证
  - 设备验证：气瓶检验、内壁除锈清洁、外部清洗
  - 工艺验证：空分设备、充装设备、液氧贮存设备验证；安装确认、运行确认、性能确认
    - 包括：空气压缩、预冷、纯化、分馏、液氧贮存（全检）、待装气瓶安全检查、待充装气瓶清洗置换、充装

分离方法
- 低温法：纯度高
- 吸附法：纯度低，93%左右
- 膜分离法：浓度28～35%左右

生产工艺
- 气态空分
  - 全液化空分
- 低温法
- 吸附法
- 膜分离法

文件管理
- 质量标准
- 检验操作规程
- 工艺规程
- 质量手册
- 设备档案
- 批生产记录
- 批检验记录
- 文件发放收回更改等

医用氧和工业氧的区别
- 医用氧
  - 标准：GB8982-1988《医用氧气》国家标准
  - 中国药典：浓度定力≥99.5%
  - 含水≤0.07%
  - 纯度≥99.2%
- 工业氧
  - 一氧化碳、二氧化碳、乙炔等气体
  - 杂质（粉末、游离水）
- 区别
  - 定义不同
  - 质量标准不同
  - 生产过程不同
  - 用途不同
  - 储存、运输、检测、清洁不同

厂房与设备
- 液态生产设备、气态氧充装设备
- 空分设备分类
  - 高纯度氧（工艺氧）装置 大于99.2%
  - 低纯度（液化空气）装置 小于35%
  - 富氧 95%
- 空分设备组成
  - 压缩系统
  - 纯化系统
  - 膨胀制冷系统
  - 热交换系统
  - 精馏系统
  - 气态产品输送系统
  - 液态产品贮存系统
  - 控制系统
- 车间布局
  - 生产区
  - 辅助生产区
  - 气瓶存放的状态
  - 生产区：空分装置间、主控室、储酶区、气瓶检验间、水泵房、水处理设施、充装区、气瓶外检区、清洗区、仓库等、气瓶检验区、成品待检区、成品合格区、待检验实瓶
  - 辅助生产区：维修间、化验室、置换区、消毒室
  - 待检验空瓶、不合格气瓶（报废、水压不合格、待修复、待检修）、合格品

医用氧生产企业应具备的纸质清单
1. 工商营业执照
2. 市场监管部门发放许可证门诊表许可证
3. 应急管理局颁发安全生产（经营）许可证
4. 特种设备充装人员的充装操作证
5. 应急管理局、市场监管部门人员安全管理证
6. 市场监管局发放的生产单位的气瓶使用登记证
7.（无缝气瓶）及气瓶检验合格报告书
8. 气瓶检验单位的资质和气瓶检验合同（钢制无缝气瓶）
9. 消防意见书
10. 当地环保部门的环评批复
11. 防雷电检测合格报告
12. 生产设备安全阀、压力表校验报告
13. 储罐压力容器使用证及年检报告（常压储罐除粉外）
14. 乙炔含量检测单位的验测合同
15. 液态氧气罐每季度应有乙炔含量测试报告（具备液相色谱检测能力的单位出具的实测报告）
16. 危化品车辆道路运输证
17. 储罐、充装管道、检测取样口
18. 委外的医用氧专用车辆运输协议及车辆危运证、人员从业资格证手续、产品质量随车证明一年一份（氢裂送液单位）

一、范　围

【关注重点】

(一)医用氧的定义及其与工业氧的区别

1.定义不同

医用氧:是指空气经低温分离制备的液态氧、气态氧。

工业氧:用于工业生产(钢铁冶炼)及化工产品辅助加工的气体,生产过程中无须考虑空气洁净问题。

2.质量标准不同

(1)医用氧执行 2020 版《中国药典》标准,检测标准是:氧纯度≥99.5%,酸碱度、一氧化碳、二氧化碳、其他气态氧化物含量均为合格,无气味。

早在 1988 年 4 月 12 日,国家标准总局就颁布了 GB8982-1988《医用氧气》国家标准,并于 2000 年 4 月 1 日起实施。2000 年以后医用氧的生产在我国纳入许可证管理范畴。

液态医用氧和气态医用氧的检验方法相同,在医用液氧专用储罐的气相取样口取样检测。

(2)工业氧执行的是《工业氧》(GB/T3863-2008)的标准,只有两个检测指标,一是氧含量(≥99.2%),二是水含量。工业氧为无游离水状态,不要求检查一氧化碳、二氧化碳、其他气态化合物的含量及酸碱度。

3.生产过程不同

(1)液态医用氧的制备:使用空气分离设备经中央控制系统操作,先将无污染的空气吸入后经过滤、干燥、预冷、除杂、加压、液化、分离、提纯后进低温罐贮存,在生产过程中要将空气中的杂质除掉,这些杂质包括水分、一氧化碳、二氧化碳、气态酸碱物质、气态碳氢化合物(甲烷、乙炔等)。

(2)气态医用氧的制备:以液态医用氧为原料,通过低温液体泵加压,经不锈钢管道输送至汽化器加压、汽化后,经充装排充装而得。医用氧气瓶冬季压力不得高于 15MPa,夏季不得高于 13.5MPa。

实际操作过程中,液态医用氧在充装过程中会有 0.01%~0.1%空气随管道带入气瓶,所以建议分装医用氧气的单位采购液态医用氧时纯度最好大于 99.5%,这样才可以保证

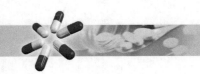

瓶装医用氧气的纯度达到法定质量标准要求。

（3）工业氧的制备：各类化工厂、钢厂为满足助燃、冶炼需要，在化工区使用气态空分或者液态空分制备氧气，然后用气态氧管道输送至炉子加氧助燃使用。

工业氧制备的管路一般与液氧、液氮、液氩等液体产品会有共用部分；另外，生产过程中化工区、钢厂周围的特定环境会造成粉尘、异味等对空气的影响，由于没有过滤环节，有可能造成氧气中有害气体、异味无法吸附干净；再者，空气中的乙炔如果含量超标，也会随液氧进入专用储罐沉积导致液氧中乙炔含量超标（乙炔检测标准：≤0.05ppm）。

4.用途不同

（1）医用氧适用于因缺氧引起的呼吸系统疾病（如哮喘、支气管炎、肺心病等）、心脏及脑血管系统疾病（如冠心病、心肌梗死、脑出血、脑梗死）的辅助治疗，以缓解其缺氧症状，也可用于保健吸氧或紧张脑力劳动及体力劳动后疲劳的快速解除。

（2）工业氧主要用于冶炼、焊接、气焊、气割，化工产品辅助加工等用途。

5.工业氧临床使用的危害

工业氧由于钢瓶在充装前未进行钢瓶及瓶嘴的清洗、消毒，瓶身会携带大量细菌、污物，在充装过程中可能会随气流进入瓶体内，对上下呼吸道、肺部可能造成交叉感染。国家已于1998年明文规定医疗机构禁止给病人使用工业氧。

6.储存、运输、检测、清洗不同

为确保医用氧的安全，医用氧存储要求专用的储存设备，此外，罐装医用氧的钢瓶每三年必须进行一次质量检验，还要进行清洗、加热、打压、烘干和抽空等工序；充装岗位人员每年要进行体检，排除患有传染病等情况。医用氧的钢瓶检验站每年必须对水源进行微生物检测，以防止钢瓶打压用水源污染，造成交叉污染。

而工业氧则没有这方面的要求，其堆放环境不定，极易出现交叉污染或安全事故。

综上所述，空气环境、氧含量、一氧化碳、二氧化碳、酸碱度及其他气态化合物等杂质是影响医用氧质量的关键因素，必须对医用氧从源头生产到使用过程的各个环节严格控制，才能确保医用氧的质量和安全使用。

（二）空气分离的方法

空分是利用不同的方法将空气中的各组分分离开来，从而获得所需要的氧气、氮气及一些稀有气体的过程。

空气分离方法主要有3种。

1.低温法

原理：根据空气中各组分的沸点不同，经加压、预冷、纯化，并利用大部分由透平膨胀机提供的冷量使之液化,再进行精馏,从而获得所需要的氧气、氮气及其他稀有气体的过程。

具体原理为空气经过增压膨胀对外做功处于冷凝温度,当穿过比它温度低的氧、氮组成的液体层时,由于气、液之间温度差的存在,要进行热交换,温度低的液体吸收热量开始蒸发,其中氮组分首先蒸发,温度较高的气体冷凝,放出冷凝热,气体冷凝时,首先冷凝氧组分,此过程一直进行到气、液处于平衡状态,这时,液相由于蒸发使氮组分减少,同时由于气相冷凝的氧也进入液相,因此液相的氧浓度增加,同样气相由于冷凝,使氧组分减少,同时由于液相的氮进入气相,因此气相的氮浓度增加了。多次的重复上述过程,气相的氮浓度不断增加,液相的氧浓度也不断增加。这样经过多次的蒸发与冷凝就能完成整个精馏过程,从而将空气中的氧和氮分离开来。

设备原理是低温精馏法,将空气冷凝成液体,按照各组分蒸发温度的不同将空气分离。双级精馏塔在上塔顶部和底部同时获得纯氮气和纯氧气,也可以在主冷的蒸发侧和冷凝侧分别取出液氧和液氮。精馏塔中空气分离分为两级,空气在下塔进行第一次分离,获得液氮,同时得到富氧液空;富氧液空被送向上塔进行精馏,获得纯氧和纯氮。上塔又分为两段:以液空进料口为界,上部为精馏段,精馏上升气体,回收氧组分,提纯氮气纯度,下段为提馏段,将液体中的氮组分分离出来,提高液体的氧纯度。

2.吸附法

原理:利用分子筛对不同的分子具有选择性吸附的特点,有的分子筛(如5A、13X等型号)对氮具有较强的吸附性能,让氧分子通过,可得到较高纯度的氧气;有的分子筛(碳分子筛等)对氧具有较强的吸附性能,让氮分子通过,可得到较高纯度的氮气,从而实现空气的分离。但吸附法目前制得的氧气纯度只有93%左右。

3.膜分离法

原理:利用一些有机聚合膜的渗透选择性,当空气通过薄膜或中空纤维膜时,氧气穿透过薄膜的速度约为氮的4~5倍,从而实现氧、氮的分离。膜分离的富氧浓度只能达到28%~35%。

目前应用较多的是低温法(又叫深度冷冻法),它的优点是产量大,纯度高,电耗低且可得到液态产品,故应用广泛。

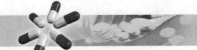

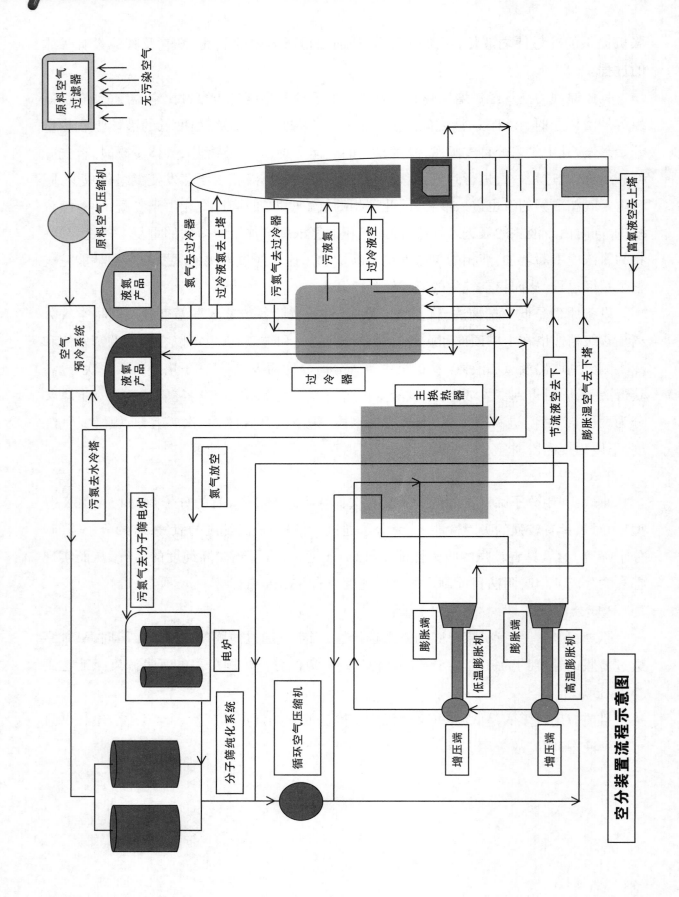

空分装置流程示意图

二、原　　则

【关注重点】

（1）医用氧生产管理部门比较多，涉及应急管理、市场监管（特种设备、药监）、环保等多个部门，需要检查医用氧的生产、贮存、运输、销售等环节符合国家有关部门的规定取得的相关证件。

有关氧气的国家标准——《氧气及相关气体安全技术规程》

GB/T1527 铜及铜合金拉制管

GB/T3091 低压流体输送用焊接钢管

GB/T3323 金属熔化焊焊接接头射线照相

GB3096 城市区域环境噪声标准

GB4053.1 固定式钢直梯安全技术条件

GB4053.2 固定式钢斜梯安全技术条件

GB4053.3 固定式工业防护栏杆安全技术条件

GB4053.4 固定式工业钢平台

GB4962 氢气使用安全技术规程

GB7144 气瓶颜色标志

GB7231 工业管道的基本识别色、识别符号和安全标识

GB/T8163 输送流体用无缝钢管

GB8958 缺氧危险作业安全规程

GB/T9251 气瓶水压试验方法

GB10877 氧气瓶阀

GB12135 气瓶定期检验站技术条件

GB/T12137 气瓶气密性试验方法

GB12348 工业企业厂界噪声标准

GB/T12771 流体输送用不锈钢焊接钢管

GB13004 钢质无缝气瓶定期检验与评定

GB14194 压缩气体气瓶充装规定

GB/T14976 流体输送用不锈钢无缝钢管

GB50011 建筑抗震设计规范

GB50016 建筑设计防火规范

GB50019 采暖通风与空气调节设计规范

GB50030 氧气站设计规范

GB50034 建筑照明设计标准

GB50052 供配电系统设计规范

GB50057 建筑物防雷设计规范

GB50058 爆炸和火灾危险环境电力装置设计规范

GB50140 建筑灭火器配置设计规范

GB50177 氢气站设计规范

GB50191 构筑物抗震设计规范

GB50235 工业金属管道工程施工及验收规范

GB50236 现场设备、工业管道焊接工程施工及验收规范

DL/T522010kV 及以下架空配电线路设计技术规程

HG20202 脱脂工程施工及验收规范

JB6898 低温液体储运设备使用安全规则

SY/T5037 低压流体输送管道用螺旋缝埋弧焊钢管

YS/T662 铜及铜合金挤制管

《气瓶安全监察规程》

《压力容器安全技术监察规程》

《液化气体汽车罐车安全监察规程》

（2）了解医用氧生产企业应具备的相关部门资质。

序号	应具备的资质	范围	备注
1	工商营业执照	液态、气态	
2	市场监管局特种设备部门充装许可证	液态、气态	液态提供移动式压力容器充装
3	应急管理局颁发安全生产(经营)许可证	液态、气态	
4	特种设备充装人员的充装操作证	气态	P
5	应急管理局、市场监管局人员安全管理证	液态、气态	

号序	应具备的资质	范围	备注
6	市场监管局发放的生产单位的气瓶使用登记证(无缝气瓶)及气瓶检验合格报告书	气态	
7	气瓶检验单位资质和气瓶检验合同（钢制无缝气瓶）	气态	
8	消防意见书	液态、气态	
9	当地环保部门的环评批复	液态、气态	
10	防雷电检测合格报告	液态、气态	
11	生产设备安全阀、压力表校验报告	液态、气态	
12	储罐压力容器使用证及年检报告（常压储罐除外）	液态、气态	
13	乙炔含量检测单位的检测合同	液态、气态	
14	液氧储罐每季度应有乙炔含量测试报告（具备液相色谱检测能力的单位出具的实测报告）	液态、气态	在防爆或乙炔含量高时储罐须定期用液氮进行吹扫,用乙炔含量合格的液氧置换
15	危化品车辆道路运输证(含人员)	液态、气态	
16	储罐、充排管道,检测取样口	液态、气态	
17	委外的医用氧专用车辆运输协议及车辆危运证、人员从业资格证手续	液态、气态	液氧车提供装车前罐体承运介质检测合格报告
18	随车产品质量证明一车一份（向送液单位索取）	液态、气态	

三、人　员

【关注重点】

（1）检查医用氧生产管理负责人的相关资质证明及是否具备工作经验。

（2）检查医用氧生产或者充装工人是否具有操作特种设备的资格证书、气瓶充装证（P证）或固定式压力容器充装证（R1）及移动式压力容器充装证（R2）。

（3）医用氧生产操作人员、液态氧取样操作人员应配备适当的劳动防护用品如安全

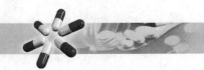

防护工鞋等。

【案例1】

缺陷描述:企业所确定的生产负责人×××其岗位职责显示为企业实际负责人,在生产管理工作中生产科科长×××履行生产负责人的职责,其资质不符合规范要求。(医用氧附录第六条)

缺陷分析:目前医用氧企业人员整体专业素质较弱,具备相关专业技术职称的关键人员数量有限,因此关键岗位人员一人兼多职情况多有发生。

【案例2】

缺陷描述:质量负责人和质量受权人×××岗位职责与规范要求的职责不一致,如在质量管理工作中技术质量科科长×××履行质量负责人和质量受权人的职责。(医用氧附录第七条)

缺陷分析:质量负责人与质量受权人职责不同,需要在岗位职责中分别予以明确。

【案例3】

缺陷描述:充装工×××取得特种设备作业人员证作业项目为"液化气体气瓶充装",与要求的"永久气体气瓶充装"不一致。(医用氧附录第八条)

缺陷分析:医用氧生产企业一般不仅生产医用氧,还生产其他气体,所需的各种人员资质证书较多,有些医用氧企业为节约成本,或者由于人员流动较快等原因,不能保证岗位操作人员及时获取相关资质。

从事医用氧充装的操作人员,应按《压力容器安全技术监察规程》及《特种设备安全法》进行资格考核,并取得中华人民共和国压力容器压力管道特种设备充装人员的《充装操作证》后,方可上岗。

从事气瓶定期检验的操作人员,应按《特种设备检验人员资格考核规则》进行资格考核,并取得《特种设备检验人员资格证》后,方可上岗。

【案例4】

缺陷描述:企业2020年未对个别从事医用氧生产的人员进行医用氧相关知识培训;部分生产操作员工2019年培训档案中,未归档对医用氧附录的培训考核内容。(医用氧附录第八条)

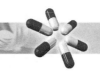

缺陷分析:应定期进行医用氧生产相关岗位人员的培训和考核并建立年度培训档案和个人培训档案。

【案例5】

缺陷描述:(医用氧附录第九条)

(1)未制定针对充装人员的劳动防护文件。

(2)未给充装操作工配备安全防护工鞋。

(3)生产操作人员、液态氧取样操作人员未配备防冻的劳动防护用品和防护镜。

(4)动态生产现场气瓶充装人员未穿防砸鞋。

缺陷分析:医用氧气瓶充装人员应按照国家有关劳动保护要求,配备防冻、防砸等劳动保护用品。

四、厂房与设备

【关注重点】

(一)空分设备分类及组成

1.空分设备分类

空气分离设备的种类很多,根据不同的分类方法有不同类型。

(1)按产品纯度不同,可分为制氧纯度高于99.2%的高纯氧装置;制氧纯度为95%左右的低纯度(也叫工艺氧)装置;制氧纯度低于35%的富氧(也叫液化空气)装置。

(2)根据产品种类不同,可分为单纯生产高纯氧的单高产品装置;同时生产高纯氧和高纯氮的双高产品装置;附带提取稀有气体的提氩装置或全提取装置。

(3)根据产品的形态,可分为生产气态产品的装置、生产液态产品的装置和同时生产气态、液态产品的装置。

(4)按产品的生产能力不同,可分为800m³/h以下的小型设备;1000~6000m³/h 的中型设备;10000m³/h 以上的大型设备。

(5)按分离方法不同,可分为低温精馏法、分子筛吸附法和薄膜渗透法。

(6)按工作压力高低,可分为压力在 10~20MPa 的高压装置;工作压力为 1.0~5.0MPa 的中压装置;压力为 0.5~0.6MPa 的全低压装置。

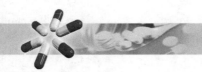

2.空分设备的组成

空分设备是一个大型的复杂系统,主要由以下子系统组成:压缩系统、纯化系统、膨胀制冷系统、热交换系统、精馏系统、气态产品输送系统、液态产品贮存系统和控制系统等。

(1)压缩系统:主要是指原料空气压缩机,是空分设备原料和能量的唯一来源。空气通常被空气压缩机压缩至 0.5~0.7MPa。

(2)纯化系统:由空气预冷系统(空冷系统)和分子筛纯化系统(纯化系统)组成。经压缩后的原料空气温度较高,空气预冷系统通过接触式换热降低空气的温度,空气在预冷机组中预冷到 5~10℃,同时可以洗涤其中的酸性物质等有害杂质。分子筛纯化系统则进一步除去空气中的水分、二氧化碳、乙炔、丙烯、丙烷和氧化亚氮等对空分设备运行有害的物质。

(3)膨胀制冷系统:空分设备是通过膨胀机膨胀制冷的,整个空分设备的制冷遵循经典的制冷循环。

(4)热交换系统:空分设备的热平衡是通过制冷系统和热交换系统来完成的。空气在分馏塔主换热器中与返流的氧气、氮气、污氮气进行换热,被冷却至接近液化温度并把返流的氧气、氮气、污氮气复热到环境温度。氮气在过冷器中过冷节流前的液空和液氮。

(5)精馏系统:精馏系统是空分设备的核心,是实现低温分离的重要设备。通常采取双级精馏方式,主要由下塔、上塔和冷凝蒸发器组成。空气在精馏塔中进行精馏分离,在上塔顶部获得产品氮气,在上塔底部获得产品液氧和气氧。

(6)气态产品输送系统:空分设备生产的氧气和氮气需要一定的压力才能满足后续系统的使用。主要由各种不同规格的氧气压缩机和氮气压缩机组成。

(7)液态产品贮存系统:空分设备能生产一定的液氧和液氮等产品,进入液体贮存系统,以备需要时使用。主要是由各种不同规格的贮槽、低温液体泵和汽化器组成。

(8)控制系统:现代空分设备都采用计算机 DCS 控制系统,可以实现自动控制。

①制氮参数:

氮气流量:按设计值

氮气纯度:97%~99.9999%(可调)

氮气压力:0.05~0.8MPa(配增压机可增压至客户需要压力)

露点:-40℃至-70℃

②制氧参数：

氧气流量：按设计值（可调）

氧气纯度：99.5%~99.8%（可调）

氧气压力：0.05~0.8MPa（配增压机可增压至客户需要压力）

露点：-43 至-70℃

（二）空分设备的应用

（1）钢铁行业：高炉炼铁的富氧粉煤送风、转炉氧气顶吹、电炉富氧炼钢；氩气参与炼钢冶炼。

（2）有色金属富氧冶炼。

（3）机械工业、金属焊接等。

（4）石化工业，塑料，化纤合成，保护气。

（5）化肥工业合成氨用氮，造气用氧。

（6）煤气化工程造气用氧。

（7）国防工业：氢氧发动机、火箭燃料、液氧炸药。

（8）浮法玻璃锡池氮气保护。

（9）低温工程，航天工业。

（10）医用氧、氮气保鲜、半导体等。

（三）医用氧生产车间基本布局

（1）主要生产区一般分为：空分装置区、主控室、储罐区、医用氧充装站、氧气充装汇流排间、充装泵、汽化器等。

（2）辅助生产区一般分为：维修间、化验室、气瓶检验间、水泵房、水处理设施、仓库、气瓶外检区，清洗区、消毒区、置换区，待充区，成品待检区，成品合格区。

（3）气瓶存放的状态一般分为：待检验空瓶、不合格气瓶（报废、水压不合格、待维修等）、待充装气瓶、待检验实瓶、合格品。

【案例1】

缺陷描述：（医用氧附录第十一条）

（1）成品存放区偏小，充装车间无照明设施。

（2）进入医用氧检验操作间需要穿越气瓶灌装操作间。

（3）生产区无除静电设施。

（4）生产区和储存区无有效通风措施。

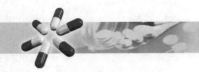

（5）仓储区未设不合格品区。

（6）空瓶存放区不满足生产要求，维修车间存放了大量回收的医用氧空瓶。

（7）医用氧的待验品和合格品存放在充装操作间，生产和储存区域面积偏小，相互妨碍；气瓶的清洗和消毒区域的设置不便于操作。空瓶的储存区域未采用有效方法区分。

（8）气瓶储存区域未设置待充装区和待验区；气瓶充装区安全警示线不清晰。

（9）医用氧成品库储存区域未设置待检区、合格区、不合格区；工业氧与医用氧发货操作区隔离杆不固定，有被移动的风险。

缺陷分析：医用氧的储存应根据不同状态划分不同区域并合理存放。

【案例2】

缺陷描述：（医用氧附录第十三条）

（1）化验室滴定管、流量计未进行校准。

（2）低温液氧储罐液位表未校准。

（3）未对氧含量测定仪、移液管、滴定管、手持式压力表进行校准。

（4）液氧储罐上安装的氧气压力表未定期进行校准。

（5）测氧气钢瓶压力使用的手持式氧气表（编号404623）、烘箱用温度计、盐酸滴定液标化用50mL滴定管未校准。

（6）液氧低温绝热储罐液位显示计、玻璃转子流量计、FA214A电子天平、移液管未进行检定或校准。

缺陷分析：检查医用氧生产、检验用设备和仪器的校准情况。

【案例3】

缺陷描述：（医用氧附录第十四条）

（1）检验室在线监测管道压力表使用前未进行安装检查。

（2）未建立低温液氧储罐的日常安全维护管理制度。

（3）充装现场发现，充装台汇流排其中一组充装头的总控制阀门有气体泄漏。

（4）低温液氧贮罐清洁置换无记录，定期维护保养后记录内容不完整。

（5）低温液氧储罐、低温液氧泵、汇流排定期维护保养记录不完整。

（6）液氧储罐未按规定的期限进行维护和保养。

（7）未按操作规程对空气过滤器每月进行清洗。

(8)氧含量测定的玻璃转子流量计无保养维护记录。

缺陷分析:医用氧生产和检验各项设备应定期进行保养维护并记录。

【案例4】

缺陷描述:(医用氧附录第十七条)

(1)个别氧气瓶外表面未注明医用氧标识,液氧储罐和气瓶没有安全效期标识。

(2)企业采购的液氧由供应商送货,未建立液氧专用运输槽车管理档案。

(3)现场气瓶的厂家编号有H+4位数字、XJ+4位数字、4位数字三种格式,与文件规定不一致;部分气瓶为蓝底黑字。

(4)低温液氧储罐罐体阀门无标识。

(5)空瓶合格区存放的编号3830气瓶和充装区正在充装的编号3825气瓶瓶身只标识"氧",其他气瓶标识"医用氧"。

(6)医用氧与工业氧的气瓶以气瓶编号方式区分,易造成混充。

(7)无医用氧槽车和工业氧槽车的区分措施和规定。

缺陷分析:首先,医用氧气瓶应有明确标识,易与其他容器区分;其次,低温液氧储罐罐体阀门出厂时都会有标识,如上阀、下阀、增压阀、排空阀、测慢阀、真空阀等。

【案例5】

缺陷描述:(医用氧附录第十八条)

随机抽取医用氧(批号20190111)充装现场8个气瓶,扫描质监二维码显示充装介质有2个为医用氧气,6个为工业氧气,其中工业氧气瓶中有3个为××气体有限公司的气瓶,且有1个超期未检,具体如下:

(1)气瓶条码0447002107(厂家编号:4318)、气瓶条码:0447001369(厂家编号:4380),充装介质:医用氧气。

(2)气瓶条码:0447000512(厂家编号:XJ1044)、气瓶条码:0447001990(厂家编号:XJ3113)、气瓶条码:0447001058(厂家编号:XJ3538),充装介质:工业氧气。

(3)气瓶条码:0403000003(厂家编号:H1032/XJ4043)、气瓶条码:0403000524(厂家编号:H1154/XJ3995)、气瓶条码:0403000104(厂家编号:3856),充装介质:工业氧气,建档单位:××气体有限公司,且气瓶条码:0403000104(厂家编号:3856)显示超期未检。

缺陷分析:医用氧充装设备应与其他充装设备区分,尤其不允许用工业氧代替医用氧。

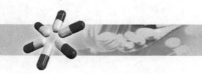

五、文件管理

【关注重点】

（1）医用氧（液氧、在线监测、气态）的质量标准、检验操作规程、工艺规程、质量手册、文件管理等相关文件。

（2）厂房与设施、设备、物料与产品、生产管理等相关文件。

【案例1】

缺陷描述：（医用氧附录第十九条）

（1）批生产记录设计不合理，如气瓶清洗记录中无瓶号栏目；未设置检漏操作项目；气瓶充装记录未分规格记录。

（2）批生产指令未按实际需要规格下发指令，如生产指令规格为40L/瓶，实际充装规格有40L/瓶、15L/瓶、10L/瓶。

（3）医用氧批生产记录中未记录液氧气化过程；气瓶置换未分别记录三次置换过程；未记录充装使用的设备名称、编号。

（4）批生产记录未包含气瓶置换的起止时间、气瓶置换次数、置换时低温液氧泵转速、充装后气瓶检漏、贴标、附说明书等过程。

（5）批生产记录中未体现低温液氧泵从低转速调至高转速过程中的相关检查；汽化器和汇流排设备编号与现场设备上的编号不一致。

（6）批生产记录中未记录液态氧的批号，未体现产品有效期信息。

（7）动态批（批号20150709）生产记录未及时记录汽化器结霜情况及停泵时间。

（8）医用氧（批号20151003）批生产记录中未记录空瓶消毒所用消毒剂0.5%过氧乙酸溶液的配制批号和管道吹扫的时间。

缺陷分析：气瓶充装批生产记录内容应完整并体现充装过程的主要参数。

【案例2】

缺陷描述：（医用氧附录第二十一条）

（1）报废处理的医用氧气瓶未建立报废处理记录。

(2)合格实瓶区存放的编号为 209535、陕 C03377 的气瓶无质量档案。

(3)未按照《气瓶质量管理制度》建立医用氧气瓶档案。

缺陷分析:医用氧气瓶应建立档案,报废气瓶应建立气瓶报废处理记录。

【案例 3】

缺陷描述:(规范第一百五十条)

(1)钢瓶处理和清理操作规程(WY/SOP-WS005-01)未规定钢瓶清洗的具体方法,如遗留标签的擦除、清洗等。

(2)《医用氧检验标准操作规程》(文件编码:SOP-ZK-201-03)中未对 A 吸收瓶-铜丝节、氨-氯化铵溶液使用及更换的方法进行规定。

(3)气瓶处理岗位标准操作规程(编号:SOP-SC-003-01)缺少对空瓶内壁光洁度的检查内容,仅有"用手摇晃气瓶,凭手感判断有无积水或重物撞击内壁"。

(4)《医用氧气生产工艺规程》和《产品年度质量回顾分析报告》对充装压力规定不一致。

(5)《空瓶清洗、消毒标准操作程序》规定使用饮用水对气瓶进行外壁冲洗或擦洗,实际没有清洗环节。

(6)《充装岗位标准操作规程》(文件编码:SOP-SC-004-01)中未规定检漏的具体操作步骤。

缺陷分析:医用氧生产企业的文件应与实际生产操作过程及管理相一致并符合有关要求。

【案例 4】

缺陷描述:医用氧工艺规程内容不全,例如:(规范第一百七十条)

(1)医用氧工艺规程中未明确汽化时的压力参数,缺少高压低温液体泵电机转速参数。

(2)医用氧(气态)产品生产工艺规程未规定不同温度下充装压力的数值。

(3)医用氧生产工艺标准操作规程未规定置换的时间和压力。

缺陷分析:企业应制定医用氧工艺规程,内容应涵盖生产的主要过程和关键参数。

【案例 5】

缺陷描述:操作人员未在每项操作时及时记录,例如:(规范第一百七十四条)

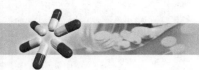

（1）灌装的20201203批医用氧未及时记录充装起始时间。

（2）医用氧气体充装过程中，清洁消毒、置换工序操作已完成，操作人员未及时填写生产记录。

缺陷分析：医用氧生产操作人员未及时进行记录填写。

【案例6】

缺陷描述：批生产记录内容未包括产品批号、数量、操作人签名、清洗操作、工艺参数、物料平衡等内容，例如：（规范第一百七十五条）

（1）医用氧（气态）（批号20201231）批生产记录未记录液氧的批号及数量。

（2）批生产记录（20190703）充装工序无操作人员签字，未区分两列汇流排的具体编号。

（3）氧（190501批）批生产记录中未体现氧置换及空瓶的清洗过程；未在批生产记录中计算物料平衡。

（4）医用氧（批号202102633）批生产记录中，缺少高压低温液体泵的运行参数（开机时间、电机转速等）等内容。

缺陷分析：批生产记录内容不全。

六、生产管理

【关注重点】

（一）医用氧分装的生产工序

主要包括：

1.医用氧充装专用低温液氧泵加压

细则：医用液态氧可通过医用氧专用泵（一般为柱塞式液氧泵）加压至13.5~14.5MPa（按市场监管局特设部门要求执行，充装时间>30min，充装速度>8m³/h，低温液氧泵制定的定期维护保养计划），然后通过医用氧专用汽化器气化成气体，并通过医用氧专用充装车间充装于医用氧钢瓶。

2.医用氧专用汽化器汽化（可监测汽化器压力、温度）

汽化器的气化量不低于200m³/h，连接汽化器的管道应可监测管道温度及压力，防止超温、超压带来的安全事故,保持汽化器干净整洁,定期清除表面冰层,以免影响气化质量。

3.气瓶清洗消毒、置换

氧气瓶瓶阀、瓶口、瓶身必须干净(用脱脂棉沾酒精对瓶口、充装接头杀菌,用 84 消毒液对气瓶瓶身消毒处理)、无杂物,确保卫生符合要求。

置换:充氧前应检查氧阀及氧瓶是否有故障,瓶内氧气余压不得低于 0.3MPa,将清洁消毒处理合格的医用氧气瓶移至充装台,逐一接上充装头,打开分气阀门,气体将在压力作用下,充入每一个钢瓶,当瓶内压力达到 2MPa 时,打开放空阀,将瓶内医用氧气体全部放空,如此置换两次,将瓶内可能存在的空气全部置换掉(根据各站验证结果来确定置换次数)。医用氧气瓶内气体置换完成后,即进入正式医用氧充装状态。

4.充装

(1)充装前:医用氧专用空瓶检查,如医用氧气瓶外表面的颜色、标记应有医用氧明显标识;医用氧气瓶其他安全要求按市场监管局特设部门要求执行。

(2)充装:充氧前应检查氧阀及氧瓶是否有故障,瓶内氧气余压不得低于 0.5MPa,无余压的气瓶要进行置换处理。氧瓶必须为符合充装要求的合格自有瓶或托管瓶。开启医用液氧泵,当气体流经管路时,开启放空阀,将管路内氧气放空 2 分钟后,填写请验单,通知化验室检验管路内氧含量,如氧含量达到 99.6%,可进入医用氧气充装状态;如医用氧氧含量不合格,继续放空 5 分钟,直到医用氧含量达到 99.6%或以上时,进入正式充装生产状态。管道医用氧气体化验(含氧量)在取样口检测合格后,方可进行充装。加压至 13.5~14.5MPa,并气化为氧气送至充填台。充填台共有 2 排充气阀位,一排气瓶充装至压力后,手动转换充另一排医用气瓶,也可单独使用。注:充装管道必须有专用取样口和放空口(不合格气体),气瓶的充装流量不得大于 8m³/h(标准状态下)。(充装中的安全要求按市场监管局相关要求执行)

(3)充装后:对充装完毕钢瓶一定时间(不小于 6 小时)后,将医用氧气实瓶移入检漏区内,用肥皂水对医用氧气瓶的瓶阀处逐支涂刷,检漏、打压[压力 ≥(12.5±0.5)MPa],发现有漏气的气瓶将其移入不合格医用氧气瓶区作放空处理;检漏合格的医用氧气瓶置实瓶库待验区,请检验室化验,化验合格后,解除待验状态,进入医用氧气实瓶库合格区,同时,每瓶医用氧应附有质量部签发的合格证,合格证上应注明:品名、医用氧气生产企业名称、生产批号、生产日期、有效期、氧气数量、压力、执行标准。抽验合格后,张贴合格证和安全警示标签,放入产品合格区,并按定置位置摆放整齐,做好记录。做好下次充瓶准备工作。

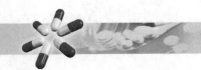
5.安全使用及维护

工作场地及操作人员的工作服和工具均应保持清洁无油脂,因高压氧气遇到油脂会引起火灾或爆炸,所以充装钢瓶严禁沾染油脂。

氧气瓶必须事先检查合格,充氧时气瓶温度不得高于60℃。如发现充瓶时气温上升快等不正常现象,应立即关闭该瓶进气阀,停止充装,分析问题查找原因并予消除。

6.成品放行

(二)医用氧相关验证的主要内容

主要包括:

(1)检验方法验证:准确度验证与精密度验证。

(2)气瓶处理验证:气瓶检验、内壁除锈清洁、气瓶烘干、外部清洗。

(3)设备验证:安装确认、运行确认、性能确认;空分设备、充装设备、液氧贮存设备验证。

(4)工艺验证:空气压缩(空压机空气过滤器压差、压缩机出口压力)、预冷(空气出空冷塔温度和压力)、纯化(再生气流量和温度)、分馏(空气进下塔流量和温度)、液氧贮存(全检)、待充装气瓶安全检查、待充装气瓶清洗置换、充装。

充装车间布局

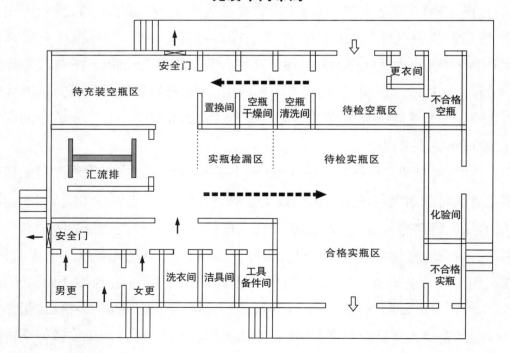

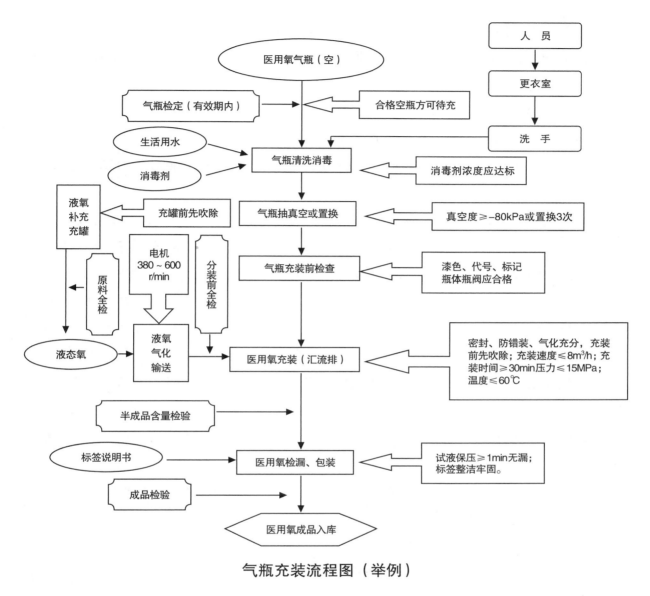

气瓶充装流程图（举例）

【案例1】

缺陷描述：（医用氧附录第二十二条及规范相关条款）

1）工艺再验证报告未体现液氧泵转速、预开机时间等参数。

2）液氧泵预冷时间的验证数据未纳入验证报告中。

3）《工艺验证方案·医用氧(气态)充装》医用氧充装工序验证中充装时间和液氧预冷时间未纳入验证报告。

4）未对气瓶余气置换进行验证或验证不完善,例如：（规范第一百三十八条）

（1）医用氧(气态)工艺规程中规定在充装前用3MPa的氧气进行气瓶中余气的置换1次,工艺验证中未对其置换的效果进行验证。

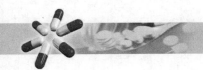
（2）工艺验证报告缺少对充装管道置换5分钟后管道内残存气体氧气含量测量记录；气瓶的处理和清洗验证对工艺要求的置换压力3MPa条件下气体置换操作只进行了一次确认，数据的代表性不充分。

（3）《工艺验证报告·医用氧（气态）充装》中，对管道置换时间为5分钟的验证数据不全面，缺少管道体积和气态氧在管道内流量等数据。

（4）医用氧工艺验证报告（编号YZ-GY-001-20141）对气瓶置换时间验证不完善，无法确认置换后气瓶是否合格。

5）《充装气瓶处理、清洗验证方案和报告》验证的清洗方法为水洗，但公司没有制定水洗操作的SOP，实际采用气体置换的方式对气瓶进行清洁。（规范第一百三十八条）

6）医用氧低压液氧泵验证的报告无操作关键要素的确认数据。（规范第一百三十八条）

7）CFL-20/0.785型低温液体储罐设备再确认报告中无储槽真空度监测数据。（规范第一百三十九条）

8）验证方法有误，不能达到验证目的（规范第一百四十条），如：

（1）气瓶清洁验证中包含有3次置换效果验证，验证中置换次数为2~5次，超过3次的置换次数不能证明3次置换也能达到要求。

（2）QNG-1型气瓶内部干燥机性能确认方案中热分布实验方法有误（所用方法为干燥箱热分布实验方法）。

9）液氧中乙炔检验验证方案（编号：yz-jy-002-20131）乙炔检验方法未对准确度作出规定。（规范第一百四十七条）

10）验证报告归档内容不全（规范第一百四十八条），如：

（1）充装设备及工艺验证数据归档不完整。

（2）充装设备安装和管路的清洗确认记录未纳入验证报告。

（3）《充装设备验证报告》未将验证批90瓶产品的实际充装压力和氧含量测定原始数据归档。

（4）《空分装置与空分生产操作规程验证》未将乙炔检测的图谱归档保存。

缺陷分析：医用氧生产工艺验证时，应结合生产关键环节，围绕低温液氧泵、汽化器、气瓶清洗及气体充装等生产步骤开展。

【案例2】

缺陷描述：（医用氧附录第二十三条）

（1）《生产批号管理制度》中无液态氧批次制定原则。

（2）槽车进液口、连接软管端口直接暴露，未采取防污染措施。

（3）未按操作规程对空气过滤器每月进行清洗。

（4）批号 Y20150301 的医用氧（液态）批生产记录中在线监测出分馏塔氧气含量的记录不全。

（5）液氧充装和转移操作未制定防止污染的措施。

（6）6#、7# 制氧机组液态氧低温储罐软管装接头为开放式，未密封保管。

（7）液氧低温绝热储罐（编号：SB-001、SB-006）液氧入口无防止污染措施。

缺陷分析：液氧的生产过程中应有连续质量监控措施，连续生产时应制定批次划分原则。

【案例3】

缺陷描述：（医用氧附录第二十四条）

（1）未制定气瓶的管理制度。

（2）空瓶合格区的 XJ3167、XJ4467、XJ3695 钢瓶无余压。

（3）充装完成的气瓶未进行充装确认（压力检查），未进行气瓶检漏试验，未对瓶嘴进行密封并加戴瓶帽和防震圈。

（4）现场生产的医用氧（批号 20190111），批生产指令为 260 瓶，气瓶清洗消毒记录仅有 250 瓶，未见编号 H1044 的气瓶的清洗消毒记录；充装操作时未及时填写记录。

（5）未建立气瓶充装前详细检查的记录。气瓶产品标签未及时修订执行的质量标准，且标签上无批号、效期等内容。

（6）2018038 批充装记录中显示有 20 个非自有气瓶；合格实瓶区有个别气瓶上残留有上批产品的标签。

（7）气瓶充装置换时，未记录置换压力、次数。

（8）批生产记录中，未记录液态氧的批号，未记录气瓶的置换操作情况，未体现产品有效期信息。

（9）医用氧标签内容不完整，无压力、执行标准内容；未设计气瓶充装前后检查记录。

（10）车间操作人员不能严格按照操作规程进行操作，如充装过程中未按要求采取气瓶防倒措施。

（11）企业未规定回收气瓶确认为自有气瓶的程序，确认记录中未记录钢印编号，只记录企业内部编号。

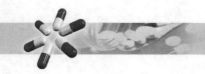

（12）《气瓶处理和清洗验证》中无新购气瓶的内壁清洗、处理内容。

缺陷分析： 对气瓶使用前的处理和清洗等影响产品质量的主要因素应进行验证，并制定相应的操作规程。

通常应把握以下要点：

1）企业对回收的气瓶应确认气瓶上的产品标签为本公司的医用氧标签。

2）气瓶充装前检查，至少应包括以下步骤：

（1）气瓶外表面的颜色标记与医用氧的规定标记相符。

（2）检查余压（有余压）确认气瓶没有全空。

（3）如果气瓶显示没有余压，应将之分拣出来进行检测以确认气瓶没有被水、空气或其他物质污染。

（4）被污染的气瓶应采用经验证的方法进行清洁。

（5）确认气瓶上所有批标签和其他标签已移除。

（6）对每个阀门和气瓶进行外观目检，目测凹痕、弧形烧伤、碎片、其他损害及油污。

（7）检查每个气瓶或低温容器阀门接头，确保类型适合于医用氧气的充装。

（8）检查气瓶"检验日期"，以确认气瓶已按相关规定进行检验，并在有效期内。

（9）确认气瓶的安全附件齐全并符合安全要求。

3）检查医用氧（气态）生产企业购用的液态氧数量是否与分装的气态氧数量相互对应。通常 1m³（1.14 吨）液态氧约充装 110~120 瓶 40L 气态医用氧。

七、质量控制

【关注重点】

医用氧的质量标准适用于液态氧和气态氧，检验项目涉及理化检验项目（定性）及含量测定，其中铜氨法测定氧含量是比较经典传统的方法，简便易行，便于操作。

（1）2020 版《中国药典》氧的质量标准为 O_2 32.00。

本品含 O_2 不得少于 99.5%（mL/mL）。

【性状】本品为无色气体；无臭，无味；有强助燃力。本品 1 容在常压 20℃时，能在乙醇 7 容或水 32 容中溶解。

【鉴别】本品能使炽红的木条突然发火燃烧。

【检查】

酸碱度 取甲基红指示液与溴麝香草酚蓝指示液各 0.3mL，加水 400mL，煮沸 5 分钟，放冷，分取各 100mL，置甲、乙、丙 3 支比色管中，乙管中加盐酸滴定液（0.01mol/L）0.20mL，丙管中加盐酸滴定液（0.01mol/L）0.40mL；再在乙管中通本品 2000mL（速度为每小时 4000mL），乙管显出的颜色不得较丙管的红色或甲管的绿色更深。

一氧化碳 取甲、乙 2 支比色管，分别加微温的氨制硝酸银试液 25mL，甲管中通本品 1000mL 速度为每小时 4000mL）后，与乙管比较，应同样澄清无色。

二氧化碳 取甲、乙 2 支比色管，分别加 5% 氢氧化钡溶液 100mL，乙管中加 0.04% 碳酸氢钠溶液 1.0mL，甲管中通本品 1000mL（速度为每小时 4000mL）后，所显浑浊与乙管比较，不得更浓（0.01%）。

其他气态氧化物质 取新制的碘化钾淀粉溶液（取碘化钾 0.5g，加淀粉指示液 100mL 溶解，即得）100mL，置比色管中，加醋酸 1 滴，通本品 2000mL（速度为每小时 4000mL）后，溶液应无色。

【含量测定】

如图：A、C 为总容量约 300mL 的吸收器，B 为适宜的塞子，D、E 及 I 为细玻璃导管，F 为刻度精密至 0.1mL、容量为 100mL 的量气管主体，G 为三通活塞，H 为气体进出口，J 为平衡瓶。临用前用橡胶管将吸收器与量气管连接，后者再与平衡瓶连接。

测定法 先将铜丝节（取直径约 0.8mm 的紫铜丝缠成直径约 4mm 的铜丝卷并剪成长约 10mm 的小节）装满于吸收器 A 中，用塞 B 塞紧，再将氨-氯化铵溶液（取氯化铵 150g，加水 200mL，随搅随小心加浓氨溶液 200mL，混匀）导入，使充满 A 并部分留于 C 中，再将饱和氯化钠溶液注入平衡瓶 J 中，提高平衡瓶，使饱和氯化钠溶液充

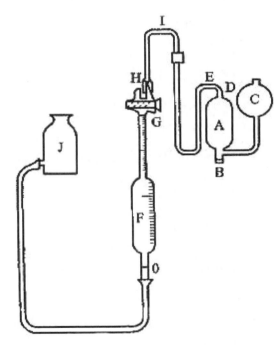

仪器装置

满 F，多余溶液由 H 流出，转动 G 接通量气管与吸收器，下降平衡瓶使吸收器中的溶液全部充满导管 D、E、I 和活塞 G 的入口，立即关闭活塞，如有气体和部分氨-氯化铵溶液进入量气管时，可提高平衡瓶转动活塞，使由 H 排出。

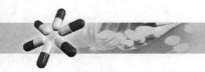

将供试品钢瓶接上减压阀(专供氧气用),后者出口接上橡胶管,小心微开钢瓶气阀,再开减压阀使氧气喷放1分钟后,调整至较弱的气流。

将橡胶管另一端连接在气体进出口H上,俟量气管装满本品后,关闭G并立即拆去气体进出口H上的橡胶管,静置数分钟,转动G接通气体进出口H,将平衡瓶徐徐升降(为防止吸入外界空气,应注意使平衡瓶内的液面略高于量气管内的液面),使量气管内的液面恰达刻度100mL处。转动G接通量气管与吸收器,举起平衡瓶使供试品进入吸收器A中,当饱和氯化钠溶液流经导管I并充满导管D时,关闭G并将吸收器A小心充分振摇5~10分钟,俟气体被吸收近完毕时(所剩者为氮或其他不被吸收的气体),转动G接通量气管与吸收器,降低平衡瓶,将剩余气体由吸收器转入量气管中,当氨-氯化铵溶液充满吸收器A并经导管D、E与I通过活塞G时,关闭活塞。

约5分钟后,调节平衡瓶的液面使量气管内的气体压力与大气压力一致,读出量气管内的液面刻度,算出供试品的含量。

为了检查氧是否完全被吸收,应重复上述操作,自"转动G接通量气管与吸收器,举起平衡瓶"起,依法操作,至剩余的气体体积恒定为止(二次差不大于0.05mL)。

检查或测定前,应先将供试品钢瓶在试验室温度下放置6小时以上。

【类别】用于缺氧的预防和治疗。

【贮藏】置耐压钢瓶内,在36℃以下保存。

(2)涉及医用氧检验的环节有液氧分馏塔取样口、液氧储罐取样口、气态氧充装前、气态氧充装完毕静置后。

【案例1】

缺陷描述:(医用氧附录第二十五条)

企业于2019年3月2日、2019年4月9日分别从西安xx气体有限责任公司购入批号为20180818的液氧15.14吨、15.45吨(出厂检测报告显示这两批液态氧生产、检验日期分别为2019年3月2日和4月9日),西安xx气体有限责任公司GMP证书有效期至2019年2月11日,新证书于2019年5月4日取得;企业使用上述两批液氧进行了气态氧的生产,现场检查时购入的液态氧已经使用完毕。

缺陷分析:医用氧分装企业从液态氧生产企业购进医用氧时,应审核该企业资质证明文件是否齐全并在有效期内。

【案例2】

缺陷描述:(医用氧附录第二十六条)

(1)查询陕西省质量技术监督局气瓶安全监管系统发现查询条码为80091469的气瓶的检定效期为2018年8月1日,而2018年3月6日的充装记录产品效期为2019年3月5日,超过了该气瓶的检定效期。

(2)企业未制定有效期确认的SOP,同时批生产记录中未记录每个气瓶的检验日期,不能确保产品的有效期不超过气瓶的检验日期,如编号为500号氧气瓶有效期为2019年5月,已充装医用氧(20151222批)有效期为20191221。

缺陷分析:氧气瓶出厂时每一个气瓶均有唯一的号码,而且市场监管局会发放气瓶使用登记证(无缝气瓶),有效期三年,根据这些信息,可查询气瓶是否在有效期内,还可以通过网络查询气瓶使用情况等信息(各省情况不同)。

【案例3】

缺陷描述:(医用氧附录第二十七条)

(1)2018年购进的气瓶有出厂合格证,但现场没有提供出具有资格的单位出具的检验证书。

(2)2019年购进的气瓶现场未提供出厂合格证和检验证书。

缺陷分析:新购进的气瓶均应有出厂合格证和检验证书。

【案例4】

缺陷描述:(医用氧附录第二十八条)

(1)医用氧成品供试品检验前未在实验温度下放置6小时。

(2)在线氧分析仪(编号AIT1681)未建立维护记录。

(3)医用氧检验原始记录中检验依据只列明中国药典,缺少企业质量标准和检验操作规程。

(4)批号191213的医用氧检验原始记录未记录通气的起止时间。

(5)批号20151013的医用氧检验原始记录中未记录氧含量检验中液面刻度数值。

缺陷分析:

(1)2020版《中国药典》规定,氧检查或测定前,应先将供试品钢瓶在试验室温度下放置6小时以上。

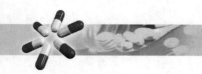
（2）医用氧检验原始记录应记录实验操作的关键内容。

八、贮存、放行与销售

【关注重点】

医用氧的贮存、放行企业应有相应的程序文件规定，医用氧的运输车辆应有危化品车辆道路运输证（含人员），运输医用氧的车辆不应运输工业氧。

缺陷描述：（医用氧附录第三十五条）

《医用氧瓶装卸、运输管理规定》中，未明确装车发运时应固定气瓶的操作要求。

常用医用氧知识：$1m^3$ 液氧等于 $800m^3$ 氧气，可充装约 166 瓶氧气；40L 医用氧在 120kg 压力下约等于 $4.8m^3$ 医用氧；$1m^3$ 液氧的重量约等于 1.14 吨。

缺陷分析：企业应制定医用氧运输的管理文件，明确相关要求。

常用医用氧知识：

（1）$1m^3$ 液氧等于 $800m^3$ 氧气，可充装约 166 瓶氧气。

（2）40L 医用氧在 120kg 压力下约等于 $4.8m^3$ 医用氧。

（3）$1m^3$ 液氧的重量约等于 1.14 吨。

第七章 中药饮片检查要点及案例分析

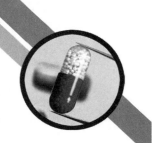

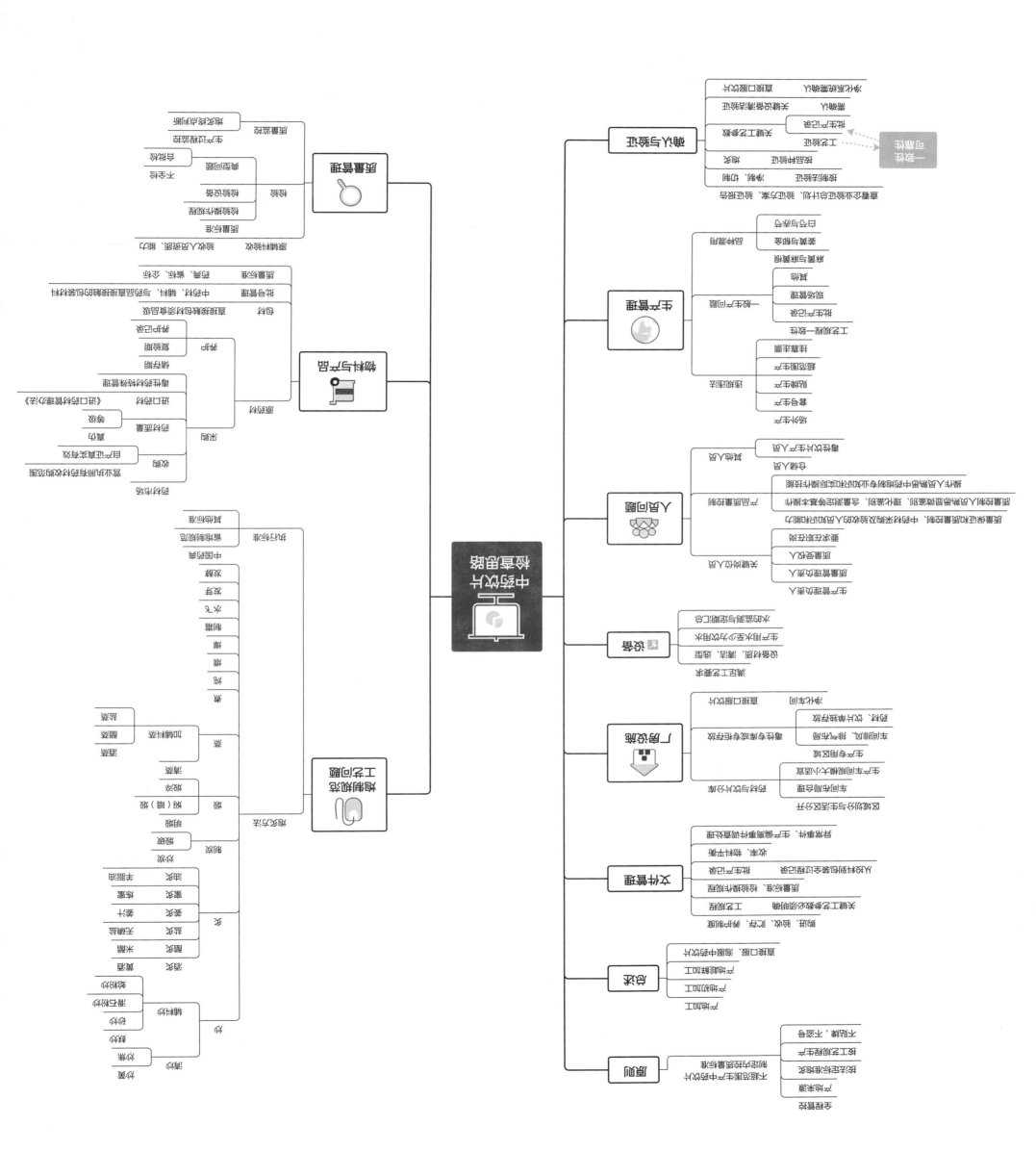

一、总　述

中药饮片是中医药的精华,是中医临床最基本的用药,是保证中医临床疗效的关键,也是中成药的生产原料。中药饮片的特点是品种繁多、生产工艺传统、质量依赖于中药材本身的质量及炮制操作人员的技能等。中药饮片的质量决定了中医临床疗效,关系着中医药事业的发扬、发展。中药饮片生产企业一要重视中药材质量,从源头开始控制中药饮片质量;二要重视中药饮片炮制操作,在生产过程中控制好中药饮片质量,既要遵守传统炮制工艺,又要利用好新设备、新技术,提高中药饮片质量;三要重视中药材、中药饮片的储存和运输,确保存储和运输过程不影响中药材、中药饮片的质量。

本章仅就中药饮片生产质量管理的特殊要求进行了阐述,中药饮片生产质量管理的基本要求请参见本书第一章及第四章。

【基本概念】

(一)中药材与中药饮片

1.中药饮片

中药饮片指中药材经过净制、切制等炮制后可直接用于中医临床配方或制剂生产投料使用的处方药品。

2.中药材

中药材系指药用植物、动物和矿物的药用部分采收、捕获或开采后,经产地加工形成的原料药材。可描述为"经过产地加工取得药用部位的生药材"。

3.二者区别

(1)中药材可作为中药饮片的原料,但不能直接用于汤剂配方,也不能直接投料生产中成药。

(2)药材必须净制后方可进行切制或炮炙等处理,净药材不全是中药饮片,但中药饮片都是净药材。

(二)产地加工等

1.产地加工

产地加工指在中药材产地对地产中药材进行采集、除去非药用部位、洁净、干燥等处理,以获得中药材的加工过程。少数药材包括趁鲜切片、切段。

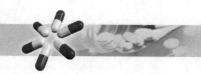

2.产地初加工

产地初加工指在中药材产地对地产中药材进一步进行清洁、除去非药用部位、整理、分级、干燥、包装等初级加工处理,是防止霉变虫蛀、便于储存运输、保障中药材质量的重要手段。产地初加工不包括切片。

3.产地趁鲜加工

产地趁鲜加工指在中药材产地用鲜活中药材进行切制等加工中药饮片。不包括药材的产地初加工。目前只有少数中药材允许趁鲜加工中药饮片,如山药片。

(三)直接口服饮片等

1.直接口服、泡服中药饮片

指标准中明确使用过程无须经过煎煮,可直接口服或冲服、泡服的中药饮片。

2.环境要求

直接口服饮片的粉碎、过筛、内包装等生产区域应按照 D 级洁净区的要求设置,企业应根据产品的标准和特性对该区域采取适当的微生物监控措施。

(四)药材与中药饮片变质

变质包括:虫蛀、发霉、走油、泛糖、变色、气味散失、风化、潮解溶化、自燃、黏结、挥发、腐烂等。

二、原　则

【关注重点】

(1)所有中药材应当制订有内控质量标准,内控质量标准不得低于国家或省级药品监督管理部门制订的质量标准。

(2)中药饮片的炮制工艺应当与《中国药典》或省级药品监督管理部门制订的质量标准或中药饮片炮制规范一致。

(3)应当制订中药饮片在炮制、贮存和运输过程中防止污染、变质,以及避免交叉污染、混淆、差错的措施。

(4)采购的中药材产地应当保持相对稳定。

(5)不得超范围生产中药饮片。

(6)不得外购中药饮片的中间产品或成品进行分包装或改换包装标签。但中药饮片生产企业可以购买其他生产企业的初级饮片，进行进一步炒制、炙制等深加工。

【案例】

缺陷描述：烫狗脊（181101）烫制时将狗脊和河砂在料槽内搅拌后一同加入炒药机炒制；醋延胡索（181101）工艺规程规定的炮制方法为醋煮法，实际生产方法是将30kg米醋加入100kg延胡索中搅拌均匀，放入蒸煮锅中的不锈钢桶内，用蒸汽加热约3小时。（中药饮片附录第六条）

缺陷分析：上述两个品种的炮制操作方法与国家药品标准或炮制规范严重不符，错误的生产工艺不可能生产出质量符合要求的产品。该企业随意改变生产工艺，其质量管理体系存在严重缺失，产品质量风险较大。

三、人　员

【关注重点】

（1）企业的生产管理负责人、质量管理负责人、质量受权人资质应当符合《中药饮片》附录的规定。

（2）企业的生产管理负责人、质量管理负责人、质量受权人以及质量保证、质量控制等人员均应为企业的全职在岗人员，不得在其他单位有兼职。

（3）质量保证和质量控制、中药材采购及验收的人员应熟悉中药材和中药饮片的性状鉴别和经验鉴别，具备鉴别中药材和中药饮片真伪优劣的能力。

质量控制人员除熟悉中药材和中药饮片的性状鉴别和经验鉴别外，应该能够较熟练地进行中药材、中药饮片的显微鉴别、理化鉴别、含量测定等基本操作。

（4）从事中药饮片炮制操作人员应具有中药炮制专业知识和实际操作技能，熟悉各炮制工艺的基本要求和注意事项，熟悉各种炮制规格的质量控制要点，能够按照工艺完成炮制工作。

（5）从事毒性中药材生产的人员，应具有毒性中药材专业知识和操作技能，并熟知劳动保护要求。

（6）仓储人员应掌握中药材、中药饮片贮存养护知识与技能。

（7）企业培训内容应包括中药专业知识、岗位技能和药品GMP相关法规知识等。

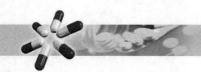

（8）进入生产区的人员应进行更衣、洗手。

（9）口服饮片生产洁净区人员的工作服的选材、式样及穿戴方式应符合D级区的要求。

（10）毒性饮片生产人员工作服、毒性饮片车间参观服应专用，并单独洗涤、整理。

【案例 1】

缺陷描述：中药材标本鉴定人为食品专业，不具备中药材鉴定能力。（中药饮片附录第十一条）

缺陷分析：中药饮片生产企业收集的中药材、中药饮片标本是中药材、中药饮片入库验收和质量检验时的标准参照物，是另一种形式的标准物质，应当经过专业人员鉴定，鉴定不准确会误导入库验收和质量检验。

【案例 2】

缺陷描述：中药材采购员不熟悉该企业常用中药材性状特征，中药材采购员岗位技能培训无记录。（中药饮片附录第十三条）

缺陷分析：中药材采购人员是中药饮片质量保证的第一关口，不仅要掌握药材的商品属性，也要掌握常见药材的性状鉴别特征，企业应该重视中药材采购人员业务能力的培训。采购人员良好的药材鉴别能力，不仅可以帮助其采购到物美价廉的药材，也可以减少所购药材的质量问题，降低企业检验成本。中药材采购员不熟悉常见中药材性状鉴别特征，无法保证所购药材的质量，大大增加了企业检验成本和质量风险。

【案例 3】

缺陷描述：毒性饮片车间与普通饮片车间共用参观服。（中药饮片附录第十六条）

缺陷分析：毒性中药饮片如马钱子、川乌、草乌等毒性大，易对人体造成伤害。因此，在储存生产过程在均必须使用专用仓库、生产车间和设备、工器具、工服等。

四、厂房与设施

【关注重点】

（1）中药饮片的生产区（包括中药材、中药饮片等存储区）应与生活区严格分开，不得设置在同一建筑物内。

（2）车间布局应合理，功能间设置符合饮片生产工艺流程的要求，根据不同的饮片生产工艺，设置与其生产规模相适应的净制、切制、炒制、炙制、煅制、发芽、发酵等操作间及辅助间；车间内生产操作不得互相妨碍。

（3）生产车间及操作间、仓库的面积应与企业生产规模相适应。

（4）直接口服饮片的生产车间的粉碎、过筛、内包装等生产区域应独立设置，符合 D 级洁净区的要求。应根据产品的标准和特性对该区域进行微生物监控。

（5）毒性中药饮片车间应独立设置，使用专用设施和设备，并与其他饮片生产区严格分开。不得与其他饮片车间共用人、物流设施。

（6）毒性中药饮片车间生产的废弃物应经过处理并符合要求。

（7）厂房地面、墙壁、天棚等内表面应平整，易于清洁，不易产生脱落物，不易滋生霉菌。

（8）厂房应有防止昆虫或其他动物等进入的设施，如纱窗、驱鼠器等，灭鼠药、杀虫剂、烟熏剂等不得对设备、物料、产品造成污染。

（9）中药材净选不得在地面进行，应设置拣选工作台，工作台表面应平整，不易产生脱落物。

（10）炮制过程中产热产汽的操作间，应设置通风、除烟、排湿、降温等设施，确保能及时排出废气、热风。

（11）拣选、筛选、切制、粉碎等易产尘的操作间，应当安装捕尘、排风等设施设备，以控制粉尘扩散。

（12）中药材与中药饮片应当分库存放。

（13）有特殊要求的中药材和中药饮片，如毒性中药材和中药饮片、罂粟壳等，应当设置专库或专柜存放，并有相应的防盗及监控设施。

（14）易串味中药材应进行适当包装，专库或专柜存放。

（15）储存鲜活中药材应当有适当的设施（如冷藏设施）。

（16）仓库应当配备适当的设施对温、湿度进行有效调节及监控（如空调、排气扇、除湿机、保温墙、窗帘、温湿度计、温湿度自动监控系统等），保证中药材和中药饮片按照规定条件贮存，并配备适当的养护设施，如喷水壶、木炭、生石膏、拖布等。

【案例1】

缺陷描述：生产车间在走廊进行物料外包装清洁工作，易对生产车间环境造成污染。（中药饮片附录第十八条）

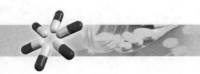

缺陷分析:中药材外包装灰尘较多,清洁时容易产生大量粉尘,清洁外包装应在有除尘设施的功能间进行;生产走廊没有除尘设施,在走廊进行外包装清洁工作,易对相邻生产操作间造成污染。

【案例 2】

缺陷描述:《生产废水管理规程》中未明确生产毒性饮片时废水收集过程。(中药饮片附录第二十条)

缺陷分析:药品生产企业应对生产废水进行有效处理后,才能向外排放,生产毒性饮片的废水尤其要进行严格管理和处理,以免造成交叉污染或对环境造成污染。

【案例 3】

缺陷描述:普通饮片生产车间的窗户无防虫设施,窗台缝隙中灰尘较多。(中药饮片附录第二十一条)

缺陷分析:普通中药饮片生产虽然在一般生产区内进行,但应当有控制设施能防止外界灰尘、昆虫、鸟类或啮齿类动物等进入,否则就会对生产环境和饮片造成污染。

【案例 4】

缺陷描述:普通饮片车间蒸煮间除湿效果不佳,蒸制酒女贞子时水蒸气大;炙制间除湿效果不佳,蜜款冬花时水蒸气大;辅料处理间(炼蜜间)敞口夹层锅未安装蒸汽冷凝水排水管道,房间除湿效果不佳。(中药饮片附录第二十三条)

缺陷分析:蒸煮间、炙制间、炼蜜间、清洗间、润药间等都是产湿较多的功能间,特别是蒸煮间、炙制间、炼蜜间产生水蒸气较多,若没有良好的除湿设施,水蒸气在房间内冷凝,造成屋顶和墙壁发霉,进而污染中药饮片。

【案例 5】

缺陷描述:挑拣间的人工挑拣台无除尘设施,操作间灰尘较大;炒药间排烟、除尘设施不完善,除烟效果不佳,生产麸炒苍术、炒栀子等品种时烟尘大;煅制间排烟设施不完善,排气除烟效果不佳;粉碎间除尘效果不佳,操作间灰尘较大;超微粉碎操作过程未开启排风除尘设施,操作间灰尘较大;细粉包装机无防止粉尘扩散的设施。(中药饮片附录第二十三条)

缺陷分析:挑拣间、炒制间、煅制间、粉碎间、包装间等是产尘、产烟较为严重的功能间,应安装良好的除尘、排烟设施,出风口应进行适当的处理,防止污染环境和交叉污染。

【案例6】

缺陷描述:企业中药材仓库与集团其他制剂企业共用,面积偏小,与其生产规模不相适应。(中药饮片附录第二十四条)

缺陷分析:为了便于管理,减少差错,各企业应该有独立管理的生产区域和储存区域,面积应该与其生产品种和生产规模相适应。

【案例7】

缺陷描述:企业未设置中药材阴凉库,薄荷、当归等药材在常温库中存放。(中药饮片附录第二十五条)

缺陷分析:中药材中含挥发性成分、糖类、蛋白质成分丰富的药材和易软化变形的胶类药材,均应阴凉储存。中药饮片生产企业,不仅应该设立足够面积的阴凉库,有条件的还可以建立一定面积的冷库,用于中药材、中药饮片养护,也可以进行气调养护。

【案例8】

缺陷描述:辅料库黄酒、蜂蜜等辅料未按规定阴凉贮存;鲜生姜常温储存部分已出现腐烂现象。(中药饮片附录第二十五条)

缺陷分析:黄酒、食醋、蜂蜜等辅料容易发生挥发、酸败、霉变等变质现象,应阴凉贮存;鲜生姜易腐烂,应冷藏。企业应针对不同的库存商品设置不同的储存条件,并对库存商品进行及时、有效的养护,保证库存商品不发生酸败、霉变、腐烂等变质现象。

【案例9】

缺陷描述:企业饮片库面积不足,部分饮片存放在药材库中。(中药饮片附录第二十四条)

缺陷分析:中药材中泥土灰尘较多,容易对饮片产生污染,为了避免污染、交叉污染、差错和混淆,企业应建立足够面积的饮片库,分别储存中药材、中药饮片。

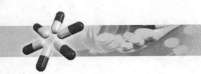

五、设 备

【关注重点】

（1）设备应能满足中药材、中药饮片的特性及炮制工艺的要求。

（2）与中药材、中药饮片直接接触的设备、工具、容器应易清洁消毒，不易产生脱落物，避免有不易清洗的死角；不对中药材、中药饮片质量产生不良影响；木质、塑料制品应慎用。

（3）中药饮片生产用水至少应为饮用水。

（4）企业应定期对生产用水进行监测。

（5）生产用水每年至少一次送相关检测部门进行检测。

【案例1】

缺陷描述：豪华数码发酵箱无温、湿度监测装置，无法记录箱体内温湿度变化情况。（中药饮片附录第二十六条）

缺陷分析：温度和湿度是发酵过程的关键技术参数，直接决定着发酵的成败和效果，不同品种、不同的发酵阶段要求的温度和湿度是有差异的，发酵箱无温、湿度监测装置，就不能及时准确调节温、湿度，无法保证正常发酵。

【案例2】

缺陷描述：企业煅锅无排气孔，煅制过程安全风险较大。（中药饮片附录第二十六条）

缺陷分析：煅制过程温度一般温度很高，植物类药材和含结晶水的矿物类药材煅制过程中会产生大量水蒸气，碳酸盐类、硫酸盐类矿物药煅制过程中会产生大量的 CO_2、SO_2 等气体，如果是煅锅密闭无排气孔，锅内气压越积越大，就有可能发生爆炸。因此，煅锅应该安装安全装置或排气孔。

【案例3】

缺陷描述：企业选用槽型混合机进行酒大黄拌匀、闷润，选型不合理。（中药饮片附录第二十六条）

缺陷分析：槽型混合机搅拌力度过大，搅拌过程使大量药材破碎，致使药材损耗太大，不适合中药饮片加辅料搅拌。

【案例4】

缺陷描述：中药材拣选岗位未配备去梗、柄、壳、毛等生产工具。（中药饮片附录第二十六条）

缺陷分析：中药材净选环节除风选、筛选、色选外，拣选是少不了的净选手段，拣选岗位应该配备拣选用的镊子、毛刷等基本工具。

【案例5】

缺陷描述：企业蒸煮、炒制岗位使用的塑料锨磨损严重，存在污染产品的风险；炒制用接料箱为塑料材质，不适用于接收高温物料。（中药饮片附录第二十七条）

缺陷分析：一般炮制用大型设备均为不锈钢材质，但是辅助设备如锨、筐、浸润用的盖布等也会对产品质量产生影响，特别是蒸煮、炒制等高温岗位使用塑料材质工具，存在污染产品的风险。

【案例6】

缺陷描述：企业未对生产用饮用水进行定期监测。（中药饮片附录第二十八条）

缺陷分析：中药饮片生产用水至少采用饮用水，包括城市统一供应的饮用水和企业自备的井水，虽不要求如纯化水一样进行频繁的质量监测，但周期性地监测是必须的，特别是自备井水更应该进行周期性监测。

【案例7】

缺陷描述：企业配置的电热炒药机最高温度仅能达到250℃，达不到炒制工艺要求。（中药饮片附录第二十六条）

缺陷分析：通常来说，传统的中药炮制工艺中"大火"对应锅壁温度400~600℃、"中火"对应锅壁温度200~400℃，"小火"对应锅壁温度100~200℃，除炒王不留行等少数品种炒制时使用小火外，大部分使用中火或大火，而现在很多企业选用的电热炒药机，锅壁温度很难达到300℃，不符合中药炒制的工艺要求。

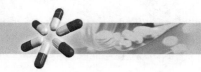

【案例 8】

缺陷描述:企业用于筛分的震荡筛子边框太矮,选型不合理。(中药饮片附录第二十六条)

缺陷分析:用于筛分的震荡筛子边框太矮,震荡筛选过程中会造成大量药材、饮片落地,造成污染或大量损耗。

【案例 9】

缺陷描述:企业真空润药机采用工业用水蒸气润药,选型不合理。(中药饮片附录第二十六条)

缺陷分析:真空润药机采用工业用水蒸气润药,温度过高,会造成挥发性成分挥发损失、热不稳定性成分分解破坏、淀粉粒糊化变性,均会影响饮片质量。比如赤芍在高温水蒸气软化切片后就变为角质的白芍性质,药性发生了变化。

六、物料和产品

【关注重点】

(一)分类管理

中药饮片生产企业的物料分为原料(中药材)、辅料、包装材料、半成品和成品(中药饮片),为了避免污染、交叉污染、差错和混淆,企业应分类管理。

(1)中药材、辅料、与药品直接接触的包装材料应当符合相应的国家质量标准或省级药品监督管理部门批准的质量标准,无国家和省质量标准的物料,企业应当建立不影响中药饮片质量的内控标准。

(2)中药材、辅料、与药品直接接触的包装材料应分别编制批号管理。

(3)企业直接从农户购入中药材时,应收集农户的身份证明材料,评估所购入中药材质量,并建立质量档案。

(4)每件中药材包装上应有标签,注明品名、规格、数量、产地、采收(初加工)时间等信息。

(二)包装及标识

(1)每件毒性中药材等特殊管理的中药材外包装上应有明显的专门标志,如"毒"

字等。

（2）中药饮片的包装材料或容器应能保证其贮存和运输期间质量。

（3）中药饮片的包装必须印有或者贴有标签，注明品名、规格、产地、生产企业、产品批号、生产日期、执行标准，实施批准文号管理的中药饮片还必须注明药品批准文号。

（4）直接接触中药饮片的包装材料应至少符合食品包装材料标准。

（三）物料储存与养护

（1）应按中药材、中药饮片的特性进行养护，贮存期间各种养护操作应当建立养护记录。

（2）中药材、中药饮片养护方法应当安全有效，不得造成污染和交叉污染。

（3）应当制定中药材、中药饮片复验期，并按期复验，遇影响质量的异常情况须及时复验。

（4）中药材和中药饮片的运输应不影响其质量，并采取有效可靠的措施，防止中药材和中药饮片发生变质，如适当的包装、防雨、放晒等。

（5）用于炮炙的辅料如黄酒、醋、蜜、麸皮等也应该按其特性要求储存与养护。

（四）进口药材

进口药材应符合《进口药材管理办法》（2019 年 5 月 16 日国家市场监督管理总局令第 9 号）的规定。

七、确认与验证

【关注重点】

（一）工艺验证

（1）净制、切制按制法进行工艺验证。

（2）炮炙按品种进行工艺验证。

（3）工艺验证要包括关键工艺参数。

（二）设备验证

（1）关键生产设备和仪器应进行确认。

（2）关键生产设备应进行清洁验证。

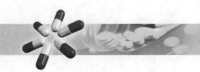

（三）公用系统验证

直接口服饮片生产车间的空气净化系统应进行确认。

（四）验证周期及验证计划

（1）生产一定周期后应对生产工艺、清洁规程进行再验证，对仪器、设备进行再确认。

（2）企业应制订验证总计划、验证方案，验证后形成验证报告。

【案例1】

缺陷描述：企业未对炒白扁豆的炒制温度进行验证，工艺规程未规定炒制温度。（中药饮片附录第三十九条）

缺陷分析：炒制温度是炒制饮片最重要的质量控制手段，工艺规程未规定炒制温度，难以控制炒制品种的质量稳定性和合规性。

【案例2】

缺陷描述：企业盐韭菜籽生产工艺规程中炒制工序温度参数为120~150℃，缺乏验证数据支持。（中药饮片附录第三十九条）

缺陷分析：制定工艺规程中的关键参数应该建立在工艺验证的基础上，依据工艺验证的结果制订生产工艺规程。

【案例3】

缺陷描述：煅赤石脂工艺验证报告中未收集锻制温度参数，未对关键工序收率进行统计分析。（中药饮片附录第三十九条）

缺陷分析：煅制温度和时间是煅制饮片最重要的质量控制手段，工艺验证报告中未收集锻制温度参数，工艺规程无法确定煅制温度；关键工序工艺验证时不仅要统计收率，还应当计算物料平衡参数，并在工艺规程中制定合理的限度。

【案例4】

缺陷描述：直接口服饮片车间洁净区空调系统确认报告中未对自净时间、臭氧消毒周期、初中效初始压差进行确认。（中药饮片附录第四十条）

缺陷分析：自净时间、臭氧消毒周期、初中效初始压差观察和记录是空调系统确认的基本参数，是保证空调净化系统正常运行的基础，验证时对这些参数必须进行确认。

八、文件管理

【关注重点】

1.中药饮片生产企业应当制订中药材和中药饮片质量管理文件,至少应包含以下内容:

(1)物料的购进、验收、贮存、养护制度,并分类制定中药材和中药饮片的养护操作规程。

(2)每一种中药饮片的生产工艺规程,各关键工艺参数必须明确,例如:中药材投料量、辅料用量、浸润时间、片型、炒制温度和时间(火候)、蒸煮压力和时间等要求;每种中药饮片的收率限度范围,关键工序应制定物料平衡限度范围。

(3)每种中药材、中药饮片的质量标准及相应的检验操作规程,中间产品、待包装产品的质量控制指标。

2. 中药饮片的批生产记录应包括从投料开始的生产和包装的全过程的生产管理和质量控制活动,至少包括以下内容:

(1)批生产和包装指令。

(2)中药材以及辅料的名称、批号、投料量及投料记录。

(3)净制、切制、炮炙工艺的设备编号。

(4)生产前的检查和核对的记录。

(5)各工序的生产操作记录,包括各关键工序的技术参数。

(6)清场记录。

(7)关键控制点及工艺执行情况检查审核记录。

(8)产品标签的实样。

(9)不同工序的产量,必要环节物料平衡的计算。

(10)对特殊问题和异常事件的记录,包括偏离生产工艺规程等偏差情况的说明和调查,并经签字批准。

(11)中药材、中间产品、待包装产品中药饮片的检验记录和审核放行记录。

【常见缺陷1】

缺陷描述:企业部分生产工艺规程基本信息不全。如原辅料编码、原辅料投料量、标

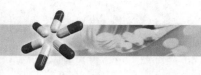

签样式等。(中药饮片附录第四十三条)

缺陷分析:起草生产工艺规程,应按照规范第一百七十条规定,明确原辅料编码、原辅料投料量、标签样式等基本信息。

【常见缺陷2】

缺陷描述:企业部分生产工艺规程内容不明确。例如:黄芩工艺规程中制法未明确为煮制;烫狗脊工艺规程未规定河砂、狗脊的加入顺序和河砂的加入量;煨木香工艺规程未规定煨制时间;酒当归工艺规程中未规定炒制时炒药机的转速;盐车前子工艺规程未规定配制盐水时的加水量等。(中药饮片附录第四十三条)

缺陷分析:工艺规程应明确具体的炮制方法。

【常见缺陷3】

缺陷描述:企业部分生产工艺规程未规定具体技术参数。例如:蒸制时的装盘厚度、摆放层数、蒸汽压力、蒸制时间,真空润药机的装药量、真空度、压力、温度和时间等。(中药饮片附录第四十三条)

缺陷分析:工艺规程应明确具体的炮制过程参数。

【常见缺陷4】

缺陷描述:企业部分操作工艺规程技术参数制定的不合理。例如:炙淫羊藿工艺规程规定每锅炒制量3kg,装量偏多;酒萸肉的批量为300kg或订单量,不固定;干燥温度≤80℃和时间10~20分钟、工艺规程中规定的润制温度(<60℃)和时间(>10分钟)不具体,酒当归炒制时间为2~4小时,时间太长、范围过宽;谷芽生产记录中,每12小时记录一次温湿度,时间间隔过长。(中药饮片附录第四十三条)

缺陷分析:工艺规程应通过验证确定合理的炮制过程参数。

【常见缺陷5】

缺陷描述:企业部分生产工艺规程未能包括炮制的全过程。如炒炭后未规定喷淋清水的操作,烫狗脊未规定烫制后除去残存绒毛的操作。(中药饮片附录第四十三条)

缺陷分析:工艺规程应覆盖从领料到包装结束全部过程。

【常见缺陷 6】

缺陷描述：企业部分生产工艺规程未规定炮制的判断标准。如制白附子煮制的判断标准。（中药饮片附录第四十三条）

缺陷分析：生产工艺规程内容不明确、缺少关键技术参数、技术参数不合理或不具体、未包括炮制的全过程、未规定炮制的判断标准等问题，说明工艺规程可操作性差，操作工无法按照工艺规程完成生产，或者产品质量质量不合格、不稳定，应为主要缺陷。

【常见缺陷 7】

缺陷描述：企业部分生产工艺规程脱离生产实际。如制川乌工艺规程和工艺验证泡胆时间为 12 小时，而实际生产泡胆时间为 4~6 天。（中药饮片附录第四十三条）

缺陷分析：生产工艺规程脱离生产实际，说明工艺规程的起草不是建立在工艺验证的基础之上，反映出企业质量管理意识淡薄，应为主要缺陷。

【常见缺陷 8】

缺陷描述：企业部分生产工艺规程与法定标准不符。如姜黄连制姜汁的方法与《中国药典》炮制通则不一致，蜜苦杏仁（药典未收载）工艺规程中炼蜜用量与陕西省中药饮片标准不一致。（中药饮片附录第四十三条）

缺陷分析：生产工艺规程与法定标准不符，企业无法生产出合格产品；也反映了工艺规程的起草人员法律意识淡薄，未认真学习法定标准，应至少为主要缺陷，如果多品种与法定标准不符，可以上升为严重缺陷。

【常见缺陷 9】

缺陷描述：企业部分生产工艺规程未制定中间产品质量控制指标。（中药饮片附录第四十三条）

缺陷分析：生产工艺规程未制定中间产品质量控制指标，操作工无法判断炮制程度，不能保证最终产品质量合格。

【常见缺陷 10】

缺陷描述：企业未分别制定相同药材不同炮制规格饮片的质量标准。如丹参、酒丹参、醋丹参、丹参最细粉等。（中药饮片附录第四十三条）

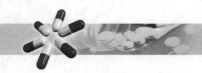

缺陷分析:同一药材不同炮制规格就是不同的饮片品种,其炮制方法、性状特征、辅料特征、化学成分、质量指标、性味归经、功能主治均存在差异,企业应该单独制定质量标准,分别控制质量;未制定单独质量标准,就无法精确控制,甚至无法区别各炮制规格。

【常见缺陷 11】

缺陷描述:企业制定的生产工艺规程,个别参数不明确,如酒黄芪工艺规程未规定加入黄酒用量、闷润方法(如加盖密闭)及闷润时间。(中药饮片附录第四十三条)

缺陷分析:制定每种中药饮片的生产工艺规程,各关键工艺参数必须明确,尤其是需要炮炙的中药饮片,例如:中药材投料量、片型、炒制温度和时间(火候)、蒸煮压力和时间;加入辅料炮炙的,应明确辅料用量、浸润时间、浸润方法(比如加盖密闭闷润)、加入辅料的顺序及加入时机(如砂炒以武火炒至滑利状态时投入待炮炙品)等要求。

【常见缺陷 12】

缺陷描述:企业批生产指令信息不全,缺少原辅料来源和批号,包装指令中无生产日期、产地、贮存条件等标签中所需信息等。(中药饮片附录第四十四条)

缺陷分析:企业批生产指令基本信息不全,指令不明确,容易发生差错。

【常见缺陷 13】

缺陷描述:企业未依据不同中药饮片生产工艺特点分别制定与生产工艺规程要求相匹配的批生产记录。(中药饮片附录第四十四条)

缺陷分析:批生产记录应体现生产全部过程,应与工艺规程保持一致,能够记录各炮制工艺或炮制品种炮制全过程。

【常见缺陷 14】

缺陷描述:企业批生产记录中基本信息不全。如药材来源和批号、辅料的来源和批号、各工序起止时间、生产设备的技术参数、连续生产的观察等内容。(中药饮片附录第四十四条)

(1)企业批生产记录未记录炮制的全过程,特别是准备过程。如麸皮炒制中蜜制麸皮的制备过程、醋龟甲的醋淬过程、炼蜜工序中除杂质过程、炙法和蒸法中的闷润

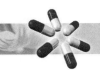

过程、炙法中辅料溶液(甘草汁、姜汁、炼蜜、蜂蜜水、盐水、羊油等)的制备过程、发芽发酵的倒盘过程、箱式烘箱的翻盘过程、蒸制的翻锅过程、煅赤石脂的用醋搓条过程等。

(2)企业批生产纪录未分次记录炮制过程。如加辅料炒制的分锅次称量配料、分锅闷润、分锅蒸制、分锅炒制、分箱干燥等。

(3)企业批生产记录中未记录连续生产的观察结果。如连续发芽、发酵每天的温湿度记录、连续干燥过程中的温度记录。

(4)企业批生产记录未记录炮制过程中所用设备的技术参数或参数记录不全。如炒药锅的温度、转速、炒制时间,蒸锅的温度、蒸汽压力和蒸制时间,真空润药锅的温度、压力和润制时间,筛选的筛网目数等。

(5)企业批生产记录中记录的部分参数不准确。如炒锅温度不是实测值,干燥时间未从烘箱达到温度要求时开始记录等。

(6)企业切片批生产记录中未记录切片的厚度,且生产现场无测量片厚的工具。

(7)企业六神曲批生产记录中未记录辣蓼、青蒿、苍耳草煎煮叶煎煮浓缩后浸膏的实际密度。

(8)企业制川乌、清半夏批生产记录中未记录浸润过程中换水操作。

(9)企业批包装记录中未记录包装零头、剩余标签和破损包材等不合格物料的流向或处理方式。

(10)企业 QA 监控记录中,未记录具体监控内容及监控检测数据,如中间体干燥后无水分的检验数据,标签上生产批号、生产日期等打印信息的确认等。

缺陷分析:

(1)中药饮片生产企业应该按照中药饮片生产工艺特点,按工序甚至按品种设计出与生产工艺规程要求相匹配的批生产记录,否则可能造成基本信息不全、工序不全、参数不明或错误,也可能导致质量监控流于形式,不能保证产品质量合格。

(2)中药饮片生产记录应尽可能详实、准确,可追溯。在炙制前加入各种辅料预处理的,应明确加入辅料的名称、物料编号(码)、数量、加入方法(如羊油融化后)、处理方法(如加入辅料后拌匀、闷润)、时间(如闷润时间)等。

(3)特殊工艺的,如某些毒性饮片浸润时换水的过程等。

(4)批包装记录及现场监控记录,应详实准确,与批生产记录相呼应。

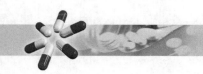

九、生产管理

【关注重点】

（一）是否存在超范围生产问题

中药饮片第七条规定"中药饮片生产条件应与生产许可范围相适应,不得外购中药饮片半成品或成品进行分包装或改换包装标签。"现场检查时首先应关注生产条件是否与生产许可范围相适应,是否存在超范围生产问题,主要审查是否有毒性饮片的生产范围和毒性饮片的独立生产线、直接口服饮片的生产范围和净化生产车间、发芽发酵饮片的生产范围和发芽发酵车间以及阿胶、冰片、薄荷脑、樟脑、人工牛黄、青黛等特殊产品。

除净选、切片外,中药饮片的工艺验证是按品种进行,检查时还应注意是否存在超验证范围生产问题。

（二）现场操作是否按照品种工艺规程生产

【常见缺陷1】

缺陷描述:企业操作工不熟悉操作规程,部分操作严重脱离操作规程规定。如烫制狗脊时将狗脊和河砂在料槽内搅拌后一同加入炒药机炒制;采用醋煮法制备醋延胡索时,将30kg米醋加入100kg延胡索中搅拌均匀,放入蒸煮锅的不锈钢桶内用蒸汽加热约3小时;麸炒山药时将麸皮和山药混合后一起放入炒药机,炒制时间50分钟,性状仍不符合规定。（规范第一百八十四条）

缺陷分析:企业操作工不熟悉操作规程,部分操作严重脱离操作规程规定,反映了企业质量管理意识淡薄,未认真对操作工进行岗位培训;特别是生产操作与国家药品标准或炮制规范严重不符,说明了企业生产管理及质量管理不能有效运行,生产具有较大风险。应评估为严重缺陷。

（三）炮制条件和炮制程度是否得当

传统的中药炮制以经验为主,如果工艺规程中技术参数不具体,操作工缺少经验,常常会因炮制条件掌握不好而炮制不出合格的产品,炮制过程常见问题如下:

（1）炒制、炙制、锻制常因炒锅温度不够,产品炮制不到位。

传统的中药炮制使用炭火加热,火力猛、升温快、温度高,炒制、炙制、锻制时间短,饮片容易达到外黄内白、外褐内黄、外焦内褐的要求，损耗少，化学成分含量损失也较小；现代炒药锅多采用电加热或燃气加热，火力弱、升温慢、温度低，炒制、炙制、锻制时间长，损耗大，化学成分含量损失也更大，有些因为操作不当、温度不够，产品很难达到传统的炮制要求。

（2）使用热蒸汽软化药材，导致饮片角质化变性，含量降低。

传统的切药前软化药材采用水润的方法，现在为了提高软化效率，缩短软化时间，很多采用热蒸汽软化的方法，经常因为温度过高，导致饮片角质化变性，含量降低。如芍药根除去外皮、蒸透、干燥后为养血调经、敛阴止汗、柔肝止痛、平抑肝阳的中药白芍，淀粉糊化，断面角质光亮，芍药苷含量低；不去外皮直接晒干，是清热凉血，活血祛瘀的中药赤芍，断面粉性，芍药苷含量高。如果赤芍切片前采用热蒸汽软化，因为温度过高，导致饮片角质化变性，芍药苷含量降低，变成了白芍药性。

（3）发芽条件掌握不好，未发芽或发芽率低。

主要是因为温、湿度条件掌握不好，装盘太厚，翻盘不及时，发生发热现象，导致发芽提前停止而未发芽；或发芽时间不够，发芽率低。

（4）发酵条件掌握不好，发酵不充分。

主要是因为温、湿度条件掌握不好，装盘太厚，翻盘不及时，发生发热现象，导致发酵提前停止，或发酵时间不够，发酵不充分，裂隙少，酵母香气弱。

（5）蒸熟地黄和酒山茱萸方法不当而不黑。

中药传统的蒸熟地黄和酒山茱萸要求九蒸九晒，是有一定科学道理的。地黄和山茱萸都含有环烯醚萜类化合物，该类化合物在有氧气存在的条件下，受热会发生氧化聚合反应而变黑，九蒸九晒就是为了与氧结合，更容易变黑。现在工艺虽不要求九蒸九晒，但一定要间歇式加热，或要翻锅，以便氧气进入，否则就不会变黑或变黑不完全。

（6）炮制过程不注意杀酶保苷，成品含量低。

如黄芩切片前，要先用开水煮10分钟、闷透或蒸半小时，以破坏黄芩苷水解酶，保证切片色黄亮、黄芩苷含量高；如果用量水润软切片，黄芩苷就会水解成苷原，进一步氧化变绿，切片色绿、黄芩苷含量低。

苦杏仁中苦杏仁苷水解酶存在于种皮内，燀苦杏仁时，要求将苦杏仁倒入大量沸水中，迅速破坏苦杏仁苷水解酶，保证苦杏仁苷不再水解破坏；如果将苦杏仁倒入少量沸水中（温度会降低），甚回倒入凉水中加热，不能迅速破坏苦杏仁苷水解酶，苦杏仁苷水解酶就会将苦杏仁苷水解破坏，含量降低，甚回消失。

（7）浸泡药材导致成分流失。

药材切制前软化，要求用流动水冲洗、少泡多润，软化过程可以覆盖表面，避免水溶

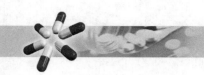
性成分流失,特别是黄连、黄檗等含水溶性成分多的药材更应注意;如果采用水泡软化,水溶性成分就会溶解浸泡水中而流失。因此,饮片生产企业的洗药池不可过大、过深,并要求有过滤架。

(8)干燥温度过高、时间过长,导致成分含量降低、颜色变深。

中药生产过程的赶在温度一般要求在80℃以下,含挥发性成分的药材不超过60℃;如果干燥温度过高、时间过长,容易导致成分含量降低(特别是挥发性成分)、颜色变深、质地变酥。

(9)生产控制不当,导致饮片微生物限度超标。

直接口服饮片生产前一定要经过水洗、干燥,并在洁净区粉碎、包装,以减少表面附着的微生物、控制微生物污染;一般不允许采用臭氧灭菌、微波灭菌、辐照灭菌等方式处理,个别品种却需特殊处理的,应评估其处理前后有效成分变化和残留情况,并进行工艺变更申请。

(10)重视产地加工中需要发汗的药材颜色。

生地黄、玄参等药材传统的产地加工,在干燥前都需要堆置,让其发热发汗,水分外溢,容易干燥;同时因为发热,所含的环烯醚萜类化学成分氧化聚合而变黑色。如果不堆置发汗,而是趁鲜切片,断面就不会是棕黑色,而是棕褐色,或者是粉红色;厚朴传统的产地加工干燥前也要求堆置发汗,内表面才会是紫红色,否则内表面是棕黄色。

(四)辅料质量是否合格,用量是否适当

黄酒、酿造食醋、食盐和麸皮是中药炮制的常用辅料,是改变药性、提高药效的关键因素,鉴于目前国家无它们的辅料标准,《陕西省中药饮片标准》2008年版制定了辅料标准,生产企业应该参照省标制定不低于省标的内控质量标准,并按照内控质量标准进行质量控制。

辅料质量最容易出问题的是麸皮生虫、霉变,食盐用加碘盐,醋用勾兑醋,黄酒用白酒,砂子用土砂等。

固体辅料使用过程中经常出现的问题是用量不够,如砂炒要求饮片1/3以上要埋在砂子中,砂烫要求饮片大部分埋在砂子中,煨制则要求饮片全部埋在辅料中。

液体辅料使用过程中经常出现的问题是将液体辅料直接喷在正在炒制的饮片表面,没有闷润过程,辅料不能进入饮片内部。正常操作是按比例将液体辅料与饮片混合均匀,闷润,是液体辅料进入饮片内部再炒干。但醋五灵脂、醋乳香、醋没药例外。

（五）注意批量是否适当

生产批量,应根据企业设备的实际情况灵活掌握,最小批量要符合设备的最小要求,最大批量要保证成品混合均匀。

现场检查时,应注意企业的生产规模,与生产设备是否匹配,特别是切片机的生产能力、片形、干燥设施的产能是否能满足生产要求。

（六）注意生产用水

饮片生产附录第四十六条规定"应当使用流动的饮用水清洗中药材,用过的水不得用于清洗其他中药材,不同的中药材不得同时在同一容器中清洗、浸润"。企业应该定期对使用的生活用水进行质量检测,保证其符合饮用水质量标准。

（七）注意毒性药材生产保护

1.检查文件

（1）企业是否有毒性药材生产操作中防止污染的特殊措施管理规定。

（2）检查相关的验证项目文件,确认其防止污染措施的有效性。

（3）是否有生产毒性药材设备、工具、容器等清洗的专属性文件。

（4）检查生产记录,是否生产过程双人监控。

2.检查现场

（1）是否有专用生产场地、设备或生产线,视企业生产品种决定。

（2）是否有相应的处理设施,如排风、过滤、集尘等装置。

（3）是否有含毒废气、废水、废弃包装物处理设施。

（4）生产毒性药材的场地、设备、工具、容器及包装物上,是否有明显的规定标志。

【常见缺陷2】

缺陷描述:毒性饮片生产无相关的管理规定及操作规程。（中药饮片附录第四十三条）

缺陷分析:毒性饮片生产应该制定防止污染、差错的管理规定及专用的生产操作规程,确保生产过程不会对生产人员造成伤害、对环境造成污染,更不能和其他产品产生混乱。

（八）注意批号和生产日期界定

中药饮片应以中药材投料日期作为生产日期,以同一批中药材在同一连续生产周期生产的一定数量相对均质的成品为一批。关键是质量均一,前提是在同一较短的连续生产周期内生产。

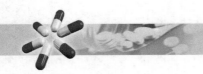

【常见缺陷3】

缺陷描述：企业未制订确定生产日期管理规定。（中药饮片附录第四十三条）

缺陷分析：生产企业应该按照上述规定制定本企业确定生产日期、生产批号的管理文件，确保企业生产日期、生产批号确定的合规性和统一性。

十、质量管理

【关注重点】

（一）原辅料的验收与检验

饮片生产企业一般中药材有四五百个品种，饮片有近千个品种，比成方制剂要多得多，如何控制好质量，验收与检验起到了关键性的作用，验收和检验人员的资质及能力很重要。

（二）中药材和中药饮片应按法定标准进行检验

中药材和中药饮片应按法定标准进行检验。如果中药材、中间产品、待包装产品的检验结果用于中药饮片的质量评价，应经过评估，并制定与中药饮片质量标准相适应的中药材、中间产品质量标准，引用的检验结果应在中药饮片检验报告中注明。

针对部分只经简单净制、切制加工的饮片，加工过程不影响检验结果的，允许经过评估后将"中药材、中间产品的检验结果用于中药饮片的质量评价"，在保证产品质量的前提下，节约了社会成本；但炮制过程对检验结果有不利影响的检验项目，不能引用中药材或中间产品的检验结果。现场检查时，应分别对待。

【常见缺陷1】

缺陷描述：企业甘草饮片的农药残留检测，炙酸枣仁饮片的黄曲霉毒素检测引用相应中药材的检验结果，企业对该行为未进行评估，且未在中药饮片检验报告中注明。（中药饮片附录第五十一条）

缺陷分析：中药材和中药饮片应按法定标准进行全项检验，对于重金属及有害元素、农药残留、黄曲霉毒素等特殊检验项目，企业不具备检验条件的，可以委托有资质的检验单位进行检验；或者经过风险评估，引用原料药材的检验结果，但须在检验报告中注明。

【常见缺陷2】

缺陷描述：企业麸炒白术执行《陕西省中药饮片标准》的制法，但质量标准执行《中国药典》，质量控制项目未包含《陕西省中药饮片标准》该品种项下的鉴别(1)和酸不溶性灰分检查等项目。（中药饮片附录第五十一条）

缺陷分析：《陕西省中药饮片标准》麸炒饮片用的麸皮是纯净麸皮，《中国药典》所用麸皮是蜜炙麸皮，炮制出的饮片，是不同的炮制规格，企业应该按照制法执行各自的质量标准，不应该选择性地执行不同的质量标准；即使是同一品种，有不同的并行标准时，企业应该执行最严格的质量标准。

(三)检验仪器设备的管理和使用

企业应该根据实际生产品种需要，配备相应的检验检测设备，制定相应的使用操作规程、维护保养规程和使用记录，保证仪器设备的正常使用、计量准确和数据安全。

重金属及有害元素、农药残留、黄曲霉毒素等特殊检验项目和使用频次较少的大型仪器设备检验项目，企业无检验设备的，可以委托有资质的检验单位检验，但在报告书中要注明。

(四)中药材、中药饮片的留样管理

企业应该制定中药材、中药饮片留样管理制度，保证每批中药材、中药饮片都有足够留样，并对留样进行妥善保管。特别是毒性药材及毒性饮片的留样应符合临床用毒性药品的管理规定，实行双人、双锁管理。

现场检查时，查看企业留样管理制度、留样台账、留样标签、包装、储存环境，特别注意有无伪混品种。

【常见缺陷3】

缺陷描述：企业《原药材、辅料留样管理规程》中未涉及毒性药材留样有关规定。（中药饮片附录第五十三条）

缺陷分析：毒性药材作为特殊管理的药材，企业应制定独立的《毒性药材、饮片留样管理规程》或在《原药材、辅料留样管理规程》中特殊规定，确保毒性药材、毒性饮片留样安全。

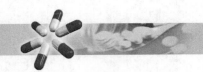

【常见缺陷 4】

缺陷描述:企业毒性药材及毒性饮片的留样未加锁管理。附子药材未留样。(中药饮片附录第五十三条)

缺陷分析:毒性药材及毒性饮片的留样应符合医疗用毒性药品的管理规定,实行双人、双锁管理。

(五)中药材、中药饮片标本的收集和管理

中药生产企业收集的中药材、中药饮片标本是另一种形式的标准物质,是中药材、中药饮片入库验收和质量检验时的参照物,企业应当尽可能收集涵盖所有生产品种的中药材、中药饮片标本,包括原动、植物腊(制)叶标本、鲜活浸泡标本、矿物标本、图片标本、影像标本、伪品标本、混乱品种标本等多种形式,并应经过专业人员对基源进行准确鉴定,以免误导入库验收和质量检验。

中药生产企业的中药材、中药饮片标本不是留样,更不是文物,要放在药材验收人员和检验人员便于查看的环境里,由药材验收人员和检验人员管理,不应该锁在留样室管理。

现场检查时不仅要查看标本台账、品种数量,更要查看标本是否经过专业人员对基源进行准确鉴定,也要查看标本的存放位置和管理。

【常见缺陷 5】

缺陷描述:企业未建立中药饮片标本,药材标本未涵盖所有生产品种,未收集中药材伪品标本。(中药饮片附录第五十四条)

缺陷分析:中药生产企业收集的中药材、中药饮片标本是另一种形式的标准物质,是中药材、中药饮片入库验收和质量检验时的参照物,企业应当尽可能收集涵盖所有生产品种的中药材、中药饮片标本,包括原动、植物腊(制)叶标本、鲜活浸泡标本、矿物标本、图片标本、影像标本、伪品标本、混乱品种标本等多种形式。

【常见缺陷 6】

缺陷描述:企业中药材标本鉴定人未签名,旋覆花、紫苏子标本伪品基源描述与正品一致。(中药饮片附录第五十四条)

缺陷分析:中药标本应经过专业人员对基源进行准确鉴定,鉴定人应在鉴定结果(标签)上签名确认,以示负责。鉴定人未签名,又出现明显的鉴定错误,说明该鉴定人没有鉴定常识和鉴定能力,也可能是企业盗用鉴定人姓名所致。均应该为主要缺陷。

十一、违规违法行为

【关注重点】

(1)套号生产:将不同批次的原料或相同批次的原料在不同时间段生产的成品作为一个批号产品进行销售,以减少检验次数,降低检验成本。取样单、检验记录和报告书一般不写本批物料的总量。检查时可查看核对请检单、分样记录、检验记录、报告书与原辅料库和成品库的出入库记录、台账及财务往来账目的数量,也可查看生产设备的最大产能以及仓储能力等线索,进行综合判断。

(2)贴牌生产:由于产能所限,或生产成本较高,外购中药饮片更换包装后销售。检查时可查看原料库、成品库、辅料库、包装库的出入库记录,查看批生产记录和设备使用记录,查看取样记录、检验台账、检验记录、留样记录、留样,查看财务外来账目等类别、规格、数量,进行综合判断。

(3)挂靠走票:检查方法同贴牌生产。

十二、饮片使用

中药常常因药用部位不同或炮制方法不同而成为不同的药材或饮片,具有不同的药性和疗效,应区分使用。

(1)麻黄与麻黄根:均来源于麻黄植物,但麻黄为地上部分,具有发汗解表的作用,用于外感风寒等症;麻黄根为地下部分,具有敛汗作用,用于体虚多汗、盗汗、自汗。

(2)姜黄与郁金:姜黄的根茎称为姜黄,性温行散,祛瘀力强,以治寒凝气滞血瘀之证为佳,并用于风寒湿痹;姜黄的块根称为郁金,苦寒降泄,行气力强,且凉血,治血热瘀滞之证,又能利胆退黄,清心解郁,用于湿热黄疸、热病神昏等证。

(3)白芍与赤芍:均为芍药根,由于产地加工方法的不同,作用大相径庭。白芍养血调经、敛阴止汗、柔肝止痛、平抑肝阳;赤芍清热凉血,活血祛瘀。用错可能会产生不良后果。

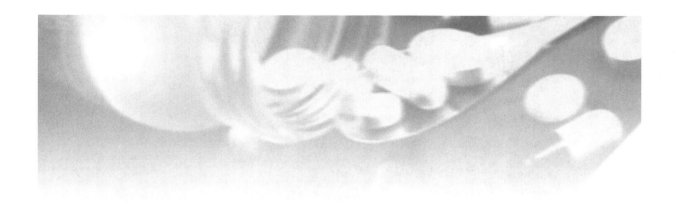

第八章 质量保证检查要点及案例、范例分析

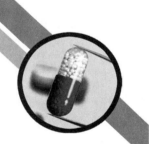

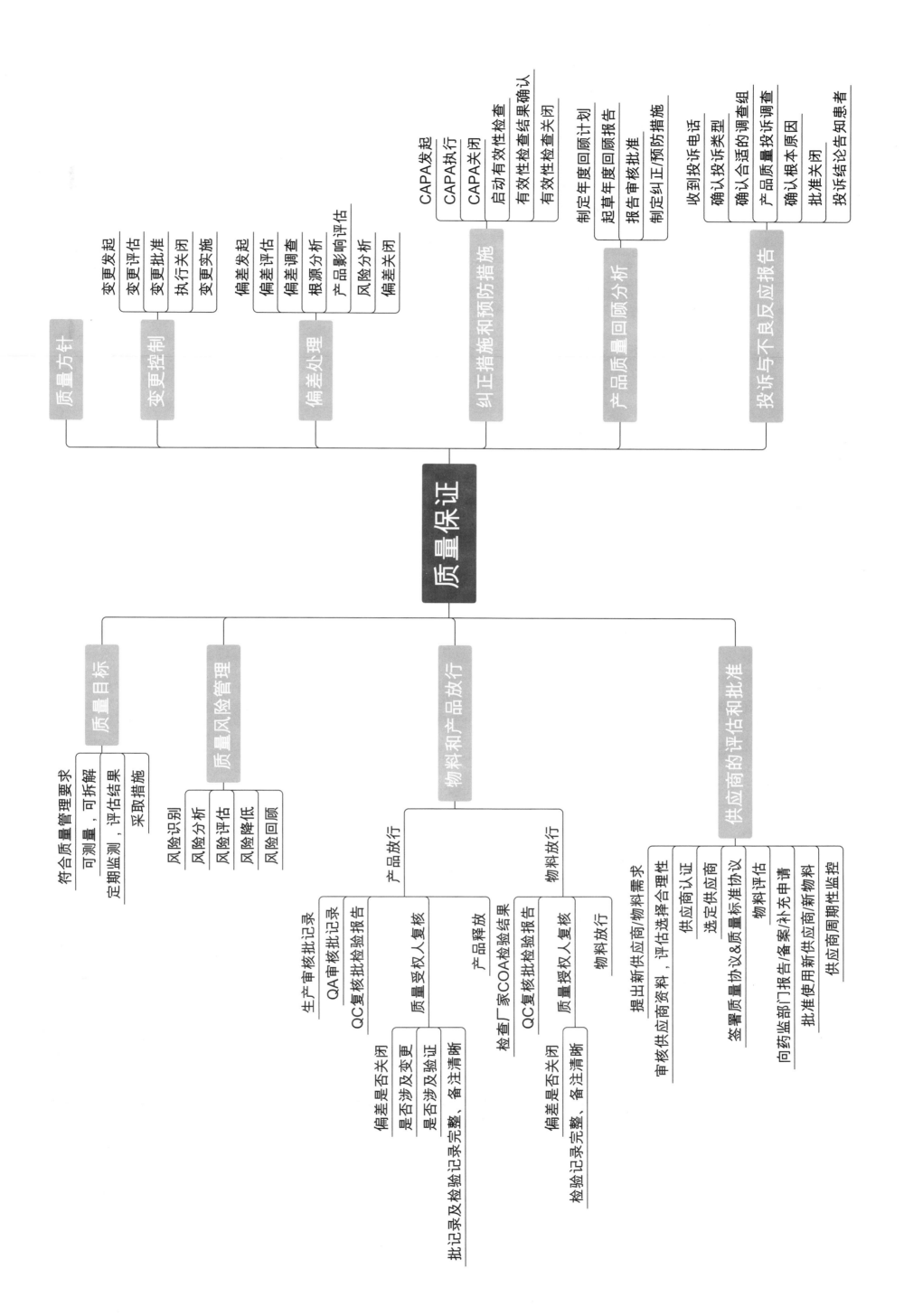

质量保证

质量方针
- 变更发起
- 变更评估
- 变更批准
- 执行关闭
- 变更实施

变更控制
- 变更发起
- 变更评估
- 变更批准
- 执行关闭
- 变更实施

偏差处理
- 偏差发起
- 偏差评估
- 偏差调查
- 根源分析
- 产品影响评估
- 风险分析
- 偏差关闭

纠正措施和预防措施
- CAPA发起
- CAPA执行
- CAPA关闭
- 启动有效性检查
- 有效性检查结果确认
- 有效性检查关闭

产品质量回顾分析
- 制定年度回顾计划
- 起草年度回顾报告
- 报告审核批准
- 制定纠正/预防措施

投诉与不良反应报告
- 收到投诉电话
- 确认投诉类型
- 确认合适的调查组
- 产品质量投诉调查
- 确认质量根本原因
- 批准关闭
- 投诉结论告知患者

质量目标
- 符合质量管理要求
- 可测量，可拆解
- 定期监测，评估结果
- 采取措施

质量风险管理
- 风险识别
- 风险分析
- 风险评估
- 风险降低
- 风险回顾

物料料和产品放行
- 产品放行
  - 生产审核批记录
    - 偏差是否关闭
    - 是否涉及变更
    - 是否涉及验证
    - 批记录及检验记录完整清晰
  - QA审核批记录
  - QC复核批检验报告
  - 质量受权人复核
  - 产品释放
- 物料放行
  - 检查厂家COA检验结果
  - QC复核批检验报告
    - 偏差是否关闭
    - 检验记录完整，备注清晰
  - 质量授权人复核
  - 物料放行

供应商的评估和批准
- 提出新供应商/物料需求
- 审核供应商资料，评估选择合理性
- 供应商认证
- 选定供应商
- 签署质量协议＆质量标准协议
- 物料评估
- 向药监部门报告/备案/补充申请
- 批准使用新供应商新物料
- 供应商周期性监控

一、原　则

【关注重点】

（1）企业制定的文件化质量目标应符合质量管理要求。需涉及药品生产、控制及产品放行、贮存、发运的全过程，以确保所生产的药品符合预定用途和注册要求。

（2）企业应制定可测量的质量目标，可根据需要在企业内层层分解，确保各层级组织、人员都明确并承担各自的质量职责，从而实现既定的目标。

（3）企业需定期监测质量目标的完成情况，评估执行结果，并根据情况采取相应的措施。从而确认企业已配备了足够适当的人员、与生产规模相适应的生产及仓储场地、生产所必需的设施及设备等。

二、质量保证

【导图】

预防维修　设备管理　设备确认
清洁验证　生产管理　操作规程　人员培训
贮存　工艺验证　工艺规程　厂房设施　发运

人员培训　超标超常调查　样品接收
检验　质量控制　检验标准　确认
取样　校验　检验方法　对照品管理

自检　风险管理　验证
偏差
质量保证　物料和产品放行
CAPA　投诉
变更　文件管理　召回

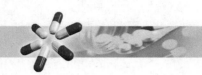
【关注重点】

1)查看企业质量管理体系文件清单,确认质量管理体系文件已涵盖质量管理体系的所有环节,如验证、物料、生产、检验、放行、发运、投诉等,确认所有质量活动有章可循。

2)从药品生产管理和质量控制过程中的每个环节到产品的放行与发运,查看每个环节的质量体系文件和实际执行情况,确认药品生产质量管理规范和相关法规要求的符合性,管理职责明晰,物料正确使用,中间产品有效控制;确认验证的实施,生产和检验过程的管理等。定期进行内审以检查评估质量管理体系的有效性和适用性。

3)查看企业的实际运作符合药品生产质量管理的基本要求:

(1)配备了药品生产质量管理规范所必需的资源,包括足够培训合格的有资质人员、适用的设施和设备、正确的物料,清晰准确易懂的操作规程和适当的贮存条件等。

(2)关键设施、设备和生产工艺及其重大变更等经过确认或验证,是否在药监部门备案或经药监部门批准后实施。

(3)生产、检验和发运等过程有据可查,并妥善保存便于追溯。

(4)建立偏差处理、投诉处理等流程。调查偏差或质量缺陷,并针对根本原因制订有效的纠正预防措施。

(5)建立变更控制流程,对各类变更进行评估,已发生的变更按照规定的程序和法规要求执行。

(6)建立有效的药品召回流程,能否召回任何一批已发放销售的产品。

(7)建立风险管理规程,依据产品工艺特性对不同剂型或产品进行生产过程的风险评估、风险控制。

三、质量风险管理

【导图】

质量风险管理应用于产品的整个生命周期，具体包含如下六大方面：

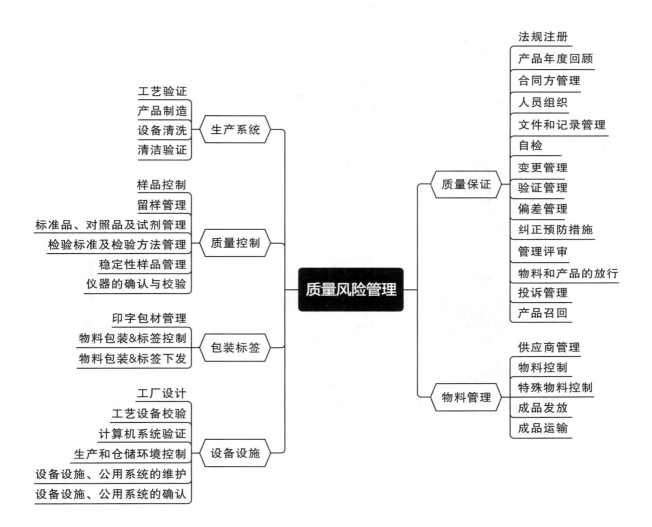

质量风险管理是在整个产品生命周期内对产品的质量风险进行评估、控制、交流和回顾的系统性的流程。具体流程如下图：

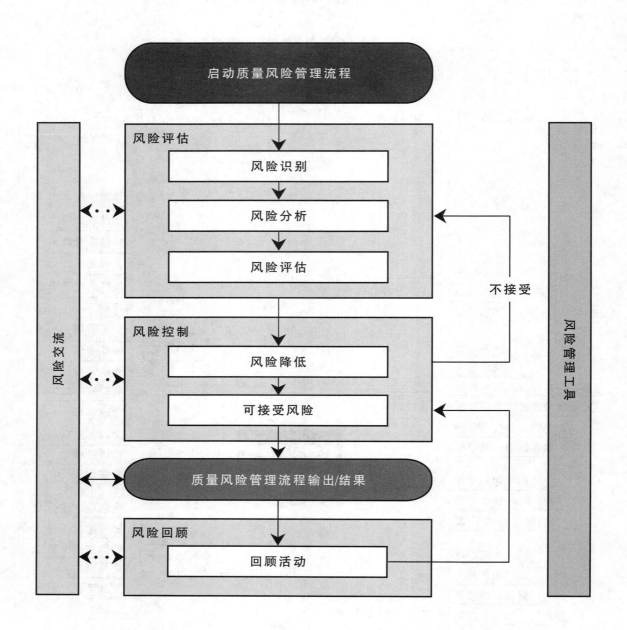

【关注重点】

（1）检查企业建立的质量风险管理程序，各部门和人员的职责明确清晰。

（2）质量风险管理包含的模块应涵盖整个产品周期。企业应依据程序进行风险识别、分级、分析，制定措施控制或消除风险。

（3）企业执行风险分级所采取的工具或者参考的资料，已针对不同的风险等级分配了合理的资源。

（4）相关的控制或消除风险措施实施后才开展对应的生产检验或验证活动。如没有，企业已提供了合理的理由。

（5）检查企业如何追踪已制定的措施，如何确认已采取的措施有效。

（6）质量风险文件已及时更新或者完成了周期性回顾。

（7）质量风险分析由跨部门协作完成，风险管理过程有相对应的记录且保存完整。

【案例1】

缺陷描述：物料供应商质量风险评估报告中，采取降低控制质量风险的措施不具体。（规范第十四条）

缺陷分析：制定的措施不具体可能造成无法降低已识别到的质量风险，供应商后期仍会频繁发生同样的质量问题，其所供应的物料仍可能对产品供应、产品质量、生产或检验活动产生不良影响，失去了物料风险评估回顾的目的及意义。后续需尽快结合现有的数据对这些措施结果重新评估，与供应商沟通确保已采取的措施具有可操作性，可缓解或者消除已识别到的质量风险。

【案例2】

缺陷描述：《厂房、设施和设备多产品共用质量风险评估报告》中未明确全部共线生产品种，并未针对具体品种进行风险分析。（规范第十四条）

缺陷分析：共线评估报告应基于该条生产线生产的产品清单，查找这些产品需使用的设备的确认报告，确定待评估的多品种共线设备，然后针对每一共线设备进行风险评估。

应用质量风险管理工具例如失效模式及影响分析（FMEA），通过识别多品种共线生产可能造成混淆的失效模式进行风险评估。结合各产品工艺步骤对各使用设备进行分析，确定主要潜在的混淆途径，以此识别潜在失效模式。评估各失效模式产生危害的严重程度（A）、发生的可能性（B）和可探测性（C），使用三者得分的乘积（A×B×C）以风险指数的形式结合危害的严重程度来确定风险等级。因此，风险评估包含以下步骤：

- 识别各设备的失效模式
- 对失效模式进行风险评估

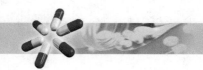

· 确定风险等级

· 如需要,制定后续措施

【案例3】

缺陷描述:前处理提取车间的实际主要管理人员及生产人员部分不是该公司员工,未对此部分人员进行培训,不熟悉生产操作及关键工艺参数;该企业对中药前处理及提取步骤的生产质量未进行有效管理,产品质量风险较大。(规范第十四条)

缺陷分析:违反规范第十四条,具有适当的资质并经培训合格的人员是药品生产质量管理规范的基本要求之一,前处理提取车间的实际主要管理人员及生产人员部分不是该公司员工,其未经培训,不熟悉生产操作及关键工艺参数,该企业已不具备药品生产质量管理的人员基本要求。中药前处理及提取是关键生产步骤,其生产质量会直接影响最终的产品质量,生产质量管理的缺失会给最终的产品质量带来极大的风险。

【范例1】

药用铝箔供应商生产地址更换后,执行包装验证前的风险评估。

1.背景介绍

现有19个固体泡罩产品初级包装所使用的铝箔供应商已在新地址建设了厂房,并同时购进新的设备用于将来药用铝箔的生产,但生产用原辅料保持不变,且铝箔的检验过程、检验标准也保持不变。供应商对新厂址生产的铝箔已完成了相关验证,结果证明新铝箔可满足目前质量标准要求,并通过了关联评审,DMF状态为激活状态。

2.评估主要涉及两个方面

(1)产品信息:正在生产的泡罩类产品共计19个,含片剂和胶囊剂两种剂型。

(2)最差情况产品:19个泡罩产品的内包材,除铝箔外,还有PVC及PVDC/PVC,其中第一种为PVC面与铝箔热封接触,而第二种为PVDC面与铝箔热封接触。据此可将所有产品分为两组,即铝箔-PVC/铝箔-PVDC组。为了决定最差情况产品,从以下方面进行评估,详见表8-1。

表 8-1　影响因素分析

影响因素	备注	权重分级
泡罩离撕裂线/边缘的距离	泡罩离边缘/撕裂线越近,水分越容易进入泡罩	5
产品对水的敏感程度	对水分较敏感的产品易受到铝箔热封后抗水能力的影响	3
产品效期	产品的有效期在一定意义上反映了产品在当前包装情况下的稳定状态时间长度,铝箔质量对效期短的产品更具挑战性	1

　　基于上述分析,将产品效期、产品对水的敏感程度及泡罩板最小热封距离作为评价指标,使用优先级矩阵工具,计算每个产品的总分数,以期找到最差情况产品,详见表 8-2。

表 8-2　评估标准

项　目	描　述	分　值
有效期	5 年	1
	4 年	2
	3 年	3
	2 年	4
	1 年	5
产品对水的敏感程度	低	1
	高	2
泡罩离撕裂线/边缘的距离	8.00~10.00mm	1
	5.00~8.00mm	2
	4.00~5.00mm	3
	3.00~4.00mm	4
	0~3.00mm	5

各产品的优先级矩阵结果见表8-3。

表8-3　各产品的优先级矩阵

序列	类型	基本信息		比重		分值	总计（各受影响因素的分值*比重之和）	是否最差情况产品（+代表最差产品）
		剂型	产品编码	有效期至	产品对水的敏感程度	泡罩离撕裂线/边缘的距离		
				1	3	5		
1	铝箔-PVC	片剂	000001	4	1	3	22	－
2		片剂	000002	3	2	4	29	－
……		……	……	……	……	……	……	……
10		胶囊剂	000010	3	1	5	31	＋
11	铝箔-PVDC	胶囊剂	000011	4	1	1	12	－
12		片剂	000012	3	1	4	26	－
……		……	……	……	……	……	……	……
19		胶囊剂	000019	4	1	4	27	＋

依据矩阵结果分析，铝箔-PVC组的最差情况产品为产品编码为000010的胶囊剂产品，而铝箔-PVDC组的最差情况产品为编码为000019的胶囊剂产品。

3.风险分析

使用PHA（预先危害性分析）工具执行风险分析，分析结果见表8-4。

表8-4　风险分析结果

序列	风险点/原因/主要影响	风险严重性	控制措施
1	供应商厂址变更后,药用铝箔不能满足内控标准	可忽略	1.供应商铝箔生产用原辅料保持不变,铝箔的检验过程及检验标准也保持不变; 2.供应商对新厂址生产的铝箔进行了验证,结果证明新铝箔可满足目前质量标准要求; 3.药用铝箔在新厂址已通过关联审评,DMF状态为A
2	泡罩产品使用新药用铝箔热封不良	边缘	1.针对最差情况产品进行试机; 2.针对最差情况产品执行一轮包装验证
3	使用新药用铝箔的泡罩产品稳定性考察结果不合格	边缘	在使用新铝箔进行商业化生产时,仍需进行1批长期稳定性考察

4.结论

综上所述,从 19 个泡罩产品中分别选择编码为 000010 的胶囊剂产品及编码为 000019 的胶囊剂产品作为最差情况,可先进行试机,试机结果合格后,还需针对这两个最差情况分别实施包装验证以证实铝箔产地变更不会对包装工艺及产品质量产生影响,两个产品的验证结论合格后,供应商新产地的铝箔方可证实用于 19 个泡罩产品的商业生产。

【范例 2】

固体口服制剂压片胶囊填充包衣工序洁净生产区环境监测微生物取样频率风险评估。

1.现状和目的

固体口服制剂压片胶囊填充包衣工序生产的产品均为非无菌制剂,各洁净区域按物料/产品和设备内表面是否存在潜在暴露划分为两个部分:关键控制区和非关键控制区。目前该工序的微生物监测取样频率是基于法规以及历史监测水平频率设置的,故应在积累一定数据后重新进行评估,并定义更加能够识别潜在风险的监控频率。现该工序已正常运行两年,单个采样点已累计超过 25 个数据,故此次将依据正常运行后的环境监控历史数据对取样频率进行重新设置。

2.评估方法

基于中国 GMP、中国药典以及内部程序要求对固体口服制剂压片胶囊填充包衣工序的微生物取样频率重新进行评估,根据评估结果重新制定固体口服制剂压片胶囊填充包衣工序环境监控的微生物取样频率。

3.法规要求

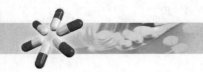

表 8-5　法规中取样频率要求

法规	取样频率要求
2010 版中国 GMP GB/T16293-2010 《医药工业洁净室(区)浮游菌测试方法》 GB/T16294-2010 《医药工业洁净室(区)沉降菌测试方法》 GB/T 25915.1-2010 《洁净室及相关受控环境 第 1 部分:空气洁净度等级》	对非无菌制剂洁净生产区的监测频率无具体要求
中国药典 2020 版 (9205 药品洁净实验室微生物监测和控制指导原则)	对非无菌制剂洁净生产区的监测频率无具体要求
内部环境监控要求	取样频率应基于生产工艺过程关键性、房间洁净级别、产品暴露程度制定,且制定的取样频率能及时反馈系统偏差,同时也可以基于足够的历史数据进行适当调整

结论:

综合以上法规要求,最终的取样频率需满足以下要求:应依据生产工艺过程关键性、房间洁净级别、产品暴露程度等因素综合评估确定对产品造成的风险,制定的取样频率能反馈系统偏差,同时也可以基于足够的历史数据进行适当调整。

4.取样频率的评估

基于法规评估的结果显示,应依据生产工艺过程关键性、房间洁净级别、产品暴露程度等因素综合评估确定对产品造成的风险,制定的取样频率能反馈系统偏差,同时也可以基于足够的历史数据进行适当调整。

故对整个固体口服制剂压片胶囊填充包衣工序在 2018 年 6 月至 2020 年 6 月共 2 年的全部监控数据进行分析,包括浮游菌、沉降菌、墙面、地面及设备表面,运行单值图取上控制限(UCL)汇总至表 8-6,从表中的数据得知该区域属于生物负荷较低的环境状态,且不存在单方向持续增加或降低的情况,说明空调系统运行良好稳定,清洁消毒有效,洁净状态可控。

表8-6 固体口服制剂压片胶囊填充包衣工序各取样项目上控制限（UCL）汇总

洁净等级		监测区域	统计数据						标准			
			浮游菌（CFU/m³）	沉降菌（CFU/Plate）	地面（CFU/Rodac）	墙面（CFU/Rodac）	设备（CFU/Rodac）		浮游菌（CFU/m³）	沉降菌（90mm），CFU/4hours	表面微生物（CFU/Rodac）
D级	制造区	关键区	包衣	24.61	2.71	5.68	0.72	6.80		警戒限：150 行动限：200	警戒限：50 行动限：100	警戒限：40 行动限：50
			包衣液配制									
			压片									
			胶囊填充									
		非关键区	气闸	24.76	/	/	/	/				
			包衣技术区									
			走廊2									
			包衣暂存									
			临时中转区域									
			脱衣									
			走廊1,3,4									

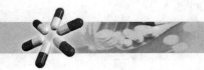

综上决定,以洁净区域的不同用途进行区分,分别从历史数据,生产工艺,产品暴露程度,洁净级别,人员活动水平,人流和物流等因素可能对产品造成的风险进行综合分析,从多角度判断取样频率设定的合理性,具体评估内容详见表8-7。

表 8-7　固体口服制剂压片胶囊填充包衣工序取样频率合理性分析

工艺过程		过程分析/产品暴露程度	历史数据	人流/物流	取样频率评估
关键区	包衣	结合图纸分析,压片,包衣液配制,包衣和胶囊填充属于关键区,不同工序均有专属的空调系统,但各工序均存在一定程度的物料暴露,若该区域出现微生物超标,对产品可能存在一定风险	1. 依据环境监控的历史数据可知所涉及的关键区与非关键区均处于较低的生物负荷状态,说明该区域处于生物负荷较低的环境状态; 2. 2018年6月–2020年6月历史数据显示该区域未有偏差发生; 3. 同期监测的尘埃粒子历史数据良好说明涉及区域的空调系统处于稳定可控的状态	1. 根据人流图纸分析:在生产阶段人员进入/退出制造区时,均要求更衣和脱衣以确保对生产人员的最大限度覆盖,以避免人员工衣引入的风险,故此区域出现微生物超标的可能性很低; 2. 根据物流图纸分析:大部分物料会经垂直或管道投料,其中小部分物料通过走廊;同时,该区域与生产相关区域属于不同的空调系统,因此,适当地降低监控频次,对产品造成的风险较低	**浮游菌/沉降菌:** 结合工艺关键性分析,关键区存在一定的暴露风险,及时定期的监控,能保证对该区域的预警机制,避免对产品可能的影响。从风险角度考虑,目前监控频次,能够满足关键区的监控要求,无须增加或降低频次 **表面:** 对于关键区,因为存在较高的物料暴露风险,所以对表面进行全项目监测
	包衣液配制				
	压片				
	胶囊填充				
非关键区	气闸	1. 气闸,走廊1、2、3、4,脱衣区仅为生产人员进入与退出通道,无物料暴露的风险; 2. 包衣技术区为设备配置清洗进水管道与维修使用,不涉及任何生产过程,因此,此区域微生物超标对产品的风险较低; 3. 包衣暂存与临时中转区域为密封物料暂存区域,无物料暴露风险,相关人员对密封容器外表面进行清洁,且存放时间经过验证,故引入微生物的风险较低			**浮游菌:** 1. 气闸,走廊,包衣暂存,包衣技术区,临时中转区与脱衣区无任何物料暴露情况,历史数据显示该区域处于生物负荷较低的状态且保持稳定,说明该区域空调系统运行良好,故可在目前的监控频率上降低频次; 2. 对于非关键区,因为无物料暴露的风险,并且有空气浮游菌的监测,所以环境趋势的变化能被及时发现,因此无须进行表面监测,对产品质量没有风险。表面取样主要反映清洁消毒流程和消毒效果的有效性,非关键区和关键区清洁消毒流程和方法相同,所以通过关键控制区的表面监测即能反映环境清洁消毒的受控水平
	包衣技术区				
	走廊2				
	包衣暂存				
	临时中转区域				
	脱衣				
	走廊1, 3, 4				

依据上述分析可知,固体口服制剂压片胶囊填充包衣工序均属于生物负荷较低的环境状态,且空调系统运行良好、稳定。同时,结合内部文件要求,根据工艺关键性及产品暴露程度等因素考虑:

所有生产关键区目前采取的监控频率,可保证预警机制,避免产品风险,故不会对现有的监控频率进行增加或减少;非关键所有区域不涉及任何无物料暴露活动,可降低监控频率。

5.风险评估原则

对于拟降低监控频率的非关键所有区域将采用 FMEA 分析工具识别可能的风险并执行评估,通过量化评估以判断是否可以执行相应的降频操作。

1)风险评估要素

潜在故障:过程中可能出现什么问题导致产品或记录的缺陷?

对于本次风险评估,微生物结果超标将直接影响产品质量。

严重性:将严重性分为 1 到 5,指南见表 8-8。

表 8-8 严重性分级指南

严重性	损害类别	说明	等级
5	高	所有区域有产品长时间暴露在空气下或直接接触产品容器/模具的内表面暴露在空气下,区域空气洁净度直接影响产品质量	10
4	中	所有区域有产品短时间暴露在空气下或直接接触产品容器/模具的内表面暴露在空气下,区域空气洁净度直接影响产品质量	8
3	低	所有区域无物料暴露活动,区域空气会流向中风险区域,区域空气洁净度有可能影响产品质量	5
2	微小	非中,低风险区域,但为受控洁净区,区域空气洁净度有可能影响产品暴露区的操作人员,进而影响产品质量	3
1	极低	所在区域无生产活动和物料暴露,区域空气洁净度不会影响产品质量	1

发生的可能性:如使用拟议的解决方案,发生潜在故障的可能性有多大?将发生的可能性分为 1 到 5,指南见表 8-9。

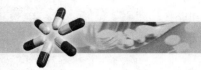

表 8-9　发生的可能性指南

发生可能性	描述	说明	等级
5	几乎 不可避免	重复失败时间:运行期间多次。 单位:每天发生一次以上或 10 个单位发生 3 次以上的概率	10
4	反复发生	重复失败时间:每次运行时一次。 单位:每周发生一次或 100 个单位发生 5 次的概率	8
3	偶尔发生	重复失败时间:每 3 个月发生一次。 单位:每 1000 个单位中发生 3 次的概率	5
2	很少发生	重复失败时间:每 1~3 年发生一次。 单位:每 10000000 个单位中发生 6 次的概率	3
1	几乎 不可能发生	重复失败时间:5 年以上发生一次。 单位:每 100000000 个单位中少于 2 次的概率	1

评分说明:发生的可能性指微生物检测结果出现超标的可能性。

非关键所有区域整体处于较低的生物负荷状态,空调系统运行稳定良好,且尘埃粒子历史数据回顾无偏差发生,故微生物检测结果发生超标的情况很低,对于拟降低监控频率的区域超标的可能性很低,故发生的可能性打分结果为 2,等级为 3。

可检测性:如果潜在的故障发生,在受影响的产品或记录超出可接受标准之前检测到的可能性有多大?

对于本次风险评估,通过定期的微生物监控与数据回顾识别洁净区被污染的风险,将可检测性分为 1 到 5,指南见表 8-10。

表 8-10　可检测性的分级指南

类别	描述	可测量性 控制系统未发现的失效	等级 定量	等级 定性
几乎必然	现存控制措施基本能发现失效。已培训人员能发现失效,并/或在执行前发现失效	<1in15000	1	高
高	现存控制措施发现失效的可能性大	≥1in15000 <1in400	3	高
中	现存控制措施发现失效的可能性适中。有经验人员能发现失效	≥1in400 <1in8	5	中
极低	现存控制措施发现失效的可能性极小。如果没有进一步分析和/或测试,将无法发现失效	≥1in8 <1in2	8	低
几乎不可能	现存控制措施几乎不能发现失效。不能通过数据审核或测试发现失效	≥1in2	10	低

评分说明:指非关键所有区域发生微生物检测结果超标后可被识别的可能性。

实验室会定期回顾所有的监控数据并进行趋势分析，如果发生微生物超标现象，取样结果会呈现不良趋势，将进行深入调查并连续取样监测，因此现存的控制措施发现微生物检测结果超标的可能性很大，等级为3。

2)风险等级

使用每种失效模式下危害的严重程度、发生的可能性和可检测性分值乘积（A×B×C）得到风险指数分值（RPN）。依据风险指数分值结合危害的严重程度确定风险等级。分级标准见表8-11和8-12。

表 8-11　风险等级表

风险指数分值 RPN	严重程度				
	1 级严重性-1/ 无关紧要	2 级严重性-2/ 微小	3 级严重性-3/ 边缘	4 级严重性-4/ 严重	5 级严重性-5/ 毁灭性
400~1000	不能达到该分值	不能达到该分值	高影响	高影响	高影响
101~399	不能达到该分值	中等影响	中等影响	高影响	高影响
51~100	低影响	中等影响	中等影响	中等影响	中等影响
26~50	低影响	低影响	低影响	中等影响	中等影响
1~25	低影响	低影响	低影响	低影响	中等影响

表 8-12　风险等级的定义

失效影响等级	描述
高影响	失效模式/原因对个体损害和/或正在评估的问题/风险问题有重大影响。必须对这一失效模式/原因采取风险降低措施，除非有适当的理由和文件证明
中等影响	失效模式/原因对个体损害和/或正在评估的问题/风险问题有中等影响。应对这一失效模式/原因的风险降低措施进行评估
低影响	失效模式/原因对个体损害和/或正在评估的问题/风险问题有低影响。这一失效模式/原因通常不需要风险降低措施

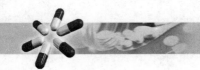

表 8-13　风险评分结果

区域	潜在风险	风险计算				结论
		严重性	可能性	可检测性	风险评分	
人流气闸	人流气闸无物料暴露活动,人员短暂经过,同时根据压差图纸分析,该区域空气会流向关键区域	5	3	3	45	低影响,可执行季度取样的监控频率
物流气闸	无物料暴露风险,同时根据压差图纸,部分物流气闸的空气会流向关键区域	5	3	3	45	低影响,可执行季度取样的监控频率
暂存/临时中转区域	中间体/物料密封存放,存放期限经过验证,无暴露风险	3	3	3	27	低影响,可执行季度取样监控频率
缓冲间/走廊	人员/物料短暂经过,但作为受控洁净区,区域空气洁净度有可能影响操作人员	3	3	3	27	低影响,可执行季度取样监控频率
技术间	无物料暴露风险,但作为受控洁净区,区域空气洁净度有可能影响操作人员	3	3	3	27	低影响,可执行季度取样监控频率

6.结论

经上述分析固体口服制剂压片胶囊填充包衣工序监控频率调整如表 8-14 所示。

表 8-14　监控频率对比调整结论

监测区域		监控频率(原)			监控频率(现)			结论
		浮游菌	沉降菌	表面微生物	浮游菌	沉降菌	表面微生物	
关键区	包衣	月度	月度	月度	月度	月度	月度	保持原有频率不变
	包衣液配制							
	压片							
	胶囊填充							
非关键区	气闸	月度	无	无	季度	无	无	浮游菌监控频率由月度降低为季度,沉降菌和表面微生物仍不监测
	包衣技术区							
	走廊 2							
	包衣暂存							
	临时中转区域							
	脱衣							
	走廊 1,3,4							

四、物料和产品放行

【导图】

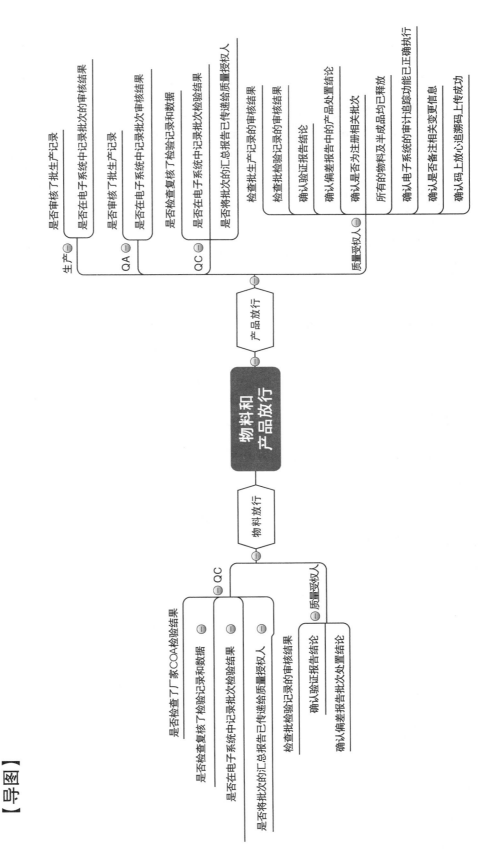

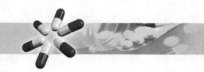

【关注重点】

（1）各种需要质量控制的物料及产品（包括中间产品），依据放行操作规程及标准释放到下一道工序，放行标准或参数均符合要求。

（2）质量放行人的责任及权力明确，记录详细、全面。

（3）各种物料分别制定了有符合物料特点的检查验收、质量评价内容及放行标准。

（4）物料放行评价的结论明确。

（5）质量受权人对必须审核的内容进行了审查并签字。

（6）批准放行的时间在所有生产工序、质量控制、检验检测、偏差处理（如有）、变更控制（如有）、验证相关（如有）等工作完成并有明确的结果之后。

（7）产品放行综合质量评价有明确的结论。

（8）必须经国家有关部门批准放行的产品已取得相应的文件。

（9）委托加工产品应依据持有人和受托方签订的《委托加工产品质量协议》执行出厂放行和上市放行。

【案例 1】

缺陷描述：某一批产品在该批产品某项检验结果超标（OOS）尚未完全处理完毕之前放行。（规范第二百三十条）

缺陷分析：产品必须是在所有偏差、超标结果等处理、调查有明确结论，并对产品做出明确的处置意见之后才能放行。该批产品的某一项目检验结果超出企业的内控标准，有关部门正在进行调查和处理，对样品启动了复试程序，复试的结果为产品该项符合规定。初步判断是第一次使用的某种试剂存在问题，但是偏差报告中尚未记录根本原因和产品的最终处置结论，质量受权人即根据复试结果签发了放行书。

【案例 2】

缺陷描述：验证批产品未按规定暂停放行。（规范第二百三十条）

缺陷分析：验证批产品只有在验证活动完成，验证报告经质量部批准后产品才允许释放。传递至质量授权人处的批生产记录需清晰的标注该批次为验证批次，质量授权人依据备注暂不释放验证批次，等待验证报告批准后释放该批次。如该批次涉及法规备案或者许可批准，另需等待备案成功或者许可批准后，该批次才能释放。

五、变更控制

【导图】

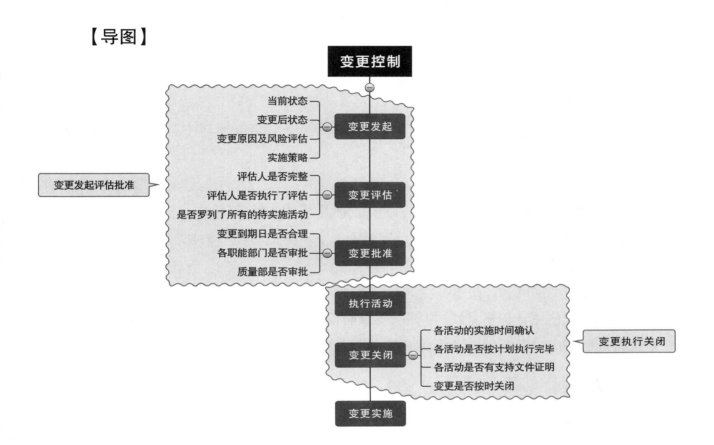

【关注重点】

1)检查企业建立的变更管理程序,列举了哪些变化需要发起变更管理,各部门和人员的职责和权限。程序中的各项要求具有可操作性。

2)检查实际参加培训的人员与程序要求一致,员工理解变更的概念并具备识别变更的能力,清楚必须主动上报变更的职责。

3)检查企业的变更台账,从台账中随机抽取各类案例若干,从以下方面检查。

(1)变更为永久变更还是临时变更,如是临时变更,到期日设置合理。

(2)变更前后的描述清晰,范围界定清楚。

(3)变更的原因合理、对变更后可能的影响(方法/标准适用性评价,法规符合性评价)进行了风险评估。

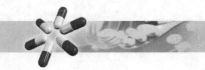

（4）变更的分级与法规及程序要求一致，对于中等和重大变更，变更实施策略已陈述清楚。

（5）变更评估收集了各部门的意见，而非变更发起人或专家的个人主见。所有变更评估人均完成评估并列出待完成的实施活动。

（6）变更关闭时已完成的实施活动与评估意见相对应。如不一致，需提供合理的解释说明。

（7）变更在预定的时限内关闭。没有关闭需要延期继续执行的，应当说明延期理由及后续待完成实施活动。

4）检查对于需要在药监部门进行备案的中等变更或者需要药监部门批准方可实施的重大变更。

（1）法规负责人参与了评估。

（2）已对变更进行了备案或得到药监部门批准后才实施了变更。

5）检查对合同方有影响的变更，已及时通知其可能的变化并添加其作为评估人评估可能的实施活动。

6）企业定期回顾和评价了变更体系，对回顾过程中发现的问题进行了追踪处理。

7）如企业使用计算机系统进行变更管理，检查该系统的启用应有变更控制；计算机系统验证已完成。系统用户已接受了对应的培训、用户权限管理符合要求。

【案例1】

缺陷描述：未对部分变更进行有效识别，如2018年至2019年新增六台散剂分装机未进行设备变更的相关工作。（规范第二百四十二条）

缺陷分析：企业购买了六台散剂分装机后，未发起变更控制管理设备验证，工艺验证、清洁验证、数据完整性评估及稳定性考察等活动，而是依据已有的流程分别完成了上述的活动。这种方式可能造成部分实施活动被遗漏，如车间对应的操作规程未及时升版，工艺规程未及时更新，设备的仪表校验及预防维修计划未纳入年度计划，现有的安全措施能否满足安全生产的需要等。故需要发起变更从体系的角度管理新增设备变化，保证各体系评估人能够及时有效的得知变化内容并完成对应的评估。

【案例2】

缺陷描述：检查员检查企业年度变更台账，发现个别变更仅由变更发起人和质量部完成评估，未引入相关职能部门进行评估。（规范第二百四十三条）

缺陷分析:变更评估由个别部门代表多个部门意见可能造成评估不充分,实施活动缺项或者待执行实施活动与实际需执行活动不一致,后期很可能需要多次对变更内容或实施活动修正,甚至可能因变更控制不力而发生偏差,进而对实际的生产活动产生直接影响。

企业可结合历史上发生的变更,汇总哪些部门对哪类变更执行了评估,创建变更评估表,每次在发生新的变更时参考这些评估表确认评估人及可能的实施活动。定期回顾评估表内容确实是否需要更新。

【案例3】

缺陷描述:企业将现有产品转移至另外的包装线灌装已发起了变更管理,但未开展风险评估工作。(规范第二百四十二条)

缺陷分析:变更负责人在发起变更时,不但需要按照良好的文件管理规范的要求清晰的填写变更前及变更后的内容,而且需要记录变更后可能引入的质量风险,如该产品是否曾在同型号的设备或者该包装线上生产过,转移后该生产线是否有自动检测装置检测每个产品所使用的物料以避免物料混淆,转移后现有的包装材料是否与新的设备相匹配等,转移后该产品对于现有产品的影响,转移后关键工艺参数是否需要变化。只有在前期风险评估时,充分的评估转移生产线可能引入的风险,才能更快更好地完成变更评估。

对于一些复杂程度更高的变更,建议起草独立的风险评估报告详细记录评估过程,只有当该报告批准后才能发起变更。

【范例1】

生产工艺关键参数变更,如加水量和混合时间。

(1)下列部门对变更进行评估,识别各部门涉及的实施活动。

表8-15 评估部门、评估内容及实施活动汇总

评估部门	评估内容	实施活动
设施部	新的加水量和混合时间已在现有的校验范围内,无实施活动	不涉及
技术部	申请物料使用试机批记录对新的工艺参数进行测试	申请物料使用试机批记录对新的工艺参数进行测试
	起草验证草案支持工艺验证并对参与验证人员进行培训	起草验证草案支持工艺验证并对参与验证人员进行培训

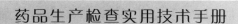

续表

评估部门	评估内容	实施活动
技术部	起草验证批记录并培训相关人员	起草验证批记录并培训相关人员
	完成验证报告	完成验证报告
	升版商业批记录并培训相关人员	升版商业批记录并培训相关人员
	升版工艺规程	升版工艺规程
	升版关键性分析报告	升版关键性分析报告
生产部	依据验证草案执行验证	不涉及
	加水量和混合时间均未包含在设备操作规程及过程控制程序中,故无需升版相关程序	不涉及
QC	依据验证草案对验证样品进行检测	不涉及
	依据稳定性管理程序,对新的批次执行长期稳定性考察及加速稳定性考察	起草稳定性草案,对新的批次执行长期稳定性考察及加速稳定性考察
注册部	向国家局申报新的工艺参数,获得批准后实施	向国家局申报新的工艺参数,获得批准后实施

（2）实施活动负责人按照既定的时间完成各实施活动,每一条实施活动完成后应记录或附上相应的支持性文件。示例如下:

表 8-16　实施活动完成填写示例

实施活动类型示例	完成时间	参考文件
程序/文件类	程序/文件生效日期	程序编号、版本号
报告类(如验证报告)	报告最终批准时间	报告编号、版本号

（3）填写完成后变更负责人送交变更至 QA 批准,QA 批准后开始实施变更。

【范例2】

新增一个相同设计和工作原理的制备罐用于液体制剂生产。

下列部门对变更进行评估,识别各部门涉及的实施活动,详见表 8-17。

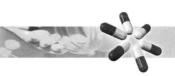

表 8-17 评估部门、评估内容及实施活动汇总

评估部门	评估内容	实施活动
设施部	根据生产维修提供的设备基本信息申请单，完成新制备罐的主数据及预防维修计划创建	根据生产维修提供的设备基本信息申请单，完成新制备罐的主数据及预防维修计划创建
	根据设备负责人提供的仪表信息申请单，完成设备的首次校验。同时创建仪表的校验计划	根据设备负责人提供的仪表信息申请单，完成设备的首次校验。同时创建仪表的校验计划
设施部	设备启用前完成该区域尘埃粒子取样点更新	设备启用前完成该区域尘埃粒子取样点更新
	更新生产设备的平面布局图	更新生产设备的布局图
调试与确认部	完成设备等同性分析报告	完成设备等同性分析报告
	完成供应商文件质量评估	完成供应商文件质量评估
	依据程序,对新的制备罐完成调试与确认	依据程序,对新的制备罐完成调试与确认
	完成制备罐的数据完整性评估	完成制备罐的数据完整性评估
生产维修部门	发起设备的基本信息申请单、预防维修申请单,同时确认设备的备品备件	发起设备的基本信息申请单、预防维修申请单,同时确认设备的备品备件
技术部	起草工艺验证草案支持工艺验证并对参与验证人员进行培训	起草工艺验证草案支持工艺验证并对参与验证人员进行培训
	完成工艺验证报告	完成工艺验证报告
	新建验证的批生产记录，验证完成后起草商业批的批生产记录	新建验证的批生产记录，验证完成后起草商业批的批生产记录
	升版各产品的工艺规程	升版各产品的工艺规程
	制定该制备罐的清洁方法,起草清洁验证草案支持工艺验证并对参与验证人员进行培训	制定该制备罐的清洁方法,起草清洁验证草案支持工艺验证并对参与验证人员进行培训
	设备首次清洁取样及送样检验	设备首次清洁取样及送样检验
	完成清洁验证报告	完成清洁验证报告

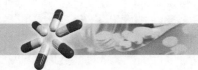

续表

评估部门	评估内容	实施活动
生产部	起草新制备罐的 URS	起草新制备罐的 URS
	新建制备罐的操作规程	新建制备罐的操作规程
	新建制备罐的清洁规程	新建制备罐的清洁规程
	新建设备的使用日志	新建设备的使用日志
	配合设备验证,工艺及清洁验证	配合设备验证,工艺及清洁验证
	生产执行系统中配置该制备罐及涉及产品的主数据	生产执行系统中配置该制备罐及涉及产品的主数据
集成制造	在系统中部署新增该制备罐的监控点位,完成验证	在系统中部署新增该制备罐的监控点位,完成验证
	在系统中新建该制备罐的工艺验证用配方及测试用清洁配方	在系统中新建该制备罐的工艺验证用配方及测试用清洁配方
	在系统中新建该制备罐的商业生产用配方及清洁配方	在系统中新建该制备罐的商业生产用配方及清洁配方
QC	升版《环境监测微生物取样点示意图》	升版《环境监测微生物取样点示意图》
	升版《环境监测频率及标准》	升版《环境监测频率及标准》
	完成理化及微生物相关检测	完成理化及微生物相关检测
	依据稳定性管理程序,对生产的首批执行长期稳定性考察	起草稳定性草案,对生产的首批执行长期稳定性考察
IT	升版权限管理与安全的相关表格	升版权限管理与安全的相关表格
QA	升版产品共线生产风险评估报告	升版产品共线生产风险评估报告
安全部	完成新制备罐的安全风险评估	完成新制备罐的安全风险评估
认证部	对新的制备罐进行备案	对新制备罐进行备案
注册部	因增加的新制备罐与现有的制备罐设计和工作原理相同,该变更为微小变更,需依据《已上市化学药品药学变更研究技术指导原则(试行)》开展相关研究工作,并在下一年度的年报中上报该变更	在下一年度的年报中上报该变更

六、偏差处理

【导图】

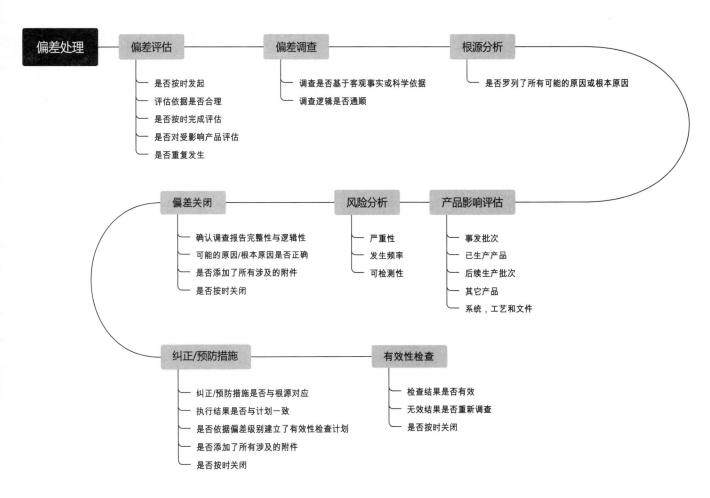

【关注重点】

（1）检查企业建立的偏差管理程序，各部门和人员的职责和权限明确。

（2）检查企业对生产质量活动中的员工进行了偏差程序的培训，员工理解偏差的概念并具备识别偏差的能力，清楚必须主动、及时上报偏差的职责；检查企业偏差报告的时间与程序中的时限要求一致。

（3）检查企业关于偏差的分类原则，质量部已根据具体偏差案例判断了偏差的分类，而且分类判定合理。

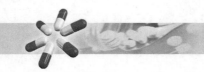

（4）检查企业的偏差台账，从台账中随机抽取各类偏差案例若干，检查：偏差调查及时，按照文件规定时限关闭；调查全面彻底；根本原因界定合理、未存在未界定根源但已关闭的偏差；重大偏差调查由质量部门会同其他部门共同完成；依据客观事实及数据进行调查，而非依赖主观陈述。

（5）检查上述案例中，企业已完成了产品影响评估，评估充分恰当；同时检查评估方法和结果。

（6）企业针对上述偏差制定的纠正和预防措施合理有效，及时执行。尤其偏差需要在文件规定的时限内关闭，没有关闭需要延期关闭的，应当进行解释。

（7）企业对偏差进行了定期的回顾和评价，尤其注意在回顾中，未存在同样的原因或者类似的偏差重复出现的情况，重复多次出现同一类偏差说明偏差系统失效，未制定有效的预防措施。

（8）如企业使用计算机系统进行偏差处理，该系统的启用有变更控制；计算机系统验证已执行；系统用户完成培训、用户权限管理符合要求。

【案例1】

缺陷描述：检查员检查企业年度偏差台账，发现企业有多次的偏差原因都是归结为员工操作失误导致，制定的纠正预防措施均是对员工进行培训设备标识相关的问题，比如设备标识不清晰、无设备标识等。（规范第二百五十条）

缺陷分析：出现这样重复的偏差，说明企业未能采取有效预防措施有效防止类似偏差的再次发生。

【案例2】

缺陷描述：企业某偏差报告AB2012001显示，某批原料药生产过程中，中控检测结果表明：某中间体的水分偏高，偏差调查显示为操作工取样瓶可能不干燥而导致，纠正预防措施对中间体重新进行了取样检测，水分合格，下游工序继续使用。（规范第二百五十条）

缺陷分析：以上的偏差内容不充分，未对偏差进行彻底调查，并制定合适的预防措施防止再次发生。中控指标不符合标准不能简单归结为取样环节的问题，应该首先按照OOS调查流程对检验过程进行调查是否正常，对取样环节的扩展调查应有有力证据显示取样瓶不干燥的问题根源是什么。若假设根本原因为取样瓶不干燥，后续需证实该原因正确性。如未能证实该原因应继续调查工艺过程中是否存在水分结果超标的可能性。根据上述调查的具体原因确定预防措施而不是将中间体放行使用。

【范例1】企业如何有效地识别偏差

任何与商业批生产相关的,影响厂房、发送或运输、设施、设备,验证、验证状态、方法、产品检验(分析/微生物数据的完整性等)、法规、程序以及信息管理系统,均需发起偏差管理。同时以下情况也需发起偏差调查:质量相关投诉趋势分析以及证实的产品质量投诉;无论企业作为持有人还是受托方,也需依照偏差管理流程处理验证、生产、检验、储存及运输等过程中发生的质量事件。同时应与外部合作方及时沟通。

事例如下:

(1)包装线正在运行中但是顶部天花板处开始漏水,漏水处下面放置了一托盘的瓶体。

(2)库房人员在接收物料时,检查物料在运输过程中的温度趋势图时发现个别时间段内温度已超过可接受上限。

(3)制造人员出料时发现半成品外观异常。

(4)新购设备清洁验证取样结果超出可接受限度。

(5)生产设备自动控制系统中生成的关键控制参数趋势图显示搅拌速度超限2分钟。

(6)企业生产受委托加工产品时,发现持有人提供的辅料已超过效期,但实物上未粘贴任何标识,同时系统中该辅料仍为可使用状态,立即通知持有人。

(7)质量投诉专员进行季度回顾趋势分析时,发现A产品在上季度共计上报了5个类似的质量缺陷,立即发起偏差调查。

(8)实验室在进行仪器的周期性回顾时,发现已离职的员工在系统中的权限仍显示为"已激活"。

【范例2】

A产品首次生产,操作人员发现码上放心追溯码文件和批包装记录中批号不一致。(5why调查分析方法)

1.为什么码上放心追溯码关联关系文件与包装批记录中的批号信息不一致?

经过IT工程师在码上放心系统中检查发现该产品在系统中维护的批号信息错误,导致生产无法开展,等待问题解决。

2.为什么码上放心系统中维护的产品批号信息错误?

IT工程师与供应商研发工程师共同检查码上放心系统及目前为止所有产品的关联

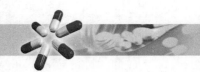

关系文件发现,码上放心系统对于 A 产品的任务批次号和批号采用了和其他产品相同的赋值方法。

3.为什么 A 产品的批号信息赋值方法与其他产品相同?

回顾码上放心系统的用户需求说明(URS)和功能规范(FS)发现,码上放心系统在设计时并未对该产品的特殊需求进行处理,而是采用了跟其他产品相同的方法。

4.为什么在设计时并未对 A 产品的特殊需求进行处理?

因为 IT 人员在初期设计时未识别出 A 产品与正常产品批号给定原则不一致。

综上所述,导致码上放心系统中的批号信息与生产批记录不一致的根本原因为 IT 人员在初期设计时未识别出 A 产品与正常产品批号给定原则不一致,造成系统设计不充分。

【范例3】药品半成品外观缺陷(鱼骨图分析方法)

过程控制人员执行检查时发现产品外观缺陷,发起偏差评估为中等程度影响调查,工厂组织调查团队对该缺陷执行调查,调查团队由生产部、技术部、维修部、工程部和质量部组成,使用鱼骨图从六个方面进行调查。

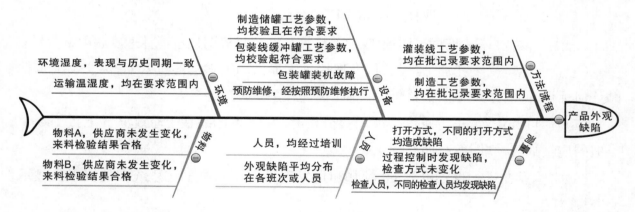

共识别出 15 个子调查项,并对每个子项进行了深入调查。经分析发现该缺陷可能与包装线灌装机故障有关,故车间与维修部门着重分析该故障的原因并采取纠正措施确认该原因确实为导致产品外观缺陷的主要原因。

1.产品影响评估

(1)对事发批次之前生产的 3 批次产品依据 AQL 原则执行取样,检查产品外观。只有当连续 3 批次均未发现缺陷样品后,证实该批次为缺陷发生的起点。如 3 批次中有任一批次存有缺陷产品,则继续向前取样检查。

(2)对于发现缺陷的批次至包装线恢复故障期间生产的批次,因产品外观不符合质量标准的要求,故报废处理。

（3）对于包装线恢复后生产的批次，产品外观均满足过程控制及释放检验要求，故正常释放。

2.纠正预防措施

（1）修改包装线预防维修计划，维修部门定期更换此次发生故障的部件。

（2）包装车间升版设备操作规程，要求操作人员每批次生产开始前及结束后检查此次发生故障的部件是否工作正常。

七、纠正措施和预防措施

【导图】

参考 P237 偏差处理流程。

【关注重点】

（1）企业有书面的纠正预防措施管理程序，已对相关人员进行了该程序的培训。

（2）企业对发现或发生的缺陷、偏差的根本原因进行了调查、风险评估，及时制定了纠正与预防措施，明确了各部门的或人员的责任、实施时限。

（3）检查企业的纠正预防措施台账，从台账中随机抽取各类案例若干，确认纠正预防措施按照文件规定时限完成、未有大量未按时关闭的纠正预防措施。所有的活动均有记录和报告，提供了客观证据支持纠正预防措施的关闭。

（4）检查上述案例中，每个根源均已制定了至少一个纠正预防措施，若未制定纠正预防措施，企业提供了合理的解释。例如已在调查中记录了纠正措施，或使用变更替代纠正预防措施，都是不被接受的理由。

（5）检查上述案例中，对于纠正预防措施，企业已制定了清晰客观的有效性检查计划，如果纠正预防措施失效，企业应重新开展调查。

（6）检查企业对纠正预防措施进行的定期的回顾和评价报告，尤其注意在回顾中，大量纠正预防措施未按期关闭或延期关闭的情况，较多失效的纠正预防措施，企业已对失效的纠正预防措施进行了根源调查。

（7）如企业使用计算机系统进行纠正预防措施管理，该系统的启用有变更控制；计算机系统验证已执行；系统用户进行了培训、有用户权限管理要求。

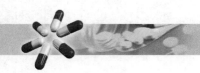

【案例1】

缺陷描述：某一产品被外部检查发现存在质量问题,企业接收到通知后,制定并经质量管理部门批准了纠正与预防措施,但未及时执行和实施。(规范第二百五十三条)

缺陷分析：可能会导致后续生产的产品也存在类似的质量问题,缺陷产品持续在市场中流通,企业应立即执行经批准的纠正与预防措施,减少顾客投诉风险及法规符合性风险。如短期内无法实施这些措施,应制定合理可行的中间控制方案。

【案例2】

缺陷描述：企业某外部审计发现项为操作员未接受某程序培训,纠正预防措施为对所有操作员进行该程序的面对面再培训,该措施已批准关闭。然而审计官追踪检查时发现有3名操作员缺席该次培训,且没有证据显示他们后期是否接受了再培训,审计官认为首次纠正预防措施落实不到位,要求企业制定进一步的纠正预防措施来确保培训的完整性。(规范第二百五十四条)

缺陷分析：纠正预防措施已批准关闭,但关闭该记录时未提供客观证据证明该措施已被执行,导致记录提交人和批准人均未及时发现3名操作员遗漏,直至审计时识别出缺陷。

企业首先需对遗漏的3名操作员进行面对面培训,确认这三名操作人员未接受培训期间是否参与了生产活动,评估可能的影响。同时讨论通过何种方式来确保应参加的培训人员与实际参加培训的人员一致。

【范例1】包装袋未密封完全的纠正预防措施

1.背景

包装线过程控制人员生产时发现个别包装袋密封不完全,经调查后为设备故障,制定的纠正预防措施如下:

(1)立即措施:对已发现的缺陷批次进行人工全检,剔除缺陷产品。

(2)立即措施:因在库的已释放的其他批次也可能存在类似的缺陷,但由于产品已接近效期,故销毁这些批次。

(3)纠正措施:调整包装线设备的真空时间及产品传输链。

2.有效性检查计划

纠正措施执行后,人工全检一批确认是否仍有包装袋未密封完全的产品。

3.有效性检查执行结果

经过对新生产的一批产品进行全检后,仍然发现有包装袋未密封完全的产品,证明此次设备调整无效,重新发起偏差调查根本原因。

八、供应商的评估和批准

【导图】

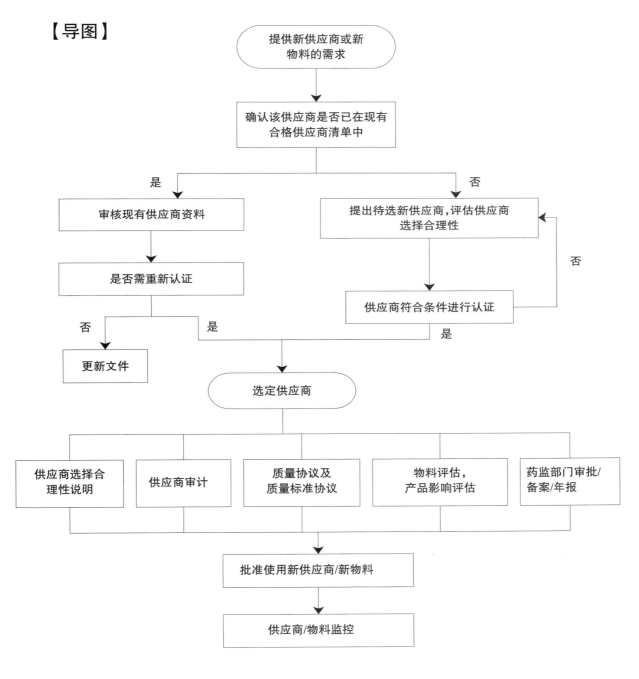

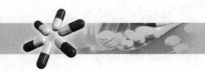

【关注重点】

(1)企业应有书面的供应商质量管理程序并包含了如下信息：

清晰的定义了各部门的职责；如何选择供应商和物料；如何执行资格认定，包括如何评估物料，如何签署或更新质量标准协议；如何批准供应商和物料；如何对供应商进行分级；如何对合格供应商进行监控，监控的频次需考虑物料级别以及供应商质量分数；相关人员均接受了培训。

(2)有书面的供应商质量审计程序并包含了如下信息：

如何对审计人员进行认证及如何确认审计小组；供应商质量审计的分类；供应商审计前准备；现场检查，包括首次会议、现场检查实施和末次会议；审计跟踪及审计关闭；相关人员均接受了培训。

(3)企业有批准的合格供应商清单，并核对以下信息：

包含物料编码，物料名称及规格，经销商名称，生产商的名称、地址和资格状态，质量标准；主要物料及供应商均收录在册；清单已经过审核并批准；批准后发放给购买部，物料接收部门和 QC 等部门；文件核对完毕后，现场抽查若干物料确认这些物料的确已经包含在合格供应商清单中，并且实物信息与清单中的信息一致。

(4)企业已依照规定的供应商审计频率制定了质量审计年度计划，从合格供应商清单中随机抽取各类案例若干，确认企业已依照年度审计计划按时完成了审计，如未按时完成审计企业提供了理由并建立了相应的措施。

(5)上述案例中如涉及现场质量审计，需从以下方面进行检查：

批准的供应商审计计划，至少应包含：供应商的名称地址、审计的物料、审计目的、审计人员、审计时间、审计内容；供应商提供的资质证明文件，如供应商的生产经营执照、质量相关的证书及批准的范围、DMF 登记号及状态说明；供应商审计报告；供应商提供的整改发现项回复报告；供应商回复报告满足了审计关闭的标准。

(6)执行供应商审计的人员已具有相应资质，其资质确认的方式与程序要求一致。

(7)与主要供应商已签订了质量协议。签订完毕后，依据程序要求定期回顾了质量协议。

(8)对于物料或供应商的改变，已依据变更管理对新的供应商或物料进行质量评估，如完成现场质量审计、签订质量协议、评估质量标准等。供应商审计结果合格后，对相关的产品执行了工艺验证及稳定性考察。

(9)检查企业对各个合格供应商创建的质量档案，包含但不限于如下内容：供应商的资质证明文件、质量协议、质量标准、样品检验数据和报告、供应商的检验报告、现场质量审计报告、产品稳定性考察报告、定期的质量回顾分析报告等。

（10）如企业使用计算机系统进行供应商管理，该系统的启用有变更控制；执行了计算机系统验证；系统用户已进行了培训、有用户权限管理要求。

【案例1】

缺陷描述：建立了合格供户清单，但是清单中仅罗列了经销商的信息，无生产商的信息。（规范第二百六十二条）

缺陷分析：该企业采购的物料大部分均由经销商提供，与生产商没有直接贸易关系，因此仅罗列了经销商的信息，未进一步识别生产商。但供应商管理的重点为物料的生产商，仅罗列经销商可能会造成：

库房人员和QC人员无法得知生产商信息，当库房人员接收物料时发现生产商信息发生变化，无法确认该批次物料是否可以接收。如果物料接收成功检验合格释放后，因质量人员未对生产商进行资格认证，也未对物料生产工艺及检验标准进行评估确认是否适用于所使用的产品，可能的风险将转移至使用部门，导致潜在的产品质量风险。

【案例2】

缺陷描述：新开发的DMF为激活状态的辅料供应商没有依照变更程序进行管理并予以适当的评估。（规范第二百六十一条）

缺陷分析：企业对于供应商变更的识别不充分，购买人员认为物料虽然由不同供应商提供，但其生产工艺与现有物料相同，性质相同，质量标准无须改变。因此判定对产品质量无影响，未发起变更通知各职能部门评估，从而可能会造成新供应商提供的物料分析及产品影响分析未执行，使用新物料时可能发生多起偏差需要投入额外的人力物力调查问题的根本原因等。合格供户清单等文件未升版，物料接收人员无法接收新供户提供的物料，长期稳定性考察未执行，未依照《已上市化学药品药学变更研究技术指导原则》要求进行年度报告，无法满足法规要求等缺陷。质量标准不是衡量物料及供应商的唯一标准，需发起变更进行全面评估。

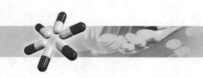
九、产品质量回顾分析

【导图】

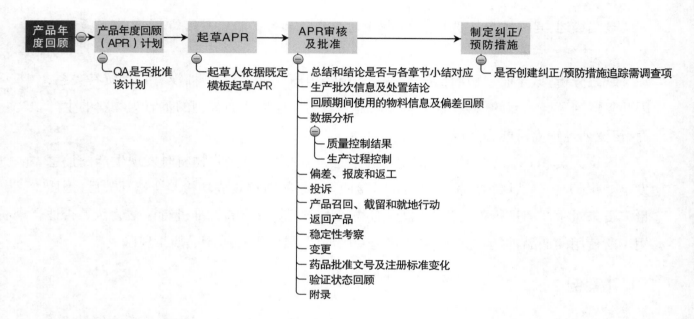

【关注重点】

（1）检查企业制定的质量回顾分析计划及操作规程。

（2）回顾分析内容全面（一般包括两部分：各种数据汇总、分析及总结报告）。数据汇总、总结报告内容全面、结论明确。

（3）采用什么数据统计或数据分析工具（比如：数据分析工具 minitab）进行的数据分析。

（4）审核及批准依据规程执行。

（5）回顾分析涵盖了企业的所有品种。

（6）所有回顾分析形成的文件均存档保存。

（7）已采取了相应的措施控制了不良趋势。

（8）检查企业的委托生产产品，这些产品也按时完成了产品质量分析回顾。已完成的产品质量分析回顾报告与持有人和受托方已签署的质量协议中规定的职责一致。

【案例1】

缺陷描述:企业提供的产品质量回顾分析报告中仅分析了产品的检验数据,未收集其他的质量数据。(规范第二百六十六条)

缺陷分析:企业在质量回顾分析时,往往更多关注产品的最终检验结果,对产品生产过程中的条件及情况、信息、数据收集不全,比如原辅料的信息、相关生产设施(如净化系统、水系统等)的状态等。

【案例2】

缺陷描述:质量回顾分析中仅对数据进行了汇总作图,但未对趋势进行分析。(规范第二百六十六条)

缺陷分析:质量回顾分析中对数据进行汇总趋势分析的目的是确认产品工艺是否可靠或者质量标准的适用性,企业需掌握必要知识进行数据分析给出清晰的结论,否则不能识别出可能存在的问题,必要时发起偏差按照偏差处理程序要求从物料、设备设施、检验方法、检验仪器、生产工艺、变更等方面开展调查并根据调查结果推荐改进及预防措施,明确相关责任部门及完成时间。

【范例1】如何对关键质量指标进行趋势分析

含量(限度:95.0%~105.0%)

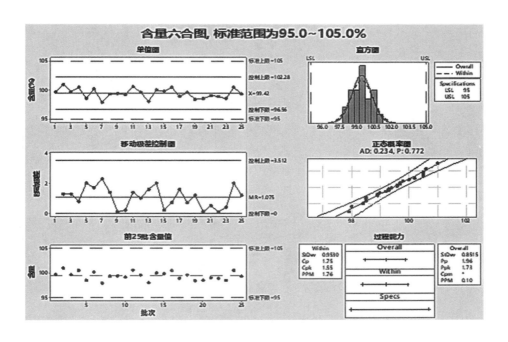

小结：

使用 Minitab 软件对 2019 年已生产的 25 批次产品进行分析，所有批次的含量检验结果均在要求范围内。Ppk=1.73>1.0 表明长期过程能力稳定。

从单值图得知所有批次的检验结果均未超出 3sigma 水平，所有数据在控制限范围内随机分布。

根据 2019 年的数据及六合图分析，通过计算得到 OOT 的限度为 96.7%~102.0%（99.42±3*0.8515），与 2018 年推荐的 OOT 限度（96.0%~102.2%）相比较，无明显差异，故本回顾周期不重新推荐含量 OOT 限度。

表 8-18　过去 5 年关键工艺能力指数表

质量属性	2015.01.01–2015.12.31	2016.01.01–2016.12.31	2017.01.01–2017.12.31	2018.01.01–2018.12.31	2019.01.01–2019.12.31
含量	Ppk1.12	Ppk1.17	Ppk1.17	Ppk1.34	Ppk1.73

2019 年年度回顾报告长期工艺能力指数 Ppk=1.73>1.0，2018 年度 Ppk=1.34>1.0，表明长期工艺能力稳定，未发现不良趋势。

上述信息表明，所有检测结果均满足相关质量标准，生产过程受控。

十、投诉与不良反应报告

【导图】

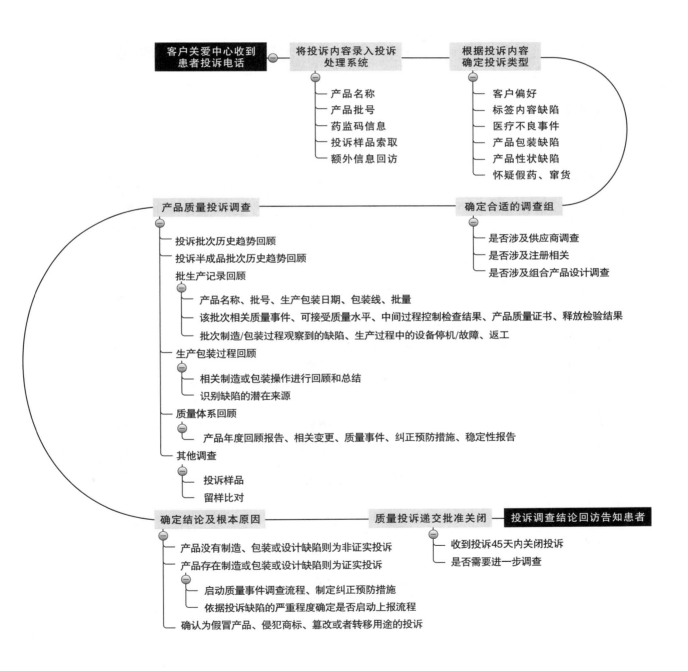

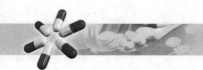

【关注重点】

（1）检查企业已建立的投诉、不良反应监测报告的管理流程，参与投诉处理及不良反应监测报告的各部门和/或人员职责明确。

（2）企业有流程规定如何及时进行投诉，不良反应事件的收集、调查、处理。调查记录及时充分，包括对受影响批次及相邻批次生产过程的调查等；并建立了向质量受权人汇报流程。

（3）对于证实为企业质量问题的投诉，检查已建立的改进措施并跟踪实施进度。

（4）企业收集到的不良反应事件已按照规定报告。

【案例1】

缺陷描述：投诉记录未定期回顾分析。（规范第二百七十六条）

缺陷分析：企业需依照规范要求定期对投诉记录进行趋势分析，识别可能存在的问题，提前采取措施预防该问题的再次发生。如发现重复发生的缺陷，必要时企业应发起偏差进行系统性深入调查，确认根本原因是否分析正确，已制定的措施是否执行，是否需要对市售的产品采取进一步的控制措施。

【案例2】

缺陷描述：检查员发现某企业对于投诉及不良反应的接收渠道未明确规定或不易执行（如：投诉电话不能24小时开通），并在实际执行过程中接收的投诉或不良反应数量很少。（规范第二百六十九条和第二百七十条）

缺陷分析：任何人员（包括患者、医生、经销商等）反馈的投诉或不良反应事件均应进行记录，处理及报告。如果投诉接收渠道未明确规定或不易执行，则不能实现对于投诉及药物警戒工作的有效监测，可能存在潜在的偏差或严重不良反应事件被遗漏。

【范例】

医院药剂科投诉纸盒外包装和里面的贴剂塑料包装袋粘连在一起。

根本原因分析：

1.批记录回顾

未见异常。

2.投诉样品的照片分析

纸盒盒盖上有溢胶。该产品的盒型为具有防窃启功能的异型纸盒,在生产时采取人工在纸盒上下两个盒盖上涂抹热熔胶的方式完成粘盒。因手工涂胶的胶量及涂胶区域无法像自动涂胶机做到精准控制及纸盒盒型等客观因素限制,个别纸盒上的盒盖上涂胶量较大时,封盒时易造成溢胶,导致纸盒内独立包装的贴剂包装袋与溢胶发生粘连。

3.纸盒设计

粘盒时需要将纸盒上部的上下合页手工用胶粘在一起,而下合页比上合页从宽度上略短,这样当涂胶量较大时,便会溢出扩散至纸盒内独立包装的贴剂包装袋。

1)根本原因:纸盒的粘盒方式为手工涂胶粘盒,受人员操作习惯等影响会出现个别盒盖上涂胶量较大时会有溢胶,而当前纸盒的设计无法对溢胶进行隔断,导致当溢胶时会使独立包装的贴剂包装袋与纸盒粘连在一起。

2)产品影响分析:纸盒内的每片贴剂均有独立包装袋,纸盒盒盖内的溢胶仅黏附产品的独立包装袋,不会与贴剂本身接触,因此对产品本身质量不造成影响。

3)纠正预防措施:

(1)短期措施:对包装线人员进行培训,使得涂胶的操作标准化,减少人为操作习惯等影响的溢胶。

(2)长期措施:对纸盒设计进行改进,使得当有溢胶时,不会扩散至独立包装贴剂的包装袋,进而不会与纸盒粘连。

4)有效性检查:修改后的纸盒应用于生产后的一年内,未发生因纸盒设计不合理导致的纸盒溢胶的投诉。

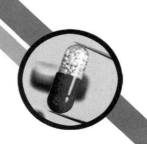

第九章 质量控制检查要点及案例、范例分析

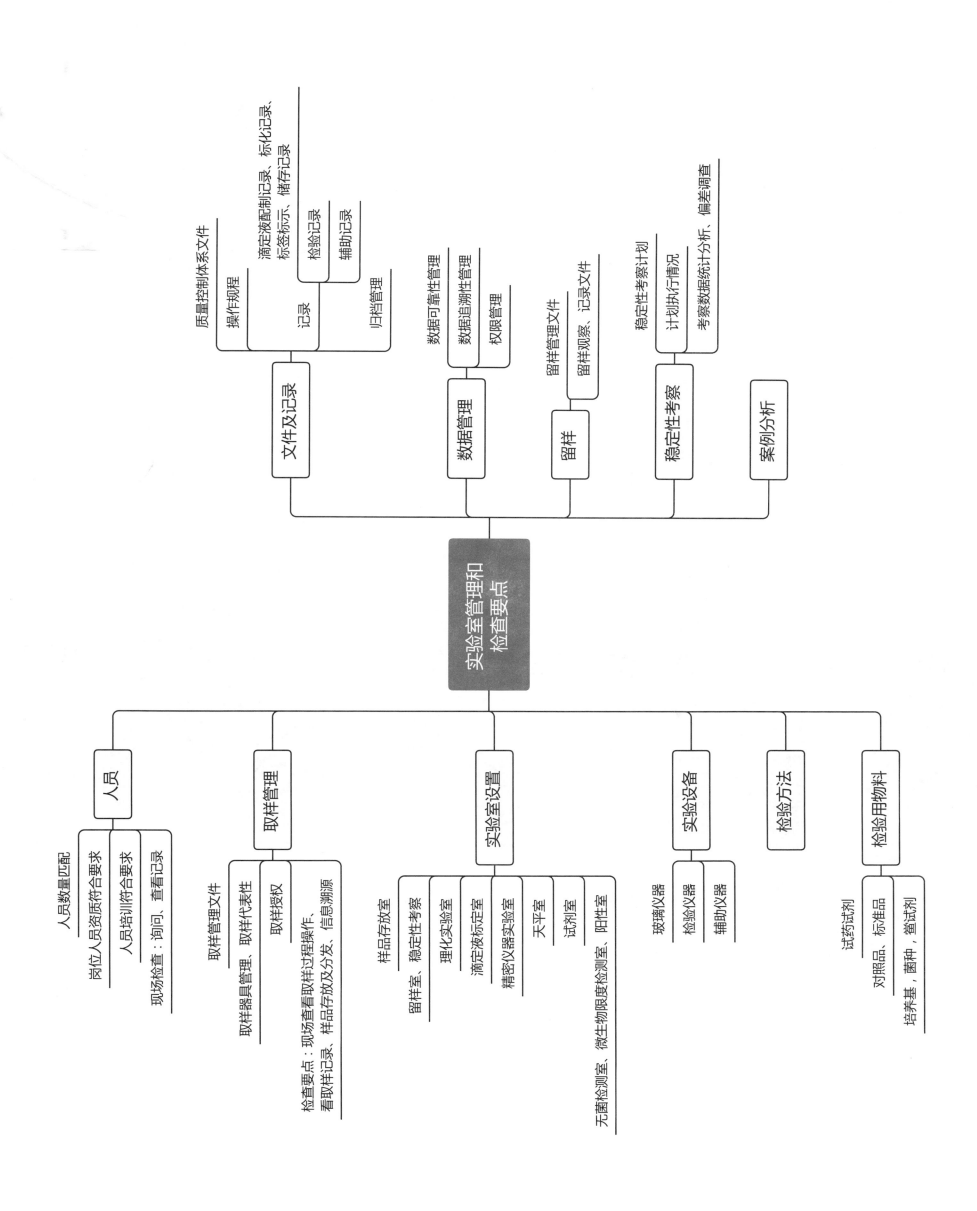

实验室管理和检查要点

文件及记录
- 质量控制体系文件
  - 操作规程
  - 记录
    - 滴定液配制记录、标化记录、标签标示、储存记录
    - 检验记录
    - 辅助记录
  - 归档管理

数据管理
- 数据可靠性管理
  - 数据追溯性管理
  - 权限管理

留样
- 留样管理文件
  - 留样观察、记录文件

稳定性考察
- 稳定性考察计划
  - 计划执行情况
  - 考察数据数据统计分析、偏差调查

案例分析

人员
- 人员数量匹配
- 岗位人员资质符合要求
- 人员培训将符合要求
- 现场检查：询问、查看记录

取样管理
- 取样管理文件
  - 取样器具管理、取样代表性
  - 取样授权
- 检查要点：现场查看取样过程操作、看取样记录、样品存放及分发、信息溯源

实验室设置
- 样品存放室
- 留样室、稳定性考察
- 理化实验室
- 滴定液标定室
- 精密仪器实验室
- 天平室
- 试剂室
- 阳性室
- 无菌检测室、微生物限度检测室

实验设备
- 玻璃仪器
- 检验仪器
  - 辅助仪器

检验方法

检验用物料
- 试药试剂
- 对照品、标准品
- 培养基、菌种、留试剂

一、人员

【关注重点】

(一)人员数量的匹配

企业配备从事质量控制人员(以下简称 QC 人员)的数量应与检品数量及检验项目复杂程度相匹配。可通过将质量控制体系的组织机构图、员工花名册所载明 QC 人员数量与一定周期内完成检测的检品数量所需时间情况进行对比,评估判断是否匹配。

(二)岗位人员的资质

QC 人员应具备相关岗位要求的资质和专业知识,且与企业管理文件规定的人员资质要求一致。

(三)人员培训

QC 人员应完成与所从事工作相关的针对性培训,并经考核评估合格后上岗。检查时,通过沟通交流,查看记录,判定 QC 人员是否能够有效履职。应按照具体检测岗位开展检验方法、设备操作的培训及评估,包括但不限于以下内容:

(1)从事精密仪器分析的人员应熟悉设备操作、设备 3Q 确认、期间运行的项目及符合标准,具备对检验设备使用、维护及基本故障处理的能力,并能对检测数据进行准确分析。例如:进行红外鉴别的人员,应具备判定红外图谱是否与对照图谱或对照品图谱一致的能力;从事高效液相色谱仪操作的人员应能够在权限范围内准确进行色谱峰积分。

(2)从事微生物检验的人员应进行微生物检验技术等方面的培训,如培养基制备、培养基适用性检查、菌种的传代和保藏、注平板、菌落计数、鉴定基本技术及无菌操作等,熟悉生物安全操作知识和消毒灭菌知识,保证自身安全,防止实验室内部微生物交叉污染。

(3)所有人员应进行偏差相关知识培训,能够及时有效识别检验过程中出现的偏差,主动上报并处理。

(4)所有人员应进行数据管理的培训并考核;对于数据处理软件具有不同权限的人应熟悉本权限的操作要求,并按要求开展工作,如进行数据管理的 QC 主管、质量负责人。

(5)取样人员应进行取样相关培训,在取样过程中保证取样的代表性,确保取样操作不向物料带入污染,且取样人员不被物料污染。

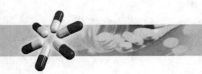
二、检品管理

检品包括原辅料、包装材料、中间产品、待包装产品及成品。

【关注重点】

（一）取样管理

1.取样管理的文件

企业应建立取样操作文件,明确取样方法、取样容器、取样点、取样量、取样频次等内容,应当按照不同种类物料的特性规定各自操作的具体内容,确保取样具有代表性与均一性。

2.取样器具

企业应当建立取样器具、容器管理规程,确保取样及转移过程中样品不被污染。用于微生物和无菌样品的取样器具在使用前必须先灭菌,并在规定的限期内使用。

3.取样人员

取样人员应当有相应的授权文件。文件明确取样的范围,应与培训的内容相适应。如熟悉取样程序,掌握取样过程中应采取的防护措施,取样工具的清洁和使用等。

（二）待检及在检样品管理

企业应对样品取样后处于待检、在检阶段的管理及检测完成后的处置方式等进行规定,确保检测样品按照规定的条件存放、检品分发岗位、数量等信息及时记录。

查看实际取样过程,取样记录、样品的存放及分发是否符合信息溯源完整性可追溯,可以电子打印的记录应为电子打印。

三、实验室设置

【关注重点】

实验室的设计应与生产要求相适应,确保其适用于预定的用途。应有合理的区域避免样品的混淆和交叉污染,应有足够的区域用于样品处置及检测、留样和稳定性考察样品存放、记录档案保存。

（一）样品存放室

放置待检、在检样品的应按照样品储存条件要求配备相应的设备，如冷藏或冷冻；特殊药品应按规定管理。

（二）留样室、稳定性考察试验设备

留样室、稳定性考察设备的面积应与存放样品数量匹配，留样存放条件应按药品批准的条件设置，稳定性考察条件按照中国药典通则规定条件设置。稳定性考察设备，应按照温湿度分布验证结果放置温湿度监测探头，并有相应监测记录。

（三）理化实验室

1.样品制备区

（1）用于样品制备的房间应有必要的通风和避光措施，加热装置应尽量放置于通风柜内。

（2）应有必要的试验操作台，试验台应防滑、防震、耐酸碱并确保台面有一定的水平精度。有溶液配制、容器清洗用水等设施，洗涤池应耐酸碱，并具备一定的缓冲作用，不易引起玻璃器皿的破碎。有放置清洗后玻璃仪器等的设施，确保清洁仪器不受污染。

2.标准物质存放区

应按照标准物质说明书或标签注明的条件配置存放设备，如冰箱、冰柜等，精神类、毒性对照品等特殊药品应加锁管理，并按照相应要求存放。

（四）滴定液标定室

（1）应配备有温度控制设施，尤其是对于温度敏感的溶液，如高氯酸滴定液。

（2）需要避光操作的，实验室应有遮光帘、红光灯等设施。

（五）精密仪器实验室

仪器室的温湿度和通风设施均应符合仪器的自身要求。多种仪器一起放置时，不应该互相影响。例如：放置红外分光光度计的房间应有能控制湿度的设施；放置高效液相色谱仪的房间，应有控温设施，并能够有效通风；气相色谱仪、原子吸收分光光度计等需要用到气体的仪器，若使用气瓶作为气源，应配有气瓶柜等设施，确保气瓶安全。

（六）天平室

放置天平的试验台应能防震；有必要的控制湿度的设施。天平的精度和数量应符合称量物品的要求。

（七）试剂室

（1）试剂室应具备良好的通风设施。

（2）应按照存放试剂的标签要求，设置相应的设施，如避光、阴凉、冷冻和冷藏等。

（3）挥发性试剂应独立存放；存有乙醚等易燃易爆试剂的，应有必要消防设施。

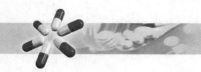

（4）易制毒类试剂应专柜存放。

（5）三氧化二砷等特殊药品储存房间应设有双人双锁、监控设施，并有效运行；必要时可配备独立的称量设备及报警设施。

（八）微生物检验实验室

（1）微生物检验实验室应有符合无菌检查法和微生物限度检查法要求的、具有开展无菌检查、微生物限度检查等检测活动的、独立设置的洁净室（区）或隔离系统，并为上述检验配备相应的阳性菌实验室、培养室、培养基和试验器具准备（包括灭菌）区、标准菌株储存区、污物处理区等。

无菌检查应在隔离系统或 B 级背景下的 A 级单向流洁净区域中进行，微生物限度检查应在不低于 D 级背景下的生物安全柜或 B 级洁净区域内进行。

（2）洁净区域应配备独立的空气机组或空气净化系统，空气净化系统安装有必要的监控仪表、配有消毒设备。洁净区应进行日常监测和定期监测，日常监测一般包括压差、温度等；定期监测包括物理参数（过滤器完整性、气流组织、空气流速、换气次数、压差、温度等）、悬浮粒子数、浮游菌、沉降菌及关键的检测台面、人员操作服表面及五指手套等。定期监测计划应在风险评估的基础上建立。

（3）若采用无菌检查用隔离系统进行无菌项目检测，应验证隔离系统内部环境的洁净度应达到 A 级空气洁净度的要求，以降低无菌检查出现假阳性的风险。隔离系统应定期进行验证。日常检验时需对试验环境进行监测。

（4）无菌检查的洁净操作室、微生物限度检查室应配有人流净化的更衣室及物流净化的缓冲间或传递窗（柜），操作室内部应洁净无杂物，易于清洁和消毒。

（5）阳性室应独立设置，每次实验结束后，所有与菌种相关的实验废弃物应灭菌处理后方可丢弃。

四、实验设备

【关注重点】

企业应配备能满足原辅料、包装材料、中间产品、成品及环境监测项目的检验仪器、器具，并按规定进行计量校准，确保相关数据完整、可靠、可追溯。重点核对是否具备农药残留检测设备、黄曲霉毒素检测设备、原子吸收分光光度计的检测器配置、高效液相色谱仪的检测器配置等。

(一)实验用玻璃器皿、量器

1.实验室常用精密玻璃量器

主要包括：滴定管、容量瓶、移液管（单标线吸量管）或移液枪、分度吸量管、量筒等，应按照国标进行计量校准，并定期进行再校准。校准工作可以委托第三方进行，也可以实验室自行开展。计量报告与计量对象应具有一一对应的追溯关系。采取自校的，应有相应的检定规程和记录文件，采用衡量法时，检定环境应符合要求，如室温（20±5）℃，且室温变化不得大于1℃/h，水温与室温之差不得大于2℃。应配备有分度值为0.1℃的温度计和满足量程的机械秒表，且该温度计和秒表计量合格。

2.制备仪器

用于样品制备的仪器应齐全，可按照样品具体检验规程逐个查看核对。如挥发油提取装置、显微鉴别装置、薄层鉴别装置、三角瓶、碘瓶、凯氏烧瓶、称量瓶、试剂瓶、分液漏斗、试管、离心管、冷凝管、抽滤瓶、研钵、干燥器、坩埚、烧杯、玻棒等。

(二)检验仪器

1)企业应建立检验仪器及设备的档案，制定检验仪器设备的确认或验证总计划，并进行确认或按期进行再确认。

（1）应开展包括安装确认、运行确认、性能确认的硬件确认，具体的确认项目应与用户需求项目一致。

（2）对于安装有用于控制检验设备运行，采集数据软件系统的计算机，应进行包括权限分级设置、登录密码管理、数据采集管理、数据传递、计算结果确认、数据备份、数据灾难恢复等内容的计算机系统确认，保障数据的完整可靠。

2)应制定预防性维护相关SOP，定期对检验仪器设备的部件进行检查、清洗，维护、保养，确保仪器良好运行。如仪器发生故障或校准不合格，维修和更换部件时，应有仪器变更记录，根据评估结果进行再确认。仪器的维护活动应有相关的记录。

3)应由具有资质的机构对精密仪器进行计量检定或校准，校准结果应由企业相关人员审核和评估，确认结果合格后，方可使用。在日常使用中应开展期间运行确认，尤其关注高效液相色谱仪、气相色谱仪、红外分光光度计、原子吸收分光光度计等关键精密仪器的确认。校准或确认的项目通常包括：

（1）pH（酸度）计

检定依据：JJG119-2005

项目：①外观检查；②电极检查；③电计示值误差；④电计输入电流；⑤电计输入阻

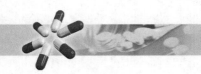

抗;⑥温度补偿器;⑦电计示值重复性;⑧仪器示值误差;⑨仪器示值重复性。

（2）紫外、可见、近红外分光光度计

检定依据:JJG178-2007

项目:①通用技术要求;②波长示值误差与重复性;③噪声与漂移;④光谱带宽（仅首次需检定）;⑤透射比示值误差与重复性;⑥基线平直度;⑦电源电压适应性（仅首次需检定）;⑧杂散光;⑨吸收池的配套性。

（3）电导率仪

检定依据:JJG376-2007

项目:①外观检查;②电子单元引用误差;③电导池常数示值误差;④温度系数示值误差;⑤电子单元重复性;⑥温度示值误差;⑦引用误差;⑧仪器重复性。

（4）旋光仪

检定依据:JJG536-2015

A.目视旋光仪及目视旋光糖量计

项目:①外观（仅首次需检定）;②灵敏阈;③示值误差。

B.自动旋光仪及自动旋光糖量计

项目:①外观和初步试验（仅首次需检定）;②示值误差;③重复性;④稳定性;⑤测试箱内的温升;⑥响应时间;⑦低透过率示值误差和重复性。

（5）荧光分光光度计

检定依据:JJG537-2006

项目:①外观检查;②单色器波长示值误差与重复性;③滤光片透光特性;④检出极限;⑤测量线性;⑥重复性;⑦稳定性（仅首次需检定）;⑧绝缘电阻（仅首次需检定）。

（6）阿贝折射仪

检定依据:JJG625-2001

项目:①外观;②光学系统检查;③工作样块（仅首次需检定）;④阿米西棱镜引起的折射率测量变动量;⑤折射率测量示值误差;⑥折射率测量重复性;⑦平均色散测量示值误差。

（7）傅立叶变换红外光谱仪

检定依据:JJF1319-2011

项目:①外观;②波数示值误差与波数重复性;③透射比重复性;④分辨力;⑤本底光谱能量分布;⑥100%线的平直度;⑦噪声。

（8）原子吸收分光光度计

检定依据:JJG694-2009

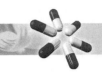

项目:①标志、标记、外观结构;②波长示值误差与重复性;③光谱带宽偏差(仅首次需检定);④基线稳定性;⑤边缘能量(仅首次需检定);⑥检出限;⑦测量重复性;⑧线性误差;⑨表观雾化率(仅首次需检定);⑩背景校正能力(仅首次需检定)。

注:⑧、⑨、⑩三项火焰原子化器测铜、石墨炉原子化器测镉。

(9)气相色谱仪

检定依据:JJG700-2016

项目:①通用技术要求;②载气流速稳定性;③柱箱温度稳定性;④程序升温重复性;⑤基线噪声;⑥基线漂移(30min);⑦灵敏度(仅TCD检测器);⑧检测限;⑨定性重复性;⑩定量重复性。

注:⑤、⑥、⑦、⑧、⑨、⑩每种检测器分别检定。

(10)熔点测定仪

检定依据:JJG701-2008

项目:①外观检查;②示值误差;③示值重复性;④线性升温速率误差;⑤绝缘电阻(仅首次需检定)。

(11)高效液相色谱仪

检定依据:JJG705-2014

项目:①泵耐压;②泵流量设定值误差;③泵流量稳定性误差;④梯度误差;⑤柱箱温度设定值误差;⑥柱箱温度稳定性;⑦基线噪声;⑧基线漂移;⑨最小检测浓度;⑩波长示值误差和重复性;⑪线性范围(仅首次需检定);⑫定性定量重复性。

注:④为含梯度洗脱装置仪器检定;⑤⑥为含恒温柱箱仪器检定;⑦~⑩应按检测器分别检定。

(12)自动电位滴定仪

检定依据:JJG814-2015

项目:①外观及常规检查;②通电检查;③电计示值误差;④电计示值重复性;⑤电计输入电流;⑥电计输入阻抗;⑦滴定管容量误差;⑧仪器示值误差;⑨仪器示值重复性。

(13)总有机碳分析仪

检定依据:JJG821-2005

项目:①外观;②绝缘电阻(仅首次需检定);③绝缘强度(仅首次需检定);④无机碳检测示值误差;⑤有机碳检测示值误差;⑥无机碳检测重复性;⑦有机碳检测重复性。

(14)卡尔·费休库伦法微量水分测定仪

检定依据:JJG1044-2008

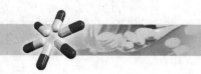

项目：①外观；②示值误差；③重复性；④电解速度；⑤零点平衡时间；⑥绝缘电阻(仅首次需检定)；⑦绝缘强度(仅首次需检定)；⑧泄漏电流(仅首次需检定)。

（15）电子天平

检定依据：JJG1036-2008

项目：①外观检查；②偏载误差；③重复性；④示值误差。

4）除计量校准外，企业应在检验仪器每次使用时进行必要的自检，并在校准周期内进行日常的期间核查，以确保设备始终处于良好的运行状态，提供准确的数据；期间核查的项目及周期可通过风险评估确定。

（三）其他设备

1.稳定性考察设备、培养箱

设备确认范围应包含日常使用的温度、湿度，还应进行实际考察时物料装载方式的多点温度、湿度分布的确认。

2.蒸汽灭菌锅（柜）

用于培养基、洁净服灭菌的设备，应定期进行温度参数的确认，其包括空载热分布、满载热分布、装载热穿透及微生物挑战实验等，确认参数应包括不同培养基灭菌温度和时间。

3.无菌隔离系统

无菌检查用隔离系统建议安装在 D 级洁净度区域，如安装在受控非洁净区域，应进行相关的风险评估支持。

（1）隔离系统应避免安装在房间通风口直吹的地方，避免灭菌过程中灭菌气体在舱体内壁局部过度冷凝。应有灭菌气体排残的安全措施。

（2）应对灭菌程序进行确认，一般包括灭菌气体的分布实验、灭菌气体的穿透实验、灭菌气体的排空实验和生物指示剂挑战实验。每次使用前对舱体进行密封性测试、手套检漏测试。应定期对隔离器高效过滤器进行检测、对舱体内部环境的微生物进行监测。

五、检验方法

【关注重点】

（1）用于物料和产品检验以及清洁验证的检验方法，应经过分析方法的验证或确认。

检验操作规程的内容应与经确认或验证的检验方法一致。

（2）对采用《中华人民共和国药典》和其他法定标准的方法，应对该方法的实验室的适用性、重现性进行确认；非法定的检验方法，包括微生物限度检查、无菌检查等方法均应进行方法学验证，验证的项目参照《中华人民共和国药典》通则内容进行。

六、检验用物料

【关注重点】

（一）试剂及试液

（1）试剂、试液应当从经过确认的厂家或供应商处采购，试剂、试液应有相应的标示（应包括品名、来源、批号、生产日期、有效期等）。

（2）企业应建立试剂、试液的采购、接收、储存、发放及配制和使用的管理规程，并有相关记录。

（3）试剂、试液应按照标签注明条件进行存放，特殊物料存放应当符合要求，如剧毒或易制毒化学试剂应设有独立的储存区，双人双柜管理、双人使用复核、平衡管理、定期清点结存。

（4）试剂、试液都应有合理的有效期。对于采购的试药和试剂，宜遵守生产厂家规定的有效期。对于配制的试剂试液，应根据其性状特点，制定合理的储存条件和有效期。

（二）对照品、标准品、滴定液

（1）企业应配备有满足检验需要的对照品、标准品、标化用基准物，应制定对照品、标准品等的管理制度，按照制度对采购、接收、储存（温度或避光）、发放及使用过程（开口的标示人、日期、效期）进行管理并记录；在接收时应检查标准品名称、批号、数量、有效期、说明书等信息并将其记录在标准品接收记录中，并按照说明书存放和使用。

（2）使用工作对照品时，应建立标化操作规程，并有相应的标化记录。工作对照品分装和标示、储存、批准、管理应与国家对照品相同。

（3）用于滴定液标化的基准物质应来自有校准资质的相关机构，并有校准证书。工作用对照品、长期使用的对照品（标准品）溶液的使用期限（有效期）应经过验证。

（4）制备滴定液可采用分析纯或化学纯试剂，配制不经标定直接按称重计算浓度的

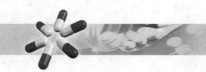

滴定液时应采用基准试剂。

（5）滴定液的配制和贮存应符合规定，比如硫代硫酸钠溶液滴定液应在配制一个月之后进行标定。滴定液的配制使用记录应完整可追溯，包括原始滴定数据、恒重过程等，校正因子的 F 值应符合要求。

（三）培养基、菌种、鲎试剂

1）每批培养基应进行灵敏度或适用性检查。

（1）无菌检查用硫乙醇酸盐流体培养基、胰酪大豆胨液体培养基等应符合培养基的无菌性检查及灵敏度检查的要求。灵敏度检查所用菌种为金黄色葡萄球菌、铜绿假单胞菌、枯草芽孢杆菌、生孢梭菌、白色念珠菌、黑曲霉。

（2）非无菌产品微生物计数中所使用的培养基应进行适用性检查。所用菌种为金黄色葡萄球菌、铜绿假单胞菌、枯草芽孢杆菌、白色念珠菌、黑曲霉。

（3）非无菌产品微生物控制菌检查中所使用的培养基应进行适用性检查。适用性检查项目包括促生长能力、抑制能力及指示特性的检查。所用菌种为金黄色葡萄球菌、铜绿假单胞菌、大肠埃希菌、乙型副伤寒沙门菌、白色念珠菌、生孢梭菌、耐胆盐革兰阴性菌。

2）应按照成品培养基生产商提供的参数或验证合格的灭菌程序进行培养基灭菌。

3）应按照中国药典规定对培养基灭菌后的 pH 值进行确认。

4）干粉培养基应根据说明书上的要求进行贮藏。配制好的培养基灭菌后，在 2~25℃，避光的环境下保存，并在经验证的保存期内使用。

5）琼脂培养基不得在 0℃或 0℃以下存放。培养基保存应防止水分流失，避光保存。琼脂平板宜现配现用，如置冰箱保存，一般不超过一周，且应密闭包装，如延长保存期限，保存期需经验证确定。

6）固体培养基灭菌后的再融化只允许一次，以避免因过度受热造成培养基质量下降或微生物污染。

7）应建立菌种的管理规程，检定菌株的来源应可追溯，保存、传代、使用、销毁等是否按照规程进行并记录。

8）进行内毒素检测的鲎试剂及内毒素标准品的来源应该可追溯，对鲎试剂应进行灵敏度复核。

七、文件及记录

【关注重点】

(一)质量控制体系文件

企业应建立包括制度文件、操作规程、记录在内的质量控制文件体系,并按规定进行记录。管理文件应包括质量标准、检验操作规程、仪器设备使用规程等。应建立实验室各项管理制度,如环境管理、实验室偏差调查等。

(二)标准文件

应配备了现行版《中华人民共和国药典》《红外光谱集》等工具书。

(三)操作规程

包括质量标准、检验操作规程、仪器设备使用和维护保养规程等。

(1)企业应建立原辅料、包装材料、中间产品及成品的质量标准,质量标准的内容应至少包括该物料法定批准质量标准的内容,并依据生产产品的特点适当增加项目。

(2)企业应制定原辅料、包装材料、中间产品、成品、工艺用水、工艺用气等的检验标准操作规程,具体检测方法应与现行批准的质量标准、引用的国标等方法内容一致。

(3)应建立样品的管理规程,包括样品的接收、传递、储存、使用和销毁过程。

(4)应建立检验仪器的清洁、维护保养及使用规程,相关内容应确保设备持续维持良好运行状态。

(四)记录文件

记录文件应包括试液配制记录、滴定液配制记录、批检验记录、对照品使用配制记录等。辅助记录应包括取样分样记录、仪器使用维护保养记录等。所有的检验记录应受控发放,检验工作完成时候应及时审核,整理并存档。

(1)滴定液配制记录、标化记录、标签标识、储存(避光、温度要求)、使用期限等信息应完整;滴定液效期的制定依据,复标的数据与初标数值的偏离程度应符合要求。

(2)检验记录:检验记录应与质量标准、检验操作规程内容一致,记录设计应涵盖检

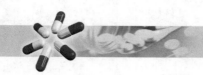

验过程的所有信息,包括具体试验过程、具体数据、现象的描述,需要记录的,记录书写应规范,每一项记录应与相关仪器使用、试液配制等信息关联追溯。电子图谱、电子日志等信息应完整、真实。对于不具备检验能力的项目,应委托具有资质的检验机构进行检验,并逐批送检。所有记录应受控管理。

(3)辅助记录:包括取样分样记录、检验台账、仪器的维护使用记录、色谱柱使用记录、计量器具的校准记录、标准品、试剂和试液、对照品、标准品、培养基、菌种使用记录、必要的房间温湿度记录等。

(五)归档管理

所有的检验记录应审核,整理完毕后存档。

(1)如果以纸质记录存档,色谱图、光谱图仪器打印的数据等应完整清晰打印,签字并附在批检验记录中。易褪色的打印数据(如热敏打印)应及时复印,并将分别签字的原件和复印件一并保存。

(2)用电子记录保存的批记录应采用适宜的方法进行备份,以确保记录的安全。

(3)确认和验证、稳定性考察的相关记录和报告等重要文件记录应长期保存。

八、数据管理

【关注重点】

(1)应建立控制措施对检测数据的可靠性进行管理。只有经许可的人员才能按照授权范围进入和使用操作系统。

(2)进行数据采集、处理的相关活动,应有相应记录可供追溯。如对积分方式的管理,通常应自动积分,确需手动积分时,按照规定程序进行。

(3)对于系统自身缺陷,无法实现人员控制的,应该具有书面程序、相关记录本及相关物理隔离手段,保证只有经许可的人员方能进行操作。

方法:可通过了解企业 HPLC、GC、UV 等使用情况,选择 1~2 台 HPLC/GC,结合近一年的仪器使用记录,选择其中一个时间段,调看审计追踪记录,依据电脑中的使用时间逐天与仪器使用记录本进行对照,重点关注信息不一致、重复进样、删除记录、异常路径,核实数据可靠性和完整性。

九、留　样

【关注重点】

（1）企业应建立留样操作规程，对每批产品均按规定进行留样，留样应具有代表性（留样应能代表本批产品的整体、全面质量）；留样的保存条件应与批准的存放条件一致。

（2）企业应制定留样观察操作规程。对留样观察的数量、频次、判断标准等内容进行规定，并有相应的记录。

（3）应制定留样的使用规程，一般情况下，留样仅在有特殊原因时经审批方可使用，例如调查、投诉。留样销毁应按照各企业规定的销毁操作流程进行，并对销毁记录进行存档。

十、稳定性考察

【关注重点】

（1）企业应制定稳定性考察计划，按照现行版中国药典关于稳定性考察相关规定，在风险分析的基础上确定考察的项目和频次。

（2）应按计划开展稳定性考察，样品应在规定条件存放。

（3）应该对稳定性考察数据进行统计分析，必要时应启动超标结果调查或超趋势结果调查的处理程序。

【案例1】

缺陷描述：工具书不全，无《中国药典》四部；未配备红外光谱集，××原料的红外鉴别与设备软件系统预存图谱进行比对后放行。（规范第二百二十条）

缺陷分析：①现行中华人民共和国药典共分四部，其中第四部收载内容包括制剂通则、检验方法、指导原则、标准物质和试液试药相关通则、药用辅料等，未配备该工具书可

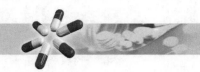

能造成检验操作不规范,如试液配制、微生物限度检测等;可能存在标准判断的依据引用错误,如不同物料的微生物限度值,药用辅料未按标准检测等。②红外鉴别是化学原料药检测的重要指标之一,相似化合物的红外图谱差别较小,若无标准红外光谱集,可能引起判定错误。目前有些红外分光光度计的软件系统中预存有部分样品图谱,应当在进行图谱比对确认图谱符合要求的前提下,将预存图谱用于产品判定。

【案例 2】

缺陷描述:质量控制实验室未建立收样、分样登记记录。未制定检验仪器维护保养管理规程及记录。(规范第二百二十一条)

缺陷分析:①收样、分样记录用于连接样品取样环节与检测环节,并可对取样进行良好管理,有利于出现偏差时开展追溯调查。②检验仪器的维护保养可以使仪器始终处于良好的运行状态,出具可靠的检测数据,准确判定样品的质量状态。

【案例 3】

缺陷描述:××滴定液标定记录中未体现基准试剂的恒重过程;检验记录无标准品、对照品来源及批号,无检验所用的仪器或设备的型号和编号;××物料重金属检查项原始记录无标准溶液取用量,未体现含量测定对照品配制过程;培养基配制记录中未体现培养基来源及批号,未记录培养基灭菌操作过程;微生物限度检查记录中培养温度、时间不具体。(规范第二百二十三条)

缺陷分析:检测过程中具体的时间、温度等实验条件,试液配制、对照品溶液配制等使用的试药、试剂及具体的配制过程中变化的数据、微生物检测用培养基的配制过程等对可能影响检测结果的因素均应详细记录,以保证记录的完整性、可追溯性。

【案例 4】

缺陷描述:××高效液相色谱仪含量测定时未进行系统适用性试验。(规范第二百二十三条)

缺陷分析:采用高效液相色谱法进行含量测定或有关物质检测时,应首先按照色谱法通则和正文中要求进行系统适用性确认,确定分析使用的色谱系统是有效的、适用的,系统适用性通常包括分离度、柱效、重复性和拖尾因子等,确认符合要求后,才能开展相关检测。

【案例5】

缺陷描述：C 产品含量测定审计追踪记录显示,同一份对照品连续进样两次,分别进样6针和7针,两份样品进样各3针,与批检验记录中纸质图谱数量不相一致,未对相关情况进行记录并开展调查;MM 原料红外鉴别检验反复扫描、删除 10 次。(规范第二百二十三条)

缺陷分析：检测过程中每一张色谱图均应记录并使用,当出现异常情况需要舍弃部分数据时,应有充分的调查,并有相应记录。电子图谱应经过逐级审核,确认无误后方可用于产品放行。

【案例6】

缺陷描述：未进行 A 颗粒、B 颗粒检验方法确认;桃仁检验方法确认未包含黄曲霉毒素,甘草检验方法确认未包含重金属及有害元素、有机氯农药残留量;未按照 2020 版药典开展微生物限度检测的方法学验证。(规范第二百二十三条)

缺陷分析：①对法定方法进行方法学确认,是为了证实该方法在企业的实验室能够适用,具有重现性,可以用于相关产品的检测,若未开展方法学确认,检测结果可能出现系统性偏离,造成不合格产品流入市场。方法学确认的内容,应依据具体的产品开展风险评估,通常应包括含量、鉴别、有关物质、黄曲霉毒素、有机农药残留等关键项目。②微生物限度检测方法,通常为企业建立,应通过方法学验证,评估具体样品处理过程的有效性,应充分考虑产品组分中对检测结果影响的因素,当存在抑菌性物质时,应消除其干扰后进行测定,否则同样可能造成"假合格"现象。

【案例7】

缺陷描述：未对 NJP-1200B 全自动胶囊填充机清洁验证检验方法进样确认。(规范第二百二十三条)

缺陷分析：清洁验证的检测值较常规样品的浓度低一至两个数量级,需要重新进行检出限、定量限、线性范围等项目的确认,以证实检测方法与可接受限度之间的匹配性。

【案例8】

缺陷描述：某企业高氯酸滴定液的配制、标化及复标记录中,使用的基准物质来源为上海某化学试剂制造公司,不能进行量值溯源;其初标结果为 0.1026mol/L,复标结果为

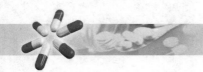

0.0995mol/L,初标、复标均未对两个标化人标化结果间的精密度进行分析评估,也未对两次标化结果间的差异进行分析评估。(规范第二百二十六条)

缺陷分析:①用于滴定液标化的基准物质来源为化学试剂公司,无法进行量值溯源,其标定结果的准确性存在疑问,应采购具有证书的、来源于基准物质中心的基准物质,并在标化的有效期内使用。②该企业采用双人独立各标化3份的方式对滴定液进行标化,应对两个标化人标化结果间的精密度计算,并符合相关的限度要求,以确认标化工作的有效性。③对于连续使用的滴定液,可采用到期复标的方式进行有效性判定,该企业的高氯酸滴定液进行了复标,但是复标值与初标值之间存在3%的差异,存在某一数值不准确,或滴定液在存放过程中降解的可能,应进一步开展调查,查明原因,判定由该滴定液检测物料的结果是否准确,必要时采取留样复检等方式确认检测数据的可靠性。

【案例 9】

缺陷描述:A 对照品溶液、B 对照品溶液有效期为 3 个月,未进行溶液稳定性考察;未记录对照品的首次开启日期。(规范第二百二十七条)

缺陷分析:①配制对照品溶液的介质常含有机溶剂,可能会在对照溶液贮存过程中挥发而使溶液浓度发生变化,对照品在存放过程中也可能发生降解等现象,所以应进行稳定性考察,在证实一定时间内溶液浓度与初始浓度相差较小,不对后续检测结果产生影响时,才能够使用对照品溶液进行样品检测。②对照品开启后,在存放过程中可能发生吸潮、氧化等变化,故应对开启时间进行记录,开封后尽量进行密封,并在短时间内使用。

【案例 10】

缺陷描述:企业制定的 2015 年稳定性考察计划未包括所有在产品种(仅有 A、B 等 5 个品种);长期稳定性考察项目少于成品质量标准项目,未进行评估;产品持续稳定性考察中,实际剩余样品数与理论剩余样品数不一致。(规范第二百三十四条)

缺陷分析:①按照规范要求,每种规格、每种内包装形式的药品,至少每年应当考察一个批次,除非当年没有生产,所以在进行稳定性考察时,应覆盖每个自然年生产的所有品种。②企业进行稳定性考察时,应根据中国药典通则 9001《原料药物与制剂稳定性试验指导原则》中的项目列表,结合产品特性,确定稳定性考察项目,评估上市后药品的质量。③每次进行持续稳定性考察时,应有相应数量的样品从稳定性考察设备中取出并使用,数量不一致可能存在未按期检测或出现异常情况反复检测等情况。

【案例 11】

缺陷描述：高效液相色谱仪 EMPOWER 数据采集软件的最高权限管理员对该软件操作不熟悉，未实现对该软件的有效分级管理；高效液相色谱仪设定密码过于简单，且员工在登录工作系统时，多名人员的密码相同。（规范计算机化系统第十四条）

缺陷分析：①不同层级人员应具有不同的权限，确保系统数据的安全可靠，层级较高的管理人员，应按照规定履行数据审核等管理责任，若对数据管理的形式和内容不熟悉，则不能有效履职，实际数据管理存在较大风险。②多名人员的密码相同，使得计算机管理权限形同虚设，人员可以随意登录系统进行操作，而无法对操作人员进行追溯，数据安全性存在较高风险隐患。

【案例 12】

缺陷描述：企业大容量注射剂的稳定性考察记录中产品 9 个月含量测定结果（97.3%）与 0 个月检测结果（102.4%）偏差较大，未开展相关的分析、调查和评价工作。（规范第二百五十条）

缺陷分析：在产品进行的稳定性考察中，检测结果数据反应上市后产品质量波动情况，及时分析处理有利于及时控制产品风险。该产品第 9 个月的含量为 97.3%，虽然符合质量标准的规定，但较 0 月的含量 102.4%下降 5.1%，存在较大偏离，应及时开展异常趋势调查，确定数据偏离的原因，并及时采取相关风险管控措施。

【案例 13】

缺陷描述：大容量注射剂灭菌后，无菌样品的取样冷点位置定位错误。（规范附录–无菌药品 80）

缺陷分析：进行无菌检测的样品应在灭菌柜验证的冷点取样，该产品经灭菌出柜后，装载小车摆放方式与其在柜内的摆放方式发生了改变，但 QA 现场取样时仅按照规定的冷点取样示意图进行取样，忽略了摆放方式的改变。

【范例 1】

缺陷描述：某中药饮片生产企业申报常年生产品种 362 个，仅配有 1 台高效液相色谱仪，不能满足生产需求。（规范第二百一十七条）

缺陷分析：实验室的检验设备数量应与样品数量相匹配，常年生产品种 362 个，涉及

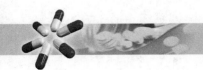

原辅料、包装材料、中间产品、成品、清洁验证样品、稳定性考察等,一年的检品数量为1000余批次,1台高效液相色谱仪每天24小时运转,通常检测1~2个产品,明显难以满足生产需求,必然导致存在部分样品漏检或检测不规范风险。

【范例2】

缺陷描述:纯化水、注射用水的监测数据未做趋势分析。(规范第二百二十一条)

缺陷分析:纯化水、注射用水作为产品成分、工艺助剂、清洁用水等对产品的质量起着至关重要的作用,制水系统在运行过程中制水质量会逐渐下降,制水、分配系统每次消毒后,微生物水平会逐渐增高,进行有效的监测分析,可及时发现不良趋势,有效对系统进行维护、部件更换、保养或采取必要的纠正预防措施,确保纯化水、注射用水始终符合预定使用需求。

【范例3】

缺陷描述:某动物来源物料检验报告中需氧菌总数数据与原始记录不一致;某中药饮片检验报告中总灰分标准与质量标准限度值不一致;某产品批检验记录中无含量测定样品纸质图谱,但有结果汇总表,电子图谱保存完整。(规范第二百二十三条)

缺陷分析:在质量检测中,质量标准、检验规程、检验记录、检验报告的项目和标准应一一对应,并保持一致性。检验员、复核员、报告审核人员应各负其责,逐级把关,确保数据准确、完整。

【范例4】

缺陷描述:在实验室发现部分需氧菌的培养皿有干裂的情况;未进行培养基促生长试验;实验菌种与对照品溶液等试药试液共存于同一冰箱中。(规范第二百二十六条)

缺陷分析:①无菌、微生物检测的结果很大程度受到培养基的影响,如果培养基水分不足或营养成分的散失,可能影响微生物的生长和繁殖,从而会出现假阴性结果。②菌种作为一种活性物质,在存放过程中其活性和纯度受到存放环境的影响,当与对照品溶液共同存放时,对照品溶液中的有机溶剂可能挥发而对菌种的活性产生影响,或诱导菌种发生变异,造成后续检测结果不准确。

【范例5】

缺陷描述:企业未制定×××工作对照品标定时的标准操作规程。部分检验用对照品存

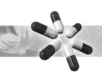

在提前称量在容量瓶中长期储存的情况。(规范第二百二十七条)

缺陷分析:①采用工作标准品进行样品检测时,应采用法定对照品(标准品)按照相关规定对工作标准品进行标化,确保检测数据能够量值溯源,准确可靠。标化规程中应包括标定法、校正因子的计算、储存等要求。②对照品应按照说明书的规定,密封存放,提前将对照品称量并长期储存,对照品存在吸潮、失水、被氧化、被污染等风险。

【范例6】

缺陷描述:高效液相色谱仪工作站分级授权不合理,操作员权限过大,气相色谱仪工作站操作员有数据删除权限;薄层扫描仪无审计追踪及分级授权功能,企业采取的管理措施不能完全杜绝未经许可的人员进入和使用薄层扫描仪。(规范附录-计算机化系统14)

缺陷分析:操作系统权限分级旨在让不同人员按照各自职责在不同的权限范围内开展工作,确保检测数据完整可追溯。如操作人员具备删除权限,则检测产生的数据存在被人为自由选择、随意删除的风险,检测结果与实际值可能有较大偏离,存在不能正确反应产品质量的风险。

【范例7】

缺陷描述:安瓿等包材在C级取样间取样,易对取样环境造成污染。(规范附录-取样3)

缺陷分析:物料的取样环境应与其生产环境相一致。安瓿的生产环境通常在非洁净区域,如果在C级取样间进行取样,可能对环境造成污染,而对后续产品造成风险。

【探讨案例1】

缺陷描述:玉米淀粉二氧化硫检查项目未按照《中国药典》(2015版)规定的检验方法检测,在《玉米淀粉检验操作规程》中采用的是2010版《中国药典》附录规定的滴定法。(规范第二百二十三条)

缺陷分析:不同阶段的物料应按照现行的检测方法进行检测放行。若因某些原因采用替代方法进行检测时,应开展替代方法与法定方法进行相关性研究,确定替代方法的准确性,确保检测结果能够正确反应物料质量水平。

【探讨案例2】

缺陷描述:某产品采用同一批原料进行工艺验证批成品检测时,第一批、第三批产品有关物质测定值分别为 0.20% 和 0.19%，第二批产品有关物质测定值为 0.47%（标准规定 0.5%），批间差异较大，未对该现象进行调查。（规范第二百五十条）

缺陷分析：进行工艺验证产品的检测时，不能仅以是否符合质量标准限定值为判定依据，而应科学制定验证批次间各质量控制项目离散程度的可接受限度值，以便能对出现的异常情况有效识别，确保按照验证结果可以持续稳定地生产出符合预定用途和注册要求的产品。

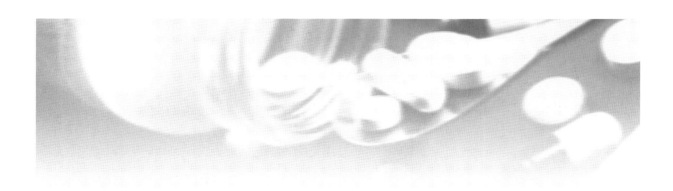

第十章 常见中药材、中药饮片的真伪鉴别

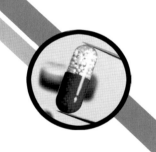

　　近年来，中药材、中药饮片人为掺假、造假、染色、增重现象日益严重,直接影响中药配方和中成药生产的安全和有效,为了提高GMP认证检查员对中药材、中药饮片的识别能力,现介绍36种常见中药材、中药饮片的真伪性状鉴别特征。

一、西洋参

【来源】本品为五加科植物西洋参 *Panax quinquefolium* L.的干燥根。

【主要性状鉴别特征】表面浅黄褐色或黄白色,可见横向环纹和线形皮孔状突起,并有细密浅纵皱纹和须根痕,根茎细短,翘肩膀。体重,质坚实,不易折断,断面平坦,浅黄白色;皮部略显粉性,黄棕色点状树脂道多而明显;形成层环纹棕黄色,多油性渗出;木部角质,略呈放射状纹理。气微而特异,味甘、微苦。

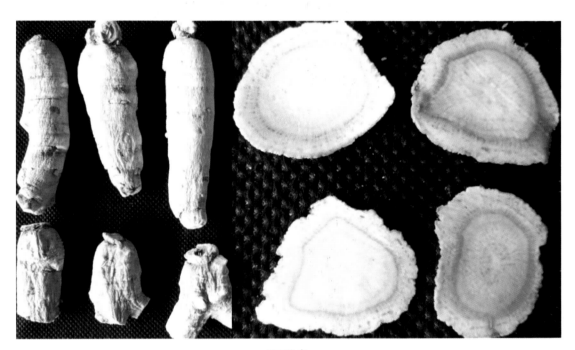

西洋参

【常见伪混品】

人参 为五加科植物人参 *Panax ginseng* C.A.Mey.的干燥根。表面灰黄色,上部或全体有疏浅断续的粗横纹及明显的纵皱,根茎粗长,溜肩,质较硬,断面全部显粉性或角质,形成层环纹棕黄色,多无油性渗出;皮部有放射状裂隙,树脂道少而不显。香气特异,味微苦、甘。

禹白芷 为伞形科植物白芷 *Angelica dahurica*(Fisch.ex Hoffm.)Benth.et Hook.f.的干燥根。与西洋参的主要区别为:顶端无突出的根茎,具残留叶鞘。根呈圆锥形,分枝稀少,表面皮孔较明显。断面粉性,粉白色,可见呈四边形的形成层环。气香,味微辛。

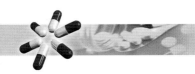
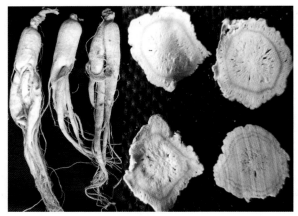

人参

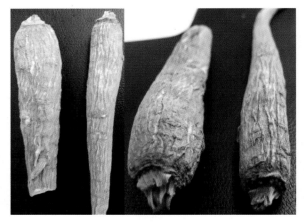

禹白芷

二、人参

【来源】 为五加科植物人参 *Panax ginseng* C.A.Mey.的干燥根。多于秋季采挖,洗净经晒干或烘干,称生晒参。

【主要性状鉴别特征】 表面灰黄色,上部或全体有疏浅断续的粗横纹及明显的纵皱,根茎粗长,质较硬,断面淡黄白色,显粉性,形成层环纹棕黄色,皮部有黄棕色的点状树脂道及放射状裂隙。香气特异,味微苦、甘。

【常见伪混品】

红参 为五加科植物人参 *Panax ginseng* C.A.Mey. 的栽培品经蒸制后的干燥根和根茎。与人参的主要区别是:表面半透明,红棕色,偶有不透明的暗黄褐色斑块(黄马褂),质

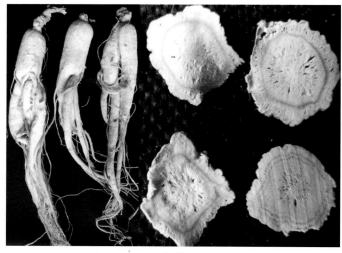

人参

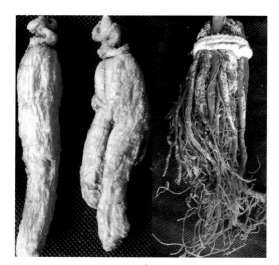

红参

硬而脆,断面平坦,角质样。气微香而特异,味甘、微苦。

三、石菖蒲

【来源】 为天南星科植物石菖蒲 *Acorus tatarinowii* Schott 的干燥根茎。

【主要性状鉴别特征】 直径 0.3~1cm。表面棕褐色或灰棕色,粗糙,有疏密不匀的环节,节间长 0.2~0.8cm,具细纵纹,一面残留须根或圆点状根痕;叶痕呈三角形,左右交互排列,有的其上有毛鳞状的叶基残余。质硬,断面纤维性,粉性强,类白色或微红色,内皮层环明显,可见多数维管束小点及棕色油细胞。气芳香,味苦、微辛。

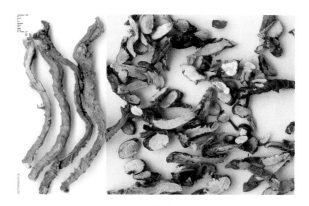

石菖蒲

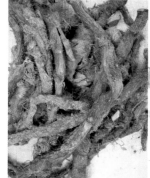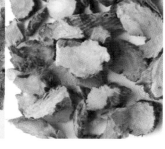

水菖蒲

【常见伪混品】

水菖蒲 为天南星科植物水菖蒲 *Acorus calamus* L.的干燥根茎。与石菖蒲的主要区别为:体较粗壮,直径 0.8~2.5cm。表面黄棕色或棕色,质韧,断面纤维性强,类白色。气特异,味微辛。

九节菖蒲 为毛茛科植物阿尔泰银莲花 *Anemone altica* Fisch.ex C.A.Mey 的干燥根茎。略呈纺锤形,稍弯曲,长 1~4cm,直径 0.3~0.5cm。表面淡棕

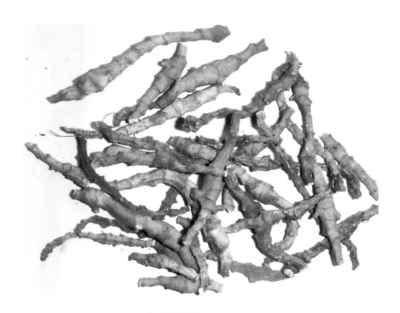

九节菖蒲

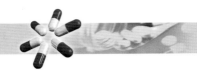

黄色至暗棕色，具多数半环状突起的节（鳞叶痕），斜向交错排列，节上有 1~3 个突起的根痕。质硬而脆，易折断，断面平坦，白色，具粉性，可见淡黄色维管束小点 6~9 个，排列成环。气微，味微酸。

四、土茯苓

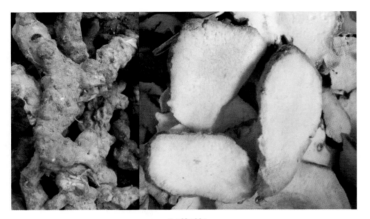

土茯苓

【来源】 为百合科植物光叶菝葜 *Smilax glabra* Roxb. 的干燥根茎。

【主要性状鉴别特征】略呈圆柱形或不规则片状，直径 2~5cm。表面黄棕色或灰褐色，切面类白色至淡红棕色，粉性。味微苦。

【常见伪混品】

菝葜 为百合科植物菝葜 *Smilax china* L.的干燥根茎。与土茯苓的主要区别为：切断面呈棕黄色或红棕色，纤维性，味微苦、涩。

越南土茯苓 为百合科菝葜属某植物 *Smilax sp.*的干燥根茎。与土茯苓的主要区别为：纤维性稍强，切面棕红色，常用硫磺熏蒸后显类白色至淡粉红色，微具硫磺的刺鼻气味。

白土茯苓 为百合科植物华肖菝葜 *Smilax chinensis* Wang、短柱肖菝葜 *Smilax yunanensis* Gagnep. 和肖菝葜 *Smilax japonica* Kunth. 的干燥根茎。与土茯苓的主要区别是：切面白色至淡黄白色，纤维性稍强。

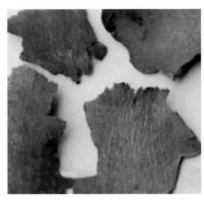

菝葜

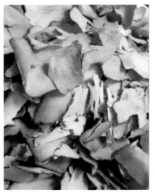

越南土茯苓

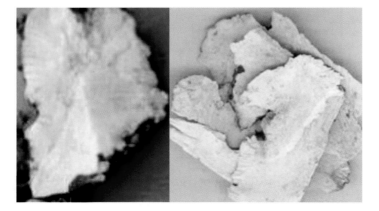

白土茯苓

五、大黄

【来源】 为蓼科植物掌叶大黄 *Rheum palmatum* L.、唐古特大黄 *Rheum tanguticu* Maxim.ex Balf.或药用大黄 *Rheum officinale* Baill.的干燥根及根茎。

【主要性状鉴别特征】 呈类圆柱形、圆锥形、卵圆形或不规则块状,长 3~17cm,表面有的可见类白色网状纹理及星点(异型维管束)散在,有的中心稍松软,断面淡红棕色或黄棕色,显颗粒性;根茎髓部宽广,有星点环列或散在。气清香,味苦而微涩,嚼之粘牙,有砂粒感。

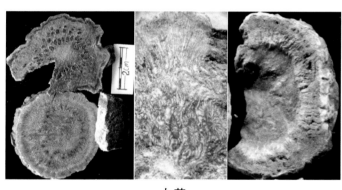
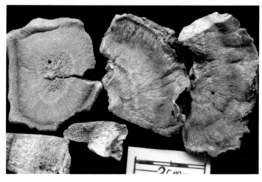

大黄 波叶大黄

【常见伪混品】

波叶大黄(土大黄、水根大黄) 为蓼科植物华北大黄 *Rheum franzenbachii* Munt、河套大黄 *R.hotaoense* C.Y.Cheng et C.T.Kao、天山大黄 *R.wilrochii* Lundstr.或藏边大黄 *R. emodi* Wall.的干燥根及根茎。与大黄的主要区别是:根及根茎呈圆锥形,长 20cm 以上,直径一般不超过 5cm,根茎断面无星点,新断面在紫外灯光下均显紫色荧光。味涩,微苦。

六、山豆根

【来源】 为豆科植物越南槐 *Sophora tonkinensis* Gapnep.的干燥根及根茎。

【主要性状鉴别特征】 根呈长圆柱形,常有分枝,长短不等,直径 0.7~1.5cm。表面棕色至棕褐色,有不规则的纵皱纹及突起的横向皮孔,质坚硬,难折断,断面皮部浅棕色,木部淡黄色。有豆腥气,味极苦。

【常见伪混品】

北豆根 为防己科植物蝙蝠葛 *Menispermum dauricum* DC.的干燥根茎。呈细长圆柱

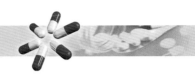

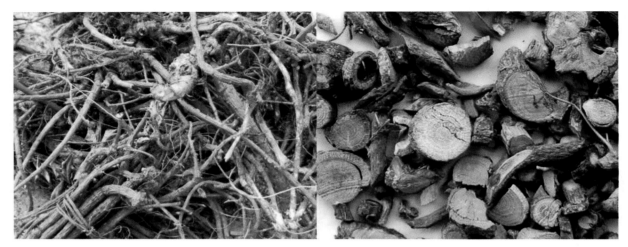

山豆根

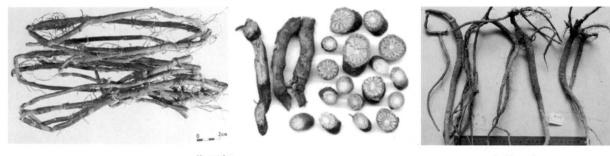

北豆根　　　　　　　　　　　　木蓝豆根

形,弯曲,有分枝,长可达 50cm,直径 0.3~0.8cm。表面黄棕色至暗棕色,多有弯曲的细根,并可见突起的根痕及纵皱纹,外皮易剥落。质韧,不易折断,断面不整齐,纤维细,木部淡黄色,呈放射状排列,中心有髓。气微,味苦。

　　木蓝豆根　为豆科植物陕甘木蓝 *Indigofera potaninii* Craib、苏木蓝 *I.carlesii* Craib、多花木蓝 *I. amblyantha* Craib 及花木蓝 *I.kirilowii* Maxim.的干燥根及根茎。与山豆根的主要区别为:根呈纺锤形或圆锥形,表面棕黄色至棕褐色,栓皮多皱缩开裂、易脱落,脱落处呈深棕褐色。质硬而脆,易折断,味微苦。

七、山药

　　【来源】　为薯蓣科植物薯蓣 *Dioscorea opposita* Thunb.的干燥根茎。冬季茎叶枯萎后采挖,切去根头,洗净,除去外皮及须根,干燥,或趁鲜切厚片,干燥,习称"毛山药";也有选择肥大顺直的干燥山药,置清水中,浸至无干心,闷透,切齐两端,用木板搓成圆柱状,晒干,打光,习称"光山药"。

【主要性状鉴别特征】毛山药略呈圆柱形,弯曲而稍扁,直径1.5~6cm。表面黄白色或淡黄色,有纵沟、纵皱纹及须根痕,偶有浅棕色外皮残留。体重,质坚实,不易折断,断面白色,粉性。无臭,味淡、微酸,嚼之发黏。光山药呈圆柱形,两端平齐,直径1.5~3cm。表面光滑,白色或黄白色。切片质地坚实,不脱粉。未除去外皮、质松、色棕黄者不宜入药。

【常见伪混品】

广山药 为薯蓣科植物褐苞

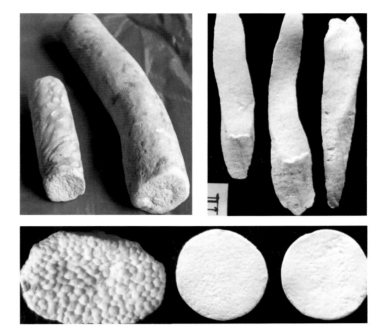

山药

薯 *Dioscorea persimilis* Prain et Burkill、参薯 *Dioscorea alata* L.或山薯 *D.fordii* Prain et Burkill 的干燥根茎。与山药的主要区别为:呈不规则扁纺锤形或扁块状,表面残留内皮层淡黄色至淡棕黄色,粗糙,常有刀削痕,质疏松,富粉性,易脱粉。

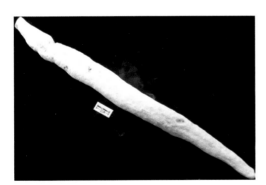

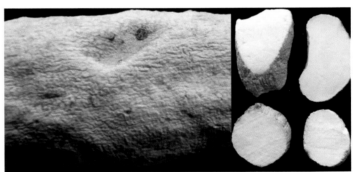

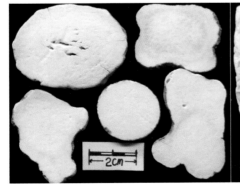

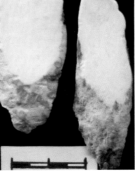

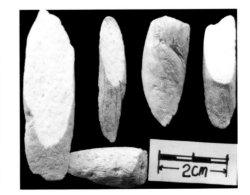

广山药

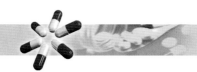
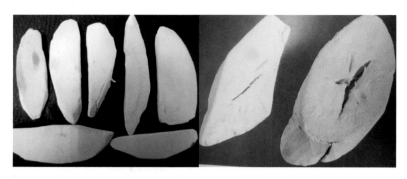

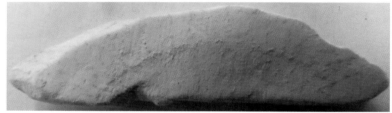

木薯

木薯 为大戟科植物木薯 *Manihot esculenta* Crantz 的干燥块根。与山药的主要区别是:外皮多已除去,具刀削痕,表面残留外皮呈棕褐色或黑褐色;断面靠外侧有一明显的黄白色或淡黄色形成层环纹,向内可见淡黄色筋脉点呈放射状稀疏散在中央有一细小黄色木心,有的具裂隙或形成一细小空洞。气微,味淡,嚼之粉性。

八、川贝母

【来源】为百合科植物川贝母 *Fritillaria cirrhosa* D.Don、暗紫贝母 *F. unibracteata* Hsiao et K.C.Hsia、甘肃贝母 *F.przewalskii* Maxim. 或梭砂贝母 *F.delavayi* Franch.、太白贝母 *F. taipaiensis* P.Y.Li 或瓦布贝母 *F.unibracteata* Hsiao et K. C. Hsia var.wabuensis (SY.Tang et S. C.Yue) Z.D.Liu,S.Wanget S.C.Chen 的干燥鳞茎。按性状不同分别习称"松贝""青贝""炉贝"和"栽培品"。

【主要性状鉴别特征】松贝 呈圆锥形,"怀中抱月",顶部闭合,先端钝圆或稍尖,底部平,微凹入,质硬而脆,断面白色,富粉性。气微,味(微甜)微苦。

青贝 呈类扁球形,高 0.4~1.4cm,直径 0.4~1.6cm。外层鳞叶 2 瓣,大小相近,相对抱合,顶部开裂,内有心芽和小鳞叶 2~3 枚及细圆柱形的残茎。

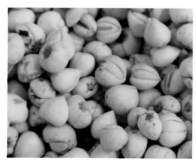

松贝

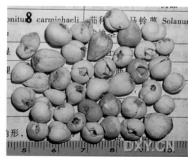

青贝

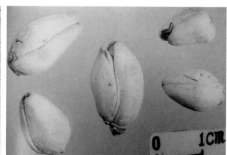

炉贝

炉贝 呈长圆锥形,高 0.7~2.5cm,直径 0.5~2.5cm。表面类白色或浅棕黄色,有的具棕色斑点。外层鳞叶 2 瓣,大小相近,顶部开裂而略尖,基部稍尖或较钝。

栽培品 呈类扁球形或短圆柱形,高 0.5~2cm,直径 1~2.5cm。表面类白色或浅棕黄色,稍粗糙,有的具浅黄色斑点。外层鳞叶 2 瓣,大小相近,顶部多开裂而较平。

【常见伪混品】

伊贝母 为百合科植物新疆贝母 *F.walujewii* Regel 或伊犁贝母 *F.pallidiflora* Schrenk 的干燥鳞茎。

新疆贝母 呈扁球形,高 0.5~1.5cm。表面类白色,光滑。外层鳞叶 2 瓣,月牙形,肥厚,大小相近而紧靠。顶端平展而开裂,基部圆钝,内有较大的鳞片及残茎、心芽各 1 枚。质硬而脆,断面白色,富粉性。气微,味微苦。

伊犁贝母 呈圆锥形,较大。表面稍粗糙,淡黄白色。外层鳞叶心脏形,肥大,一片较大或近等大,抱合。顶端稍尖,少有开裂,基部微凹陷。

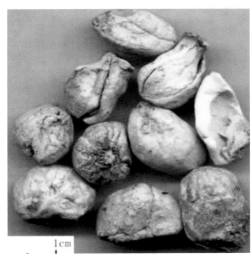

新疆贝母

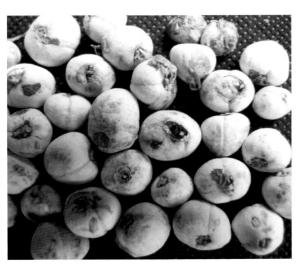

伊犁贝母

湖北贝母 为百合科植物湖北贝母 *F.hupehensis* Hsiao et K.C.Hsia 的干燥鳞茎。呈扁圆球形,高 0.8~2.2cm,直径 0.8~3.5cm,外层鳞叶 2 瓣,肥厚,略呈肾形,内有鳞叶 2~6

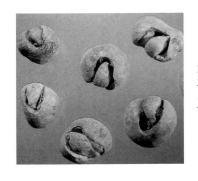

湖北贝母

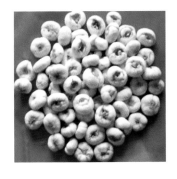

平贝母

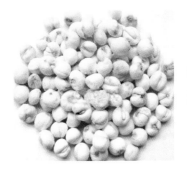

浙贝芯

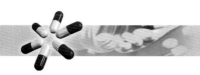

枚,基部凹陷呈窝状,单瓣鳞叶呈元宝状,长 2.5~3.2cm,直径 1.8~2cm。气微,味苦。

平贝母 为百合科植物平贝母 *F.ussuriensis* Maxim.的干燥鳞茎。呈扁球形,外层鳞叶 2 瓣,肥厚,大小相近或一片稍大抱合顶略平或微凹入,常稍开裂;中央鳞片小。质坚实而脆,断面粉性。气微,味苦。

浙贝芯 为百合科植物浙贝母 *F.thunbergii* Miq.的干燥鳞茎芯。呈类圆形,表面类白色,2 瓣鳞叶形成"怀中抱月",外瓣肥厚,内瓣细小或不明显,内无小鳞叶。质酥脆,断面粉性。气微,味苦。

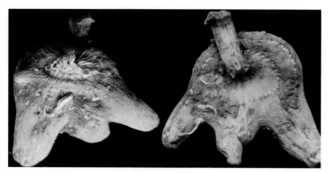

白及药材

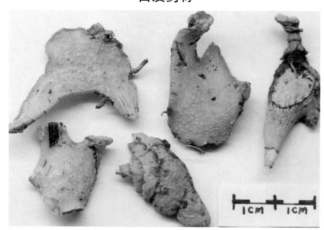

白及饮片

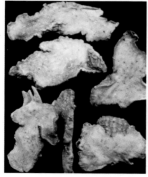

黄精

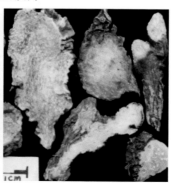

鸢尾

九、白及

【来源】 为兰科植物白及 *Bletilla striata*(Thunb.)Reichb.f.的干燥块茎。夏、秋二季采挖,除去须根,洗净,置沸水中煮或蒸至无白心,晒至半干,除去外皮,晒干。

【主要性状鉴别特征】 呈不规则扁圆形,多有 2~3 个爪状分枝,长 1.5~5cm,厚 0.5~1.5cm。表面灰白色或黄白色,有数圈同心环节和棕色点状须根痕,上面有凸起的茎痕,下面有连接另一块茎的痕迹。质坚硬,不易折断,断面类白色,角质样。无臭,味苦,嚼之有黏性。

【常见伪混品】

黄精 黄精厚片与白及片的主要区别是:表面淡黄色至棕黄色,肉质或角质,细腻,半透明,无细皱纹;味不苦而甜,嚼之黏性稍差。

鸢尾 为鸢尾科植物鸢尾 *Iris tectorum* Maxim 的根茎水煮后切片干燥而成。与白及片的主要区别是:

外表面黄白色至灰棕色,可见细长节间,根痕凹窝状,残留须根多为坚硬的木心。断面黄白色。嚼之无黏性。

山慈菇 山慈菇与白及片的主要区别是:呈圆锥形,无分支。

兰科某植物 兰科某植物假鳞茎呈扁三角形,一角具突起的脐部,另两角有短分支,表面具三角形纹理。

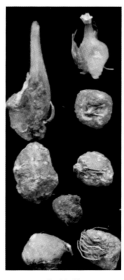

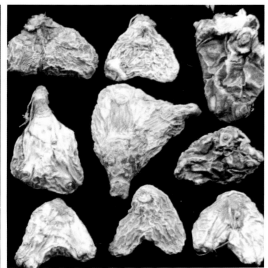

山慈菇　　　　　　　兰科某植物

十、白头翁

【来源】为毛茛科植物白头翁 *Pulsatilla chinensis*（Bge.）Regel 的干燥根。

【主要性状鉴别特征】呈类圆柱形或圆锥形,稍扭曲,长 6~20cm,直径 0.5~2cm。表面黄棕色或棕褐色,具不规则纵皱纹或纵沟,皮部易脱落,露出黄色的木部,有的有网状裂纹或裂隙,近根头处常有朽状凹洞。根头部稍膨大,有白色绒毛,有的可见鞘状叶柄残基。质硬而脆,断面皮部黄白色或淡黄棕色,木部淡黄色。气微,味微苦涩。

【常见伪混品】

野棉花根 为毛茛科植物野棉花 *Anemone hupehensis* Lem.、山棉花 *Anemone vitifo-lia* Buch.-Ham.或秋牡丹 *Anemone japonica*（Thunb.）Sieb.et Zucc.的干燥根。与白头翁

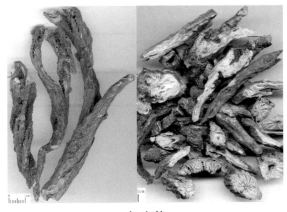

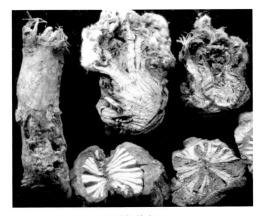

白头翁　　　　　　　野棉花根

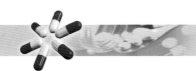

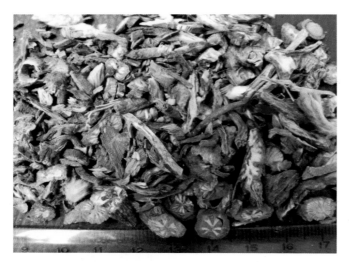

委陵菜根

的主要区别是：体粗长，表面红褐色，体重，质硬，难折断，断面纤维性强；味涩。

委陵菜根 为蔷薇科植物委陵菜 *Potentilla chinensis* Ser.或翻白草 *P.discolor* Bge.的干燥根。与白头翁主要区别是：表面黄棕色至暗棕色，有不规则的纵皱纹，根头部残留密被白色棉毛的干枯幼叶及细叶柄，质坚实，断面不平坦；味微涩。

十一、制何首乌

【来源】为药材何首乌（为蓼科植物何首乌 *Polygonum multiflorum* Thunb.的干燥块根）的炮制加工品。取何首乌片或块，照炖法（中国药典2010年版一部附录ⅡD）用黑豆汁拌匀，置非铁质的适宜容器内，炖至汁液吸尽；或照蒸法（中国药典2010年版一部附录ⅡD）清蒸或用黑豆汁拌匀后蒸，蒸至内外均呈棕褐色，或晒至半干，切片，干燥。每100kg何首乌片（块），用黑豆10kg。（黑豆汁制法：取黑豆10kg，加水适量。煮约4小时，熬汁约15kg，豆渣再加水煮约3小时，熬汁约10kg，合并得黑豆汁）。

【主要性状鉴别特征】呈不规则皱缩状的块片，厚约1cm，可见坚硬的木心纤维。表

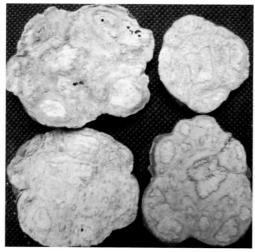

生何首乌

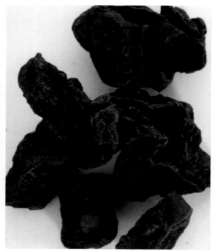

制何首乌

面黑褐色或棕褐色,凹凸不平。质坚硬,断面角质样,棕褐色或黑色。气微,味微甘而苦涩。

【常见伪混品】

非法加工的制首乌为何首乌用蒸过女贞子、熟地黄等的蒸锅水煮制而成。与正品制何首乌的主要区别是:表面灰黑色至乌黑色。

制白首乌 为白首乌 [为萝摩科植物耳叶牛皮消 *Cynanchum auriculatum* Rogle ex Wight、隔山牛皮消 *C.wilfordii* (Maxim.) Hemsl.戟叶牛皮消 *C.bungei* Decne.青羊参 *C.o-tophyllum* Schneid.的干燥块根]仿照制何首乌加工而成。与制何首乌的主要区别是:表面灰黑色至黑色,外表面较为平整,切面无坚硬的中柱纤维,断面黄白色。味微甘后苦。

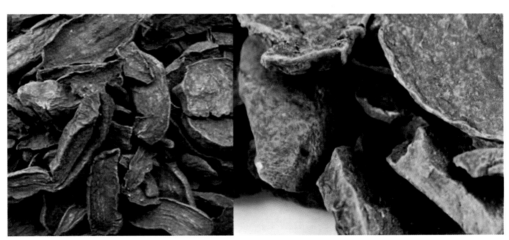

制白首乌

十二、木瓜

【来源】 为蔷薇科植物贴梗海棠 *Chaenomeles speciosa* (Sweet) Nakai 的干燥近成熟果实。

【主要性状鉴别特征】 呈长圆形,多纵剖成两半,长 4~9cm,宽 2~5cm,厚 1~2.5cm。外表面紫红色或红棕色,有不规则的深皱纹;剖面边缘向内卷曲,果肉红棕色,中心部分凹

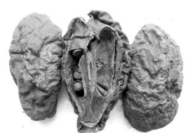

木瓜药材

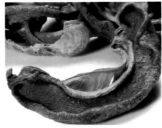

木瓜饮片

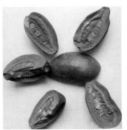

光皮木瓜药材

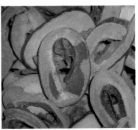

光皮木瓜饮片

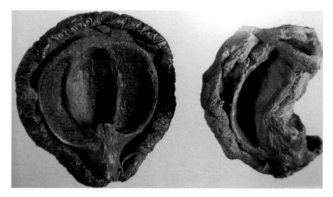

西藏木瓜

陷,棕黄色;种子扁长三角形,多脱落。质坚硬。气微清香,味酸。

【常见伪混品】

光皮木瓜 为蔷薇科植物木瓜 *C. sinensis* （Thouin）Koehne 的干燥近成熟果实。长 4~9cm,宽 3.5~4.5cm。外表面红棕色或棕褐色,平滑无皱纹;剖面平坦,果肉颗粒性。种子多数,密集,通常多数脱落。种子扁平三角形。气微,味涩、微酸,嚼之有沙粒感。

西藏木瓜 为蔷薇科植物西藏木瓜 *Chaenomeles thibetica* Yu 的干燥近成熟果实。与木瓜的主要区别是:体小,长 4~6cm,直径约 4cm,种子多数密集,每室约 30 粒,呈扁平三角形,与光皮木瓜相似。嗅特殊,味极酸。

十三、五味子

【来源】 为木兰科植物五味子 *Schisandra chinensis* （Turcz.）Baill.的干燥成熟果实,习称"北五味子"。

【主要性状鉴别特征】 呈不规则的球形或扁球形,直径 5~8mm。表面红色、紫红色或暗红色,皱缩,显油润,有的表面呈黑红色或出现"白霜"。果肉柔软,种子 1~2,肾形,表面棕黄色,光滑,有光泽,种皮薄而脆。果肉气微,味酸;种子破碎后,有香气,味辛、微苦。

【常见伪混品】

南五味子 为木兰科植物华中五味子 *S.sphenanthera* Rehd. Et Wils 的干燥成熟果实。呈球形或扁球形,直径 4~6mm。表面棕红色至暗棕色干瘪,皱缩,果肉常紧贴种

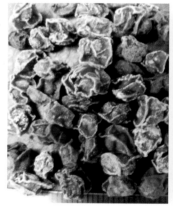
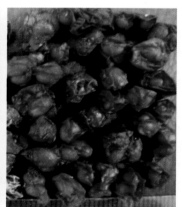

南五味子　　　　　北五味子

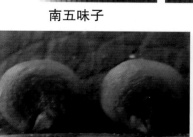
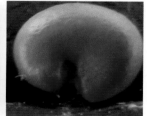

南五味子种子　　　　北五味子种子

子上。种子1~2,肾形,表面棕黄色,有光泽,有瘤状突起,种皮薄而脆。果肉气微,味微酸。

十四、车前子

【来源】 为车前科植物车前 *Plantago asiatica* L. 或平车前 *P.depressa* Willd. 的干燥成熟种子。

【主要性状鉴别特征】 呈椭圆形、不规则长圆形或三角状长圆形,略扁,长约2mm,宽约1mm。表面黄棕色至黑褐色,有细皱纹,一面有灰白色凹点状种脐。质硬。气微,味淡。

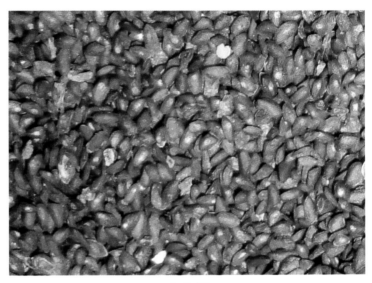

车前子

【常见伪混品】

荆芥子 为唇形科植物荆芥 *Schizonepeta tenuifolia* Briq.的干燥成熟果实。与车前子的主要区别是:呈椭圆状三棱形,表面黄棕色至棕黑色,略光滑,果脐位于小端。嚼之有薄荷香气,稍泡后显黏性,手捻无滑腻感。

桔梗子 为桔梗科植物桔梗 *Platycodon grundiflorum*(Jacq.)A.DC.的干燥种子。与车前子的主要区别是:呈扁薄,边缘具白色膜质裙边,种脐位于较小端。

芹菜籽 为伞形科植物芹菜 *Apium graveolens* L.的干燥小果实染色而成。与车前子的主要区别是:呈小圆柱形或肾形,表面具五棱脊,有芹菜香气。

黑砂粒 为油炒过的黑色砂砾。

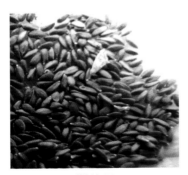

荆芥子

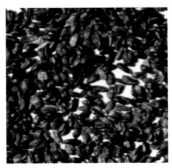

桔梗子

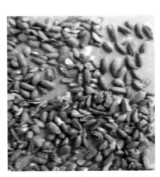

芹菜籽

十五、丝瓜络

【来源】 为葫芦科植物丝瓜 *Luffa cylindrica*（L.）Roem.的干燥成熟果实的维管束。

【主要性状鉴别特征】 为丝状维管束交织而成,多呈长棱形或长圆筒形,略弯曲,长30~70cm,直径7~10cm。表面淡黄白色。体轻,质韧,有弹性,不能折断。横切面可见子房3室,呈空洞状。气微,味淡。

【常见伪混品】

制品下脚料 为丝瓜络做过鞋底等日用品后的下脚料,均经过漂白处理,有的在浓芒硝、浓明矾水液中浸泡过。呈不规则片状,边缘有剪切痕,粉白色,气微,味淡;浸泡过浓芒硝、浓明矾水液者,表面吸附有大量无色结晶或粉末,质重,味微苦或酸涩。

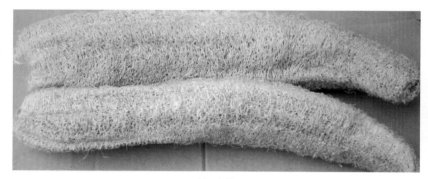

丝瓜络

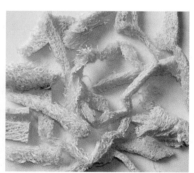

下脚料

十六、苍耳子

【来源】 为菊科植物苍耳 *Xanthium sibiricum* Patr.的干燥成熟带总苞的果实。

【主要性状鉴别特征】 长1~1.5cm,直径0.4~0.7cm。表面黄棕色或黄绿色,全体有钩刺,顶端有2枚较粗的刺,分离或相连,基部有果梗痕。质硬而韧,横切面中央有纵隔膜,2室,各有1枚瘦果。瘦果略呈纺锤形,一面较平坦,顶端具1突起的花柱基,果皮薄,灰黑色,具纵纹。种皮膜质,浅灰色,子叶2,有油性。气微,味微苦。

【常见伪混品】

蒙古苍耳 为菊科植物蒙古苍耳 *X.mongolicum* Kitag.的干燥成熟带总苞的果实。与苍耳子的主要区别为:体大,长1.2~2cm,直径0.6~1cm。表面黄棕色或黄褐色,钩刺坚韧,不易撞断。

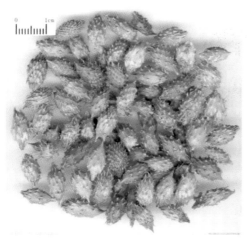

苍耳子

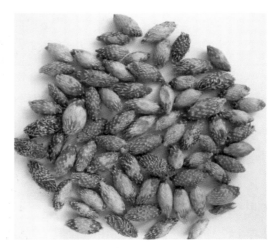

蒙古苍耳

十七、草豆蔻

【来源】 为姜科植物草豆蔻 *Alpinia katsumadai* Hayata 的干燥近成熟种子。

【主要性状鉴别特征】 为类球形的种子团,直径 1.5~2.7cm。表面灰褐色,中间有黄白色的隔膜,将种子团分成 3 瓣,每瓣有种子多数,粘连紧密,种子团略光滑。种子为卵圆状多面体,长 3~5mm,直径约 3mm,外被淡棕色膜质假种皮,种脊为一条纵沟,一端有种脐;质硬,将种子沿种脊纵剖两瓣,纵断面观呈斜心形,种皮沿种脊向内伸入部分约占整个表面积的 1/2;胚乳灰白色。气香,味辛,微苦。

【常见伪混品】

云南草蔻 为姜科植物云南草蔻 *Alpinia blepharocalyx* K.Schum.的干燥近成熟种子,与草豆蔻的主要区别是:种子团体小,直径 1.5~2cm,表面灰黄棕色,每室种子 9~16 枚;种子为锥状四面体形,外侧背面稍隆起,长 5~6mm,直径 3~4mm。

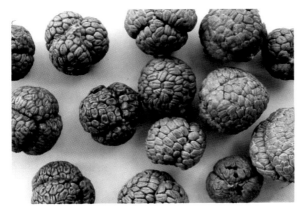

草豆蔻

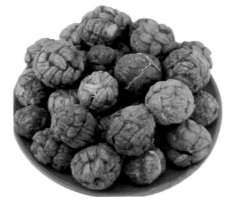

云南草蔻

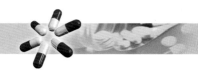

十八、柏子仁

【来源】 为柏科植物侧柏 *Platycladus orientalis*（L.）Franco 的干燥成熟种仁。

【主要性状鉴别特征】 呈长卵形或长椭圆形，长 4~7mm，直径 1.5~3mm。表面黄白色或淡黄棕色，外包膜质内种皮，顶端略尖，有深褐色的小点，基部钝圆。质软，富油性。气微香，味淡。

【常见伪混品】

　　柏子核　为未成熟的柏子经硫磺熏蒸褪色而成。呈卵圆形，具不明显的三棱脊，顶端钝圆或略扁，基部扁尖，长 5~7mm，直径 2.5~3mm；表面中下部淡黄棕色，具细密纵纹理，上部黄白色，光滑；种皮厚，质硬，破开后可见发育不全的种仁一枚。

　　油大米　为大米粒加油拌炒而成。与柏子仁的主要区别是：呈扁长圆形或不规则碎块，质硬，无油性。

　　油砂　为河砂粒加油拌炒而成。与柏子仁的主要区别是：呈不规则碎块状，棱角明显，质坚硬。

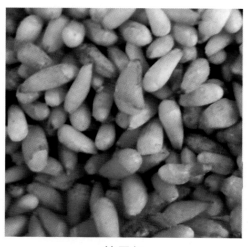

柏子仁

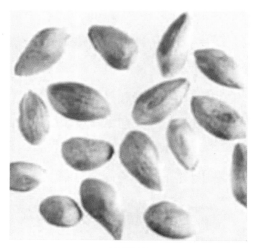

柏子核

十九、紫苏子

【来源】 为唇形科植物紫苏 *Perilla frutescens*（L.）Britt.的干燥成熟果实。

【主要性状鉴别特征】 直径约 1.5mm。表面灰棕色或灰褐色，有微隆起的暗紫色网纹，基部稍尖，有灰白色点状果梗痕。果皮薄而脆，易压碎。种子黄白色，种皮膜质，子叶

2,类白色,有油性。压碎有香气,味微辛。

【常见伪混品】

小苏子 为唇形科植物野苏 *P.frutescens*（L.）Britt.*var.acuta*（Thunb.）Kudo 或回回苏 *P.frutescens*（L.）Britt.*var.crispa*（Thunb.）Hand.–Mazz.的干燥成熟果实。与苏子的主要区别是:体小,直径 0.6~1.2mm,表面棕色或棕褐色,果皮坚硬,不易破碎。

石荠宁子 为唇形科植物石荠宁 *Mosal scabra*、华荠宁 *Mosal chinensis* 等同属植物的干燥成熟果实。与苏子的主要区别是:体小,直径 0.6~1.2mm,色深,表面网纹不隆起,果皮坚硬,不易破碎。

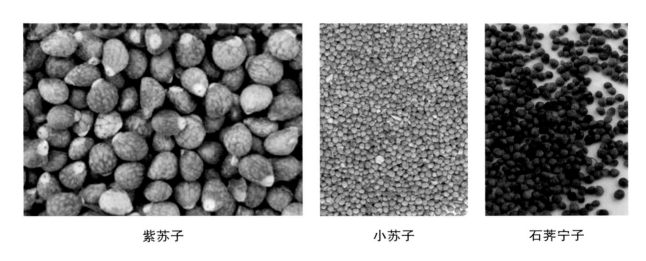

| 紫苏子 | 小苏子 | 石荠宁子 |

二十、酸枣仁

【来源】 为鼠李科植物酸枣 *Ziziphus jujuba* Mill.*var.Spinosa*（Bunge）Hu ex H.F. Chou 的干燥成熟种子。

【主要性状鉴别特征】 呈扁圆形或扁椭圆形,长 5~9mm,宽 5~7mm,厚约 3mm。表面紫红色或紫褐色,平滑有光泽,有的有裂纹。一面较平坦,中间有 1 条隆起的纵线纹;另一面稍凸起。一端凹陷,可见线形种脐；另端有细小凸起的合点。种皮较脆,胚乳白色,子叶 2,浅黄色,富油性。气微,味淡。

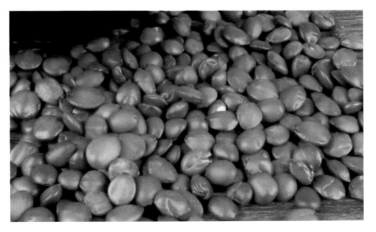

酸枣仁

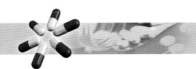

【常见伪混品】

滇枣仁 为鼠李科植物滇刺枣 *Z.mauritana* Lam.的干燥成熟种子。与酸枣仁的主要区别是:呈宽扁圆形或近心形,宽大于或近等于长,表面灰黄色或棕黄色,具深色花斑。

枳惧子 为鼠李科植物枳惧 *Hovenia acerba* Lindl.的干燥成熟种子。与酸枣仁的主要区别是:呈扁圆形,体小,直径约 3mm,表面红棕色或棕黑色,平滑有光泽,种皮坚硬,不易破碎。

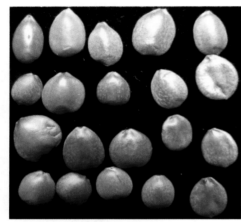

滇枣仁

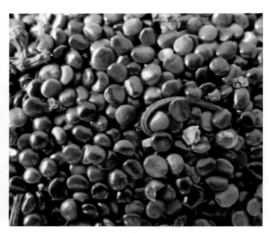

枳惧子

二十一、薏苡仁

【来源】 为禾本科植物薏苡 *Coixlacry majobi* L.var.mayuen（Roman.）Stapf 的干燥成熟种仁。

【主要性状鉴别特征】 呈宽卵形或长椭圆形,长 4~8mm,宽 3~6mm。表面乳白色,光滑,显油性,偶有残存的黄褐色种皮。一端钝圆,另端较宽而微凹,有 1 淡棕色点状种脐。背面圆凸,腹面有 1 条较宽而深的纵沟。质坚实,断面白色,粉性或微角质。气微,味微甜。

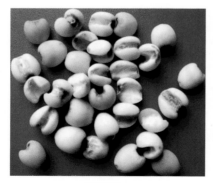

薏苡仁

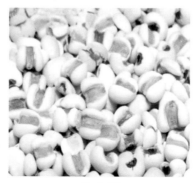

草珠子

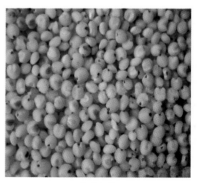

高粱米

【常见伪混品】

草珠子 为禾本科植物薏苡 *C.lacrymajobi* L.的干燥成熟种仁。与薏苡仁的主要区别是：呈宽椭圆形，表面白色，稍光滑，粉性，不透明，无油性。

高粱米 为禾本科植物蜀粟 *Sorghum vulgare* Pers.的干燥成熟果实。呈宽马蹄形，背部厚圆，底部扁薄，直径3~4mm，表面类白色至金乳白色，有的残留紫红色外皮，腹面近基部具一三角形浅沟，长及种仁的1/2；质硬脆，粉性。

二十二、木通

【来源】木通为木通科植物木通 *Akebia quinata*（Thunb.）Decne.、三叶木通 *A.trifoliata*（Thunb.）Koidz.或白木通 *A.trifoliata*（Thunb.）Koidz. var.*australis*（Diels）Rehd.的干燥藤茎。

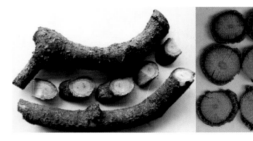

木通

【主要性状鉴别特征】呈圆柱形，常稍扭曲，长30~70m，直径0.5~2cm。表面灰黄色至灰褐色，外皮粗糙而有许多不规则的裂纹或纵沟纹，具突起的皮孔。节部膨大或不明显，具侧枝断痕。体轻，质坚实，不易折断，断面不整齐，皮部较厚，黄棕色，可见淡黄色颗粒状小点，木部黄白色，射线呈放射状排列，髓小或有时中空，黄白色或黄棕色。气微，味微苦而涩。

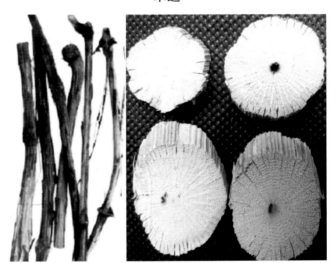

川木通

【常见伪混品】

川木通 为毛茛科植物小木通 *Clematis armandii* Franch. 或绣球藤 *C.montana* Buch.-Ham. 的干燥藤茎。表面黄棕色或黄褐色，有纵向凹沟及棱线；节处多膨大，有叶痕及侧枝痕。

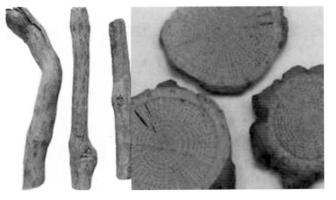

关木通

残存皮部易撕裂质坚硬,不易折断。切片厚 0.2~0.4cm,边缘不整齐,残存皮部黄棕色,木部浅黄棕色或浅黄色,有黄白色放射状纹理及裂隙,其间布满导管孔,髓部较小,类白色或黄棕色,偶有空腔。无臭,味淡。

关木通 为马兜铃科植物东北马兜铃 *Aristolochia manshuriensis* Kom. 的干燥藤茎。直径 1~6cm。表面灰黄色或棕黄色,有浅纵沟及棕褐色残余粗皮的斑点。节部稍膨大,有 1 枝痕。体轻,质硬,不易折断,断面黄色或淡黄色,皮部薄,木部宽广,有多层整齐环状排列的导管,射线放射状,髓部不明显。摩擦残余粗皮,有樟脑样臭。气微,味苦。

二十三、桑寄生

【**来源**】为桑寄生科植物桑寄生 *Taxillus chinensis*（DC.）Danser 的干燥带叶茎枝。

【**主要性状鉴别特征**】茎枝呈圆柱形,表面红褐色或灰褐色,质坚硬,断面不整齐,皮部红棕色,木部色较浅。叶片展平后呈卵形或椭圆形,长 3~8cm,宽 2~5cm;表面黄褐色,幼叶被细茸毛,先端钝圆,基部圆形或宽楔形,全缘;革质。无臭,味涩。

【**常见伪混品**】

槲寄生 为桑寄生科植物槲寄生 *Viscum coloratum*（Komar.）Nakai 的干燥带叶茎枝。茎枝呈圆柱形,2~5 叉状分枝,表面黄绿色、金黄色或黄棕色,断面不平坦,皮部黄色,木部色较浅,射线放射状,髓部常偏向一边。叶无柄;叶片呈长椭圆状披针形,长 2~7cm,宽 0.5~1.5cm;先端钝圆,基部楔形,全缘;表面黄绿色,有细皱纹,主脉 5 出,中间 3 条明显。革质。浆果球形,皱缩。无臭,味微苦,嚼之有黏性。

栗寄生（扁枝槲寄生） 为桑寄生科植物扁枝槲寄生 *Viscum articulatum* Burm.f.的干燥带叶茎枝。与槲寄生的主要区别是:茎枝扁平,表面有明显的纵条纹或皱纹,节略扁,节下收缩,下部长而狭,上部短而宽;质软不易折断;味淡,无黏滑感。

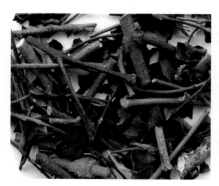
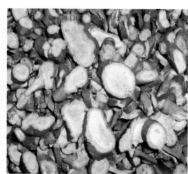
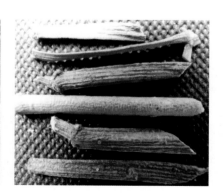

桑寄生　　　　　　　　　槲寄生　　　　　　　　　栗寄生

二十四、五加皮

【来源】为五加科植物细柱五加 *Acanthopanax gracilistylus* W.W.Smith 的干燥根皮。

【主要性状鉴别特征】直径 0.4~1.4cm，厚约 0.2cm。外表面灰褐色，有稍扭曲的纵皱纹及横长皮孔；内表面淡黄色或灰黄色，有细纵纹。体轻，质脆，易折断，断面灰白色。气微香，味微辣而苦。

【常见伪混品】

香加皮（北五加皮）为萝藦科植物杠柳 *Periploca sepium* Bge. 的干燥根皮。呈卷筒状或槽状，少数呈不规则的块片状，长 3~10cm，直径 1~2cm，厚 0.2~0.4cm。外表面灰棕色或黄棕色，栓皮松软常呈鳞片状，易剥落。内表面淡黄色或淡黄棕色，较平滑，有细纵纹。体轻，质脆，易折断，断面不整齐，黄白色。有特异香气，味苦。

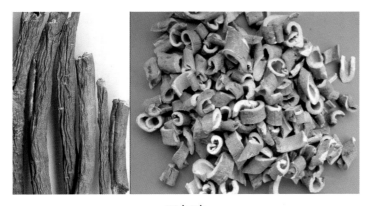

五加皮

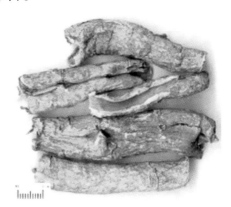

香加皮

二十五、红花

【来源】为菊科植物红花 *Carthamu stinctorius* L. 的干燥花。

【主要性状鉴别特征】为不带子房的管状花，长 1~2cm。表面红黄色或红色花冠筒细长，先端 5 裂，裂片呈狭条形，长 5~8mm。雄蕊 5，花药聚合成筒状，黄白色；柱头长圆柱形，顶端微分叉。质柔软。气微香，味微苦。

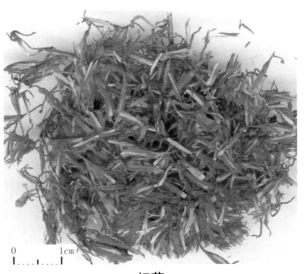

红花

【常见伪混品】

增重红花 将面砂、染料和面粉打成糊状,拌入红花中,干燥而成。多黏附成块状,表面粗糙,可见颗粒状黏附物质,质硬,体重。

二十六、谷精草

【来源】 为谷精草科植物谷精草 *Eriocaulon buergerianum* Koern. 的干燥带花茎的头状花序。

【主要性状鉴别特征】 头状花序呈半球形,直径 4~5mm;底部有苞片层层紧密排列,苞片淡黄绿色,有光泽,上部边缘密生白色短毛;花序顶部灰白色。揉碎花序,可见多数黑色花药及细小黄绿色未成熟的果实。花茎纤细,长短不一,直径不及 1mm,淡黄绿色,有数条扭曲的棱线。质柔软。无臭,味淡。

【常见伪混品】

谷精草全草 叶簇生,长披针条状,长 6~20cm,基部宽 4~6mm,向上渐狭,顶短稍钝,有横脉。花茎基生,多数。

谷精珠 为谷精草科植物华南谷精草 *E.Sexan gulare* L.和毛谷精草 *E.australe* R.Br. 的干燥头状花序。华南谷精珠呈半球形或圆柱形,顶端微凹入,基部截形,雌雄花紧密排列直径 4~7mm,高 2~7mm,粉褐色,质坚硬;底部有薄革质苞片层层紧密排列,苞片近圆形,黄棕色,短于盘花。毛谷精珠呈扁球形,顶端及底部均向下凹入,雌雄花紧密排列,直径 6~8mm,高 4~6mm,粉白色或粉褐色,坚硬;花序底部包片倒卵形,黄褐色,革质,比花盘短一半。

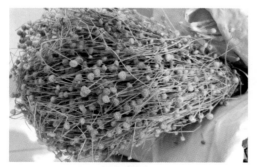
谷精草

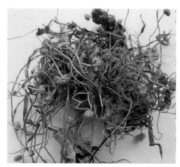
谷精草全草

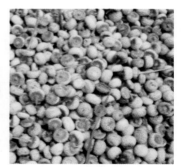
谷精珠

二十七、金银花

【来源】 为忍冬科植物忍冬 *Lonicera japonica* Thunb. 的干燥花蕾或带初开的花。

【主要性状鉴别特征】 呈棒状,上粗下细,略弯曲,长 2~3cm,上部直径约 3mm,下部直径约 1.5mm。表面黄白色或绿白色(贮久色渐深),密被短柔毛。偶见叶状苞片。花萼绿色,先端 5 裂,裂片有毛,长约 2mm。开放者花冠筒

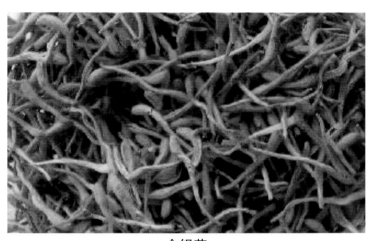

金银花

状,先端二唇形;雄蕊 5 个,附于筒壁,黄色;雌蕊 1 个,子房无毛。气清香,味淡、微苦。

【常见伪混品】

山银花 为忍冬科植物灰毡毛忍冬 *L.macranthoides* Hand.-azz.、红腺忍冬 *L.hypoglauca* Miq、华南忍冬 *L.confusa* DC.或黄褐毛忍冬 *L.fulvoto-mentosa* Hsu et S.C.Cheng 的干燥花蕾。均可见密集的花序。

灰毡毛忍 冬长 3~4.5cm,上部直径约 2mm,下部直径约 1mm。表面绿棕色至黄白色。总花梗集结成簇,开放者花冠裂片不及全长之半。质稍硬,手捏之稍有弹性。气清香

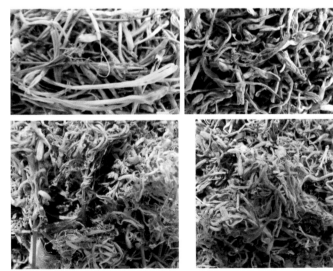

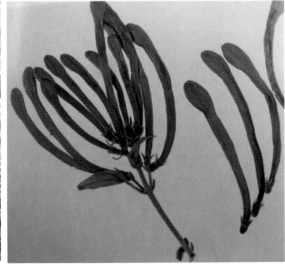

山银花

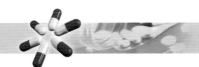
味微苦甘。

红腺忍冬 长 2.5~4.5cm,直径 0.8~2mm。表面黄白至黄棕色,无毛或疏被毛,萼筒无毛,先端 5 裂,裂片长三角形,被毛,开放者花冠下唇反转,花柱无毛。

华南忍冬 长 1.6~3.5cm,直径 0.5~2mm。萼筒和花冠密被灰白色毛,子房有毛。

黄褐毛忍冬 长 1~3.4cm,直径 1.5~2mm。花冠表面淡黄棕色或黄棕色,密被黄色茸毛。

细苞忍冬 为忍冬科植物细苞忍冬 *L.similis* Hemsl.的干燥花蕾。长 4~6cm,表面被毛或无毛,内面被柔毛,花柱无毛。

二十八、败酱草

【来源】为败酱科植物黄花败酱 *Patrinia scabiosaefolia* Fisch. 或白花败酱 *Patrinia villosa* Juss.的干燥全草。

【主要性状鉴别特征】

黄花败酱 根茎呈圆柱形,多向一侧弯曲,直径 3~10mm;表面暗棕色或紫棕色,有节,节间长多不超过 2cm,节上有细根。茎圆柱形,直径 2~8mm;表面黄绿色至黄棕色,节明显,常有倒生粗毛;质脆,断面中部有髓或成细小空洞。叶对生,叶片薄,多卷缩或破碎,完整者展平后呈羽状深裂至全裂,有 5~11 裂片,先端裂片较大,长椭圆形或卵形,两侧裂片狭椭圆形至条形,边缘有粗锯齿,上表面深绿色或黄棕色,下表面色较浅,两面疏生白毛,叶柄短或近无柄,基部略抱茎;茎上部叶较小,常 3 裂,裂片狭长,有的枝端带有伞房状聚伞圆锥花序。气特异,味微苦。

白花败酱 根茎节间长 3~6cm,着生数条粗壮的根。茎不分支,表面有倒生的白色长毛

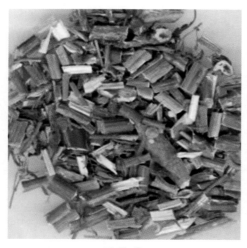

败酱草

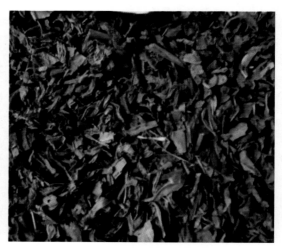

北败酱草

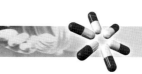

及纵向纹理,断面中空。茎生叶多不分裂,基生叶常有 1~4 对侧裂片;叶柄长 1~4cm,有翼。

【常见伪混品】

北败酱草 为菊科植物苣荬菜 *Sonchus arvensis* Linn.的干燥幼苗。与败酱草的主要区别是:药材以叶为主,根茎呈细长圆柱形,表面浅黄棕色,上部有近环状突起的叶痕,下部有细小的不定根或突起的根痕。基生叶卷缩或破碎,完整者展平后呈长圆状披针形或广披针形,长 4~16cm,宽 0.5~3.5cm,先端多圆钝或短尖,有小尖刺,叶缘具稀疏的缺刻或不整齐羽状分裂,边缘有小尖刺,每 1cm 内 5 个以上,上表面灰蓝绿色,下表面色较浅,基部渐狭成柄。有的带幼茎,茎生叶互生,与基生叶相似,但基部耳形,无柄,抱茎。质脆。气微,味微咸。

二十九、金钱草

【来源】 为报春花科植物过路黄 *Lysima chiachristinae* Hance 的干燥全草。

【主要性状鉴别特征】 常缠结成团,无毛或被疏柔毛。茎扭曲,表面棕色或暗棕红色,断面实心。叶对生,展平后呈宽卵形或心形,长 1~4cm,宽 1~5cm,基部微凹,全缘;上表面灰绿色或棕褐色,下表面色较浅,主脉明显突起,用水浸后,对光透视可见黑色或褐色条纹;叶柄长 1~4cm。有的带花,花黄色,单生叶腋,具长梗。蒴果球形。气微,味淡。

【常见伪混品】

聚花过路黄 为报春花科植物聚花过路黄 *L.congestiflora* Hemsl.的干燥全草。与金钱草的主要区别是:全株被紧贴的短柔毛,花梗极短,2~4 朵集生于茎端及叶腋,叶面具黑褐色腺点。

点腺过路黄 为报春花科植物点腺过路黄 *L.hemsleyana* Maxim.的干燥全草。与金钱草的主要区别是:全株被短柔毛,叶面粗糙,枝端延伸成细长鞭状,果叶表面具黑褐色突起的腺点。

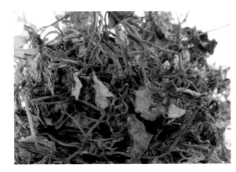

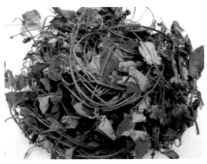

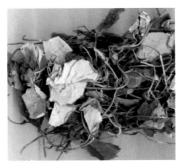

金钱草　　　　　　　　　聚花过路黄　　　　　　　　　点腺过路黄

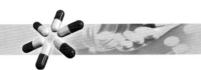
三十、乳香

【来源】为橄榄科植物乳香树 *Boswellia carteii* Birdw.及同属植物 *Boswellia bhaw-da-jiana* Birdw.树皮渗出的树脂。通常分为索马里乳香和埃塞俄比亚乳香,每种又分为乳香珠和原乳香。

【性状】

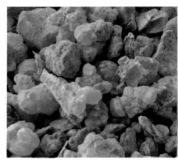

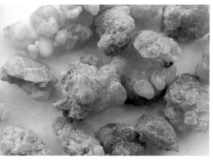

乳香

索马里乳香 呈长卵形滴乳状、类圆形颗粒或粘合成大小不等的不规则块状物。表面黄白色,半透明被有黄白色粉末,久存则变棕黄色或红棕色。常温时质脆,微热可互相粘连,破碎面有玻璃样光泽。具特异香气,味微苦,嚼之初散成砂粒状,但无砂石感,继之软化呈乳白色胶块。

埃塞俄比亚乳香 呈长卵形滴乳状、类圆形颗粒或粘合成大小不等的不规则块状物。表面不平或有细小颗粒,呈淡黄白色或淡绿色,久存则变黄色。常温时质脆,微热则软化,破碎面有蜡样光泽。具柠檬香气,味微苦,嚼之软化粘牙,呈乳白色胶块。

【常见伪混品】

松香 为松香熔化后滴成泪滴状掺入乳香中。与乳香的主要区别是:黄色至黄褐色,半透明,断面光亮,具玻璃样光泽,具松香气。

松香渣 为松香提取松香油后的残渣。与乳香的主要区别是:黄色至黄褐色,断面光亮,具玻璃样光泽,具松香气。

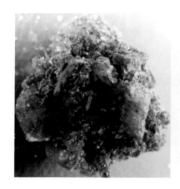

伪造品

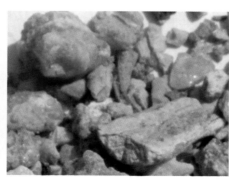

松香渣

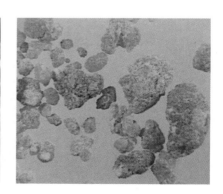

伪造品

人造品 为乳香、矿蜡、松香等熔化后掺入面砂或其他矿物粉冷凝而成。与乳香的主要区别是:呈不规则块状,表面粗糙,不透明,断面蜡质,体重,或具松香气。

三十一、没药

【来源】 为橄榄科植物地丁树 *Commiphora myrrha* Engl. 或哈地丁树 *C.molmol* Engl. 的干燥树脂。分为天然没药和胶质没药。

【性状】 **天然没药** 呈不规则颗粒性团块,表面黄棕色或红棕色,近半透明部分呈棕黑色,被有黄色粉尘。质坚脆,破碎面不整齐,无光泽。有特异香气,味苦而微辛。

胶质没药 呈不规则块状,多粘结成大小不等的团块,大者直径长达 6cm 以上。表面深棕色或黄棕色,不透明。质坚实或疏松,破碎面不整齐,无光泽。有特异香气,味苦而有黏性。

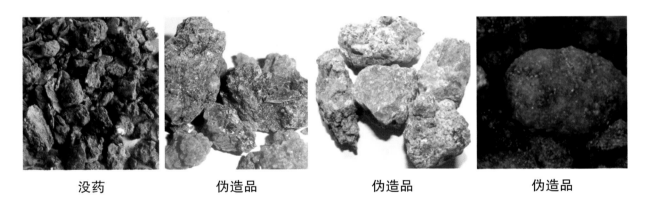

| 没药 | 伪造品 | 伪造品 | 伪造品 |

【常见伪混品】

松香渣 为松香提取松香油后的残渣。与没药的主要区别是:黄色至黄褐色,断面光亮,具玻璃样光泽,具松香气。

人造品 为没药、矿蜡、松香等熔化后掺入面砂或其他矿物粉冷凝而成。与没药的主要区别是:呈不规则块状,表面粗糙,不透明,断面蜡质,体重,或具松香气。

油砂 为油炒过的河砂。掺伪没药整体松散,散粒众多,体重,嚼之有砂粒感;砂粒淡黄色,棱角明显,质硬,不易碎。

三十二、血竭

【来源】 为棕榈科植物麒麟竭 *Daemonorops draco* BL. 果实渗出的树脂经加工制成,

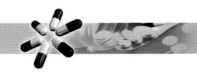

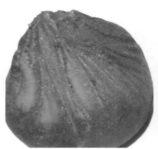 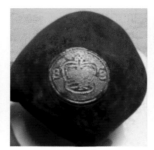 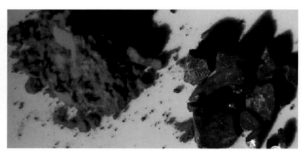

血竭

为进口药品。

【主要性状鉴别特征】本品略呈类圆四方形或方砖形,表面暗红色,有光泽,附有因摩擦而成的红粉。质硬而脆,破碎面红色,研粉为砖红色;气微,味淡;在水中不溶,在热水中软化。取本品粉末,置白纸上,用火隔纸烘烤即熔化,但无扩散的油迹,对光照视呈鲜艳的红色。以火燃烧则产生呛鼻的烟气。

【常见伪混品】

龙血竭 为百合科植物剑叶龙血树 *Dracaena cochinchinensis*（Lour.）S.C.Chen 的含脂木材经提取得到的树脂,产于广西。略呈不规则块片状或粉末状,块片状者红棕色至黑棕色,有光泽,有的附有少量红棕色粉末;质硬脆,有空隙。粉末红棕色。气特异,微有清香,味淡微涩。嚼之有炭粒感并微黏齿。在甲醇、乙醇或稀碱液中溶解,在水、乙醚和稀酸溶液中不溶。

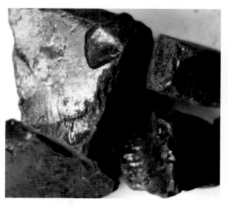 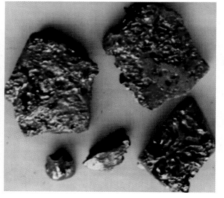

龙血竭

三十三、蜂房

【来源】为胡蜂科昆虫果马蜂 *Polistes olivaceous*（De Geer）、日本长脚胡蜂 *P. japonicus* Saussure 或异腹胡蜂 *Parapolybia varia* Fabricius 的巢。

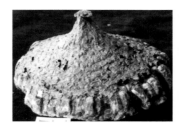
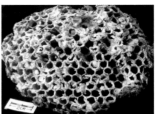

【主要性状鉴别特征】呈圆盘状或不规则的扁块状,有的似莲房,大小不一。表面灰白色或灰褐色。腹面有多数整齐的六角形房孔,孔径 3~4mm 或 6~8mm;背面有 1 个或数个黑色短柄。体轻,质韧,略有弹性。气微,味辛淡。质酥脆或坚硬者不可供药用。

【常见伪混品】

加重蜂房 为蜂房房孔中灌入金属胶泥等干燥而成。与蜂房的主要区别是:体重,房孔中可见大量金属胶泥团块。

硬蜂房 为胡蜂科动物长脚胡蜂 *Vespamandarinia mandarinia* Smith 等的干燥蜂巢。与蜂房的主要区别是:

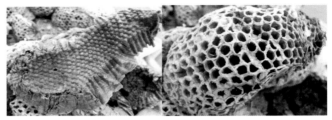

蜂房

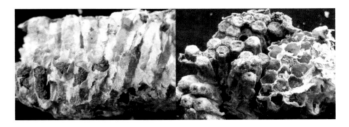

加重蜂房

巢房为多层结构,每层均呈圆盘状,房孔较粗大,直径 7~10mm,孔口常有白色薄膜,体轻质脆,易撕碎;表面棕褐色,粗糙,粉末状。

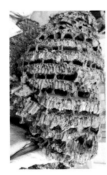
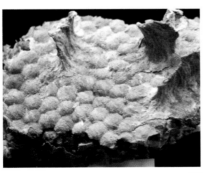
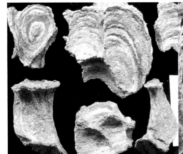
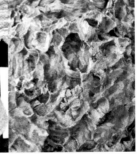

硬蜂房

三十四、乌梢蛇

【来源】为游蛇科动物乌梢蛇 *Zaocys dhumnades*(Cantor)的干燥体。

【主要性状鉴别特征】呈圆盘状,盘径约 16cm。表面黑褐色或绿黑色,密被菱形鳞片;背鳞行数成双,背中央 2~4 行鳞片强烈起棱,形成两条纵贯全体的黑线。头盘在中间,

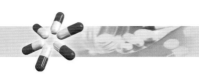

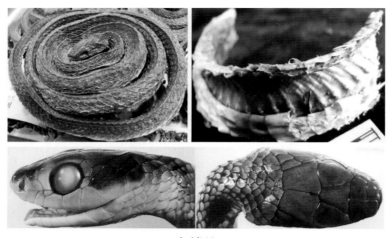

乌梢蛇

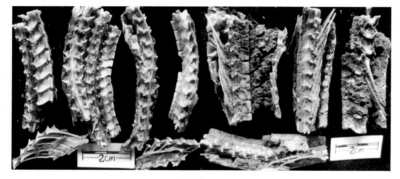

伪造品

扁圆形，眼大而下凹陷，有光泽。上唇鳞8枚，第4、5枚入眶颊鳞1枚，眼前下鳞1枚，较小，眼后鳞2枚。脊部高耸成屋脊状。腹部剖开边缘向内卷曲，脊肌肉厚，黄白色或淡棕色，可见排列整齐的肋骨。尾部渐细而长。尾下鳞双行。剥皮者仅留头尾之皮鳞，中段较光滑。气腥，味淡。

【常见伪混品】

伪造品 为乌梢蛇皮与面糊等黏合剂包裹多种蛇类骨骼而成。与乌梢蛇的主要区别是：呈类圆柱形，无明显背脊或棱脊与背脊鳞片不对应；体轻，质松脆，易折断，断面可见干净的白色脊椎骨骼，有的可见数根脊椎骨，骨与皮之间无肌纤维，可见黄褐色胶状物。

三十五、五灵脂

【来源】 为鼯鼠科动物复齿（橙足）鼯鼠 *Trogopterus xanthipes* Milne-Edwards 的干燥粪便。根据外形的不同常分为"灵脂块"及"灵脂米"两种。

【主要性状鉴别特征】

灵脂块 呈不规则的块状，大小不一。表面黑棕色、红棕色或灰棕色，凹凸不平，有的有油润性光泽。黏附的颗粒呈长椭圆形，表面常裂碎，显纤维性。质硬，断面黄棕色或棕褐色，不平坦，有的可见颗粒，间或有黄棕色树脂状物质。气腥臭。

灵脂米 为长椭圆形颗粒，长5~15mm，直径3~6mm。表面黑棕色、红棕色或灰棕色，较平滑或微粗糙，常可见淡黄色的纤维，有的略具光泽。体轻，质松，易折断，断面黄绿色或黄褐色，不平坦，纤维性。气微。

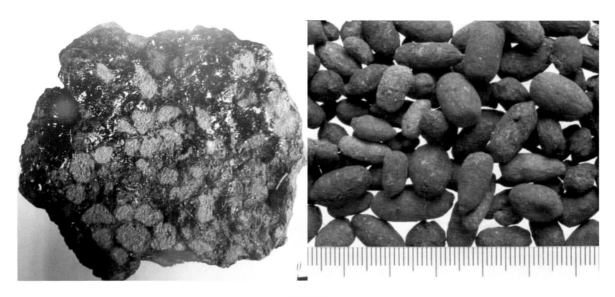

五灵脂

【常见伪混品】

飞鼠粪 为鼯鼠科动物飞鼠 *Pteromys volans* L.的干燥粪便。与血灵脂相似，主要区别是碎断面可见散在的粪粒，长 3~4mm，直径 1~2mm，淡黄色，纤维性；臭微，味苦涩。

鼠兔粪 为鼠兔科动物达呼尔鼠兔 *Ochotona daurica* Pallas、藏鼠兔 *O.thibetana* Milne-Edwards 或红耳鼠兔 *O.erythrotis* Buchner 的干燥粪便。与灵脂米相似，主要区别是：呈圆球形或略呈长圆形，直径 3~5mm，或黏连成块，表面灰褐色或棕褐色，体轻，质松，破碎面纤维性；无臭，味淡。

人造品 为各种植物粉末加黏合剂、染料制造而成。与灵脂米相似，主要区别是：呈圆柱形或弯曲呈弯月状圆柱形，体长，长可至 2cm。

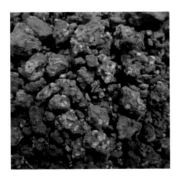

飞鼠粪

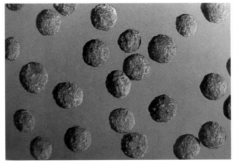

鼠兔粪

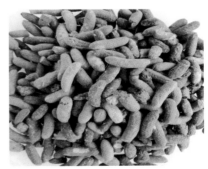

人造品

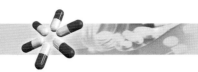

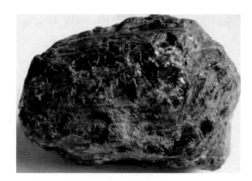

煤珀石

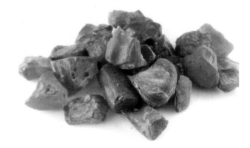

琥珀

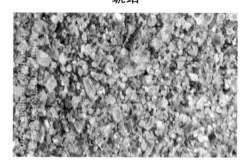

煤珀米

三十六、琥珀

【来源】 为古代松科植物的树脂埋藏地下经年久转化而成的化石状物质琥珀 Succinum。全年均可采收,从地下或煤层中挖出后,除去泥沙及煤屑。前者称"琥珀",后者称"煤珀"。

【主要性状鉴别特征】

琥珀 呈不规则的多角形块状或颗粒状,大小不一。表面黄棕色、血红色及黑褐色,有的具光泽。质硬而脆,摩擦带电,硬度2~2.5。断面光亮,有的颜色不一,透明或半透明,手捻有涩感。条痕白色至淡黄色。无臭,味淡,嚼之声响,无砂粒感。

煤珀 呈不规则的多角形块状或颗粒状,少数滴乳状。表面淡黄色、黄棕色、红褐色及黑褐色,有光泽。质硬,断面有玻璃样光泽。

【常见伪混品种】

松香渣 为松香提取松香油后的药渣埋入地下数年后取出而成。与琥珀的主要区别是:呈不规则大块状或粗粉状,棕黄色至棕褐色,表面附着有因摩擦产生的黄白色粉末,质松脆,有松香气。

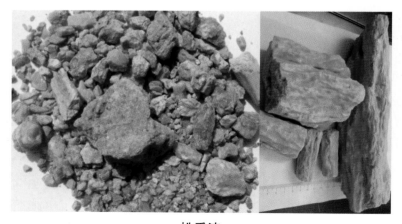

松香渣

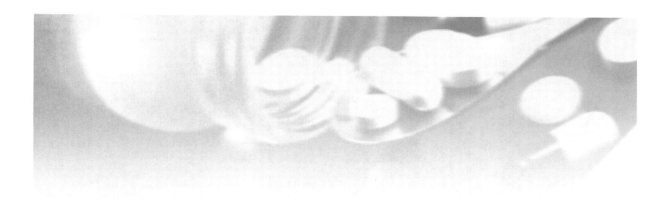

第十一章 质量检验检查常用的工具资料

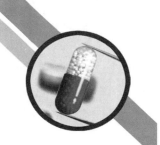

　　药品生产检查员在对药品生产企业实验室检查当中,经常需要查阅《中国药典》等相关技术资料,例如质量标准、检测仪器、检测方法等,内容繁多,使用很不方便。为了帮助检查员快速使用工具资料开展检查,本文结合检查实践经验,针对实验室常用的检查内容,如中药材、中药饮片和药用辅料质量标准;常用检验仪器原理及操作注意事项;各类检验项目所需仪器;灭菌过程FO值等进行了分类归纳整理,以期为检查工作提供参考。

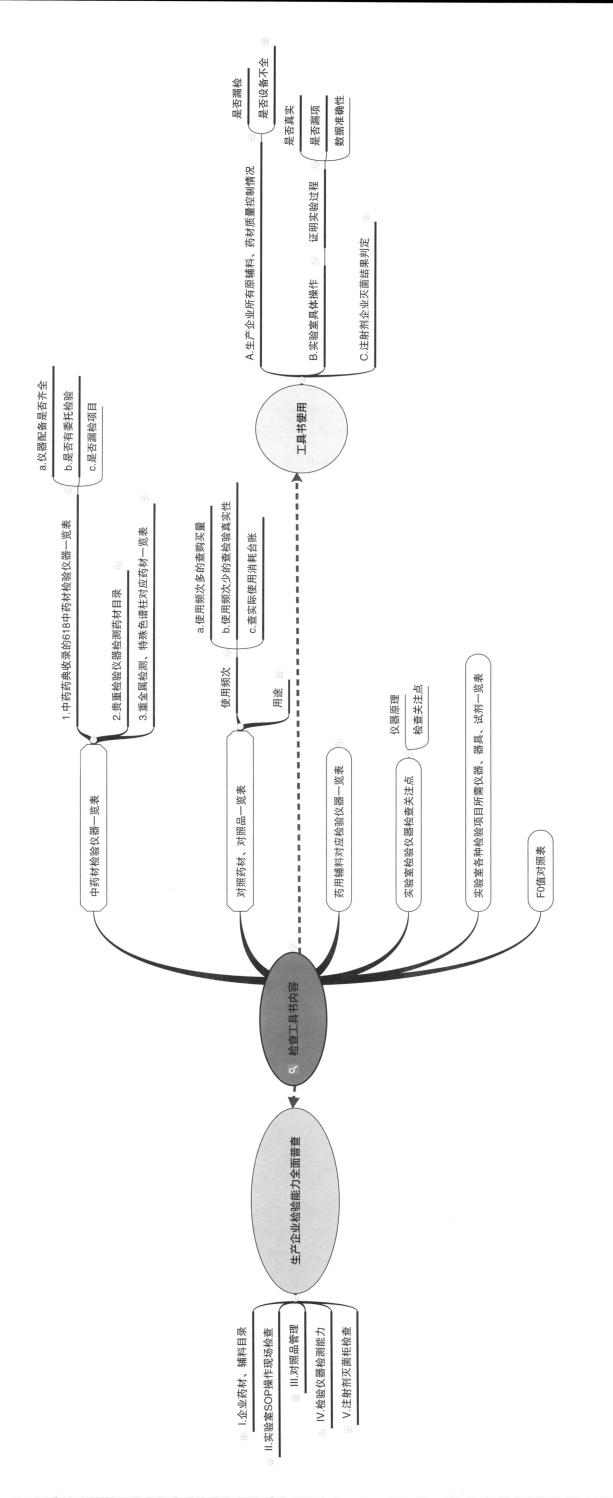

生产企业检验能力全面普查

I.企业药材、辅料目录
II.实验室SOP操作现场检查
III.对照品管理
IV.检验仪器检测能力
V.注射剂灭菌拓检查

检查工具书内容

中药材检验仪器一览表

1.中药典收录的618中药材检验仪器一览表
2.贵重检验仪器检测药材目录
3.重金属检测、特色色谱柱对应药材一览表

a.仪器配备是否齐全
b.是否有委托检验
c.是否漏检项目

对照药材、对照品一览表

使用频次
a.使用频次多的查购买量
b.使用频次少的查检验真实性
c.查实际使用消耗台账

用途

药用辅料对应检验仪器一览表

实验室检验仪器检查关注点

仪器原理
检查关注点

实验室各种检验项目所需仪器、器具、试剂一览表

F0值对照表

工具书使用

A.生产企业所有原辅料、药材质量控制情况

是否漏检
是否设备不全

是否真实
证明实验过程

是否漏检
数据准确性

B.实验室具体操作

C.注射剂企业灭菌结果判定

一、中药材、中药饮片对应检测要求一览表

序号	药材名称	液相色谱仪	气相色谱仪	原子吸收仪	薄层扫描仪	紫外分光仪	旋光仪	紫外仪（鉴别用）	薄层色谱法	特殊检测要求或装置	检验用对照品	对照药材	浸出物法	备注
1	一枝黄花	液相色谱仪						紫外仪	薄层色谱法		芦丁	一枝黄花对照药材	浸出物：热浸法测定（水）	
2	丁公藤	液相色谱仪						紫外仪	薄层色谱法		东莨菪内酯		浸出物：热浸法测定（乙醇）	
3	丁香		气相色谱仪						薄层色谱法		丁香酚			
4	八角茴香		气相色谱仪			紫外分光仪				挥发油装置	茴香醛、反式茴香脑	八角茴香对照药材		
5	人工牛黄					紫外分光仪			薄层色谱法		胆酸、猪去氧胆酸、牛磺酸胆酸	牛胆粉对照药材		
6	人参	液相色谱仪	气相色谱仪	原子吸收仪				紫外仪	薄层色谱法	重金属及有害元素、其他有机氯类农药残留	人参皂苷Rb₁、人参皂苷Re、人参皂苷Rf、人参皂苷Rg₁	人参对照药材		

续表

序号	药材名称	液相色谱仪	气相色谱仪	原子吸收仪	薄层扫描仪	紫外分光仪	旋光仪	紫外仪（鉴别用）	薄层色谱法	特殊检测要求或装置	检验用对照品	对照药材	浸出物法	备注
7	人参叶	液相色谱仪							薄层色谱法		人参皂苷Re、人参皂苷Rg_1			
8	儿茶	液相色谱仪							薄层色谱法		儿茶素、表儿茶素			
9	九里香													
10	九香虫									黄曲霉素测定	油酸	九香虫对照药材	浸出物：热浸（乙醇）	
11	刀豆	液相色谱仪												
12	三七	液相色谱仪		原子吸收仪				紫外仪		重金属及有害物	人参皂苷Rb_1、人参皂苷Re、人参皂苷Rg_1、三七皂苷R_1		浸出物：热浸（甲醇）	
13	三白草	液相色谱仪							薄层色谱法		三白草酮	三白草对照药材	浸出物：热浸测定（乙醇）	
14	三棱	液相色谱仪						紫外仪	薄层色谱法			三棱对照药材	浸出物：热浸测定（乙醇）	
15	三颗针	液相色谱仪						紫外仪	薄层色谱法		盐酸小檗碱		浸出物：热浸测定（乙醇）	

续表

序号	药材名称	液相色谱仪	气相色谱仪	原子吸收仪	薄层扫描仪	紫外分光仪	旋光仪	紫外仪（鉴别用）	薄层色谱法	特殊检测要求或装置	检验用对照品	对照药材	浸出物法	备注
16	干姜	液相色谱仪							薄层色谱法	挥发油装置	6-姜辣素	干姜对照药材	浸出物：热浸法测定（水）	
17	炮姜	液相色谱仪							薄层色谱法		6-姜辣素		浸出物：热浸法测定（水）	
18	干漆												浸出物：热浸法测定（乙醇）	
19	土木香		气相色谱仪						薄层色谱法		土木香内酯、异土木香内酯	土木香对照药材	浸出物：热浸法测定（乙醇）	
20	土贝母	液相色谱仪							薄层色谱法		土贝母苷		浸出物：热浸法测定（乙醇）	
21	土荆皮	液相色谱仪						紫外仪	薄层色谱法		土荆皮乙酸	土荆皮对照药材	浸出物：热浸法测定（乙醇）	
22	土茯苓	液相色谱仪						紫外仪	薄层色谱法		落新妇苷	土茯苓对照药材	浸出物：热浸法测定（乙醇）	
23	土鳖虫							紫外仪	薄层色谱法	黄曲霉毒素测定		土鳖虫对照药材	浸出物：热浸法测定（水）	
24	大叶紫珠	液相色谱仪							薄层色谱法		熊果酸对照品、毛蕊花糖苷		浸出物：热浸法测定（乙醇）	
25	大血藤	液相色谱仪				紫外分光仪		紫外仪	薄层色谱法		红景天苷、绿原酸、没食子酸	大血藤对照药材	浸出物：热浸法测定（乙醇）	

续表

序号	药材名称	液相色谱仪	气相色谱仪	原子吸收仪	薄层扫描仪	紫外分光仪	旋光仪	紫外仪（鉴别用）	薄层色谱法	特殊检测要求或装置	检验用对照品	对照药材	浸出物法	备注
26	大豆黄卷	液相色谱仪						紫外仪	薄层色谱法		亮氨酸,染料木苷,大豆苷			
27	大皂角								薄层色谱法			大皂角对照药材		
28	大青叶	液相色谱仪							薄层色谱法	索氏提取器	靛蓝,靛玉红		浸出物:热浸法测定(乙醇)	
29	大青盐													
30	大枣							紫外仪	薄层色谱法	黄曲霉毒素	齐墩果酸,白桦脂酸	大枣对照药材		
31	大黄	液相色谱仪						紫外仪	薄层色谱法		芦荟大黄素,大黄酸,大黄素,大黄酚,大黄素甲醚,土大黄苷	大黄对照药材		
32	大蒜	液相色谱仪						紫外仪	薄层色谱法		大蒜素		浸出物:热浸法测定(水)	
33	大蓟	液相色谱仪						紫外仪	薄层色谱法		柳穿鱼叶苷	大蓟对照药材	浸出物:热浸法测定(乙醇)	
34	大蓟炭							紫外仪	薄层色谱法		柳穿鱼黄素	大蓟对照药材	浸出物:热浸法测定(乙醇)	
35	大腹皮							紫外仪	薄层色谱法			大腹皮对照药材	浸出物:热浸法测定(乙醇)	

续表

序号	药材名称	液相色谱仪	气相色谱仪	原子吸收仪	薄层扫描仪	紫外分光仪	旋光仪	紫外仪（鉴别用）	薄层色谱法	特殊检测要求或装置	检验用对照品	对照药材	浸出物法	备注
36	山麦冬							紫外仪	薄层色谱法		山麦冬皂苷B、短葶山麦冬皂苷C		浸出物：冷浸法测定（水）	
37	山豆根	液相色谱仪							薄层色谱法		苦参碱、氧化苦参碱	山豆根对照药材	浸出物：热浸法测定（乙醇）	
38	山茱萸	液相色谱仪		原子吸收仪				紫外仪	薄层色谱法	重金属及有害物	熊果酸、莫诺苷、马钱苷		浸出物：冷浸法测定（水）	
39	山药							紫外仪	薄层色谱法	二氧化硫残留量测定		山药对照药材	浸出物：冷浸法测定（水）	
40	山柰	液相色谱仪						紫外仪	薄层色谱法		甲氧基肉桂酸乙酯		浸出物：热浸法测定（乙醇）	
41	山香圆叶	液相色谱仪						紫外仪	薄层色谱法		女贞苷、野漆树苷	山香圆叶对照药材	浸出物：冷浸法测定（水）	
42	山银花	液相色谱仪				紫外分光仪		紫外仪	薄层色谱法		绿原酸、灰毡毛忍冬皂苷乙、川续断皂苷		浸出物：热浸法测定（乙醇）	蒸发光散射检测器
43	山楂			原子吸收仪				紫外仪	薄层色谱法	重金属及有害物	熊果酸			
44	山楂叶	液相色谱仪							薄层色谱法	索氏提取器	芦丁、金丝桃苷		浸出物：冷浸法测定（乙醇）	
45	山慈菇													

续表

序号	药材名称	液相色谱仪	气相色谱仪	原子吸收仪	薄层扫描仪	紫外分光仪	旋光仪	紫外仪(鉴别用)	薄层色谱法	特殊检测要求或装置	检验用对照品	对照药材	浸出物法	备注
46	千年健		气相色谱仪						薄层色谱法		芳樟醇	千年健对照药材	浸出物:热浸法测定(乙醇)	
47	千里光	液相色谱仪							薄层色谱法	液质联用	野百合碱、阿多尼弗林碱、金丝桃苷	千里光对照药材		单级四极杆质谱检测器
48	千金子	液相色谱仪						紫外仪	薄层色谱法	特殊液相柱	秦皮乙素、千金子甾醇			
49	千金子霜													
50	川木香	液相色谱仪						紫外仪	薄层色谱法		木香烃内酯、去氢木香内酯	川木香对照药材		
51	川木通					紫外分光仪		紫外仪	薄层色谱法			川木通对照药材	浸出物:热浸法测定(乙醇)	
52	川贝母								薄层色谱法	模板DNA提取、PCR-RFLP反应、琼脂糖凝胶电泳仪	贝母素乙、西贝母碱、川贝母碱	川贝母对照药材		
53	川牛膝	液相色谱仪						紫外仪	薄层色谱法		杯苋甾酮	川牛膝对照药材	浸出物:冷浸法测定(水)	

续表

序号	药材名称	液相色谱仪	气相色谱仪	原子吸收仪	薄层扫描仪	紫外分光仪	旋光仪	紫外仪（鉴别用）	薄层色谱法	特殊检测要求或装置	检验用对照品	对照药材	浸出物法	备注
54	川乌	液相色谱仪							薄层色谱法		乌头双酯型生物碱			
55	制川乌	液相色谱仪							薄层色谱法		苯甲酰乌头原碱、苯甲酰次乌头原碱、苯甲酰新乌头原碱、乌头碱、次乌头碱、新乌头碱			
56	川芎	液相色谱仪						紫外仪	薄层色谱法		欧当归内酯 A	川芎对照药材	浸出物：热浸法测定（乙醇）	
57	川射干	液相色谱仪						紫外仪	薄层色谱法		射干苷	川射干对照药材	浸出物：热浸法测定（乙醇）	
58	川楝子	液相色谱仪							薄层色谱法	液质联用	川楝素	川楝子对照药材	浸出物：热浸法测定（水）	单级四极杆质谱检测器
59	广东紫珠	液相色谱仪							薄层色谱法		连翘酯苷B、金石蚕苷	广东紫珠对照药材	浸出物：热浸法测定（水）	
60	广枣	液相色谱仪						紫外仪	薄层色谱法		没食子酸		浸出物：热浸法测定（水）	
61	广金钱草	液相色谱仪						紫外仪	薄层色谱法		夏佛塔苷	广金钱草对照药材	浸出物：冷浸法测定（水）	

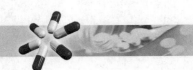 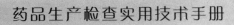

续表

序号	药材名称	液相色谱仪	气相色谱仪	原子吸收仪	薄层扫描仪	紫外分光仪	旋光仪	紫外仪（鉴别用）	薄层色谱法	特殊检测要求装置	检验用对照品	对照药材	浸出物法	备注
62	广藿香		气相色谱仪						薄层色谱法		百秋李醇		浸出物：冷浸法测定(乙醇)	
63	女贞子	液相色谱仪							薄层色谱法		特女贞苷、红景天苷（饮片）	女贞子对照药材	浸出物：热浸法测定（乙醇）	
64	小叶莲								薄层色谱法		鬼臼毒素			
65	小驳骨							紫外仪	薄层色谱法			小驳骨对照药材	浸出物：热浸法测定(水)	
66	小茴香		气相色谱仪						薄层色谱法	挥发油装置	茴香醛，反式茴香脑			
67	小通草													
68	小蓟	液相色谱仪						紫外仪	薄层色谱法		蒙花苷	小蓟对照药材	浸出物：热浸法测定(乙醇)	
69	飞扬草							紫外仪	薄层色谱法		槲皮苷，没食子酸	飞扬草对照药材	浸出物：热浸法测定（乙醇）	
70	马齿苋								薄层色谱法			马齿苋对照药材		
71	马勃							紫外仪	薄层色谱法			马勃对照药材		

续表

序号	药材名称	液相色谱仪	气相色谱仪	原子吸收仪	薄层扫描仪	紫外分光仪	旋光仪	紫外仪（鉴别用）	薄层色谱法	特殊检测要求或装置	检验用对照品	对照药材	浸出物法	备注
72	马钱子	液相色谱仪							薄层色谱法	黄曲霉毒素测定	土的宁、马钱子碱			
73	马钱子粉	液相色谱仪							薄层色谱法		土的宁、马钱子碱			
74	马鞭草	液相色谱仪						紫外仪	薄层色谱法		马鞭草苷、戟叶马鞭草苷、齐墩果酸、熊果酸	马鞭草对照药材		蒸发光散射检测器
75	王不留行	液相色谱仪						紫外仪	薄层色谱法		王不留行黄酮苷、刺桐碱	王不留行对照药材	浸出物：热浸法测定(乙醇)	
76	天山雪莲	液相色谱仪							薄层色谱法		芦丁、绿原酸	天山雪莲对照药材	浸出物：热浸法测定(乙醇)	
77	天仙子	液相色谱仪						紫外仪	薄层色谱法		氢溴酸东莨菪碱、硫酸阿托品			
78	天冬								薄层色谱法	二氧化硫残留量测定		天冬对照药材	浸出物：热浸法测定(乙醇)	
79	天花粉								薄层色谱法	二氧化硫残留量测定	瓜氨酸	天花粉对照药材	浸出物：冷浸法测定(水)	
80	天竺黄								薄层色谱法		亮氨酸、丙氨酸	天竺黄对照药材		

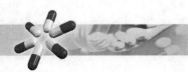

续表

序号	药材名称	液相色谱仪	气相色谱仪	原子吸收仪	薄层扫描仪	紫外分光仪	旋光仪	紫外仪（鉴别用）	薄层色谱法	特殊检测要求或装置	检验用对照品	对照药材	浸出物法	备注
81	天南星					紫外分光仪		紫外仪	薄层色谱法		芹菜素	天南星对照药材	浸出物：热浸法测定（乙醇）	
82	制天南星					紫外分光仪			薄层色谱法	白矾限量检查	芹菜素	干姜对照药材		
83	天麻	液相色谱仪							薄层色谱法	二氧化硫残留量测定	天麻素、对羟基苯甲醇	天麻对照药材	浸出物：热浸法测定（乙醇）	
84	天葵子							紫外仪	薄层色谱法		格列风内酯、紫草氰苷		浸出物：热浸法测定（乙醇）	
85	天然冰片（右旋龙脑）		气相色谱仪						薄层色谱法		右旋龙脑、异龙脑			
86	云芝	液相色谱仪												
87	木瓜	液相色谱仪						紫外仪	薄层色谱法		熊果酸、齐墩果酸	木瓜对照药材	浸出物：热浸法测定（水）	
88	木芙蓉叶	液相色谱仪						紫外仪	薄层色谱法		芦丁	木芙蓉叶对照药材	浸出物：热浸法测定（乙醇）	
89	木香	液相色谱仪							薄层色谱法		氢化木香内酯、木香烃内酯、去氢木香内酯		浸出物：热浸法测定（乙醇）（饮片）	

续表

序号	药材名称	液相色谱仪	气相色谱仪	原子吸收仪	薄层扫描仪	紫外分光仪	旋光仪	紫外仪（鉴别用）	薄层色谱法	特殊检测要求或装置	检验用对照品	对照药材	浸出物法	备注
90	木贼	液相色谱仪						紫外仪	薄层色谱法		山柰酚			
91	木通	液相色谱仪							薄层色谱法		木通苯乙醇苷 B			
92	木棉花							紫外仪	薄层色谱法			木棉花对照药材	浸出物：热浸法测定（水）	
93	木蝴蝶	液相色谱仪						紫外仪	薄层色谱法		木蝴蝶苷 B,黄芩苷		浸出物：热浸法测定（乙醇）	
94	木鳖子	液相色谱仪							薄层色谱法		丝石竹皂苷元 3-O-β-D-葡萄糖醛酸甲酯			
95	五加皮							紫外仪	薄层色谱法		异贝壳杉烯酸	五加皮对照药材	浸出物：热浸法测定（乙醇）	
96	五味子	液相色谱仪						紫外仪	薄层色谱法		五味子甲素,五味子醇甲	五味子对照药材		
97	五倍子	液相色谱仪						紫外仪	薄层色谱法	鞣质测定	没食子酸	五倍子对照药材		
98	太子参							紫外仪	薄层色谱法		京尼平苷酸,毛蕊花糖苷	太子参对照药材		
99	车前子	液相色谱仪						紫外仪	薄层色谱法	膨胀度测定	京尼平苷酸		浸出物：冷浸法测定（水）	

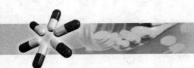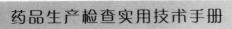

续表

序号	药材名称	液相色谱仪	气相色谱仪	原子吸收仪	薄层扫描仪	紫外分光光度	旋光仪	紫外仪（鉴别用）	薄层色谱法	特殊检测要求或装置	检验用对照品	对照药材	浸出物法	备注
100	车前草	液相色谱仪						紫外仪	薄层色谱法		大车前苷		浸出物法测定（水）：热浸	
101	瓦松	液相色谱仪						紫外仪	薄层色谱法		山柰酚、槲皮素	瓦松对照药材		
102	瓦楞子													
103	牛黄	液相色谱仪						紫外仪	薄层色谱法	游离胆红素检查	胆酸、去氧胆酸、胆红素			
104	牛蒡子	液相色谱仪							薄层色谱法		牛蒡苷	牛蒡子对照药材		
105	牛膝	液相色谱仪							薄层色谱法	二氧化硫残留量检查	β-蜕皮甾酮、人参皂苷 R_0	牛膝对照药材	浸出物法测定（水-正丁醇）：热浸	
106	毛诃子	液相色谱仪						紫外仪	薄层色谱法			毛诃子对照药材（去核）	浸出物法测定（水）：冷浸	
107	升麻	液相色谱仪							薄层色谱法		阿魏酸、异阿魏酸	升麻对照药材	浸出物法测定（乙醇）：热浸	
108	片姜黄								薄层色谱法			片姜黄对照药材		
109	化橘红	液相色谱仪						紫外仪	薄层色谱法		柚皮苷			

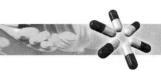

续表

序号	药材名称	液相色谱仪	气相色谱仪	原子吸收仪	薄层扫描仪	紫外分光仪	旋光仪	紫外仪（鉴别用）	薄层色谱法	特殊检测要求或装置	检验用对照品	对照药材	浸出物法	备注
110	月季花	液相色谱仪						紫外仪	薄层色谱法		金丝桃苷、槲皮苷			
111	丹参	液相色谱仪		原子吸收仪				紫外仪	薄层色谱法	重金属及有害物	丹参酮ⅡA、丹酚酸B	丹参对照药材		
112	乌药	液相色谱仪							薄层色谱法		乌药醚内酯、去甲异波尔定	乌药对照药材	浸出物：热浸法测定（乙醇）	
113	乌梢蛇									模板DNA提取、PCR-RFLP反应、琼脂糖凝胶电泳仪				
114	乌梅	液相色谱仪							薄层色谱法		熊果酸、枸橼酸	乌梅对照药材	浸出物：热浸法测定（乙醇）	
115	火麻仁								薄层色谱			法火麻仁对照药材		
116	巴豆	液相色谱仪							薄层色谱法		巴豆苷	巴豆对照药材	浸出物：热浸法测定（水）	
117	巴豆精	液相色谱仪									巴豆苷			
118	巴戟天	液相色谱仪						紫外仪	薄层色谱法		耐斯糖	巴戟天对照药材	浸出物：冷浸法测定（水）	蒸发光散射检测器

续表

序号	药材名称	液相色谱仪	气相色谱仪	原子吸收仪	薄层扫描仪	紫外分光仪	旋光仪	紫外仪（鉴别用）	薄层色谱法	特殊检测要求或装置	检验用对照品	对照药材	浸出物法	备注
119	水飞蓟	液相色谱仪						紫外仪	薄层色谱法		水飞蓟宾		浸出物测定法（乙醇）	浸出物：热浸（乙醇）
120	水牛角													
121	水红花子	液相色谱仪						紫外仪	薄层色谱法		花旗松素			
122	水蛭					紫外分光仪		紫外仪	薄层色谱法	酸度计、重金属及有害物、黄曲霉毒素测定		水蛭对照药材		
123	玉竹										无水葡萄糖			
124	功劳木	液相色谱仪						紫外仪	薄层色谱法		盐酸小檗碱、盐酸巴马丁、盐酸药根碱			
125	甘松	液相色谱仪						紫外仪	薄层色谱法	挥发油测定	甘松新酮	甘松对照药材		
126	甘草	液相色谱仪		原子吸收仪				紫外仪	薄层色谱法	重金属及有害物、其他有机氯类农药残留量	甘草酸单铵盐、甘草苷、甘草酸铵	甘草对照药材		

续表

序号	药材名称	液相色谱仪	气相色谱仪	原子吸收仪	薄层扫描仪	紫外分光光仪	旋光仪	紫外仪（鉴别用）	薄层色谱法	特殊检测要求或装置	检验用对照品	对照药材	浸出物法	备注
127	炙甘草	液相色谱仪						紫外仪	薄层色谱法		甘草酸单铵盐、甘草苷、甘草酸铵	甘草对照药材		
128	甘遂	液相色谱仪						紫外仪	薄层色谱法		大戟二烯醇	甘遂对照药材	浸出物：热浸法测定（乙醇）	
129	艾片（左旋龙脑）		气相色谱仪				左旋		薄层色谱法	熔点仪	龙脑、异龙脑、樟脑			
130	艾叶		气相色谱仪						薄层色谱法		桉油精、龙脑	艾叶对照药材		
131	石韦	液相色谱仪							薄层色谱法		绿原酸		浸出物：热浸法测定（乙醇）	
132	石吊兰	液相色谱仪							薄层色谱法		石吊兰素		浸出物：热浸法测定（乙醇）	
133	石决明													
134	石菖蒲		气相色谱仪					紫外仪	薄层色谱法	挥发油测定装置		石菖蒲对照药材	浸出物：冷浸法测定（乙醇）	
135	石斛	液相色谱仪	气相色谱仪			紫外分光光仪		紫外仪	薄层色谱法	模板DNA提取、PCR-RFLP反应、琼脂糖凝胶电泳仪	石斛碱、夏佛塔苷、毛兰素、石斛酚、D-无水葡萄糖	霍山石斛对照药材	浸出物：热浸法测定（乙醇）	

续表

序号	药材名称	液相色谱仪	气相色谱仪	原子吸收仪	薄层扫描仪	紫外分光仪	旋光仪	紫外仪（鉴别用）	薄层色谱法	特殊检测要求或装置	检验用对照品	对照药材	浸出物法	备注
136	石榴皮	液相色谱仪							薄层色谱法	鞣质测定	没食子酸、鞣花酸		浸出物：热浸法测定（乙醇）	
137	石膏									红外分光光度法、重金属				
138	煅石膏									重金属				
139	布渣叶	液相色谱仪						紫外仪	薄层色谱法		牡荆苷	布渣叶对照药材	浸出物：热浸法测定（乙醇）	
140	龙胆	液相色谱仪						紫外仪	薄层色谱法		龙胆苦苷		浸出物：热浸法测定（水）	
141	龙眼肉								薄层色谱法			龙眼肉对照药材	浸出物：热浸法测定（水）	
142	龙脷叶	液相色谱仪							薄层色谱法		山柰酚-3-O-龙胆二糖苷	龙脷叶对照药材	浸出物：热浸法测定（乙醇）	
143	平贝母					紫外分光仪		紫外仪	薄层色谱法		贝母素乙	平贝母对照药材	浸出物：热浸法测定（乙醇）	
144	北刘寄奴	液相色谱仪						紫外仪	薄层色谱法		木犀草素、毛蕊花糖苷		浸出物：热浸法测定（乙醇）	
145	北豆根	液相色谱仪						紫外仪	薄层色谱法		蝙蝠葛苏林碱、蝙蝠葛碱	北豆根对照药材	浸出物：热浸法测定（乙醇）	

续表

序号	药材名称	液相色谱仪	气相色谱仪	原子吸收仪	薄层扫描仪	紫外分光仪	旋光仪	紫外仪（鉴别用）	薄层色谱法	特殊检测要求或装置	检验用对照品	对照药材	浸出物法	备注
146	北沙参													
147	四季青	液相色谱仪						紫外仪	薄层色谱法		原儿茶酸、长梗冬青苷			蒸发光散射检测器
148	生姜	液相色谱仪							薄层色谱法		6-姜辣素			
149	仙茅	液相色谱仪							薄层色谱法		仙茅苷	仙茅对照药材	浸出物：热浸测定法（乙醇）	
150	仙鹤草								薄层色谱法		仙鹤草酚B	仙鹤草对照药材		
151	白及	液相色谱仪						紫外仪	薄层色谱法	二氧化硫残留量	1,4-二[4-葡萄糖氧苄基]-2-异丁基苹果酸酯	白及对照药材		
152	白术								薄层色谱法	二氧化硫残留量，色度		白术对照药材	浸出物：热浸测定（乙醇）	
153	白头翁	液相色谱仪							薄层色谱法	重金属及有害物，二氧化硫残留量	白头翁皂苷B₄	白头翁对照药材	浸出物：冷浸法测定（正丁醇）	
154	白芍	液相色谱仪		原子吸收仪					薄层色谱法	重金属及有害物，二氧化硫残留量	芍药苷		浸出物：热浸法测定（水）	

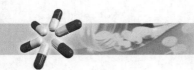

续表

序号	药材名称	液相色谱仪	气相色谱仪	原子吸收仪	薄层扫描仪	紫外分光仪	旋光仪	紫外仪（鉴别用）	薄层色谱法	特殊检测要求或装置	检验用对照品	对照药材	浸出物法	备注
155	白芷	液相色谱仪		原子吸收仪				紫外仪	薄层色谱法	重金属及有害物	欧前胡素、异欧前胡素	白芷对照药材	浸出物：热浸法测定（乙醇）	
156	白附子							紫外仪	薄层色谱法		β-谷甾醇	白附子对照药材	浸出物：热浸法测定（乙醇）	
157	白茅根								薄层色谱法			白茅根对照药材	浸出物：热浸法测定（水）	
158	白矾									重金属				
159	白果							紫外仪	薄层色谱法		银杏内酯A		浸出物：热浸法测定（乙醇）	
160	白屈菜	液相色谱仪						紫外仪	薄层色谱法		白屈菜红碱	白屈菜对照药材	浸出物：热浸法测定（乙醇）	
161	白前													
162	白扁豆													
163	白蔹								薄层色谱法			白蔹对照药材	浸出物：冷浸法测定（乙醇）	
164	白鲜皮	液相色谱仪							薄层色谱法		黄柏酮、梣酮		浸出物：冷浸法测定（水）	
165	白薇	液相色谱仪							薄层色谱法			白薇对照药材	浸出物：热浸法测定（乙醇）	
166	瓜子金	液相色谱仪							薄层色谱法		瓜子金皂苷	瓜子金对照药材		蒸发光散射检测器

续表

序号	药材名称	液相色谱仪	气相色谱仪	原子吸收仪	薄层扫描仪	紫外分光仪	旋光仪	紫外仪（鉴别用）	薄层色谱法	特殊检测要求或装置	检验用对照品	对照药材	浸出物法	备注
167	瓜蒌							紫外仪	薄层色谱法			瓜蒌对照药材	浸出物:热浸法测定（水）	
168	瓜蒌子	液相色谱仪							薄层色谱法		3,29-二苯甲酰基栝楼仁三醇		浸出物:冷浸法测定（石油醚）	
169	炒瓜蒌子	液相色谱仪							薄层色谱法		3,29-二苯甲酰基栝楼仁三醇			
170	瓜蒌皮								薄层色谱法			瓜蒌皮对照药材		
171	冬瓜皮													
172	冬虫夏草	液相色谱仪		原子吸收仪		紫外分光仪				重金属及有害物	腺苷			
173	冬凌草	液相色谱仪						紫外仪	薄层色谱法		冬凌草甲素	冬凌草对照药材	浸出物:热浸法测定（乙醇）	
174	冬葵果	液相色谱仪						紫外仪	薄层色谱法		咖啡酸			
175	玄明粉									重金属				
176	玄参	液相色谱仪						紫外仪	薄层色谱法		哈巴俄苷、哈巴苷	玄参对照药材	浸出物:热浸法测定（水）	
177	半边莲							紫外仪	薄层色谱法		半边莲标准药材		浸出物:热浸法测定（乙醇）	
178	半枝莲	液相色谱仪				紫外分光仪		紫外仪	薄层色谱法		木犀草素、野芹菜素、黄芩苷	半枝莲标准药材	浸出物:热浸法测定（水）	

续表

序号	药材名称	液相色谱仪	气相色谱仪	原子吸收仪	薄层扫描仪	紫外分光仪	旋光仪	紫外仪（鉴别用）	薄层色谱法	特殊检测要求或装置	检验用对照品	对照药材	浸出物法	备注
179	半夏								薄层色谱法		精氨酸、丙氨酸、缬氨酸、亮氨酸	半夏对照药材	浸出物:冷浸（水）法测定	
180	法半夏							紫外仪	薄层色谱法		甘草次酸	半夏对照药材	浸出物:冷浸（水）法测定	
181	姜半夏								薄层色谱法	白矾限量检查	丙氨酸、缬氨酸、亮氨酸	半夏对照药材、干姜对照药材	浸出物:冷浸（水）法测定	
182	清半夏	液相色谱仪							薄层色谱法	白矾限量检查	丙氨酸、缬氨酸、亮氨酸		浸出物:冷浸（水）法测定	
183	母丁香								薄层色谱法		母丁香酚、丁香酚	母丁香对照药材	浸出物:热浸（乙醇）法测定	
184	丝瓜络													
185	老鹳草							紫外仪					浸出物:热浸（水）法测定	
186	地龙							紫外仪	薄层色谱法	重金属、黄曲霉毒素	亮氨酸、赖氨酸、缬氨酸	地龙对照药材	浸出物:热浸（水）法测定	
187	地枫皮							紫外仪						
188	地肤子	液相色谱仪							薄层色谱法		地肤子皂苷Ic			蒸发光散射检测器

续表

序号	药材名称	液相色谱仪	气相色谱仪	原子吸收仪	薄层扫描仪	紫外分光仪	旋光仪	紫外仪(鉴别用)	薄层色谱法	特殊检测要求或装置	检验用对照品	对照药材	浸出物法	备注
189	地骨皮							紫外仪	薄层色谱法			地骨皮对照药材		
190	地黄	液相色谱仪							薄层色谱法		梓醇、毛蕊花糖苷、地黄苷D		浸出物:冷浸法测定(水)	
191	熟地黄	液相色谱仪							薄层色谱法		毛蕊花糖苷、地黄苷D			
192	地榆	液相色谱仪							薄层色谱法	鞣质	没食子酸		浸出物:热浸法测定(乙醇)	
193	地锦草	液相色谱仪						紫外仪	薄层色谱法		槲皮素		浸出物:热浸法测定(乙醇)	
194	芒硝									重金属				
195	亚乎奴(锡生藤)									减压回收装置				
196	亚麻子		气相色谱仪								亚油酸、α-亚麻酸			
197	西瓜霜					紫外分光仪			薄层色谱法	重金属	谷氨酸、苯丙氨酸			
198	西红花	液相色谱仪				紫外分光仪		紫外仪	薄层色谱法		西红花苷-I、西红花苷-II、苦番红花素		浸出物:热浸法测定(乙醇)	

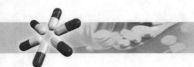 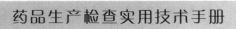

续表

序号	药材名称	液相色谱仪	气相色谱仪	原子吸收仪	薄层扫描仪	紫外分光仪	旋光仪	紫外仪（鉴别用）	薄层色谱法	特殊检测要求或装置	检验用对照品	对照药材	浸出物法	备注
199	西青果							紫外仪	薄层色谱法			西青果对照药材（去核）	浸出物：冷浸法测定（水）	
200	西河柳							紫外仪	薄层色谱法			西河柳对照药材	浸出物：热浸法测定（水）	
201	西洋参	液相色谱仪	气相色谱仪	原子吸收仪				紫外仪	薄层色谱法	重金属及有害元素、其他有机氯类农药残留量	人参皂苷F_{11}、人参皂苷Rb_1、人参皂苷Re、人参皂苷Rg_1	西洋参对照药材、人参对照药材	浸出物：热浸法测定（乙醇）	
202	百合					紫外分光仪			薄层色谱法		无水葡萄糖	百合对照药材	浸出物：冷浸法测定（水）	
203	百部	液相色谱仪							薄层色谱法				浸出物：热浸法测定（水）	
204	当归	液相色谱仪		原子吸收仪				紫外仪	薄层色谱法	重金属及有害物、挥发油	阿魏酸、藁本内酯	当归对照药材	浸出物：热浸法测定（乙醇）	
205	当药								薄层色谱法		当药苷、獐牙菜苦苷			
206	虫白蜡													
207	肉苁蓉	液相色谱仪						紫外仪	薄层色谱法		松果菊苷、毛蕊花糖苷		浸出物：冷浸法测定（乙醇）	
208	肉豆蔻	液相色谱仪							薄层色谱法	挥发油测定装置、黄曲霉毒素	去氢二异丁香酚	肉豆蔻对照药材		

续表

序号	药材名称	液相色谱仪	气相色谱仪	原子吸收仪	薄层扫描仪	紫外分光仪	旋光仪	紫外仪（鉴别用）	薄层色谱法	特殊检测要求或装置	检验用对照品	对照药材	浸出物法	备注
209	肉桂	液相色谱仪							薄层色谱法	挥发油测定装置	桂皮醛			
210	朱砂									一价汞测定、液相色谱-电感耦合等离子体质谱联用仪	汞元素			
211	朱砂根	液相色谱仪							薄层色谱法		岩白菜素		浸出物：热浸法测定（乙醇）	
212	竹节参	液相色谱仪						紫外仪	薄层色谱法		人参皂苷Ro、竹节参皂苷IVa			
213	竹茹												浸出物：热浸法测定（水）	
214	延胡索（元胡）	液相色谱仪						紫外仪	薄层色谱法	黄曲霉毒素	延胡索乙素	延胡索对照药材	浸出物：热浸法测定（乙醇）	
215	华山参	液相色谱仪				紫外分光仪		紫外仪	薄层色谱法		硫酸阿托品、氢溴酸东莨菪碱、氢溴酸山莨菪碱、东莨菪内酯		浸出物：热浸法测定（乙醇）	
216	自然铜													
217	伊贝母	液相色谱仪							薄层色谱法		西贝母碱、西贝母碱苷	伊贝母对照药材	浸出物：冷浸法测定（水）	蒸发光散射检测器

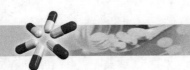
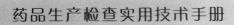

序号	药材名称	液相色谱仪	气相色谱仪	原子吸收仪	薄层扫描仪	紫外分光仪	旋光仪	紫外仪（鉴别用）	薄层色谱法	特殊检测要求或装置	检验用对照品	对照药材	浸出物法	备注
218	血余炭													
219	血竭	液相色谱仪						紫外仪	薄层色谱法		松香酸、血竭素高氯酸盐	血竭对照药材		
220	全蝎									黄曲霉毒素			浸出物：热浸法测定（乙醇）	
221	合欢皮	液相色谱仪							薄层色谱法		(-)-丁香树脂粉-4-O-β-D-吡喃芹糖基-(1→2)-β-D-吡喃葡萄糖苷		浸出物：热浸法测定（乙醇）	
222	合欢花	液相色谱仪						紫外仪	薄层色谱法		槲皮苷	合欢花对照药材	浸出物：热浸法测定（乙醇）	
223	决明子	液相色谱仪							薄层色谱法	黄曲霉毒素	橙黄决明素、大黄酚			
224	冰片（合成龙脑）		气相色谱仪						薄层色谱法	熔点仪、检砷器、重金属	樟脑、龙脑			
225	关黄柏	液相色谱仪							薄层色谱法		黄柏酮、盐酸小檗碱、盐酸巴马汀	关黄柏对照药材	浸出物：热浸法测定（乙醇）	
226	灯芯草								薄层色谱法			灯芯草对照药材	浸出物：热浸法测定（乙醇）	
227	灯盏细辛（灯盏花）	液相色谱仪							薄层色谱法		野黄芩苷		浸出物：热浸法测定（乙醇）	

续表

序号	药材名称	液相色谱仪	气相色谱仪	原子吸收仪	薄层扫描仪	紫外分光仪	旋光仪	紫外仪（鉴别用）	薄层色谱法	特殊检测要求或装置	检验用对照品	对照药材	浸出物法	备注
228	安息香	液相色谱仪						紫外仪	薄层色谱法		苯甲酸	安息香对照药材	浸出物：热浸法测定（乙醇）	
229	防己	液相色谱仪							薄层色谱法		粉防己碱、防己诺林碱		浸出物：热浸法测定（甲醇）	
230	防风	液相色谱仪						紫外仪	薄层色谱法		升麻素苷、5-O-甲基维斯阿米醇苷	防风对照药材	浸出物：热浸法测定（乙醇）	
231	红大戟	液相色谱仪						紫外仪	薄层色谱法		3-羟基巴戟醌、芦西定	红大戟对照药材	浸出物：冷浸法测定（乙醇）	
232	红花	液相色谱仪				紫外分光仪			薄层色谱法		羟基红花黄色素 A、山柰酚	红花对照药材	浸出物：冷浸法测定（水）	
233	红花龙胆	液相色谱仪						紫外仪	薄层色谱法		芒果苷	红花龙胆对照药材		
234	红芪							紫外仪	薄层色谱法			红芪对照药材	浸出物：热浸法测定（乙醇）	
235	炙红芪												浸出物：热浸法测定（乙醇）	
236	红豆蔻							紫外仪	薄层色谱法	挥发油测定装置		红豆蔻对照药材		
237	红参	液相色谱仪								其他有机氯类农药残留量	人参皂苷 Rg1、人参皂苷 Re、人参皂苷 Rb1			

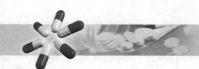

续表

序号	药材名称	液相色谱仪	气相色谱仪	原子吸收仪	薄层扫描仪	紫外分光仪	旋光仪	紫外仪（鉴别用）	薄层色谱法	特殊检测要求或装置	检验用对照品	对照药材	浸出物法	备注
238	红粉									亚汞化合物氯化物				
239	红景天	液相色谱仪							薄层色谱法		红景天苷		浸出物:热浸法测定（乙醇）	
240	麦冬					紫外分光仪		紫外仪	薄层色谱法		鲁斯可皂苷	麦冬对照药材	浸出物:冷浸法测定（水）	
241	麦芽							紫外仪	薄层色谱法	黄曲霉毒素		麦芽对照药材		
242	远志	液相色谱仪						紫外仪	薄层色谱法	黄曲霉毒素	细叶远志皂苷、远志（口山）酮Ⅲ、3,6'-二芥子酰基蔗糖	远志对照药材		
243	赤小豆								薄层色谱法			赤小豆对照药材		
244	赤石脂													
245	赤芍	液相色谱仪							薄层色谱法		芍药苷		浸出物:热浸法测定（乙醇）	
246	芫花	液相色谱仪						紫外仪	薄层色谱法		芫花素	芫花对照药材	浸出物:热浸法测定（乙醇）	
247	花椒							紫外仪	薄层色谱法	挥发油		花椒对照药材		

续表

序号	药材名称	液相色谱仪	气相色谱仪	原子吸收仪	薄层扫描仪	紫外分光仪	旋光仪	紫外仪（鉴别用）	薄层色谱法	特殊检测要求或装置	检验用对照品	对照药材	浸出物法	备注
248	花蕊石													
249	芥子	液相色谱仪							薄层色谱法		芥子碱硫氰酸盐		浸出物:冷浸法测定（水）	
250	苍术	液相色谱仪							薄层色谱法		苍术素	苍术对照药材		
251	苍耳子	液相色谱仪							薄层色谱法		绿原酸	苍耳子对照药材		
252	芡实							紫外仪	薄层色谱法			芡实对照药材	浸出物:热浸法测定（水）	
253	芦荟	液相色谱仪						紫外仪	薄层色谱法		芦荟苷			
254	芦根							紫外仪	薄层色谱法			芦根对照药材		
255	苏木							紫外仪	薄层色谱法			苏木对照药材	浸出物:热浸法测定（乙醇）	
256	苏合香	液相色谱仪						紫外仪	薄层色谱法	酸值、皂化值	桂皮醛、肉桂酸			
257	杜仲	液相色谱仪							薄层色谱法		松脂醇二葡萄糖苷		浸出物:热浸法测定（乙醇）	
258	杜仲叶	液相色谱仪						紫外仪	薄层色谱法		绿原酸	杜仲叶对照药材	浸出物:热浸法测定（乙醇）	
259	杠板归	液相色谱仪						紫外仪	薄层色谱法		咖啡酸、槲皮素		浸出物:热浸法测定（水）	

续表

序号	药材名称	液相色谱仪	气相色谱仪	原子吸收仪	薄层扫描仪	紫外分光仪	旋光仪	紫外仪（鉴别用）	薄层色谱法	特殊检测要求或装置	检验用对照品	对照药材	浸出物法	备注
260	巫山淫羊藿	液相色谱仪						紫外仪	薄层色谱法		朝藿定C		浸出物：冷浸法测定（乙醇）	
261	豆蔻		气相色谱仪						薄层色谱法	挥发油测定装置	桉油精			
262	两头尖	液相色谱仪							薄层色谱法		竹节香附素A		浸出物：热浸法测定（乙醇）	
263	两面针	液相色谱仪						紫外仪	薄层色谱法		氯化两面针碱、乙氧基白屈菜红碱、毛两面针素	两面针对照药材	浸出物：热浸法测定（乙醇）	
264	连钱草							紫外仪	薄层色谱法		木犀草素	连钱草对照药材	浸出物：热浸法测定（乙醇）	
265	连翘	液相色谱仪						紫外仪	薄层色谱法		连翘苷、连翘酯苷A	连翘对照药材	浸出物：冷浸法测定（乙醇）	
266	吴茱萸	液相色谱仪						紫外仪	薄层色谱法		吴茱萸次碱、吴茱萸碱、柠檬苦素		浸出物：热浸法测定（乙醇）	
267	牡丹皮	液相色谱仪							薄层色谱法		丹皮酚		浸出物：热浸法测定（乙醇）	
268	牡荆叶			原子吸收仪					薄层色谱法	重金属及有害物				
269	牡蛎								薄层色谱法			牡蛎对照药材		

续表

序号	药材名称	液相色谱仪	气相色谱仪	原子吸收仪	薄层扫描仪	紫外分光仪	旋光仪	紫外仪(鉴别用)	薄层色谱法	特殊检测要求或装置	检验用对照品	对照药材	浸出物法	备注
270	体外培育牛黄				薄层扫描仪	紫外分光仪		紫外仪	薄层色谱法		胆酸去氧胆酸胆红素			
271	何首乌	液相色谱仪						紫外仪	薄层色谱法		2,3,5,4′-四羟基二苯乙烯-2-O-β-D-葡萄糖苷,大黄素,大黄素甲醚	何首乌对照药材		
272	制何首乌	液相色谱仪						紫外仪	薄层色谱法		2,3,5,4′-四羟基二苯乙烯-2-O-β-D-葡萄糖苷,大黄素,大黄素甲醚	何首乌对照药材	浸出物:热浸法测定(乙醇)	
273	伸筋草							紫外仪	薄层色谱法			伸筋草对照药材		
274	皂角刺							紫外仪	薄层色谱法			皂角刺对照药材		
275	皂矾(绿矾)									铁盐				
276	佛手	液相色谱仪						紫外仪	薄层色谱法		橙皮苷	佛手对照药材	浸出物:热浸法测定(乙醇)	
277	余甘子	液相色谱仪						紫外仪	薄层色谱法		没食子酸	余甘子对照药材	浸出物:冷浸法测定(水)	
278	谷芽													

续表

序号	药材名称	液相色谱仪	气相色谱仪	原子吸收仪	薄层扫描仪	紫外分光仪	旋光仪	紫外仪（鉴别用）	薄层色谱法	特殊检测要求或装置	检验用对照品	对照药材	浸出物法	备注
279	谷精草							紫外仪	薄层色谱法			谷精草对照药材		
280	龟甲	液相色谱仪							薄层色谱法		胆固醇	龟甲对照药材	浸出物：热浸法测定（水）	
281	龟甲胶	液相色谱仪								薄层色谱法	重金属、液质联用	L－羟脯氨酸、甘氨酸、L－脯氨酸、丙氨酸	龟甲胶对照药材		
282	辛夷	液相色谱仪								薄层色谱法	挥发油测定装置	木兰脂素			
283	羌活	液相色谱仪					紫外分光仪		紫外仪	薄层色谱法	挥发油测定装置	紫花前胡苷、羌活醇、异欧前胡素			
284	沙苑子	液相色谱仪							紫外仪	薄层色谱法		沙苑子苷	沙苑子对照药材	浸出物：热浸法测定（乙醇）	
285	沙棘	液相色谱仪							紫外仪	薄层色谱法		异鼠李素、槲皮素、芦丁		浸出物：热浸法测定（乙醇）	
286	沉香	液相色谱仪							紫外仪	薄层色谱法		沉香四醇	沉香对照药材	浸出物：热浸法测定（乙醇）	
287	没药								薄层色谱法	挥发油测定装置		天然没药对照药材、胶质没药对照药材		

续表

序号	药材名称	液相色谱仪	气相色谱仪	原子吸收仪	薄层扫描仪	紫外分光仪	旋光仪	紫外仪（鉴别用）	薄层色谱法	特殊检测要求或装置	检验用对照品	对照药材	浸出物法	备注
288	诃子							紫外仪	薄层色谱法			诃子对照药材	浸出物：冷浸法测定（水）	
289	补骨脂	液相色谱仪						紫外仪	薄层色谱法		补骨脂素、异补骨脂素			
290	灵芝					紫外分光仪	紫外仪	薄层色谱法			半乳糖、葡萄糖、甘露糖、木糖、无水葡萄糖、齐墩果酸、果酸	灵芝对照药材		
291	阿胶	液相色谱仪		原子吸收仪					薄层色谱法	重金属有害物质及联用、重液四、液三极谱用、杆检测器	L-羟脯氨酸、甘氨酸、丙氨酸、L-脯氨酸、驴源多肽A₁、驴源多肽A₂			
292	阿魏								薄层色谱法	挥发油测定装置		阿魏酸对照药材		
293	陈皮	液相色谱仪						紫外仪	薄层色谱法	黄曲霉毒素	橙皮苷、2-甲氨基苯甲酸甲酯、川陈皮素			
294	附子	液相色谱仪							薄层色谱法		苯甲酰新乌头原碱、苯甲酰乌头原碱、苯甲酰次乌头原碱、新乌头碱、乌头碱、次乌头碱		浸出物：热浸法测定（乙醇）	

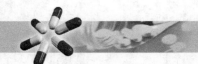

续表

序号	药材名称	液相色谱仪	气相色谱仪	原子吸收仪	薄层扫描仪	紫外分光仪	旋光仪	紫外仪（鉴别用）	薄层色谱法	特殊检测要求或装置	检验用对照品	对照药材	浸出物法	备注
295	忍冬藤	液相色谱仪							薄层色谱法		马钱苷、绿原酸	忍冬藤对照药材	浸出物：热浸（乙醇）法测定	
296	鸡内金												浸出物：热浸（乙醇）法测定	
297	鸡血藤							紫外仪	薄层色谱法			鸡血藤对照药材	浸出物：热浸（乙醇）法测定	
298	鸡骨草								薄层色谱法		相思子碱		浸出物：热浸（乙醇）法测定	
299	鸡冠花								薄层色谱法			鸡冠花对照药材	浸出物：热浸（乙醇）法测定	
300	青风藤	液相色谱仪							薄层色谱法		青藤碱			
301	青叶胆							紫外仪	薄层色谱法		獐牙菜苦苷、齐墩果酸	青叶胆对照药材		
302	青皮	液相色谱仪						紫外仪	薄层色谱法		橙皮苷			
303	青果								薄层色谱法		没食子酸	青果对照药材	浸出物：热浸（乙醇）法测定	
304	青葙子								薄层色谱法			青葙子对照药材		
305	青蒿							紫外仪	薄层色谱法		青蒿素		浸出物：冷浸（乙醇）法测定	

续表

序号	药材名称	液相色谱仪	气相色谱仪	原子吸收仪	薄层扫描仪	紫外分光仪	旋光仪	紫外仪（鉴别用）	薄层色谱法	特殊检测要求或装置	检验用对照品	对照药材	浸出物法	备注
306	青礞石													
307	青黛	液相色谱仪							薄层色谱法		靛蓝、靛玉红			
308	玫瑰花												浸出物：热浸法测定（乙醇）	
309	苦木								薄层色谱法			苦木对照药材		
310	苦玄参	液相色谱仪							薄层色谱法		苦玄参苷Ⅰa	苦玄参对照药材	浸出物：热浸法测定（乙醇）	
311	苦地丁	液相色谱仪							薄层色谱法		紫堇灵		浸出物：热浸法测定（水）	
312	苦杏仁	液相色谱仪							薄层色谱法		苦杏仁苷			
313	苦参	液相色谱仪							薄层色谱法		苦参碱、槐定碱、氧化苦参碱		浸出物：冷浸法测定（水）	
314	苦楝皮	液相色谱仪						紫外仪	薄层色谱法	液质联用	儿茶素、川楝素	苦楝皮对照药材		
315	苘麻子	液相色谱仪						紫外仪	薄层色谱法			苘麻子对照药材	浸出物：热浸法测定（乙醇）	
316	枇杷叶	液相色谱仪							薄层色谱法		熊果酸、熊墩果酸	枇杷叶对照药材		
317	板蓝根	液相色谱仪						紫外仪	薄层色谱法		精氨酸	板蓝根对照药材	浸出物：热浸法测定（乙醇）	

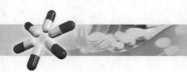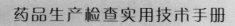

续表

序号	药材名称	液相色谱仪	气相色谱仪	原子吸收仪	薄层扫描仪	紫外分光仪	旋光仪	紫外仪(鉴别用)	薄层色谱法	特殊检测要求或装置	检验用对照品	对照药材	浸出物法	备注
318	松花粉													
319	枫香脂							紫外仪	薄层色谱法	挥发油测定装置		枫香脂对照药材		
320	刺五加	液相色谱仪						紫外仪	薄层色谱法		异嗪皮啶、紫丁香苷	刺五加对照药材	浸出物:热浸法测定(甲醇)	
321	郁李仁	液相色谱仪							薄层色谱法	酸值,碘值,羰基值	苦杏仁苷			
322	郁金							紫外仪	薄层色谱法			郁金对照药材		
323	虎杖	液相色谱仪						紫外仪	薄层色谱法		大黄素甲醚、大黄素、虎杖苷	虎杖对照药材	浸出物:冷浸法测定(甲醇)	
324	昆布			原子吸收仪		紫外分光仪				重金属及有害物	岩藻糖			
325	明党参							紫外仪	薄层色谱法			明党参对照药材	浸出物:热浸法测定(乙醇)	
326	岩白菜	液相色谱仪							薄层色谱法		岩白菜素、熊果苷		浸出物:冷浸法测定(水)	
327	罗布麻叶	液相色谱仪						紫外仪	薄层色谱法		槲皮素、山柰酚、金丝桃苷	罗布麻叶对照药材	浸出物:热浸法渐加测定(乙醇渐加);浸出物:热浸法测定(乙醇)	
328	罗汉果	液相色谱仪							薄层色谱法		罗汉果皂苷V	罗汉果对照药材	浸出物:热浸法测定(水)	

续表

序号	药材名称	液相色谱仪	气相色谱仪	原子吸收仪	薄层扫描仪	紫外分光仪	旋光仪	紫外仪（鉴别用）	薄层色谱法	特殊检测要求或装置	检验用对照品	对照药材	浸出物法	备注
329	知母	液相色谱仪						紫外仪	薄层色谱法	特殊液相柱	芒果苷、知母皂苷BⅡ			蒸发光散射检测器
330	垂盆草	液相色谱仪							薄层色谱法		槲皮素、山柰酚、异鼠李素	垂盆草对照药材	浸出物：热浸法测定（水）	
331	委陵菜	液相色谱仪							薄层色谱法		没食子酸	委陵菜对照药材	浸出物：热浸法测定（乙醇）	
332	使君子	液相色谱仪							薄层色谱法	黄曲霉毒素	葫芦巴碱	使君子仁对照药材		
333	侧柏叶	液相色谱仪						紫外仪	薄层色谱法		槲皮素		浸出物：热浸法测定（乙醇）	
334	佩兰								薄层色谱法	挥发油		佩兰对照药材		
335	金龙胆草	液相色谱仪						紫外仪	薄层色谱法		苦蒿素			
336	金果榄	液相色谱仪							薄层色谱法		古伦宾	金果榄对照药材	浸出物：热浸法测定（乙醇）	
337	金沸草								薄层色谱法			金沸草对照药材	浸出物：热浸法测定（乙醇）	
338	金荞麦	液相色谱仪							薄层色谱法		表儿茶素	金荞麦对照药材	浸出物：热浸法测定（乙醇）	

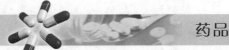

续表

序号	药材名称	液相色谱仪	气相色谱仪	原子吸收仪	薄层扫描仪	紫外分光仪	旋光仪	紫外仪（鉴别用）	薄层色谱法	特殊检测要求或装置	检验用对照品	对照药材	浸出物法	备注
339	金钱白花蛇									模板DNA提取,PCR-RFLP反应,琼脂糖凝胶电泳仪			浸出物:热浸（乙醇）法测定（乙醇）	
340	金钱草	液相色谱仪						紫外仪	薄层色谱法		槲皮素、山柰酚		浸出物:热浸法测定	
341	金铁锁								薄层色谱法			金铁锁对照药材	浸出物:冷浸法测定（乙醇）	
342	金银花	液相色谱仪（双泵）		原子吸收仪				紫外仪	薄层色谱法	特殊液相柱、重金属及有害物	绿原酸、3,5-二-O-咖啡酰奎宁酸、木犀草苷			
343	金樱子					紫外分光仪			薄层色谱法		无水葡萄糖	金樱子对照药材		
344	金礞石													
345	乳香		气相色谱仪							挥发油测定装置	α-蒎烯、乙酸辛酯			
346	肿节风	液相色谱仪						紫外仪	薄层色谱法		异嗪皮啶、迷迭香酸	肿节风对照品	浸出物:热浸法测定（乙醇）	

续表

序号	药材名称	液相色谱仪	气相色谱仪	原子吸收仪	薄层扫描仪	紫外分光仪	旋光仪	紫外仪（鉴别用）	薄层色谱法	特殊检测要求装置	检验用对照品	对照药材	备注
347	鱼腥草								薄层色谱法	挥发油装置	甲基正王酮		浸出物:冷浸法测定(水)
348	狗脊	液相色谱仪（饮片）							薄层色谱法		原儿茶醛、原儿茶酸（饮片）	狗脊对照药材	浸出物:热浸法测定（乙醇）
349	京大戟	液相色谱仪						紫外仪	薄层色谱法		大戟二烯醇	京大戟对照药材	浸出物:冷浸法测定(乙醇)
350	闹羊花								薄层色谱法			闹羊花对照药材	
351	卷柏	液相色谱仪						紫外仪	薄层色谱法		穗花杉双黄酮	卷柏对照药材	
352	炉甘石		气相色谱仪										
353	油松节								薄层色谱法	挥发油测定装置	α-松油醇、α-蒎烯		
354	泽兰	液相色谱仪						紫外仪	薄层色谱法		熊果酸		浸出物:热浸法测定（乙醇）
355	泽泻	液相色谱仪							薄层色谱法		23-乙酰泽泻醇 B、23-乙酰泽泻醇 C		浸出物:热浸法测定（乙醇）
356	降香							紫外仪	薄层色谱法	挥发油测定装置		降香对照药材	浸出物:热浸法测定(乙醇)

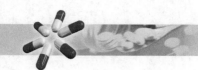

续表

序号	药材名称	液相色谱仪	气相色谱仪	原子吸收仪	薄层扫描仪	紫外分光仪	旋光仪	紫外仪（鉴别用）	薄层色谱法	特殊检测要求或装置	检验用对照品	对照药材	浸出物法	备注
357	细辛	液相色谱仪							薄层色谱法	挥发油测定装置	细辛脂素、马兜铃酸I	细辛对照药材	浸出物:热浸法测定（乙醇）	
358	贯叶金丝桃	液相色谱仪						紫外仪	薄层色谱法		金丝桃苷、芦丁	贯叶金丝桃对照药材		
359	珍珠			原子吸收仪				紫外仪		重金属及有害物				
360	珍珠母													
361	荆芥	液相色谱仪							薄层色谱法	挥发油测定装置	胡薄荷酮	荆芥对照药材		
362	荆芥炭								薄层色谱法				浸出物:热浸法测定（乙醇）	
363	荆芥穗	液相色谱仪							薄层色谱法	挥发油测定装置	胡薄荷酮	荆芥穗对照药材	浸出物:冷浸法测定（乙醇）	
364	荆芥穗炭												浸出物:热浸法测定（乙醇）	
365	茜草	液相色谱仪						紫外仪	薄层色谱法		大叶茜草素、羟基茜草素	茜草对照药材	浸出物:热浸法测定（乙醇）	
366	荜茇								薄层色谱法		胡椒碱			
367	荜澄茄	液相色谱仪						紫外仪	薄层色谱法			荜澄茄对照药材	浸出物:热浸法测定（乙醇）	

续表

序号	药材名称	液相色谱仪	气相色谱仪	原子吸收仪	薄层扫描仪	紫外分光仪	旋光仪	紫外仪（鉴别用）	薄层色谱法	特殊检测要求或装置	检验用对照品	对照药材	浸出物法	备注
368	草乌	液相色谱仪							薄层色谱法		乌头双酯型生物碱			
369	制草乌	液相色谱仪									苯甲酰乌头原碱、苯甲酰次乌头原碱、苯甲酰新乌头原碱，乌头碱、次乌头碱、新乌头碱			
370	草乌叶													
371	草豆蔻	液相色谱仪						紫外仪	薄层色谱法	挥发油测定装置	山姜素小豆蔻明、乔松素素杞木酮			
372	草果							紫外仪	薄层色谱法	挥发油测定装置	桉油精			
373	茵陈	液相色谱仪							薄层色谱法		绿原酸、滨蒿内酯		浸出物：热浸法测定（水）	
374	茯苓								薄层色谱法			茯苓对照药材	浸出物：热浸法测定（乙醇）	
375	茯苓皮								薄层色谱法			茯苓对照药材	浸出物：热浸法测定（乙醇）	
376	茺蔚子	液相色谱仪							薄层色谱法	特殊液相色谱柱	盐酸水苏碱		浸出物：热浸法测定（乙醇）	

续表

序号	药材名称	液相色谱仪	气相色谱仪	原子吸收仪	薄层扫描仪	紫外分光仪	旋光仪	紫外仪（鉴别用）	薄层色谱法	特殊检测要求或装置	检验用对照品	对照药材	浸出物法	备注
377	葫芦巴	液相色谱仪						紫外仪	薄层色谱法		葫芦巴碱		浸出物法测定	热浸（乙醇）
378	胡黄连	液相色谱仪						紫外仪	薄层色谱法		香草酸、肉桂酸、胡黄连苷I		浸出物法测定	热浸（乙醇）
379	胡椒	液相色谱仪						紫外仪	薄层色谱法		胡椒碱			
380	荔枝核								薄层色谱法					
381	南五味子	液相色谱仪							薄层色谱法		安五脂素、五味子酯甲	南五味子对照药材		
382	南沙参								薄层色谱法		蒲公英萜酮	南沙参对照药材	浸出物法测定	热浸（乙醇）
383	南板蓝根								薄层色谱法		靛蓝、靛玉红		浸出物法测定	热浸（乙醇）
384	南鹤虱							紫外仪	薄层色谱法			南鹤虱对照药材		
385	枳壳	液相色谱仪						紫外仪	薄层色谱法		柚皮苷、新橙皮苷			
386	枳实	液相色谱仪							薄层色谱法		辛弗林		浸出物法测定	热浸（乙醇）
387	柏子仁									黄曲霉毒素				

续表

序号	药材名称	液相色谱仪	气相色谱仪	原子吸收仪	薄层扫描仪	紫外分光仪	旋光仪	紫外仪（鉴别用）	薄层色谱法	特殊检测要求或装置	检验用对照品	对照药材	浸出物法	备注
388	栀子	液相色谱仪		原子吸收仪					薄层色谱法	重金属及有害物	栀子苷	栀子对照药材		
389	焦栀子	液相色谱仪												
390	枸杞子	液相色谱仪		原子吸收仪		紫外分光仪		紫外仪	薄层色谱法	重金属及有害物	无水葡萄糖、甜菜碱	枸杞子对照药材	浸出物：热浸法测定（水）	
391	枸骨叶								薄层色谱法		没食子酸	枸骨叶对照药材		
392	柿蒂								薄层色谱法		没食子酸			
393	威灵仙	液相色谱仪							薄层色谱法		威灵仙		浸出物：热浸法测定（乙醇）	
394	厚朴	液相色谱仪							薄层色谱法		和厚朴酚、厚朴酚			
395	厚朴花	液相色谱仪							薄层色谱法		和厚朴酚、厚朴酚			
396	砂仁		气相色谱仪						薄层色谱法	挥发油测定装置	乙酸龙脑酯			
397	牵牛子								薄层色谱法		咖啡酸	牵牛子对照药材	浸出物：冷浸法测定（乙醇）	
398	轻粉													

续表

序号	药材名称	液相色谱仪	气相色谱仪	原子吸收仪	薄层扫描仪	紫外分光仪	旋光仪	紫外仪（鉴别用）	薄层色谱法	特殊检测要求或装置	检验用对照品	对照药材	浸出物法	备注
399	鸦胆子		气相色谱仪					紫外仪	薄层色谱法		油酸、鸦胆苦醇	鸦胆子对照药材		
400	韭菜子													
401	蛤蟆油	液相色谱仪									1-甲基海因			
402	骨碎补	液相色谱仪						紫外仪	薄层色谱法		柚皮苷	骨碎补对照药材	浸出物：热浸法测定（乙醇）	
403	钟乳石													
404	钩藤	液相色谱仪						紫外仪	薄层色谱法		异钩藤碱			
405	香加皮					紫外分光仪			薄层色谱法		4-甲氧基水杨醛		浸出物：热浸法测定（乙醇）	
406	香附	液相色谱仪						紫外仪	薄层色谱法	挥发油	α-香附酮			
407	香橼	液相色谱仪							薄层色谱法		柚皮苷	香橼对照药材		
408	香薷		气相色谱仪						薄层色谱法	挥发油测定装置	麝香草酚、香荆芥酚			
409	重楼	液相色谱仪						紫外仪	薄层色谱法		重楼皂苷 I	重楼对照药材		
410	禹州漏芦	液相色谱仪							薄层色谱法		α-三联噻吩		浸出物：热浸法测定（乙醇）	

续表

序号	药材名称	液相色谱仪	气相色谱仪	原子吸收仪	薄层扫描仪	紫外分光仪	旋光仪	紫外仪（鉴别用）	薄层色谱法	特殊检测要求或装置	检验用对照品	对照药材	浸出物法	备注
411	禹余粮													
412	胆南星													
413	胖大海									黄曲霉毒素				
414	独一味	液相色谱仪							薄层色谱法		山栀苷甲酯、8-O-乙酰山栀苷甲酯	独一味对照药材	浸出物：热浸法测定（乙醇）	
415	独活	液相色谱仪						液相紫外仪	薄层色谱法		二氢欧山芹醇当归酸酯、蛇床子素	独活对照药材	浸出物：热浸法测定（乙醇）	
416	急性子	液相色谱仪							薄层色谱法		凤仙萜四醇皂苷K、白花凤仙萜四醇皂苷A	急性子对照药材	浸出物：热浸法测定（乙醇）	
417	姜黄	液相色谱仪						紫外仪	薄层色谱法	挥发油测定装置	姜黄素	姜黄对照药材	浸出物：热浸法测定（乙醇）	
418	前胡	液相色谱仪						紫外仪	薄层色谱法		白花前胡甲素、白花前胡乙素	前胡对照药材	浸出物：冷浸法测定（乙醇）	
419	首乌藤	液相色谱仪						紫外仪	薄层色谱法		2,3,5,4'-四羟基二苯乙烯-2-O-β-D-葡萄糖苷	首乌藤对照药材	浸出物：热浸法测定（乙醇）	蒸发光散射检测器

续表

序号	药材名称	液相色谱仪	气相色谱仪	原子吸收仪	薄层扫描仪	紫外分光仪	旋光仪	紫外仪（鉴别用）	薄层色谱法	特殊检测要求或装置	检验用对照品	对照药材	浸出物法	备注
420	洪连	液相色谱仪						紫外仪	薄层色谱法		松果菊苷、毛蕊花糖苷		浸出物：冷浸法测定（乙醇）	
421	洋金花	液相色谱仪							薄层色谱法		硫酸天仙子胺、氢溴酸东莨菪碱		浸出物：热浸法测定（乙醇）	
422	穿山龙	液相色谱仪							薄层色谱法		薯蓣皂苷元		浸出物：热浸法测定（乙醇）	
423	穿心莲	液相色谱仪						紫外仪	薄层色谱法		穿心莲内酯	穿心莲对照药材		
424	络石藤	液相色谱仪							薄层色谱法		络石苷	络石藤对照药材		
425	秦艽	液相色谱仪						紫外仪	薄层色谱法		龙胆苦苷、栎樱酸		浸出物：热浸法测定（乙醇）	
426	秦皮	液相色谱仪						紫外仪	薄层色谱法		秦皮甲素、秦皮乙素、秦皮素		浸出物：热浸法测定（乙醇）	
427	珠子参	液相色谱仪						紫外仪	薄层色谱法		竹节参皂苷IVa、人参皂苷Ro			
428	莱菔子	液相色谱仪						紫外仪	薄层色谱法	特殊液相色谱柱	芥子碱硫氰酸盐	莱菔子对照药材	浸出物：热浸法测定（乙醇）	
429	莲子								薄层色谱法	黄曲霉毒素		莲子对照药材		

续表

序号	药材名称	液相色谱仪	气相色谱仪	原子吸收仪	薄层扫描仪	紫外分光仪	旋光仪	紫外仪（鉴别用）	薄层色谱法	特殊检测要求或装置	检验用对照品	对照药材	浸出物法	备注
430	莲子心	液相色谱仪							薄层色谱法		莲心碱、高氯酸盐、甲基莲心碱			
431	莲房													
432	莲须							紫外仪	薄层色谱法			莲须对照药材		
433	莪术					紫外分光仪			薄层色谱法	挥发油测定装置	苦马酮			
434	荷叶	液相色谱仪						紫外仪	薄层色谱法		荷叶碱	荷叶对照药材	浸出物：热浸法测定（乙醇）	
435	桂枝	相色谱仪							液薄薄层色谱法		桂皮醛	桂枝对照药材	浸出物：热浸法测定（乙醇）	
436	桔梗	液相色谱仪							薄层色谱法		桔梗皂苷D	桔梗对照药材	浸出物：热浸法测定（乙醇）	蒸发光散射检测器
437	桃仁	液相色谱仪		原子吸收仪				紫外仪	薄层色谱法	重金属及有害元素、黄曲霉毒素	苦杏仁苷			
438	桃枝								薄层色谱法			桃枝对照药材	浸出物：热浸法测定（乙醇）	
439	核桃仁									酸败度、酸值、羰基值、过氧化值				

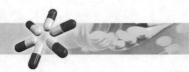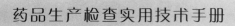

续表

序号	药材名称	液相色谱仪	气相色谱仪	原子吸收仪	薄层扫描仪	紫外分光仪	旋光仪	紫外仪（鉴别用）	薄层色谱法	特殊检测要求或装置	检验用对照品	对照药材	浸出物法	备注
440	夏天无	液相色谱仪							薄层色谱法		原阿片碱		浸出物：热浸法测定（乙醇）	
441	夏枯草	液相色谱仪						紫外仪	薄层色谱法		迷迭香酸		浸出物：热浸法测定（水）	
442	柴胡	液相色谱仪						紫外仪	薄层色谱法		柴胡皂苷a、柴胡皂苷d	北柴胡对照药材	浸出物：热浸法测定（乙醇）	
443	党参					紫外分光仪		紫外仪	薄层色谱法	二氧化硫残留量	党参炔苷		浸出物：热浸法测定（乙醇）	
444	鸭跖草							紫外仪	薄层色谱法			鸭跖草	浸出物：热浸法测定（水）	
445	铁皮石斛	液相色谱仪						紫外仪	薄层色谱法		葡萄糖、无水葡萄糖、盐酸氨基葡萄糖	铁皮石斛对照药材	浸出物：热浸法测定（乙醇）	
446	积雪草	液相色谱仪						紫外仪	薄层色谱法		积雪草苷、羟基积雪草苷		浸出物：热浸法测定（水）	
447	臭灵丹草	液相色谱仪						紫外仪	薄层色谱法		洋艾素		浸出物：热浸法测定（乙醇）	新加
448	射干	液相色谱仪						紫外仪	薄层色谱法		次野鸢尾黄素	射干对照药材	浸出物：热浸法测定（乙醇）	
449	徐长卿	液相色谱仪						紫外仪	薄层色谱法		丹皮酚	徐长卿对照药材	浸出物：热浸法测定（乙醇）	

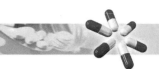

续表

序号	药材名称	液相色谱仪	气相色谱仪	原子吸收仪	薄层扫描仪	紫外分光仪	旋光仪	紫外仪（鉴别用）	薄层色谱法	特殊检测要求或装置	检验用对照品	对照药材	浸出物法	备注
450	狼毒							紫外仪	薄层色谱法			狼毒对照药材	浸出物：热浸法测定（乙醇）	
451	凌霄花								薄层色谱法			凌霄花对照药材		
452	高山辣根菜								薄层色谱法			高山辣根菜对照药材		
453	高良姜	液相色谱仪							薄层色谱法		高良姜素	高良姜对照药材		
454	拳参	液相色谱仪							薄层色谱法		没食子酸	拳参对照药材	浸出物：冷浸法测定（乙醇）	
455	粉萆薢							紫外仪	薄层色谱法			粉萆薢对照药材	浸出物：热浸法测定（乙醇）	
456	粉葛	液相色谱仪						紫外仪	薄层色谱法	二氧化硫残留量	葛根素		浸出物：热浸法测定（乙醇）	
457	益母草	液相色谱仪							薄层色谱法		盐酸水苏碱、盐酸益母草碱		浸出物：热浸法测定（水）	蒸发光散射检测器
458	益智							紫外仪	薄层色谱法	挥发油测定装置		益智对照药材		
459	浙贝母	液相色谱仪							薄层色谱法		贝母素甲、贝母素乙		浸出物：热浸法测定（乙醇）	蒸发光散射检测器

续表

序号	药材名称	液相色谱仪	气相色谱仪	原子吸收仪	薄层扫描仪	紫外分光仪	旋光仪	紫外仪（鉴别用）	薄层色谱法	特殊检测要求或装置	检验用对照品	对照药材	浸出物法	备注
460	婆罗子	液相色谱仪									七叶皂苷钠			
461	海马													
462	海风藤							紫外仪	薄层色谱法			海风藤对照药材	浸出物：热浸法测定（乙醇）	
463	海龙													
464	海金沙							紫外仪	薄层色谱法			海金沙对照药材		
465	海螵蛸			原子吸收仪				紫外仪	薄层色谱法	重金属及有害物				
466	海藻			原子吸收仪		紫外分光仪			薄层色谱法	重金属及有害物	岩藻糖			
467	浮萍							紫外仪	薄层色谱法			浮萍对照药材		
468	通关藤	液相色谱仪							薄层色谱法		通关藤苷H	通关藤对照药材	浸出物：热浸法测定（乙醇）	蒸发光散射检测器
469	通草													
470	预知子	液相色谱仪							薄层色谱法		α－常春藤皂苷	预知子对照药材		
471	桑叶	液相色谱仪						紫外仪	薄层色谱法		芦丁	桑叶对照药材	浸出物：热浸法测定（乙醇）	

续表

序号	药材名称	液相色谱仪	气相色谱仪	原子吸收仪	薄层扫描仪	紫外分光仪	旋光仪	紫外仪（鉴别用）	薄层色谱法	特殊检测要求或装置	检验用对照品	对照药材	浸出物法	备注
472	桑白皮							紫外仪	薄层色谱法			桑白皮对照药材		
473	桑枝												浸出物：热浸法测定（乙醇）	
474	桑寄生							紫外仪	薄层色谱法		槲皮素			
475	桑葚												浸出物：热浸法测定（乙醇）	
476	桑螵蛸													
477	黄山药	液相色谱仪						紫外仪	薄层色谱法		伪原薯蓣皂苷		浸出物：冷浸法测定（水）	
478	黄芩	液相色谱仪						紫外仪	薄层色谱法		黄芩苷、黄芩素、汉黄芩素	黄芩对照药材	浸出物：热浸法测定（乙醇）	
479	黄芪	液相色谱仪		原子吸收仪				紫外仪	薄层色谱法	重金属及有害元素、其他有机氯类农药残留量	黄芪甲苷、毛蕊异黄酮葡萄糖苷	黄芪对照药材	浸出物：冷浸法测定（水）	蒸发光散射检测器
480	炙黄芪	液相色谱仪						紫外仪	薄层色谱法		黄芪甲苷、毛蕊异黄酮葡萄糖苷	黄芪对照药材	浸出物：冷浸法测定（水）	蒸发光散射检测器
481	黄连	液相色谱仪						紫外仪	薄层色谱法		盐酸小檗碱		浸出物：热浸法测定（乙醇）	

续表

序号	药材名称	液相色谱仪	气相色谱仪	原子吸收仪	薄层扫描仪	紫外分光仪	旋光仪	紫外仪（鉴别用）	薄层色谱法	特殊检测要求或装置	检验用对照品	对照药材	浸出物法	备注
482	黄柏	液相色谱仪							薄层色谱法		盐酸黄柏碱、盐酸小檗碱		浸出物：冷浸法测定（乙醇）	
483	黄蜀葵花	液相色谱仪		原子吸收仪		紫外分光仪		紫外仪	薄层色谱法		槲皮素、金丝桃苷		浸出物：冷浸法测定（乙醇）	
484	黄精	液相色谱仪						紫外仪	薄层色谱法	重金属及有害物	无水葡萄糖	黄精对照药材	浸出物：热浸法测定（乙醇）	
485	黄藤							紫外仪	薄层色谱法		盐酸巴马汀		浸出物：热浸法测定（乙醇）	
486	桤叶							紫外仪	薄层色谱法			桤叶对照药材	浸出物：冷浸法测定（水）	
487	菝葜							紫外仪	薄层色谱法		薯蓣皂苷元	菝葜对照药材	浸出物：热浸法测定（乙醇）	
488	菟丝子	液相色谱仪						紫外仪	薄层色谱法		金丝桃苷	菟丝子对照药材		
489	菊苣							紫外仪	薄层色谱法			菊苣（菊苣根）对照药材	浸出物：热浸法测定（乙醇）	
490	菊花	液相色谱仪						紫外仪	薄层色谱法		绿原酸、木犀草苷、3,5-O-双咖啡酰基奎宁酸	菊花对照药材		
491	梅花	液相色谱仪						紫外仪	薄层色谱法		绿原酸、异槲皮苷、金丝桃苷	梅花对照药材	浸出物：热浸法测定（乙醇）	

续表

序号	药材名称	液相色谱仪	气相色谱仪	原子吸收仪	薄层扫描仪	紫外分光仪	旋光仪	紫外仪（鉴别用）	薄层色谱法	特殊检测要求或装置	检验用对照品	对照药材	浸出物法	备注
492	救必应	液相色谱仪						紫外仪	薄层色谱法		紫丁香苷	救必应对照药材	浸出物：热浸法测定（乙醇）	
493	常山							紫外仪	薄层色谱法			常山对照药材		
494	野马追	液相色谱仪						紫外仪	薄层色谱法		金丝桃苷 野马追内酯A		浸出物：热浸法测定（乙醇）	
495	野木瓜	液相色谱仪							薄层色谱法		木通苯乙醇苷		浸出物：热浸法测定（乙醇）	
496	野菊花	液相色谱仪						紫外仪	薄层色谱法		蒙花苷	野菊花对照药材		
497	蛇床子	液相色谱仪						紫外仪	薄层色谱法		蛇床子素	蛇床子对照药材	浸出物：冷浸法测定（乙醇）	
498	蛇蜕					紫外分光仪								
499	银杏叶	液相色谱仪						紫外仪	薄层色谱		法银杏内酯A、银杏内酯B、银杏内酯C、白果内酯、槲皮素、山柰酚异鼠李素	素银杏叶对照药材	浸出物：热浸法测定（乙醇）	蒸发光散射检测器
500	银柴胡												浸出物：冷浸法测定（甲醇）	
501	甜瓜子													

续表

序号	药材名称	液相色谱仪	气相色谱仪	原子吸收仪	薄层扫描仪	紫外分光仪	旋光仪	紫外仪（鉴别用）	薄层色谱法	特殊检测要求或装置	检验用对照品	对照药材	浸出物法	备注
502	猪牙皂								薄层色谱法			猪牙皂对照药材		
503	猪苓	液相色谱仪							薄层色谱法		麦角淄醇			
504	猪胆粉	液相色谱仪						紫外仪	薄层色谱法		猪去氧胆酸、牛黄猪去氧胆酸	牛胆、羊胆对照药材		
505	猫爪草								薄层色谱法			猫抓草对照药材		
506	麻黄	液相色谱仪							薄层色谱法		盐酸麻黄碱、盐酸伪麻黄碱			
507	麻黄根								薄层色谱法			麻黄根对照药材		
508	鹿角												浸出物：冷浸法测定（水）	
509	鹿角胶	液相色谱仪								液质联用、重金属、砷盐	L-羟脯氨酸、甘氨酸、丙氨酸、L-脯氨酸	鹿角胶对照药材	浸出物：水溶性浸出物	
510	鹿角霜								薄层色谱法		甘氨酸	鹿茸对照药材		

续表

序号	药材名称	液相色谱仪	气相色谱仪	原子吸收仪	薄层扫描仪	紫外分光仪	旋光仪	紫外仪（鉴别用）	薄层色谱法	特殊检测要求装置	检验用对照品	对照药材	浸出物法	备注
511	鹿茸													
512	鹿衔草	液相色谱仪							薄层色谱法		水晶兰苷	鹿衔草对照药材	浸出物：热浸（乙醇）法测定	
513	商陆	液相色谱仪							薄层色谱法		商陆皂苷甲		浸出物：冷浸（水）法测定	蒸发光散射检测器
514	旋覆花								薄层色谱法			旋覆花对照药材	浸出物：热浸（乙醇）法测定	
515	羚羊角													
516	断血流							紫外仪	薄层色谱法		醉鱼草皂苷Ⅳb		浸出物：热浸（乙醇）法测定	
517	淫羊藿	液相色谱仪				紫外分光仪		紫外仪	薄层色谱法		淫羊藿苷、宝藿苷Ⅰ（饮片）		浸出物：冷浸（乙醇）法测定	
518	淡竹叶													
519	淡豆豉							紫外仪	薄层色谱法		大豆苷元、染料木素	淡豆豉对照药材、青蒿对照药材		
520	密蒙花	液相色谱仪									蒙花苷			
521	续断	液相色谱仪							薄层色谱法		川续断皂苷Ⅵ	续断对照药材	浸出物：热浸（水）法测定	

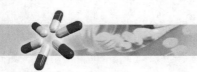 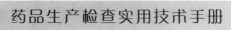
续表

序号	药材名称	液相色谱仪	气相色谱仪	原子吸收仪	薄层扫描仪	紫外分光仪	旋光仪	紫外仪（鉴别用）	薄层色谱法	特殊检测要求或装置	检验用对照品	对照药材	浸出物法	备注
522	绵马贯众								薄层色谱法			绵马贯众对照药材	浸出物：热浸法测定（乙醇）	
523	绵马贯众炭								薄层色谱法			绵马贯众对照药材	浸出物：热浸法测定（乙醇）	
524	绵萆薢	液相色谱仪							薄层色谱法			绵萆薢对照药材	浸出物：热浸法测定（乙醇）	
525	斑蝥	液相色谱仪							薄层色谱法		斑蝥素			
526	款冬花	液相色谱仪						紫外仪	薄层色谱法		款冬酮	冬花对照药材	浸出物：热浸法测定（乙醇）	
527	葛根	液相色谱仪		原子吸收仪				紫外仪	薄层色谱法	重金属及有害物	葛根素	葛根对照药材	浸出物：热浸法测定（乙醇）	
528	葶苈子	液相色谱仪						紫外仪	薄层色谱法		槲皮素-3-O-β-葡萄糖-7-O-β-D-龙胆双糖苷			
529	萹蓄	液相色谱仪						紫外仪	薄层色谱法		杨梅苷		浸出物：热浸法测定（乙醇）	
530	楮实子							紫外仪	薄层色谱法			楮实子对照药材	浸出物：热浸法测定（乙醇）	
531	棕榈								薄层色谱法（棕榈炭）		原儿茶醛、原儿茶酸（棕榈炭）			

续表

序号	药材名称	液相色谱仪	气相色谱仪	原子吸收仪	薄层扫描仪	紫外分光仪	旋光仪	紫外仪（鉴别用）	薄层色谱法	特殊检测要求或装置	检验用对照品	对照药材	浸出物法	备注
532	硫黄													
533	雄黄	液相色谱仪												
534	紫石英							紫外仪		液质联用				
535	紫花地丁	液相色谱仪						紫外仪	薄层色谱法		秦皮乙素	紫花地丁对照药材	浸出物:冷浸法测定（乙醇）	
536	紫花前胡	液相色谱仪						紫外仪	薄层色谱法		紫花前胡苷		浸出物:热浸法测定（乙醇）	
537	紫苏子	液相色谱仪						紫外仪	薄层色谱法		迷迭香酸	紫苏子对照药材		
538	紫苏叶							紫外仪	薄层色谱法	挥发油测定装置	紫苏醛	紫苏叶对照药材		
539	紫苏梗	液相色谱仪						紫外仪	薄层色谱法		迷迭香酸			
540	紫草	液相色谱仪				紫外分光仪		紫外仪	薄层色谱法		β,β'-二甲基丙烯酰阿卡宁	紫草对照药材		
541	紫珠叶	液相色谱仪						紫外仪	薄层色谱法		熊果酸,毛蕊花糖苷		浸出物:热浸法测定（乙醇）	
542	紫萁贯众										紫萁酮		浸出物:热浸法测定（乙醇）	
543	紫菀	液相色谱仪						紫外仪	薄层色谱法		紫菀酮		浸出物:热浸法测定（水）	

续表

序号	药材名称	液相色谱仪	气相色谱仪	原子吸收仪	薄层扫描仪	紫外分光仪	旋光仪	紫外仪（鉴别用）	薄层色谱法	特殊检测要求及装置	检验用对照品	对照药材	浸出物法	备注
544	蛤壳			原子吸收仪						薄层色谱法	重金属及有害物		蛤壳对照药材		
545	蛤蚧									薄层色谱法			蛤蚧对照药材	浸出物：冷浸法测定（乙醇）	
546	黑芝麻									薄层色谱法		芝麻素、β-谷甾醇	黑芝麻对照药材		
547	黑豆								紫外仪	薄层色谱法		大豆苷、大豆苷元	黑豆对照药材	浸出物：热浸法测定（乙醇）	
548	黑种草子	液相色谱仪							紫外仪	薄层色谱法		常春藤皂苷元			
549	锁阳									薄层色谱法		脯氨酸、熊果酸		浸出物：热浸法测定（乙醇）	
550	筋骨草	液相色谱仪								薄层色谱法		乙酰哈巴苷			
551	鹅不食草								紫外仪	薄层色谱法		短叶老鹳草素	鹅不食草对照药材	浸出物：冷浸法测定（水）	
552	番泻叶	液相色谱仪							紫外仪	薄层色谱法		番泻苷A、番泻苷B	番泻叶对照药材		
553	湖北贝母	液相色谱仪								薄层色谱法		湖贝甲素、贝母素乙	湖北贝母对照药材	浸出物：热浸法测定（乙醇）	蒸发散射光检测器
554	滑石														

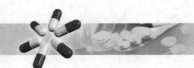

续表

序号	药材名称	液相色谱仪	气相色谱仪	原子吸收仪	薄层扫描仪	紫外分光仪	旋光仪	紫外仪（鉴别用）	薄层色谱法	特殊检测要求或装置	检验用对照品	对照药材	浸出物法	备注
555	滑石粉									重金属、砷盐				
556	薯莨	液相色谱仪						紫外仪	薄层色谱法		绿原酸	薯莨对照药材	浸出物：热浸法测定（乙醇）	
557	蓝布正	液相色谱仪						紫外仪	薄层色谱法		没食子酸	蓝布正对照药材	浸出物：热浸法测定（乙醇）	
558	蓖麻子	液相色谱仪				紫外分光仪			薄层色谱法		蓖麻碱	蓖麻子对照药材		
559	蒺藜							紫外仪	薄层色谱法		蒺藜苷元	蒺藜对照药材		
560	蒲公英	液相色谱仪						紫外仪	薄层色谱法		菊苣酸	蒲公英对照药材		
561	蒲黄	液相色谱仪						紫外仪	薄层色谱法		异鼠李素-3-O-新橙皮苷、香蒲新苷		浸出物：热浸法测定（乙醇）	
562	椿皮							紫外仪	薄层色谱法			椿皮对照药材	浸出物：热浸法测定（乙醇）	
563	槐花	液相色谱仪				紫外分光仪			薄层色谱法		芦丁		浸出物：热浸法测定（甲醇）	
564	槐角	液相色谱仪							薄层色谱法		槐角苷			
565	雷丸					紫外分光仪			薄层色谱法		麦角淄醇、牛血清蛋白		浸出物：热浸法测定（乙醇）	

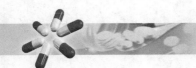
序号	药材名称	液相色谱仪	气相色谱仪	原子吸收仪	薄层扫描仪	紫外分光仪	旋光仪	紫外仪（鉴别用）	薄层色谱法	特殊检测要求或装置	检验用对照品	对照药材	浸出物法	备注
566	路路通	液相色谱仪							薄层色谱法		路路通酸			蒸发光散射检测器
567	蜈蚣									黄曲霉毒素			浸出物：热浸法测定（乙醇）	
568	蜂房									黄曲霉毒素				
569	蜂胶	液相色谱仪		原子吸收仪				紫外仪	薄层色谱法	重金属及有害物	白杨素、高良姜素、咖啡酸苯乙酯、乔松素		浸出物：冷浸法测定（乙醇）	
570	蜂蜡													
571	蜂蜜	液相色谱仪							薄层色谱法	韦氏比重秤、阿贝折光计	麦芽五糖、乌苷、葡萄糖、蔗糖、麦芽糖、果糖			示差折光检测器
572	锦灯笼	液相色谱仪						紫外仪	薄层色谱法		酸浆苦味素L、木犀草苷			
573	矮地茶	液相色谱仪							薄层色谱法		岩白菜素			
574	满山红	液相色谱仪						紫外仪	薄层色谱法		杜鹃素	满山红对照药材	浸出物：热浸法测定（乙醇）	

续表

序号	药材名称	液相色谱仪	气相色谱仪	原子吸收仪	薄层扫描仪	紫外分光仪	旋光仪	紫外仪（鉴别用）	薄层色谱法	特殊检测要求装置	检验用对照品	对照药材	浸出物法	备注
575	滇鸡血藤	液相色谱仪						紫外仪	薄层色谱法		异型南五味子丁素			
576	裸花紫珠	液相色谱仪						紫外仪	薄层色谱法		木樨草苷、毛蕊花糖苷	裸花紫珠对照药材	浸出物：热浸法测定(水)渐加	
577	蔓荆子	液相色谱仪							薄层色谱法		蔓荆子黄素		浸出物：热浸法测定(甲醇)	
578	蓼大青叶	液相色谱仪							薄层色谱法		靛蓝			
579	榧子							紫外仪	薄层色谱法			榧子对照药材		
580	楤藤子								薄层色谱法		楤藤子苷、楤藤酰胺-A-β-D-吡喃葡萄糖苷	楤藤子仁对照药材	浸出物：冷浸法测定(乙醇)	
581	槟榔	液相色谱仪							薄层色谱法	特殊液相色谱柱、黄曲霉毒素	氢溴酸槟榔碱	槟榔对照药材		
582	焦槟榔	液相色谱仪							薄层色谱法	特殊液相色谱柱	氢溴酸槟榔碱	槟榔对照药材		
583	酸枣仁	液相色谱仪		原子吸收仪				紫外仪	薄层色谱法	重金属及有害物、黄曲霉毒素	酸枣仁皂苷A、酸枣仁皂苷B、斯皮诺素	酸枣仁对照药材		蒸发光散射检测器

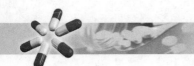

续表

序号	药材名称	液相色谱仪	气相色谱仪	原子吸收仪	薄层扫描仪	紫外分光仪	旋光仪	紫外仪（鉴别用）	薄层色谱法	特殊检测要求或装置	检验用对照品	对照药材	浸出物法	备注
584	磁石	液相色谱仪												
585	豨莶草	液相色谱仪							薄层色谱法		奇壬醇			
586	蜘蛛香							紫外仪	薄层色谱法		缬草三酯,乙酰缬草三酯		浸出物:冷浸法测定（乙醇）	
587	蝉蜕													
588	罂粟壳	液相色谱仪						紫外仪	薄层色谱法	特殊液相色谱柱	吗啡,磷酸可待因,盐酸罂粟碱		浸出物:热浸法测定（乙醇）	
589	辣椒	液相色谱仪							薄层色谱法		辣椒素,二氢辣椒素			
590	漏芦							紫外仪			β-蜕皮甾酮	漏芦对照药材	浸出物:热浸法测定（乙醇）	
591	赭石													
592	菱仁							紫外仪	薄层色谱法		熊果酸			
593	蕲蛇									模板DNA提取,PCR-RFLP反应,琼脂糖凝胶电泳仪			浸出物:热浸法测定（乙醇）	
594	槲寄生	液相色谱仪						紫外仪	薄层色谱法		齐墩果酸,紫丁香苷	槲寄生对照药材	浸出物:热浸法测定（乙醇）	

续表

序号	药材名称	液相色谱仪	气相色谱仪	原子吸收仪	薄层扫描仪	紫外分光仪	旋光仪	紫外仪（鉴别用）	薄层色谱法	特殊检测要求或装置	检验用对照品	对照药材	浸出物法	备注
595	秦马子皮	液相色谱仪							薄层色谱法		紫丁香苷		浸出物：热浸法测定（乙醇）	
596	墨旱莲	液相色谱仪							薄层色谱法	旱莲苷、蟛蜞菊内酯A、蟛蜞菊内酯	墨旱莲对照药材			
597	稻芽													
598	僵蚕									黄曲霉毒素			浸出物：热浸法测定（乙醇）	
599	鹤虱							紫外仪						
600	薤白								薄层色谱法			薤白对照药材	浸出物：热浸法测定（乙醇）	
601	薏苡仁	液相色谱仪	气相色谱仪					紫外仪	薄层色谱法	黄曲霉毒素、玉米赤霉烯酮	薏苡仁油、甘油三油酸酯		浸出物：热浸法测定（乙醇）	蒸发光散射检测器
602	薄荷								薄层色谱法	挥发油测定装置	薄荷脑			
603	颠茄草								薄层色谱法		硫酸阿托品、氢溴酸东莨菪碱			
604	橘红	液相色谱仪						紫外仪	薄层色谱法		橙皮苷			

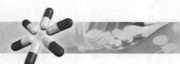
续表

序号	药材名称	液相色谱仪	气相色谱仪	原子吸收仪	薄层扫描仪	紫外分光仪	旋光仪	紫外仪（鉴别用）	薄层色谱法	特殊检测要求或装置	检验用对照品	对照药材	浸出物法	备注
605	橘核													
606	藏菖蒲								薄层色谱法	挥发油测定装置		藏菖蒲对照药材		
607	藁本	液相色谱仪						紫外仪	薄层色谱法	酸度计	阿魏酸	藁本对照药材	浸出物：热浸法测定（乙醇）	
608	檀香	液相色谱仪							薄层色谱法	挥发油测定装置	檀香醇			
609	翼首草	液相色谱仪						紫外仪	薄层色谱法		熊果酸、齐墩果酸			
610	藕节							紫外仪	薄层色谱法		丙氨酸、白桦脂酸	藕节对照药材	浸出物：热浸法测定（水）	
611	覆盆子	液相色谱仪						紫外仪	薄层色谱法		椴树苷、花椒苷、山柰酚-3-O-云香糖苷		浸出物：热浸法测定（水）	
612	瞿麦							紫外仪	薄层色谱法			瞿麦对照药材,石竹对照药材		
613	翻白草	液相色谱仪						紫外仪				翻白草对照药材	浸出物：热浸法测定（乙醇）	
614	蟾酥	液相色谱仪									华蟾酥毒基	蟾酥对照药材	浸出物：热浸法测定（乙醇）	
615	鳖甲												浸出物：热浸法测定（乙醇）	
616	麝香		气相色谱仪								麝香酮			

二、药典收载中药材、中药饮片对应检测要求一览简表(需特殊检测仪器部分)

1	荧光检测器(测定黄曲霉素)	九香虫、土鳖虫、大枣、马钱子、地龙、肉豆蔻、延胡索(元胡)、全蝎、决明子、麦芽、远志、陈皮、使君子、柏子仁、胖大海、莲子、桃仁、蜈蚣、蜂房、槟榔、酸枣仁、僵蚕、薏苡仁、水蛭
2	液质联用	千里光、川楝子、朱砂(液相色谱-电感耦合等离子体质谱联用仪)、龟甲胶、阿胶(三重四极杆质谱检测器)、鹿角胶、雄黄
3	蒸发光散射检测器	山银花、马鞭草、巴戟天、四季青、瓜子金、地肤子、伊贝母、知母、桔梗、益母草、浙贝母、黄芪、炙黄芪、银杏叶、商陆、湖北贝母、路路通、酸枣仁、薏苡仁、通关藤
4	薄层扫描仪	体外培育牛黄、牛黄(胆酸)
5	原子吸收检测	人参、三七、山茱萸、山楂、丹参、甘草、白芍、白芷、冬虫夏草、西洋参、当归、牡蛎、阿胶、昆布、金银花、珍珠、栀子、枸杞子、桃仁、海螵蛸、海藻、黄芪、黄精、葛根、蛤壳、蜂胶、酸枣仁
6	气相色谱仪	丁香、八角茴香、人参、土木香、千年健、广藿香、小茴香、天然冰片(右旋龙脑)、艾片(左旋龙脑)、艾叶、石斛、亚麻子、西洋参、冰片(合成龙脑)、豆蔻、乳香、油松节、砂仁、鸦胆子、香薷、薄荷、麝香、红参
7	需要做农药残留的	人参、甘草、西洋参、红参、黄芪
8	检重金属及有害元素	人参、三七、山茱萸、山楂、丹参、水蛭、甘草、石膏、煅石膏、白芍、白芷、白矾、冬虫夏草、玄明粉、地龙、芒硝、西瓜霜、西洋参、当归、冰片(合成龙脑)、牡蛎、龟甲胶、阿胶、昆布、金银花、珍珠、栀子、枸杞子、桃仁、海螵蛸、海藻、黄芪、黄精、鹿角胶、葛根、蛤壳、滑石粉、蜂胶、酸枣仁
9	二氧化硫残留量	山药、天冬、天花粉、天麻、牛膝、白及、白术、白芍、党参、粉葛
10	其他	检测 DNA(川贝母、石斛、金钱白花蛇、蕲蛇) 白矾限量检查(制天南星、姜半夏、清半夏) 玉米赤霉烯酮(薏苡仁) 鞣质(五倍子、石榴皮、地榆) 游离胆红素检查(牛黄) 琼脂糖凝胶电泳法(乌梢蛇) 红外分光光度法(石膏) X 射线衍射法(硅酸镁铝)

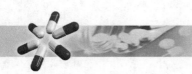

三、药用辅料对应检测要求一览表

序号	辅料名称	红外分光光度计	紫外可见外分光光度计	高效液相色谱仪	薄层色谱法	紫外光灯	示差折光检测器	蒸发光散射检测器	气相色谱仪	顶空进样器	原子吸收分光光度计	铂坩埚	用到的对照品	特殊检查方法	特殊检查仪器
1	乙二胺	红外分光光度计												供注射用（细菌内毒素）	
2	乙基纤维素	红外分光光度计							气相色谱仪				乙醛		
3	乙基纤维素水分散体	红外分光光度计	紫外可见外分光光度计	高效液相色谱仪			示差折光检测器		气相色谱仪	顶空进样器			十六醇,乙基纤维素		NDJ-79型旋转粘度计
4	乙基纤维素水分散体（B型）	红外分光光度计	紫外可见外分光光度计	高效液相色谱仪			示差折光检测器		气相色谱仪	顶空进样器			癸二酸二丁酯、油酸、三辛酸甘油酯、甘油、乙基纤维素	残留溶剂测定法	Brook-field DV-S型旋转粘度计
5	乙酸乙酯	红外分光光度计							气相色谱仪						
6	乙醇	红外分光光度计	紫外可见外分光光度计						气相色谱仪				乙缩醛		
7	二丁基羟基甲苯	红外分光光度计	紫外可见外分光光度计	高效液相色谱仪	薄层色谱法								二丁基羟基甲苯		
8	二甲基亚砜	红外分光光度计	紫外可见外分光光度计						气相色谱仪				二甲基亚砜		

续表

序号	辅料名称	红外分光光度计	紫外可见外分光光度计	高效液相色谱仪	薄层色谱法	紫外光灯	示差折光检测器	蒸发光散射检测器	气相色谱仪	顶空进样器	原子吸收分光光度计	铂坩埚	用到的对照品	特殊检查方法	特殊检查仪器
9	二甲硅油	红外分光光度计	紫外可见外分光光度计			紫外光灯							硫酸奎宁	衰减全反射红外光谱法	
10	二甲醚	红外分光光度计				紫外光灯							甲醛		露点仪（水分）
11	二氧化钛														石英坩埚（含量）
12	二氧化硅	红外分光光度计										铂坩埚（鉴别）含量			
13	二氧化碳								气相色谱仪						L 型二氧化碳测定仪
14	十二烷基硫酸钠								气相色谱仪				癸醇,十二醇,十四醇		
15	十八醇								气相色谱仪				十二醇,十四醇,十五醇,十六醇,十八醇,油醇,二十醇		
16	十六十八醇								气相色谱仪				十二醇,十四醇,十五醇,十六醇,十八醇,油醇,二十醇		

续表

序号	辅料名称	红外分光光度计	紫外可见外分光光度计	高效液相色谱仪	薄层色谱法	紫外光灯	示差折光检测器	蒸发光散射检测器	气相色谱仪	顶空进样器	原子吸收分光光度计	铂坩埚	用到的对照品	特殊检查方法	特殊检查仪器
17	十六醇								气相色谱仪				十二醇、十四醇、十五醇、十六醇、十八醇、十油醇、二十醇		
18	丁香茎叶油				薄层色谱法	紫外光灯			气相色谱仪				丁香酚、乙酸丁香酚酯、β-丁香烯		
19	丁香油				薄层色谱法	紫外光灯			气相色谱仪				丁香酚、乙酸丁香酚酯、β-丁香烯		
20	丁香酚		紫外可见外分光光度计		薄层色谱法	紫外光灯			气相色谱仪				丁香酚、香草醛		
21	丁烷	红外分光光度计							气相色谱仪						露点仪（水分）、不锈钢液化石油气采样器
22	丁基羟基茴香醚			高效液相色谱仪									2-叔丁基-4-羟基苯甲醚、3-叔丁基-4-羟基苯甲醚		
23	七氟丙烷（供外用气雾剂用）	红外分光光度计							气相色谱仪						
24	三乙醇胺								气相色谱仪				单乙醇胺、二乙醇胺、三乙醇胺		

续表

序号	辅料名称	红外分光光度计	紫外可见外分光光度计	高效液相色谱仪	薄层色谱法	紫外光灯	示差折光检测器	蒸发光散射检测器	气相色谱仪	顶空进样器	原子吸收分光光度计	铂坩埚	用到的对照品	特殊检查方法	特殊检查仪器
25	三油酸山梨坦				薄层色谱法				气相色谱仪				异山梨醇、1,4-去水山梨醇、山梨醇、肉豆蔻酸甲酯、棕榈酸甲酯、棕榈油酸甲酯、硬脂酸甲酯、油酸甲酯、亚油酸甲酯、亚麻酸甲酯		
26	三硅酸镁										原子吸收分光光度计	铂坩埚			激光散射粒度分布仪
27	三氯叔丁醇	红外分光光度计							气相色谱仪				2,2,2-三氯乙醇、三氯叔丁醇		
28	三氯蔗糖	红外分光光度计		高效液相色谱仪	薄层色谱法		示差折光检测器		气相色谱仪	顶空进样器			三氯蔗糖、甘露醇、果糖		
29	大豆油								气相色谱仪				肉豆蔻酸甲酯、棕榈酸甲酯、棕榈油酸甲酯、硬脂酸甲酯、油酸甲酯、亚油酸甲酯、花生酸甲酯、二十碳烯酸甲酯、山嵛酸甲酯		

续表

序号	辅料名称	红外分光光度计	紫外可见外分光光度计	高效液相色谱仪	薄层色谱法	紫外灯	示差折光检测器	蒸发光散射检测器	气相色谱仪	顶空进样器	原子吸收分光光度计	铂坩埚	用到的对照品	特殊检查方法	特殊检查仪器
30	大豆油（供注射用）		紫外可见外分光光度计						气相色谱仪			铂坩埚	肉豆蔻酸甲酯、棕榈酸甲酯、棕榈油酸甲酯、硬脂酸甲酯、油酸甲酯、亚油酸甲酯、花生酸甲酯、二十碳烯酸甲酯、山萮酸甲酯		
31	大豆磷脂		紫外可见外分光光度计	高效液相色谱仪				蒸发光散射检测器	气相色谱仪	顶空进样器	原子吸收分光光度计		磷酸二氢钾、磷脂酰乙醇胺、磷脂酰肌醇、溶血磷脂酰乙醇胺、磷脂酰胆碱、溶血磷脂酰胆碱		G4垂熔玻璃坩埚（乙烷不溶物、丙酮不溶物）
32	大豆磷脂（供注射用）		紫外可见外分光光度计	高效液相色谱仪				蒸发光散射检测器	气相色谱仪	顶空进样器	原子吸收分光光度计		磷酸二氢钾、磷脂酰乙醇胺、磷脂酰肌醇、溶血磷脂酰乙醇胺、磷脂酰胆碱、溶血磷脂酰胆碱	细菌内毒素	G4垂熔玻璃坩埚（乙烷不溶物、丙酮不溶物）

续表

序号	辅料名称	红外分光光度计	紫外可见分光光度计	高效液相色谱仪	薄层色谱法	紫外光灯	示差折光检测器	蒸发光散射检测器	气相色谱仪	顶空进样器	原子吸收分光光度计	铂坩埚	用到的对照品	特殊检查方法	特殊检查仪器
33	小麦淀粉	红外分光光度计													凯氏玻璃瓶消化管
34	山梨酸	红外分光光度计	紫外可见分光光度计												
35	山梨酸钾	红外分光光度计	紫外可见分光光度计												
36	山梨醇	红外分光光度计		高效液相色谱仪			示差折光检测器						甘露醇,山梨醇		垂熔玻璃坩埚
37	山梨醇山梨坦溶液			高效液相色谱仪			示差折光检测器		气相色谱仪		原子吸收分光光度计		乙二醇,二甘醇,D-山梨醇,1,4-山梨坦,山梨醇,甘露醇,甘露醇		
38	山梨醇溶液			高效液相色谱仪			示差折光检测器		气相色谱仪		原子吸收分光光度计		乙二醇,二甘醇,山梨醇,甘露醇		
39	山嵛酸甘油酯			高效液相色谱仪			示差折光检测器		气相色谱仪		原子吸收分光光度计		甘油,棕榈酸甲酯,硬脂酸甲酯,花生酸甲酯,山嵛酸甲酯,芥酸甲酯,二十四烷酸甲酯,山嵛酸油脂		分子排阻色谱
40	门冬氨酸	红外分光光度计	紫外可见分光光度计		薄层色谱法								门冬氨酸,谷氨酸		热源(供注射用)

续表

序号	辅料名称	红外分光光度计	紫外可见外分光光度计	高效液相色谱仪	薄层色谱法	紫外光灯	示差折光检测器	蒸发光散射检测器	气相色谱仪	顶空进样器	原子吸收分光光度计	铂坩埚	用到的对照品	特殊检查方法	特殊检查仪器
41	门冬酰胺	红外分光光度计	紫外可见外分光光度计		薄层色谱法								门冬氨酸、谷氨酸		
42	己二酸	红外分光光度计		高效液相色谱仪									戊二酸		
43	马来酸	红外分光光度计		高效液相色谱仪									马来酸、富马酸		
44	马铃薯淀粉														
45	无水乙醇	红外分光光度计	紫外可见外分光光度计						气相色谱仪				无水乙醇,乙缩醛、苯、环己烷		
46	无水亚硫酸钠						示差折光检测器				原子吸收分光光度计				
47	无水乳糖	红外分光光度计	紫外可见外分光光度计	高效液相色谱仪									无水乳糖		
48	无水枸橼酸钠	红外分光光度计									原子吸收分光光度计（透析用药品）				
49	无水脱氢醋酸钠												α-萘酚苯甲醇		
50	无水碳酸钠														

续表

序号	辅料名称	红外分光光度计	紫外可见外分光光度计	高效液相色谱仪	薄层色谱法	紫外光灯	示差折光检测器	蒸发光散射检测器	气相色谱仪	顶空进样器	原子吸收分光光度计	铂坩埚	用到的对照品	特殊检查方法	特殊检查仪器
51	无水磷酸二氢钠	红外分光光度计											硫酸铝钾、碳酸钙		
52	无水磷酸二氢钠														纳氏比色管，4号垂熔坩埚
53	无水磷酸氢钙										原子吸收分光光度计		氟化钠		
54	木薯淀粉	红外分光光度计													
55	D-木糖	红外分光光度计		高效液相色谱仪			示差折光检测器						D-木糖、果糖		
56	木糖醇	红外分光光度计							气相色谱仪				L-阿拉伯糖醇、半乳糖醇、甘露醇、山梨醇、木糖醇		
57	中链甘油三酸酯								气相色谱仪		原子吸收分光光度计		己酸甲酯、辛酸甲酯、月桂酸甲酯、肉豆蔻酸甲酯	细菌内毒素(供注射用)、金属元素(供注射用)、重金属(供非注射用)、微生物限度(供注射用)	电感耦合等离子体质谱法(金属元素)
58	牛磺酸	红外分光光度计			薄层色谱法								牛磺酸、丙氨酸		
59	月桂氮䓬酮	红外分光光度计							气相色谱仪				己内酰胺、月桂氮䓬酮		

续表

序号	辅料名称	红外分光光度计	紫外可见外分光光度计	高效液相色谱仪	薄层色谱法	紫外光灯	示差折光检测器	蒸发光散射检测器	气相色谱仪	顶空进样器	原子吸收分光光度计	铂坩埚	用到的对照品	特殊检查方法	特殊检查仪器
60	月桂山梨坦				薄层色谱法				气相色谱仪				异山梨醇、1,4-去水山梨醇、山梨醇、辛酸甲酯、葵酸甲酯、月桂酸甲酯、肉豆蔻酸甲酯、棕榈酸甲酯、硬脂酸甲酯、亚油酸甲酯		
61	月桂醇聚氧乙烯(6)甘油酯	红外分光光度计			薄层色谱法				气相色谱仪	顶空进样器			月桂酰聚氧乙烯(6)甘油酯、N-N-二甲基乙酰胺、二氧六环、1,3-丁二醇、乙二醇、二甘醇、三甘醇、辛酸甲酯、葵酸甲酯、月桂酸甲酯、肉豆蔻酸甲酯、棕榈酸甲酯、硬脂酸甲酯、桐酸甲酯		
62	巴西棕榈蜡				薄层色谱法								薄荷脑、麝香草酚		

续表

序号	辅料名称	红外分光光度计	紫外可见外分光光度计	高效液相色谱仪	薄层色谱法	紫外光灯	示差折光检测器	蒸发光散射检测器	气相色谱仪	顶空进样器	原子吸收分光光度计	铂坩埚	用到的对照品	特殊检查方法	特殊检查仪器
63	月桂酰聚氧乙烯(8)甘油酯	红外分光光度计			薄层色谱法				气相色谱仪	顶空进样器			月桂酰聚氧乙烯(8)甘油酯,N-N-二甲基乙酰胺,环一氧乙烷,1,3-丁二醇,二甘醇,乙二醇,三甘醇,癸酸甲酯,辛酸甲酯,月桂酸甲酯,肉豆蔻酸甲酯,棕榈酸甲酯,硬脂酸甲酯		
64	月桂酰聚氧乙烯(12)甘油酯	红外分光光度计			薄层色谱法				气相色谱仪	顶空进样器			月桂酰聚氧乙烯(12)甘油酯,N-N-二甲基乙酰胺,环氧乙烷,1,3-丁二醇,乙二醇,三甘醇,癸酸甲酯,辛酸甲酯,月桂酸甲酯,肉豆蔻酸甲酯,棕榈酸甲酯,硬脂酸甲酯		
65	玉米朊													电泳法(鉴别)	

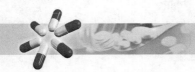

续表

序号	辅料名称	红外分光光度计	紫外可见分光光度计	高效液相色谱仪	薄层色谱法	紫外光灯	示差折光检测器	蒸发光散射检测器	气相色谱仪	顶空进样器	原子吸收分光光度计	铂坩埚	用到的对照品	特殊检查方法	特殊检查仪器
66	月桂酰聚氧乙烯(32)甘油油酯	红外分光光度计											月桂酰聚氧乙烯(32)甘油油酯,N-N-二甲基乙酰胺,二氧六环,环氧乙烷,1,3-丁二醇,乙二醇,三甘二醇,辛酸甲酯,癸酸甲酯,月桂酸甲酯,肉豆蔻酸甲酯,棕榈酸甲酯,硬脂酸甲酯		
67	玉米油				薄层色谱法				气相色谱仪	顶空进样器			肉豆蔻酸甲酯,棕榈酸甲酯,棕榈油酸甲酯,硬脂酸甲酯,油酸甲酯,亚油酸甲酯,亚麻酸甲酯,花生酸甲酯,二十碳烯酸甲酯,山萮酸甲酯,二十二碳烯酸甲酯,二十四烷酸甲酯	甾醇组成(供注射用)、甲氨基苯胺值(供注射用)	
68	玉米淀粉														

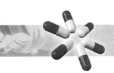

续表

序号	辅料名称	红外分光光度计	紫外可见外分光光度计	高效液相色谱仪	薄层色谱法	紫外光灯	示差折光检测器	蒸发光散射检测器	气相色谱仪	顶空进样器	原子吸收分光光度计	铂坩埚	用到的对照品	特殊检查方法	特殊检查仪器
69	正丁醇	红外分光光度计							气相色谱仪				二丁醚、2-丁醇、异丁醇、正丁醇		
70	甘油	红外分光光度计	紫外可见外分光光度计						气相色谱仪				二甘醇、乙二醇、1,2-丙二醇、正丁醇、甘油		
71	甘油(供注射用)	红外分光光度计	紫外可见外分光光度计						气相色谱仪				二甘醇、乙二醇、1,2-丙二醇、正丁醇、甘油	细菌内毒素	
72	甘油三乙酯	红外分光光度计													
73	甘油磷酸钙	红外分光光度计			薄层色谱法								磷酸二氢钾		
74	甘氨酸	红外分光光度计	紫外可见外分光光度计										甘氨酸、丙氨酸	细菌内毒素(供注射用)	
75	可可脂								气相色谱仪				棕榈酸甲酯、硬脂酸甲酯、油酸甲酯、亚油酸甲酯、亚麻酸甲酯、花生酸甲酯		
76	可压性蔗糖	红外分光光度计													

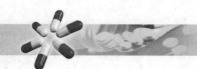

续表

序号	辅料名称	红外分光光度计	紫外可见分光光度计	高效液相色谱仪	薄层色谱法	紫外光灯	示差折光检测器	蒸发光散射检测器	气相色谱仪	顶空进样器	原子吸收分光光度计	铂坩埚	用到的对照品	特殊检查方法	特殊检查仪器
77	可溶性淀粉														G4玻璃垂熔坩埚
78	丙二醇	红外分光光度计							气相色谱仪				一缩二乙二醇(二甘醇)、一缩二丙二醇、二缩三丙二醇、环氧丙烷、丙二醇		
79	丙二醇(供注射用)	红外分光光度计							气相色谱仪				一缩二乙二醇(二甘醇)、一缩二丙二醇、二缩三丙二醇、环氧丙烷、丙二醇	细菌内毒素	
80	丙交酯乙交酯共聚物(5050)(供注射用)	红外分光光度计							气相色谱仪				乙酸丁酯、丙交酯、乙交酯、甲醇、丙酮、二氯甲烷、甲苯	核磁共振波谱法、残留溶剂测定法、电感耦合等离子体原子发射光谱法、细菌内毒素	
81	丙交酯乙交酯共聚物(7525)(供注射用)	红外分光光度计							气相色谱仪				乙酸丁酯、丙交酯、乙交酯、甲醇、丙酮、二氯甲烷、甲苯	核磁共振波谱法、残留溶剂测定法、电感耦合等离子体原子发射光谱法、细菌内毒素	

续表

序号	辅料名称	红外分光光度计	紫外可见外分光光度计	高效液相色谱仪	薄层色谱法	紫外灯	示差折光检测器	蒸发光散射检测器	气相色谱仪	顶空进样器	原子吸收分光光度计	铂坩埚	用到的对照品	特殊检查方法	特殊检查仪器
82	丙交酯乙交酯乙酯共聚物（8515）（供注射用）	红外分光光度计							气相色谱仪				乙酸丁酯、丙交酯、乙交酯、甲醇、乙酯、丙酮、二氯甲烷、甲苯	核磁共振波谱法、残留溶剂测定法、电感耦合等离子体原子发射光谱法、细菌内毒素	
83	丙氨酸	红外分光光度计		高效液相色谱仪	薄层色谱法								丙氨酸、甘氨酸	细菌内毒素（供注射用）	
84	丙烯酸乙酯-甲基丙烯酸甲酯共聚物水分散体	红外分光光度计		高效液相色谱仪									丙烯酸乙酯、甲基丙烯酸甲酯		
85	丙酸		紫外可见外分光光度计												
86	石蜡														
87	卡波姆共聚物	红外分光光度计		高效液相色谱仪					气相色谱仪	顶空进样器			乙酸乙酯、环己烷、丙烯酸	残留溶剂测定法	
88	卡波姆均聚物	红外分光光度计		高效液相色谱仪					气相色谱仪	顶空进样器			乙酸乙酯、环己烷、丙烯酸	残留溶剂测定法	
89	卡波姆间聚物	红外分光光度计		高效液相色谱仪					气相色谱仪	顶空进样器			乙酸乙酯、环己烷、丙烯酸	残留溶剂测定法	

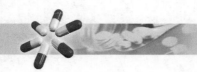

续表

序号	辅料名称	红外分光光度计	紫外可见外分光光度计	高效液相色谱仪	薄层色谱法	紫外光灯	示差折光检测器	蒸发光散射检测器	气相色谱仪	顶空进样器	原子吸收分光光度计	铂坩埚	用到的对照品	特殊检查方法	特殊检查仪器
90	甲基纤维素	红外分光光度计												甲氧基、乙氧基与羟丙氧基测定法	
91	四氟乙烷（供外用气雾剂用）	红外分光光度计							气相色谱仪				1,1,1,2-四氟乙烷		
92	白凡士林	红外分光光度计	紫外可见外分光光度计										萘		
93	白陶土														
94	白蜂蜡														
95	瓜尔胶			高效液相色谱仪	薄层色谱法		示差折光检测器						半乳糖、甘露糖		
96	对氯苯酚														
97	共聚维酮	红外分光光度计	紫外可见外分光光度计	高效液相色谱仪	薄层色谱法	紫外光灯							乙醛合氨三聚体、N-乙烯基吡咯烷酮、乙酸乙烯酯、2-吡咯烷酮、水、杨醛吖嗪		4号垂熔坩埚
98	亚硫酸氢钠				薄层色谱法										
99	西曲溴铵												西曲溴铵		

续表

序号	辅料名称	红外分光光度计	紫外可见外分光光度计	高效液相色谱仪	薄层色谱法	紫外光灯	示差折光检测器	蒸发光散射检测器	气相色谱仪	顶空进样器	原子吸收分光光度计	铂坩埚	用到的对照品	特殊检查方法	特殊检查仪器
100	西黄蓍胶	红外分光光度计			薄层色谱法								阿拉伯糖,鼠李糖,木糖,羊乳糖		
101	肉豆蔻酸	红外分光光度计							气相色谱仪		原子吸收分光光度计		肉豆蔻酸		
102	肉豆蔻酸异丙酯								气相色谱仪				肉豆蔻酸异丙酯		
103	色氨酸	红外分光光度计	紫外可见外分光光度计		薄层色谱法								色氨酸,酪氨酸	细菌内毒素（供注射用）	
104	交联羧甲纤维素钠		紫外可见外分光光度计	高效液相色谱仪									乙醇酸		
105	交联聚维酮	红外分光光度计	紫外可见外分光光度计										N-乙烯-2-吡咯烷酮		
106	冰醋酸								气相色谱仪	顶空进样器			乙醛	残留溶剂测定法	
107	羊毛脂														
108	异丙酮	红外分光光度计							气相色谱仪				2-丁醇		
109	红氧化铁										原子吸收分光光度计				
110	纤维醋法醋	红外分光光度计													

续表

序号	辅料名称	红外分光光度计	紫外可见外分光光度计	高效液相色谱仪	薄层色谱法	紫外光灯	示差折光检测器	蒸发光散射检测器	气相色谱仪	顶空进样器	原子吸收分光光度计	铂坩埚	用到的对照品	特殊检查方法	特殊检查仪器
111	麦芽酚	红外分光光度计	紫外可见外分光光度计										麦芽酚		
112	麦芽糊精												无水葡萄糖		
113	麦芽糖			高效液相色谱仪									麦芽糖、葡萄糖、麦芽三糖		
114	麦芽糖醇	红外分光光度计		高效液相色谱仪			示差折光检测器						麦芽糖醇、山梨醇		
115	壳聚糖	红外分光光度计														NDJ-1型旋转式黏度计
116	花生油												肉豆蔻酸甲酯、棕榈酸甲酯、棕榈油酸甲酯、硬脂酸甲酯、油酸甲酯、亚油酸甲酯、亚麻酸甲酯、花生酸甲酯、二十碳烯酸甲酯、二十四烷酸甲酯		3号或4号垂式熔玻璃
117	低取代羟丙纤维素													甲氧基、乙氧基与羟丙氧基测定法	

续表

序号	辅料名称	红外分光光度计	紫外可见分光光度计	高效液相色谱仪	薄层色谱法	紫外灯	示差折光检测器	蒸发光散射检测器	气相色谱仪	顶空进样器	原子吸收分光光度计	铂坩埚	用到的对照品	特殊检查方法	特殊检查仪器
118	伽马环糊精	红外分光光度计	紫外可见分光光度计	高效液相色谱仪			示差折光检测器						阿尔法环糊精、倍他环糊精、伽马环糊精		
119	谷氨酸钠	红外分光光度计			薄层色谱法								谷氨酸钠、门冬氨酸	细菌内毒素（供注射用）	
120	肠溶明胶空心胶囊														
121	辛酸								气相色谱仪						
122	辛酸钠	红外分光光度计							气相色谱仪				辛酸	细菌内毒素（供注射用）	
123	间甲酚	红外分光光度计							气相色谱仪				间甲酚、邻甲酚、对甲酚、苯酚		
124	没食子酸	红外分光光度计		高效液相色谱仪									没食子酸		
125	没食子酸丙酯	红外分光光度计		高效液相色谱仪									没食子酸丙酯、没食子酸		
126	尿素	红外分光光度计													
127	阿尔法环糊精	红外分光光度计	紫外可见分光光度计	高效液相色谱仪			示差折光检测器						阿尔法环糊精、倍他环糊精、伽马环糊精		垂熔玻璃坩埚

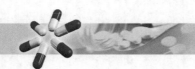

续表

序号	辅料名称	红外分光光度计	紫外可见分光光度计	高效液相色谱仪	薄层色谱法	紫外光灯	示差折光检测器	蒸发光散射检测器	气相色谱仪	顶空进样器	原子吸收分光光度计	铂坩埚	用到的对照品	特殊检查方法	特殊检查仪器
128	阿司帕坦	红外分光光度计	紫外可见分光光度计	高效液相色谱仪									5-苄基-3,6-二氧-2-哌嗪乙酸,L-苯丙氨酸-5-苄基-3,6-二氧-2-哌嗪乙酸		
129	阿拉伯半乳聚糖				薄层色谱法								阿拉伯糖、半乳糖		
130	阿拉伯胶				薄层色谱法								阿拉伯糖、半乳糖、葡萄糖、鼠李糖、木糖		
131	阿拉伯胶喷干粉				薄层色谱法								阿拉伯糖、半乳糖、葡萄糖、鼠李糖、木糖		
132	纯化水														
133	环甲基硅酮	红外分光光度计							气相色谱仪				环甲基硅酮4,环甲基硅酮5,环甲基硅酮6		
134	环拉酸钠	红外分光光度计	紫外可见分光光度计										环己胺		
135	苯扎氯铵		紫外可见分光光度计												

续表

序号	辅料名称	红外分光光度计	紫外可见外分光光度计	高效液相色谱仪	薄层色谱法	紫外光灯	示差折光检测器	蒸发光散射检测器	气相色谱仪	顶空进样器	原子吸收分光光度计	铂坩埚	用到的对照品	特殊检查方法	特殊检查仪器
136	苯扎溴铵	红外分光光度计													
137	苯甲酸	红外分光光度计	紫外可见外分光光度计												
138	苯甲酸钠	红外分光光度计		高效液相色谱仪									苯甲酸钠		
139	苯甲醇	红外分光光度计	紫外可见外分光光度计						气相色谱仪				苯甲醛、苯甲醇	细菌内毒素（供注射用）	
140	苯氧乙醇	红外分光光度计	紫外可见外分光光度计						气相色谱仪	顶空进样器			环氧乙烷、二氧六环、苯氧乙醇		
141	DL-苹果酸	红外分光光度计		高效液相色谱仪									富马酸、马来酸		4号垂熔玻璃坩埚
142	L-苹果酸	红外分光光度计		高效液相色谱仪									富马酸、马来酸、L-苹果酸		
143	松香				薄层色谱法										
144	果胶		紫外可见外分光光度计						气相色谱仪	顶空进样器			果糖、乳糖、半乳糖、甲醇、乙醇、异丙醇		4号垂熔玻璃坩埚
145	果糖	红外分光光度计	紫外可见外分光光度计											无菌（供无菌分装用）	3号垂熔玻璃坩埚

续表

序号	辅料名称	红外分光光度计	紫外可见外分光光度计	高效液相色谱仪	薄层色谱法	紫外光灯	示差折光检测器	蒸发光散射检测器	气相色谱仪	顶空进样器	原子吸收分光光度计	铂坩埚	用到的对照品	特殊检查方法	特殊检查仪器
146	明胶空心胶囊			高效液相色谱仪									羟苯甲酯、羟苯乙酯、羟苯丙酯、羟苯丁酯、环苯乙烷		
147	依地酸二钠	红外分光光度计		高效液相色谱仪					气相色谱仪	顶空进样器	原子吸收分光光度计		氨基三乙酸		
148	依地酸钙钠	红外分光光度计		高效液相色谱仪									氨基三乙酸		
149	乳糖	红外分光光度计	紫外可见外分光光度计	高效液相色谱仪									乳糖、蔗糖		
150	单双硬脂酸甘油酯			高效液相色谱仪	薄层色谱法	紫外光灯	示差折光检测器				原子吸收分光光度计		单双硬脂酸甘油酯、甘油、棕榈酸甲酯、硬脂酸甲酯、油	分子排阻色谱法	
151	单亚油酸甘油酯			高效液相色谱仪	薄层色谱法	紫外光灯	示差折光检测器		气相色谱仪				单亚油酸甘油酯、甘油、棕榈酸甲酯、亚油酸甲酯、亚麻酸甲酯、花生酸甲酯、二十碳烯酸甲酯	分子排阻色谱法	

续表

序号	辅料名称	红外分光光度计	紫外可见外分光光度计	高效液相色谱仪	薄层色谱法	紫外光灯	示差折光检测器	蒸发光散射检测器	气相色谱仪	顶空进样器	原子吸收分光光度计	铂坩埚	用到的对照品	特殊检查方法	特殊检查仪器
152	单油酸甘油酯			高效液相色谱仪	薄层色谱法	紫外光灯	示差折光检测器		气相色谱仪				单油酸甘油酯、甘油、棕榈酸甲酯、硬脂酸甲酯、油酸甲酯、亚油酸甲酯、亚麻酸甲酯、花生酸甲酯、二十碳烯酸甲酯	分子排阻色谱法	
153	单硬脂酸乙二醇酯			高效液相色谱仪			示差折光检测器		气相色谱仪				单硬脂酸乙二醇酯、乙二醇、硬脂酸甲酯、棕榈酸甲酯	分子排阻色谱法	
154	单糖浆														
155	油酰聚氧乙烯甘油酯				薄层色谱法				气相色谱仪	顶空进样器			环氧乙烷、二氧六环、棕榈酸甲酯、硬脂酸甲酯、油酸甲酯、亚油酸甲酯、亚麻酸甲酯、花生酸甲酯、花生烯酸甲酯、桐酸甲酯		
156	油酸乙酯								气相色谱仪				油酸乙酯、棕榈酸乙酯、亚油酸乙酯、硬脂酸乙酯		

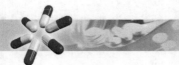 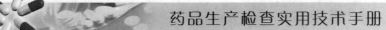

续表

序号	辅料名称	红外分光光度计	紫外可见外分光光度计	高效液相色谱仪	薄层色谱法	紫外光灯	示差折光检测器	蒸发光散射检测器	气相色谱仪	顶空进样器	原子吸收分光光度计	铂坩埚	用到的对照品	特殊检查方法	特殊检查仪器
157	油酸山梨坦				薄层色谱法				气相色谱仪				异山梨醇、1,4-去水山梨醇、肉豆蔻酸甲酯、棕榈酸甲酯、硬脂酸甲酯、油酸甲酯、亚油酸甲酯、亚麻酸甲酯		
158	油酸钠				薄层色谱法				气相色谱仪	顶空进样器	原子吸收分光光度计		dl-α-生育酚、油酸钠、葵酸甲酯、月桂酸甲酯、肉豆蔻酸甲酯、棕榈酸甲酯、硬脂酸甲酯、油酸甲酯、亚油酸甲酯、亚麻酸甲酯	火焰光度法、残留溶剂测定法	
159	泊洛沙姆188	红外分光光度计							气相色谱仪	顶空进样器			环氧乙烷、环氧丙烷、1,4-二氧六环、1,3-丁二醇、乙二醇、二甘醇、三甘醇、三羟基基甲基苯	细菌内毒素（供注射用）	

续表

序号	辅料名称	红外分光光度计	紫外可见外分光光度计	高效液相色谱仪	薄层色谱法	紫外光灯	示差折光检测器	蒸发光散射检测器	气相色谱仪	顶空进样器	原子吸收分光光度计	铂坩埚	用到的对照品	特殊检查方法	特殊检查仪器
160	泊洛沙姆407	红外分光光度计							气相色谱仪	顶空进样器			环氧乙烷、环氧丙烷、1,4-二氧六环、1,3-丁二醇、乙二醇、二甘醇、三甘醇、三丁基羟基甲苯		
161	组氨酸	红外分光光度计			薄层色谱法								组氨酸、脯氨酸	细菌内毒素（供注射用）	
162	枸橼酸	红外分光光度计									原子吸收分光光度计				
163	枸橼酸三乙酯	红外分光光度计							气相色谱仪				N,N-二甲基甲酰胺、枸橼酸三乙酯、乙酰枸橼酸三乙酯		
164	枸橼酸三正丁酯	红外分光光度计							气相色谱仪				枸橼酸三正丁酯、乙酰枸橼酸三丁酯		
165	枸橼酸钠														
166	轻质氧化镁														
167	轻质液状石蜡		紫外可见外分光光度计												

续表

序号	辅料名称	红外分光光度计	紫外可见外分光光度计	高效液相色谱仪	薄层色谱法	紫外光灯	示差折光检测器	蒸发光散射检测器	气相色谱仪	顶空进样器	原子吸收分光光度计	铂坩埚	用到的对照品	特殊检查方法	特殊检查仪器
168	氢化大豆油								气相色谱仪		原子吸收分光光度计		肉豆蔻酸甲酯、棕榈酸甲酯、硬脂酸甲酯、油酸甲酯、亚油酸甲酯、亚麻酸甲酯、花生酸甲酯、二十二碳烷酸甲酯		
169	氢化蓖麻油								气相色谱仪		原子吸收分光光度计		棕榈酸甲酯、硬脂酸甲酯、花生酸甲酯、12-氧硬脂酸甲酯、12-羟基硬脂酸甲酯		
170	氢氧化钠														
171	氢氧化钾										原子吸收分光光度计				
172	氢氧化铝										原子吸收分光光度计				
173	氢氧化镁										原子吸收分光光度计				
174	香草醛	红外分光光度计							气相色谱仪				香草醛		

续表

序号	辅料名称	红外分光光度计	紫外可见分光光度计	高效液相色谱仪	薄层色谱法	紫外光灯	示差折光检测器	蒸发光散射检测器	气相色谱仪	顶空进样器	原子吸收分光光度计	铂坩埚	用到的对照品	特殊检查方法	特殊检查仪器
175	胆固醇	红外分光光度计		高效液相色谱仪	薄层色谱法			蒸发光散射检测器					胆固醇		
176	亮氨酸	红外分光光度计	紫外可见外分光光度计		薄层色谱法								亮氨酸、缬氨酸	细菌内毒素（供注射用）	
177	活性炭（供注射用）					紫外光灯							奎宁	细菌内毒素	
178	浓氨溶液		紫外可见外分光光度计												
179	盐酸														
180	桉油精				薄层色谱法					气相色谱仪				桉油精、樟脑、1,4-桉油醇、柠檬烯		
181	氧化钙														
182	氧化锌											原子吸收分光光度计				
183	氧化镁														
184	氨丁三醇	红外分光光度计			薄层色谱法								氨丁三醇	细菌内毒素（供注射用）	4号垂熔玻璃坩埚

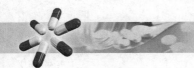

续表

序号	辅料名称	红外分光光度计	紫外可见外分光光度计	高效液相色谱仪	薄层色谱法	紫外光灯	示差折光检测器	蒸发光散射检测器	气相色谱仪	顶空进样器	原子吸收分光光度计	铂坩埚	用到的对照品	特殊检查方法	特殊检查仪器
185	倍他环糊精	红外分光光度计	紫外可见外分光光度计	高效液相色谱仪			示差折光检测器						环己烷、乙烯、甲苯、阿尔法环糊精、倍他环糊精、伽马环糊精		
186	胶态二氧化硅								气相色谱仪	顶空进样器		铂坩埚			
187	明胶用胶囊		紫外可见外分光光度计		薄层色谱法						原子吸收分光光度计			电感耦合等离子体质谱法、凝冻度(仅限硬胶囊)	
188	粉状纤维素														
189	烟酰胺	红外分光光度计	紫外可见外分光光度计		薄层色谱法										
190	烟酸	红外分光光度计	紫外可见外分光光度计		薄层色谱法	紫外光灯							烟酸		
191	DL-酒石酸	红外分光光度计											3-氯基吡啶		
192	L(+)-酒石酸	红外分光光度计													

续表

序号	辅料名称	红外分光光度计	紫外可见外分光光度计	高效液相色谱仪	薄层色谱法	紫外光灯	示差折光检测器	蒸发光散射检测器	气相色谱仪	顶空进样器	原子吸收分光光度计	铂坩埚	用到的对照品	特殊检查方法	特殊检查仪器
193	酒石酸钠														
194	海藻酸														
195	海藻酸钠										原子吸收分光光度计				
196	海藻糖	红外分光光度计	紫外可见外分光光度计	高效液相色谱仪									麦芽三糖、葡萄糖、海藻糖	细菌内毒素(供注射用)	
197	预胶化羟丙基淀粉								气相色谱仪				1,2-丙二醇	甲氧基、乙氧基与羟丙氧基测定法	
198	预胶化淀粉														
199	黄凡士林	红外分光光度计	紫外可见外分光光度计										萘		
200	黄原胶		紫外可见外分光光度计						气相色谱仪	顶空进样器			2,4-二硝基苯肼、丙酮酸	残留溶剂测定法	
201	黄氧化铁										原子吸收分光光度计				
202	硅酸镁铝													X射线衍射法、电感耦合等离子体原子发射光谱法	

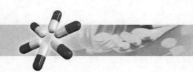

续表

序号	辅料名称	红外分光光度计	紫外可见外分光光度计	高效液相色谱仪	薄层色谱法	紫外光灯	示差折光检测器	蒸发光散射检测器	气相色谱仪	顶空进样器	原子吸收分光光度计	铂坩埚	用到的对照品	特殊检查方法	特殊检查仪器
203	硅酸钙										原子吸收分光光度计		枸橼酸	钠、铅、镉、砷、汞、铜测定法	
204	硅藻土														
205	甜菊糖苷		紫外可见外分光光度计		薄层色谱法				气相色谱仪	顶空进样器	原子吸收分光光度计		甜菊苷	残留溶剂测定法	
206	脱氢醋酸	红外分光光度计										铂坩埚			
207	脱氧胆酸钠	红外分光光度计													
208	羟乙纤维素								气相色谱仪	顶空进样器			环氧乙烷		
209	羟丙甲纤维素													甲氧基与羟丙氧基测定法	1号垂熔玻璃坩埚
210	羟丙甲纤维素邻苯二甲酸酯	红外分光光度计		高效液相色谱仪					气相色谱仪	顶空进样器			邻苯二甲酸	甲氧基与羟丙氧基测定、残留溶剂测定法	
211	羟丙纤维素								气相色谱仪	顶空进样器				甲氧基与羟丙氧基测定法、残留溶剂测定法	

续表

序号	辅料名称	红外分光光度计	紫外可见外分光光度计	高效液相色谱仪	薄层色谱法	紫外光灯	示差折光检测器	蒸发光散射检测器	气相色谱仪	顶空进样器	原子吸收分光光度计	铂坩埚	用到的对照品	特殊检查方法	特殊检查仪器
212	羟丙甲纤维素空心胶囊														
213	羟丙基倍他环糊精	红外分光光度计		高效液相色谱仪			示差折光检测器		气相色谱仪				倍他环糊精、1,2-丙二醇、N,N-二甲基乙酰胺	甲氧基、乙氧基与羟丙氧基测定法	
214	羟丙基淀粉空心胶囊														
215	羟苯乙酯	红外分光光度计	紫外可见外分光光度计	高效液相色谱仪									对羟基苯甲酸、羟苯乙酯		
216	羟苯丁酯	红外分光光度计	紫外可见外分光光度计	高效液相色谱仪									对羟基苯甲酸甲酯、羟苯乙酯、羟苯丁酯		
217	羟苯丙酯	红外分光光度计	紫外可见外分光光度计	高效液相色谱仪									对羟基苯甲酸、羟苯甲酯、羟苯乙酯、羟苯丁酯		
218	羟苯丙酯钠			高效液相色谱仪									羟苯丙酯、羟基苯甲酸		

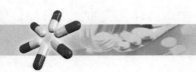

续表

序号	辅料名称	红外分光光度计	紫外可见外分光光度计	高效液相色谱仪	薄层色谱法	紫外光灯	示差折光检测器	蒸发光散射检测器	气相色谱仪	顶空进样器	原子吸收分光光度计	铂坩埚	用到的对照品	特殊检查方法	特殊检查仪器
219	羟苯甲酯	红外分光光度计	紫外可见外分光光度计	高效液相色谱仪									对羟基苯甲酸、羟苯乙酯		
220	羟苯甲酯钠	红外分光光度计	紫外可见外分光光度计	高效液相色谱仪									羟苯甲酯、对羟基苯甲酸		
221	羟苯苄酯			高效液相色谱仪	薄层色谱法								对羟基苯甲丁酯、羟苯苄酯		
222	混合脂肪酸甘油酯（硬酯）				薄层色谱法										
223	液状石蜡														
224	淀粉水解葡萄糖												葡萄糖		
225	蛋黄卵磷脂			高效液相色谱仪	薄层色谱法				气相色谱仪	顶空进样器			棕榈酸、甘油三酸脂、胆固醇、棕榈酸、磷脂酰乙醇胺、磷脂酰肌醇、溶血磷脂酰胆碱、蛋黄磷脂酰胆碱、鞘磷脂、融血磷脂酰胆碱	残留溶剂测定法	

续表

序号	辅料名称	红外分光光度计	紫外可见外分光光度计	高效液相色谱仪	薄层色谱法	紫外光灯	示差折光检测器	蒸发光散射检测器	气相色谱仪	顶空进样器	原子吸收分光光度计	铂坩埚	用到的对照品	特殊检查方法	特殊检查仪器
226	蛋黄卵磷脂（供注射用）			高效液相色谱仪	薄层色谱法								棕榈酸、甘油三酸酯、胆固醇、棕榈酸、磷脂酰乙醇胺、磷脂酰肌醇、溶血磷脂酰乙醇胺、蛋黄磷脂酰胆碱、鞘磷脂、融血磷脂酰胆碱	残留溶剂测定法、细菌内毒素	
227	维生素E琥珀酸聚乙二醇酯								气相色谱仪	顶空进样器			α-生育酚		
228	琥珀酸	红外分光光度计													
229	琼脂														
230	葡甲胺	红外分光光度计	紫外可见外分光光度计	高效液相色谱仪			示差折光检测器								3号垂熔玻璃坩埚
231	葡萄糖二酸钙	红外分光光度计													
232	椰子油														

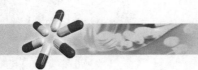

续表

序号	辅料名称	红外分光光度计	紫外可见外分光光度计	高效液相色谱仪	薄层色谱法	紫外光灯	示差折光检测器	蒸发光散射检测器	气相色谱仪	顶空进样器	原子吸收分光光度计	铂坩埚	用到的对照品	特殊检查方法	特殊检查仪器
233	棕氧化铁	红外分光光度计														
234	棕榈山梨坦				薄层色谱法				气相色谱仪				异山梨醇、1,4-去水山梨醇、棕榈酸甲酯、硬脂酸甲酯		
235	棕榈酸								气相色谱仪		原子吸收分光光度计		肉豆蔻酸、棕榈酸、硬脂酸		
236	棕榈酸异丙酯				薄层色谱法				气相色谱仪				棕榈酸异丙酯、肉豆蔻酸异丙酯、棕榈酸异丙酯		
237	硬酯山梨坦								气相色谱仪				异山梨醇、1,4-去水山梨醇、棕榈酸甲酯、硬脂酸甲酯		
238	硬脂富马酸钠	红外分光光度计							气相色谱仪	顶空进样器			硬脂富马酸钠	残留溶剂测定法	
239	硬脂酸								气相色谱仪		原子吸收分光光度计		硬脂酸、棕榈酸		
240	硬脂酸钙								气相色谱仪		原子吸收分光光度计		棕榈酸甲酯、硬脂酸甲酯		
241	硬脂酸锌										原子吸收分光光度计				

续表

序号	辅料名称	红外分光光度计	紫外可见分光光度计	高效液相色谱仪	薄层色谱法	紫外光灯	示差折光检测器	蒸发光散射检测器	气相色谱仪	顶空进样器	原子吸收分光光度计	铂坩埚	用到的对照品	特殊检查方法	特殊检查仪器
242	硬脂酸聚烃氧(40)酯								气相色谱仪						
243	硬脂酸镁								气相色谱仪		原子吸收分光光度计		棕榈酸甲酯、硬脂酸甲酯		
244	硝酸钾										原子吸收分光光度计				
245	硫酸														
246	硫酸钙													钙盐、镁盐、铁盐(供注射用)	
247	硫酸钠													镁盐、铁盐(供注射用)	
248	硫酸钠十水合物														
249	硫酸铝														
250	硫酸铵														
251	硫酸氢噻嗪	红外分光光度计													
252	紫氧化铁										原子吸收分光光度计				4号垂熔坩埚

续表

序号	辅料名称	红外分光光度计	紫外可见外分光光度计	高效液相色谱仪	薄层色谱法	紫外光灯	示差折光检测器	蒸发光散射检测器	气相色谱仪	顶空进样器	原子吸收分光光度计	铂坩埚	用到的对照品	特殊检查方法	特殊检查仪器
253	黑氧化铁										原子吸收分光光度计				4号垂熔坩埚
254	氧化钙														
255	氯化钠(供注射用)		紫外可见外分光光度计											铝盐(血液透析)	
256	氯化钾		紫外可见外分光光度计											铁盐(供制备血液透析溶液用)(荧光分光度法)	
257	氯化镁		紫外可见外分光光度计											荧光分光光度法、铝盐(血液透析)	
258	氯甲酚								气相色谱仪					邻甲酚、间甲酚	
259	稀盐酸														
260	稀醋酸														
261	稀磷酸														
262	焦亚硫酸钠														
263	焦糖		紫外可见外分光光度计	高效液相色谱仪							原子吸收分光光度计		4-甲基咪唑		

续表

序号	辅料名称	红外分光光度计	紫外可见外分光光度计	高效液相色谱仪	薄层色谱法	紫外光灯	示差折光检测器	蒸发光散射检测器	气相色谱仪	顶空进样器	原子吸收分光光度计	铂坩埚	用到的对照品	特殊检查方法	特殊检查仪器
264	普鲁兰多糖空心胶囊	红外分光光度计													
265	滑石粉	红外分光光度计									原子吸收分光光度计	铂坩埚			
266	富马酸	红外分光光度计		高效液相色谱仪									富马酸、马来酸		
267	酪氨酸	红外分光光度计	紫外可见外分光光度计		薄层色谱法								酪氨酸、苯丙氨酸	细菌内毒素（供注射用）	
268	硼砂														
269	硼酸														
270	微晶纤维素														
271	微晶纤维素胶态二氧化硅共处理物														
272	微晶蜡														
273	腺嘌呤	红外分光光度计			薄层色谱法	紫外光灯						铂坩埚	腺嘌呤、阿糖腺苷		
274	羧甲纤维素钙														

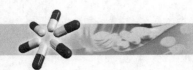

续表

序号	辅料名称	红外分光光度计	紫外可见外分光光度计	高效液相色谱仪	薄层色谱法	紫外光灯	示差折光检测器	蒸发光散射检测器	气相色谱仪	顶空进样器	原子吸收分光光度计	铂坩埚	用到的对照品	特殊检查方法	特殊检查仪器
275	羧甲纤维素钠		紫外可见外分光光度计										2,7-二羟基萘		
276	羧甲淀粉钠		紫外可见外分光光度计										2,7-二羟基萘	离子色谱法	激光散射粒度分布仪
277	聚乙二醇300(供注射用)		紫外可见外分光光度计				示差折光检测器		气相色谱仪	顶空进样器			邻苯二甲酐,1,3-丁二醇,二氧六环,二氧乙烷,乙二醇三醇,二甘醇,聚乙二醇200,聚乙二醇400,聚乙二醇600,聚乙二醇1000,聚乙二醇4000	细菌内毒素,分子排阻色谱法	
278	聚乙二醇400		紫外可见外分光光度计				示差折光检测器		气相色谱仪	顶空进样器			邻苯二甲酐,1,3-丁二醇,二氧六环,二氧乙烷,乙二醇三醇,二甘醇,聚乙二醇200,聚乙二醇400,聚乙二醇600,聚乙二醇1000,聚乙二醇4000	分子排阻色谱法	

续表

序号	辅料名称	红外分光光度计	紫外可见外分光光度计	高效液相色谱仪	薄层色谱法	紫外光灯	示差折光检测器	蒸发光散射检测器	气相色谱仪	顶空进样器	原子吸收分光光度计	铂坩埚	用到的对照品	特殊检查方法	特殊检查仪器
279	聚乙二醇400(供注射用)		紫外可见外分光光度计				示差折光检测器		气相色谱仪	顶空进样器			邻苯二甲酐、1,3-丁二醇、二氧六环,环氧乙烷,三甘醇,聚乙二醇200,聚乙二醇400,聚乙二醇600,聚乙二醇1000,聚乙二醇4000	细菌内毒素,分子排阻色谱法	
280	聚乙二醇600		紫外可见外分光光度计				示差折光检测器		气相色谱仪	顶空进样器			邻苯二甲酐、1,3-丁二醇、二氧六环,环氧乙烷,三甘醇,聚乙二醇200,聚乙二醇400,聚乙二醇600,聚乙二醇1000,聚乙二醇4000	分子排阻色谱法	
281	聚乙二醇1000		紫外可见外分光光度计				示差折光检测器		气相色谱仪	顶空进样器			邻苯二甲酐、1,3-丁二醇、二氧六环,环氧乙烷,三甘醇,聚乙二醇400,聚乙二醇600,聚乙二醇1000,聚乙二醇4000,聚乙二醇7000	分子排阻色谱法	

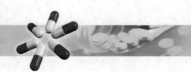
续表

序号	辅料名称	红外分光光度计	紫外可见外分光光度计	高效液相色谱仪	薄层色谱法	紫外光灯	示差折光检测器	蒸发光散射检测器	气相色谱仪	顶空进样器	原子吸收分光光度计	铂坩埚	用到的对照品	特殊检查方法	特殊检查仪器
282	聚乙二醇1500		紫外可见外分光光度计				示差折光检测器		气相色谱仪	顶空进样器			邻苯二甲酐、1,3-丁二醇、二氧六环、环氧乙烷、乙二醇、二甘醇、聚乙二醇400、聚乙二醇600、聚乙二醇1000、聚乙二醇4000、聚乙二醇7000	分子排阻色谱法	
283	聚乙二醇4000		紫外可见外分光光度计				示差折光检测器		气相色谱仪	顶空进样器			邻苯二甲酐、1,3-丁二醇、二氧六环、环氧乙烷、乙二醇、二甘醇、聚乙二醇600、聚乙二醇1000、聚乙二醇4000、聚乙二醇7000、聚乙二醇10000	分子排阻色谱法	
284	聚乙二醇6000		紫外可见外分光光度计				示差折光检测器		气相色谱仪	顶空进样器			邻苯二甲酐、1,3-丁二醇、二氧六环、环氧乙烷、乙二醇、二甘醇、聚乙二醇1000、聚乙二醇4000、聚乙二醇7000、聚乙二醇10000、聚乙二醇13000	分子排阻色谱法	

续表

序号	辅料名称	红外分光光度计	紫外可见分光光度计	高效液相色谱仪	薄层色谱法	紫外光灯	示差折光检测器	蒸发光散射检测器	气相色谱仪	顶空进样器	原子吸收光谱计	铂坩埚	用到的对照品	特殊检查方法	特殊检查仪器
285	聚乙烯醇	红外分光光度计							气相色谱仪	顶空进样器				残留溶剂测定法	
286	聚山梨酯20								气相色谱仪	顶空进样器			1,3-丁二醇、乙二甘醇、环己烷、二氧六环、己二酸甲酯、葵酸辛酸甲酯、月桂酸甲酯、肉都酸甲酯、棕榈酸甲酯、硬脂酸甲酯、油酸甲酯、亚油酸甲酯		
287	聚山梨酯40								气相色谱仪	顶空进样器			1,3-丁二醇、乙二甘醇、环己烷、二氧六环、棕榈酸甲酯、硬脂酸甲酯		
288	聚山梨酯60								气相色谱仪	顶空进样器			1,3-丁二醇、乙二甘醇、环己烷、二氧六环、棕榈酸甲酯、硬脂酸甲酯		

续表

序号	辅料名称	红外分光光度计	紫外可见外分光光度计	高效液相色谱仪	薄层色谱法	紫外光灯	示差折光检测器	蒸发光散射检测器	气相色谱仪	顶空进样器	原子吸收分光光度计	铂坩埚	用到的对照品	特殊检查方法	特殊检查仪器
289	聚山梨酯80								气相色谱仪	顶空进样器			1,3-丁二醇、环氧乙烷、二氧六环、肉豆蔻酸甲酯、棕榈油酸甲酯、硬脂酸甲酯、油酸甲酯、亚油酸甲酯、亚麻酸甲酯		
290	聚山梨酯80（Ⅱ）		紫外可见外分光光度计						气相色谱仪	顶空进样器			1,3-丁二醇、乙二醇、三甘醇、二氧六环、肉豆蔻酸甲酯、棕榈油酸甲酯、硬脂酸甲酯、亚油酸甲酯、亚麻酸甲酯、油酸甲酯		
291	聚丙烯酸树脂Ⅱ	红外分光光度计		高效液相色谱仪									甲基丙烯酸、甲基丙烯酸甲酯		
292	聚丙烯酸树脂Ⅲ	红外分光光度计		高效液相色谱仪									甲基丙烯酸、甲基丙烯酸甲酯		

续表

序号	辅料名称	红外分光光度计	紫外可见外分光光度计	高效液相色谱仪	薄层色谱法	紫外光灯	示差折光检测器	蒸发光散射检测器	气相色谱仪	顶空进样器	原子吸收分光光度计	铂坩埚	用到的对照品	特殊检查方法	特殊检查仪器
293	聚丙烯酸树脂IV	红外分光光度计	紫外可见外分光光度计	高效液相色谱仪									甲基丙烯酸、甲基丙烯酸甲酯、甲基丙烯酸二甲氨基乙酯		
294	聚卡波非			高效液相色谱仪					气相色谱仪	顶空进样器			丙烯酸、乙酸乙酯、苯	残留溶剂测定法	
295	聚甲基丙烯酸铵酯I	红外分光光度计		高效液相色谱仪									甲基丙烯酸、丙烯酸乙酯、甲基丙烯酸甲酯		
296	聚甲基丙烯酸铵酯II	红外分光光度计		高效液相色谱仪									甲基丙烯酸、丙烯酸乙酯、甲基丙烯酸甲酯		
297	聚氧乙烯	红外分光光度计		高效液相色谱仪					气相色谱仪	顶空进样器			环氧乙烷、二氧六环、二丁基羟基甲苯、3,5-二硝基苯甲酰氯、二甲氨基吡啶、乙二醇、二甘醇		

续表

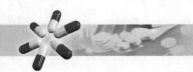

序号	辅料名称	红外分光光度计	紫外可见外分光光度计	高效液相色谱仪	薄层色谱法	紫外光灯	示差折光检测器	蒸发光散射检测器	气相色谱仪	顶空进样器	原子吸收分光光度计	铂坩埚	用到的对照品	特殊检查方法	特殊检查仪器
298	聚氧乙烯油酸酯	红外分光光度计							气相色谱仪	顶空进样器			乙二醇、二甘醇、三甘醇、二氧六环、二氧乙烷、肉豆蔻酸甲酯、棕榈酸甲酯、桐油酸甲酯、影子油酸甲酯、亚油酸甲酯、α-亚麻酸甲酯、γ-亚麻酸甲酯		
299	聚氧乙烯(40)氢化蓖麻油								气相色谱仪	顶空进样器			乙二醇、二甘醇、环氧乙烷、二氧六环		
300	聚氧乙烯(60)氢化蓖麻油								气相色谱仪	顶空进样器			乙二醇、二甘醇、环氧乙烷、二氧六环		
301	聚氧乙烯(50)硬脂酸酯	红外分光光度计							气相色谱仪	顶空进样器			乙二醇、二甘醇、环氧乙烷、二氧六环		
302	聚维酮K30	红外分光光度计	紫外可见外分光光度计	高效液相色谱仪	薄层色谱法	紫外光灯							乙醛合氨三聚体、N-乙烯基吡咯烷酮、乙酸乙烯酯、2-吡咯烷酮、甲酸、水、杨醛吖嗪		

续表

序号	辅料名称	红外分光光度计	紫外可见外分光光度计	高效液相色谱仪	薄层色谱法	紫外光灯	示差折光检测器	蒸发光散射检测器	气相色谱仪	顶空进样器	原子吸收分光光度计	铂坩埚	用到的对照品	特殊检查方法	特殊检查仪器
303	聚氧乙烯(35)蓖麻油	红外分光光度计							气相色谱仪	顶空进样器			乙二醇,二甘醇,环氧乙烷,二氧六环		
304	聚葡萄糖		紫外可见外分光光度计	高效液相色谱仪			示差折光检测器						葡萄糖,水,苏糖,支链淀粉,葡萄糖,山梨醇,1,6-脱水-D-葡萄糖	分子排阻色谱法	
305	蔗糖	红外分光光度计													
306	蔗糖八醋酸酯	红外分光光度计		高效液相色谱仪	薄层色谱法								蔗糖八醋酸酯		
307	蔗糖丸芯				薄层色谱法			蒸发光散射检测器					果糖,葡萄糖,乳糖,蔗糖		
308	蔗糖硬脂酸酯	红外分光光度计	紫外可见外分光光度计	高效液相色谱仪	薄层色谱法								蔗糖,肉豆蔻酸,月桂酸,棕榈酸,硬脂酸		
309	碱石灰														
310	碳酸丙烯酯	红外分光光度计													
311	碳酸氢钠														

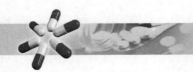

序号	辅料名称	红外分光光度计	紫外可见外分光光度计	高效液相色谱仪	薄层色谱法	紫外光灯	示差折光检测器	蒸发光散射检测器	气相色谱仪	顶空进样器	原子吸收分光光度计	铂坩埚	用到的对照品	特殊检查方法	特殊检查仪器
312	碳酸氢钾										原子吸收分光光度计				
313	精氨酸	红外分光光度计			薄层色谱法								精氨酸、盐酸赖氨酸	细菌内毒素（供注射用）	
314	橄榄油		紫外可见外分光光度计						气相色谱仪				棕榈酸甲酯、棕榈油酸甲酯、硬脂酸甲酯、油酸甲酯、亚油酸甲酯、亚麻酸甲酯、花生酸甲酯、二十碳烯酸甲酯、山嵛酸甲酯、二十四烷酸甲酯		
315	豌豆淀粉														
316	醋酸								气相色谱仪	顶空进样器			乙醛	残留溶剂测定法	
317	醋酸纤维素														
318	醋酸钠	红外分光光度计													
319	醋酸羟丙甲纤维素琥珀酸酯			高效液相色谱仪									琥珀酸		

续表

序号	辅料名称	红外分光光度计	紫外可见外分光光度计	高效液相色谱仪	薄层色谱法	紫外光灯	示差折光检测器	蒸发光散射检测器	气相色谱仪	顶空进样器	原子吸收分光光度计	铂坩埚	用到的对照品	特殊检查方法	特殊检查仪器
320	糊精														
321	缬氨酸	红外分光光度计			薄层色谱法								缬氨酸、苯丙氨酸	细菌内毒素（供注射用）	
322	薄荷脑								气相色谱仪				薄荷脑		
323	磷酸														
324	磷酸二氢钠一水合物										原子吸收分光光度计				4号垂熔坩埚
325	磷酸二氢钠二水合物										原子吸收分光光度计				4号垂熔坩埚
326	磷酸二氢钾														4号垂熔坩埚
327	磷酸钙														
328	磷酸钠十二水合物														
329	磷酸氢二钠十二水合物														4号垂熔坩埚

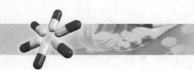

续表

序号	辅料名称	红外分光光度计	紫外可见外分光光度计	高效液相色谱仪	薄层色谱法	紫外光灯	示差折光检测器	蒸发光散射检测器	气相色谱仪	顶空进样器	原子吸收分光光度计	铂坩埚	用到的对照品	特殊检查方法	特殊检查仪器
330	磷酸氢二钾										原子吸收分光光度计				4号垂熔玻璃坩埚
331	磷酸氢二钾三水合物										原子吸收分光光度计				4号垂熔玻璃坩埚
332	磷酸氢二铵										原子吸收分光光度计				4号垂熔坩埚
333	磷酸氢钙二水合物										原子吸收分光光度计				
334	磷酸淀粉钠														
335	麝香草酚	红外分光光度计							气相色谱仪						

四、检验仪器原理、操作注意事项及检查要点

序号	仪器名称	结构	原理	操作注意事项及检查要点
1	高效液相色谱仪	HPLC 包括高压输液泵、进样器、色谱柱（柱温箱），检测器和数据处理系统。常用的输液泵：往复式柱塞泵，分为并联式和串联式。传统进样器：六通阀，分为手动和自动。常用检测器：紫外可见光检测器、荧光检测器、示差折光检测器、蒸发光散射检测器、电化学检测器和质谱检测器等。数据处理系统：色谱工作站。	高效液相色谱法的基本原理是在高压力下，利用固定相和液体流动相分与固定相和液体流动相作用力不同，实现分离的色谱方法。高压输液泵将流动相泵入装有固定相的色谱柱，对由进样器注入的待分离组分进行分离，分离后的各组分依次进入检测器，检测信号由积分仪或数据处理系统记录处理，实现各组分定性定量分析。液相色谱的分离机制通常有分配、吸附、离子交换、分子排阻、疏水作用、亲和力等。装有不同类型填料的色谱柱与相对应的流动相形成了不同的分离机制，可实现对绝大多数有机化合物的分离分析。	1. 用高纯度的试剂配制流动相，必要时照射紫外—可见分光光度法进行溶剂检查，应符合要求；水应为新鲜制备的纯化水，凡规定 pH 值的流动相，应使用精密 pH 计进行调节，除另有规定外，偏差不超过±0.2pH 单位。配制好的流动相应通过适宜的0.45μm（或0.22μm）滤膜滤过，以除去杂质微粒，影响泵的工作。流动相使用前必须脱气，否则容易在系统内溢出气泡，影响分离效率、检测器的灵敏度以及基线稳定性等。流动相一般贮存于玻璃、聚四氟乙烯等容器内，不能贮存在塑料容器内。 2. 根据实验要求和流动相的 pH 值范围，选用适宜的色谱柱。安装色谱柱时应按照使流动相流路的方向与色谱柱标签上箭头所示方向一致。进样前，色谱柱应用流动相充分冲洗平衡。试验结束后，对色谱柱进行冲洗和保存。色谱柱两端应密封，以免干燥，室温保存。 3. 检查实验仪器状态是否良好，状态标示是否完整，仪器是否在校验效期内。 4. 仪器使用维护保养记录是否完善。包括仪器使用起止时间与同步出现问题的解决方案，并签上操作者的名字。是否按照操作规程定期进行维护保养，检查色谱色谱柱是否适用于本次实验，色谱柱的购入、维护保养以及报废应有相关的记录、台账可追溯。 5. windows 系统和色谱工作站是否开启功能是否合理。色谱操作权限、使用、维护保养以及报废应有相关的记录、台账可追溯。色谱工作站是否设置分级管理权限，管理和操作权限设置是否合理。 6. 检查审计追踪功能是否开启，是否符合数据完整性的要求。

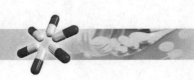

续表

序号	仪器名称	结构	原理	操作注意事项及检查要点
2	气相色谱仪	由气路系统、进样系统、柱分离系统、检测系统和数据采集系统组成。载气：氮气、氢气、氦气等。进样系统：注射器、自动进样器、顶空进样器、气化室等。柱分离系统：填充柱和毛细管柱、柱温箱。检测系统：火焰离子化检测器（FID）、热导检测器（TCD）、电子俘获检测器（ECD）、火焰光度检测器（FPD）、光离子化检测器（PID）、原子发射光谱检测器（AED）、红外光谱检测器（IRD）、氮磷检测器（NPD）等。	气相色谱法（GC）是以气体为流动相的色谱方法。按分离机制气相色谱法可分为吸附色谱法和分配色谱法。吸附色谱法利用被分离组分对固定相表面吸附中心吸附能力的差别，即吸附系数的差别而实现分离。分配色谱法利用被分离组分在固定相或流动相中的溶解度差别，即在两相间分配系数的差别实现分离；其基本原理与液—液萃取平衡是相同的，所不同的是这种分配平衡是在相对移动的两相间进行，而且可重复多次，从而有很高的分离效率。 按固定相的聚集状态，气相色谱法可分为气—液色谱法和气—固色谱法。气—固色谱法属于吸附色谱，而气—液色谱法属于分配色谱。气—液色谱法是药物分析中常用的方法。其洗脱顺序与固定相的极性和组分的沸点和极性有关。 按色谱柱类型，可分为填充柱色谱法和毛细管柱色谱法两种。	1.FID 检测器须用三种不同的气体：载气、氢气和空气，温度对 FID 检测器的灵敏度和噪音的影响不显著，为防止检测器被污染，检测器温度设置应不低于色谱柱实际工作的最高温度，一般情况下，检测器的温度不应低于150℃。 2.ECD 要避免与氧气和湿气接触，否则噪音会明显增大。因此，载气和尾气吹气都要求与很好的净化。因为 ECD 都有放射源，故要用管道直接到室外，最好接到通风出口要进行一次放射性泄露检查。没有经过特殊培训的人，不能自己拆开 ECD。每6个月要进行一次放射性泄露检查。 3.仪器系统适用性试验应符合药典通则和各品种项下的要求。 4.初次测定该品种时，可先经预试验以确定仪器参数，根据预试验情况，可适当调节柱温、载气流速、进样量、进样口和检测器温度等，使色谱峰的保留时间、分离度、峰面积或峰高的测量能符合要求。 5.可参照高效液相色谱仪"操作注意事项及检查要点"项下(3,4,5,6)进行。

续表

序号	仪器名称	结构	原理	操作注意事项及检查要点
3	总有机碳测定仪	总有机碳测定仪主要由进样器、氧化单元、二氧化碳测定单元、控制系统和数据显示系统等部位组成。	将水溶液中的总有机碳(TOC)氧化为二氧化碳，并且测定其含量。利用二氧化碳与总有机碳之间的对应关系，从而对水溶液中总有机碳含量进行测定。通常采用直接测定法或间接测量法进行，直接测定法是指采用前先通过抽真空、吹氮气，或加酸等手段除去水样中的无机碳(IC)，再测定样品中剩余的碳作为总有机碳；同时测定的总碳(TC)和无机碳(IC)，将两者相减所得的结果作为TOC结果。	1. 由于有机物的污染和二氧化碳的吸收都会影响测定结果的正确性。所以，测定的各个环节都应注意避免污染。取样时应采用密闭容器，容器质空应尽量小，取样后，应立即测试，以减少塞子和容器带来的有机物污染。 2.所使用的玻璃容器皿必须严格清除有机残留物，并必须用总有机碳检查用水做最后的漂洗。 3.所用仪器应经校正，并按规定的方法对照品溶液定期对仪器的适用性进行试验。规定检出限为每1L中含碳0.05mg或更低。 4.在线仪器在水系统中安置的位置会影响在线测定结果，应注意仪器在线安放的位置，以便真实反映所用水的质量。 5.检查含有不溶性微粒时必须使用过滤器，过滤器的滤膜孔径应≤60μm。
4	红外分光光度仪	仪器由光源、干涉仪、样品室、检测器和数据处理系统组成。	由红外光源R发出的红外光经准直系统变为一束平行光束后进入干涉仪系统，经干涉仪调制后得到一束光。干涉光通过样品S后，获得含有光谱信息的干涉光信号达到检测器D，由检测器D将干涉光信号变为电信号，即是横坐标的干涉信号，即是一时间函数，其横坐标是动镜移动时间或动镜移动距离。这种含有光谱信息的时域干涉图难以进行光谱解析。将它通过模/数转换器(A/D)进入计算机，由计算机进行傅立叶变换的快速计算，即获得以波数为横坐标的红外光谱图，然后再绘图数/模转换器(D/A)进入绘图仪，便得到我们所熟悉的红外光谱图。	1. 红外实验室的室温应控制在15~30℃，相对湿度应小于65%,适当通风换气，以避免积聚过量的二氧化碳、水蒸气和有机溶剂蒸气。 2.除另有规定外，样品应在制样前，按照药品质量标准中各品种项下干燥失重的条件进行干燥。若该药品为不分解的供试品，可采用重，熔点范围低限在135℃以上，受热不分解的供试品,可在105℃进行干燥；熔点在135℃以下或受热分解成或采用其他适宜的干燥方法进行干燥。五氧化二磷干燥器中干燥过夜或采用真空干燥，如恒温减压干燥。 3.使用溴化钾时应预先研细，在120℃干燥4h后分装并在干燥器中保存备用。若发现结块，则需重新干燥。 4.供研磨用的玛瑙研钵应适度，通常粒度2~5μm为宜。压片法制成的片厚度0.5mm左右时，常可在光谱上观察到干涉条纹，对供试品的光谱应避免。也可用金相砂纸将片稍微打毛以去除干扰。一般可将片厚调节至0.5mm以下即可减弱或避免。 5.压片模具及模池用后应进行清洁干燥，使用完后应及时擦拭干净，必要时进行除锈干燥。然后放在干燥器中保存。

续表

序号	仪器名称	结构	原理	操作注意事项及检查要点
5	卡氏微量水分测定仪	在主机中集成了彩色触摸感应屏幕、滴定单元、磁力搅拌器、内置存储器，其外壳上及内置上部可放置滴定剂和滴定杯，并可连接外接加液器驱动装置、废液瓶等。	卡尔·费休滴定法是一种用于容量水分测定的方法。本法根据碘和二氧化硫在吡啶和甲醇溶液中与定量水反应的原理，通过双铂电极感应电位变化以测定水分。所用仪器应置于干燥状态，避免空气中水分的侵入，测定操作应在干燥器处进行。	1. 测定操作宜在干燥处进行，建议相对湿度≤65%，室温15℃~30℃。 2.卡氏试液应避光、密封，置阴凉干燥处保存。临用前应标定浓度。 3.由于费休氏试液吸水性强，因此在配制、标定及滴定中所用仪器均应洁净干燥。凡与费休氏试液直接接触的物品、玻璃仪器需在120℃至少干燥2小时，取出置干燥器内备用。 4.卡氏水分仪的电极使用一段时期以后须清洗。 5.卡氏水分仪的废液瓶的废液超过一半时要及时清洗。 6.卡氏水分测定仪在测定时，可能是密封系统的某个部件松动或在相应位置的密封管内废液超过一半，如果测定的某个部件松动，应立即拧紧或更换，应更换、老化，相应的部件老化，如相应的硅藻机配备硅藻酯油，干燥管中的分子筛应定期更换或活化，新分子筛应使用前在180~200℃至少活化24小时，更换下的分子筛应用一段时期以后必须清洗。 7.实验中的器具卡尔水分仪的电极使用一段时期以后必须清洗。
6	全自动旋光仪	旋光仪又称旋光计，由钠光灯光源、偏振镜、旋光管、分析机(或第二块偏振镜)、滤光片、光接收器以及数据处理和储存单元等部分组成。	平面偏振光透过含有某些光学活性化合物的液体或溶液时，能引起旋光现象，使偏振光的平面向左或向右旋转。旋转的度数称为旋光度。在一定波长下，偏振光透过每1mL含有1g旋光性物质的溶液且光路为1dm时，测得的旋光度称为比旋度。比旋度(或旋光度)可以用于鉴别或检查光学活性药品的纯杂程度，亦可用于测定光学活性药品的含量。	1.通常开机之前应取出仪器样品室内的物品，各示数开关开关置于规定位置。钠光灯启辉后至少20分钟后再进行测定。 2.配制溶液及测定时，均应调节温度至20.0℃±0.5℃(或各品种项下规定的温度)。 3.测定管处理不宜置干燥箱中加热干燥，因为玻璃管与玻璃管两端的金属螺帽的线膨胀系数不同，加热易造成损坏，用后可晾干或用乙醇等有机溶剂处理后晾干，以免造成金属腐蚀或使螺帽内的橡胶垫圈老化，变即洗涤晾干。仪器室不用时，样品室内可放置硅胶以保持干燥。 4.液态供试品或供试品溶液应不含浑浊或不含混悬态的小粒。如有上述情形时，应预先滤过，并弃去初滤液。 5.配制溶液的浓度应根据供试品的比旋度大小，使配成的测定液旋光度一般应左旋或右旋2°~8°范围，如供试品溶解时测定液过小，应旋光度使用2dm的测定管，以提高旋光度，减少测定误差。 6.每次测定前应以溶剂校正空白校正，测定后，再校正1次，以确定在测定时零点有无变动，如第2次校正零点超过±0.01时表明有变动，则应重新测定旋光度。 7.使用泡式旋光管测定时，装入测定液时应避免产生气泡，如有气泡，应使其浮于凸颈处。测定时注意环境温度，必要时可用带恒温的测定管测定。

续表

序号	仪器名称	结构	原理	操作注意事项及检查要点
7	薄层扫描仪	由光源、单色器、样品室、检测器、记录台架、薄层板、数据处理机组成。	薄层扫描法系指用一定波长的光照射在薄层板上，对薄层层色谱有吸收紫外光或可见光的斑点或经照射能激发产生荧光的斑点进行扫描，将扫描得到的图谱及积分数据用于药品分析的鉴别、杂质检查和含量测定。	1.色谱斑点的分离度，待测成分斑点与相邻斑点的分离度，最好在 1.5 以上，至少不能小于 1.0，背景干扰应尽量小。 2.待测成分斑点与对照品斑点的一致性，待测斑点与对照品斑点目测颜色或荧光应一致，原位扫描得到的吸收光谱应与对照品相符。 3.如要新建立某个具体品种的薄层扫描定量方法，除了选择有关扫描条件建立定量方法文外，还应对方法的精密度、回收率、检出限、稳定性等进行考查。
8	电导率仪	电导的测定装置由包括电导电极的电导池和电导仪两部分组成。	用来测量溶液电导的电极称为电导电极，一般由两片平行的铂片组成。电导率的测量原理是将两块平行的电极，放入被测溶液中，在电极的两端加上一定的电势，测量电极间流过的电流，根据欧姆定律，电导率为电阻的倒数，由导体本身决定。电导率基本单位是西门门子(S)或微西门子(μS)，由于电导池的几何形状影响电导率值，单位为 S/cm 或单位电导率用来表示，以补偿各种电极尺寸造成的差别。单位电导率为所测电导率与电导池常数(L/A)的乘积，其中 L 为两块电极之间的液柱长度，A 为电极面积。	1.不要用纯化水,注射用水长时间浸泡电极。 2.在将电极从一种溶液转入另一种溶液之前，用纯化水清洗电极，并用滤纸将水吸干，切勿擦拭电极。 3.小心使用电极，切勿将之用作搅拌器。在拿放电极时，勿接触电极膜。 4.电导电极应定期进行一次校准，校准要选择和样品电导值最接近的标准溶液，否则会带来一定误差。 5.电导率的测定受温度影响较大，分子的运动决定溶液的电导率，温度影响分子的运动，为了便于比较测定结果，测定温度一般定为 20℃或 25℃。"制药用水的电导率测定法"中，注射用水测定的第一步和纯化水测定可在任一温度下进行，但注射用水的测定温度为 25℃的第三步以及灭菌注射用水的测定恒温度为 25℃的制药用水的电导率测定不对测定温度进行统一规定。

续表

序号	仪器名称	结构	原理	操作注意事项及检查要点
9	脆碎度检查仪	内径约为286mm,深度为39mm,内壁抛光,一边可打开的透明耐磨塑料圆筒。筒内有一自中心轴向外壁延伸的弧形隔板片(内弧径为80mm±1mm,内弧表面与轴外壁相切),使圆筒转动时,片剂产生滚动。圆筒固定于同轴的水平转轴上。转轴与电动机相连,转速为每分钟25转±1转。每转动一圈,片剂滚动或滑动至筒壁或其他片剂上。	电机通过齿形带和带轮与传动轴连接,传动轴左右各装一与轴套相切的弧形挡板,转动时圆筒内同样品在挡板作用下不断翻滚或滑动至圆筒壁或其他片剂上。得出片剂在圆筒中滚动100次后减失重量的百分数。	1. 由于供试品的形状或大小的影响,使片剂在圆筒中形成不成比例的滚动,可调节仪器的基座,使水平面(左、右)约成10°的角,以保证试验时片剂不再聚集,能顺利下落。 2. 对易吸湿的片剂,操作时实验室的相对湿度应控制在40%以下。 3. 对于形状或大小在圆筒中形成严重不规则滚动或成碎块的片剂,不适于本法检查,可不进行脆碎度的检查。工艺生产的片剂。
10	离子色谱仪	离子色谱仪的基本结构,主要由洗脱液储备系统、高压泵系统、进样系统、分离系统、检测系统(或抑制系统)以及数据储存分析系统构成。	离子色谱法系采用高压输液泵系统将规定的洗脱液装入装有填充剂的色谱柱,进行分离离子物质,对可解离离物的色谱分析方法。离子色谱法的分离主要为离子交换,即基于离子与离子交换色谱柱中具有固定相上的离子与流动相中具有相同电荷的溶质离子之间进行的可逆交换。离子色谱法对离子的分离机制除离子对、离子排阻等。(离子色谱法常用于无机阴离子、无机阳离子、有机酸、糖醇类、氨基糖苷类、氨基酸、蛋白质、糖蛋白等物质的定性和定量分析)。	1. 离子色谱仪所在的仪器间应保持洁净,控制室温在15-30℃,仪器不可直接对着对流空调,空气中应无腐蚀性气体。 2. 离子色谱法的色谱柱填充剂清洗,所以离子色谱仪大多数不兼容有机溶剂,一旦污染后不能用有机溶剂清洗。对于溶清的,基质简单的水溶液一般通过稀释和0.45μm滤膜过滤后可直接进样分析。对于基质复杂的样品,可通过微波消解、紫外光降解、固相萃取等方法去除干扰物后进样分析。 3. 离子色谱法中制备洗脱液的水应过纯化处理,电导率大于180MΩ·cm。制备洗脱液的所有试剂必须是优级纯或色谱纯纯度试剂。配好的洗脱液需经0.45μm水系滤膜过滤后脱气处理。 4. 离子色谱保存在特定的洗脱液中,应参照色谱的使用说明书,色谱柱从仪器上取下来谱柱要保存在特定有机溶剂做保存保管。色谱柱不可用纯水或有机溶剂存溶剂,防止液体挥发导致色谱柱损坏。以后应用密封死堵头,以免色谱柱挥发导致色谱膜损坏。

序号	仪器名称	结构	原理	操作注意事项及检查要点
				5.离子色谱仪的管路可以用超纯水清洗,但离子色谱法的色谱柱和保护柱不可直接用超纯水清洗,一定要用特定的洗脱液清洗。 6.离子色谱仪所用的样品瓶、容量瓶等容器,尽量不要使用超纯水洗剂和洗液等进行清洗,只需灌满超纯水超声半小时并用超纯水浸泡24小时以后,洗净晾干即可。超声时间也不可过长,避免容器发热膨胀。 7.检查仪器状态是否良好,状态标示是否完整,仪器是否在校验效期内。 8.仪器使用维护解决方案,并签上操作者的名字。是否按照操作规程定期进行维护保养,检查色谱柱是否适用于本次实验,色谱柱有相关的记录,台账可追溯。 9.windows系统和色谱工作站是否设置分级管理权限,管理和使用,维护保养以及报废应有相关的记录,台账可追溯。操作权限设置是否合理。 10.检查审计追踪功能是否开启,是否符合数据完整性的要求。
11	pH计	常见的酸度计主要由pH测量电池和pH指示测量电池组成。pH指示测量电池由玻璃电极和甘汞银电极或玻璃银-氯化银电极与被测溶液组成的电池,其中玻璃电极为指示电极,甘汞银-氯化银电极或银-氯化银电极为参比电极。玻璃电极是pH计测量的主要工作部分,是由下端接一特殊成分玻璃薄膜状的厚玻璃球(厚度约为0.2mm)的厚玻璃管和银-氯化银电极(内参比电极电位已知的银-氯化银电极)共同构成。	当一个氢离子可逆的指示电极和一个参比电极同时浸入在某一溶液中组成原电池,在一定的温度下产生一个电动势,这个的电动势与溶液的氢离子活度有关,而与其他离子的存在关系很小,这时的氢电极电势称为标准氢电极,它的电池电动势为零。将待测的电池电极与标准氢电极连接,所测的电动势的变化为溶液pH的变化势。因此,待测溶液pH的变化可以直接表示为它所构成的电池电动势的变化。	1.玻璃电极在初次使用前,必须在蒸馏水中浸泡24小时以上,平时不用时也应浸泡在蒸馏水中。甘汞电极在初次使用时,应浸泡在饱和氯化钾溶液内,不使用时也应浸泡在饱和氯化钾溶液中或用橡胶帽套住甘汞电极的下端。 2.若玻璃电极表面产生油渍污染,可采用乙醇、乙醚、蒸馏水分别清洗;若pH计测量过含有蛋白质的溶液,应使用稀HCl溶液浸泡电极4~6分钟以校正仪表读数。 3.不同温度下,标准缓冲液的pH值是不一样的。在测定前,尽量使标准缓冲液和供试品溶液的温度一致,或者在用标准缓冲液校正pH值时,调节pH计面板上的温度补偿,使其与供试品溶液的温度一致。 4.对弱缓冲液或无缓冲作用溶液的pH值测定,除另有规定外,先用苯二甲酸盐标准缓冲液校正仪器后测定供试液,并重复测定,直至pH值的改变不超过±0.05为止;然后再用硼砂标准缓冲液校正仪器,再如上法测定,两次pH值的读数相差不超过0.1,取两次读数的平均值为其pH值。 5.配制标准缓冲液与溶解供试品的水,应是新沸过并放冷的纯化水,其pH值应为5.5~7.0。 6.标准缓冲液一般可保存2~3个月,但发现有浑浊、发霉或沉淀等现象时,不能继续使用。

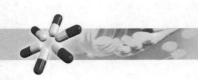
续表

序号	仪器名称	结构	原理	操作注意事项及检查要点
12	原子吸收分光光度仪	主要由光源、原子化器、单色器、背景校正系统、自动进样系统、检测系统和数据处理系统等部分组成。光源：常用为待测元素作为阴极的空心阴极灯。原子化器：主要有四种类型，即火焰原子化器、石墨炉原子化器、氢化物发生原子化器及冷蒸气发生原子化器。	AAS法测定对象是原子状态的金属元素和部分非金属元素。测定的样品一般经不同类型的原子化器转化成原子态，基于原子对特征电磁辐射的吸收谱线和强度进行定量定量分析。	1.所使用的容器器皿、试剂、水等实验材料均应符合元素分析的要求，防止外源性杂质引入。如实验中应尽量选用聚四氟乙烯材质的容器器皿，容器清洗时应采用无高浓度的硝酸、盐酸溶液浸泡后再用去离子水冲洗的方法。使用前应用适量的酸溶液进行浸泡清洗。 2.对照品一般都是符合国家标准的金属或非金属材质，如为玻璃材质的制品，储存后有可能产生沉淀，或由于氢氧化而被容器壁吸附从而使对照品溶液浓度改变。因此对照品溶液必须在规定的有效期内使用，储存时应避免高温和光照。 3.仪器在使用前应充分预热，空心阴极灯的预热时间应在30分钟以上，以保证辐射的锐线光持续稳定。 4.实验室要求有合适的环境，通风应良好，室内应保持空气洁净。 5.火焰型原子化器以乙炔气为燃气，附件中应特别注意安全。乙炔钢瓶始终保持垂直位置，不得使用管道内的压力不得高于100kPa（15psi）；不得使用铜质管道和配件；做完实验后将燃烧器及管道内的余气烧掉。 6.在AAS法中，吸光度值应在0.5以下，0.3左右最佳，以保证待测元素具有良好的线性范围。 7.供试品溶液测定完毕后，应使用与供试品溶液浓度接近的对照品溶液进行回校。对照品溶液的测定读数宜在线性范围中间或稍高处。
13	紫外—可见分光光度计	主要由光源、单色器、样品室、检测器、记录器、显示系统和数据处理系统等部分组成。光源：即氘灯和钨灯，前者用于紫外光区，后者用于可见光区。	单色器通常由进光狭缝、出光狭缝、平行光装置、色散元件、聚焦透镜或反射镜等组成。具有芳香环或共轭双键结构的有机化合物，在特定波长都有吸收，根据测得的吸收波长、纯度检查及含量测定。可用于样品的鉴别、纯度检查及含量测定。	1.使用的石英吸收池必须洁净。在规定波长下测定吸收池的透光率，如透光率相差在0.3%以下者可配对使用，否则必须加以校正。 2.取吸收池时，手持毛玻璃面的两侧。装样品溶液以池的体积的4/5为度，使用挥发性溶液时应加盖，为防止溶剂挥发留溶剂，透光面要用擦镜纸由上而下擦拭干净，检视应无残留溶剂。可先用沾有空白溶剂的擦镜纸擦拭，然后再用干擦镜纸擦拭。吸收池放入样品室时应注意每次放入方向相同。使用后池子应立即用水冲洗干净，防尘、晾干、避光保存，吸收池如污染不宜洗净时可用硫酸发烟硝酸（3:1V/V）混合液稍加浸泡后，洗净备用。

续表

序号	仪器名称	结构	原理	操作注意事项及检查要点
				如用铬酸钾清洁液清洗时，吸收池不宜在清洁液中长时间浸泡，否则清洁液中的铬酸钾结晶会损坏池的光学表面，并应充分用水冲洗，以防铬酸钾吸附于吸收池表面。 3.称量应按药典规定要求。配制测定溶液时稀释转移次数应尽可能少，转移稀释时所取容积尽量大于 5mL。 4.供试品溶液的浓度，除各该品种项下已有注明者外，供试品溶液的吸光度以在 0.3~0.7 之间为宜。 5.在同一次测量中，应尽可能使用同一批溶剂或同一瓶溶剂，以减少溶剂对结果的影响。
14	智能热原仪	热原仪由主机、分线器、探头、微型计算机系统、打印机组成。	是采用微机控制检测的智能型精密药检仪器，可自动观察检测家兔的体温变化，用于注射用药的热原检查和研究药物药理的热原质量和研究的专用药理测试仪器。	1 每次测试之后，一定要将探头清洗干净（禁止用有机溶剂清洗，如酒精），以免影响探头的寿命。 2 所用交流电源应有保护接地，通过三线插座使仪器机壳可靠接地，确保安全。 3.热原仪应 6 个月进行一次探头校准，以保证测试数据的准确性。 4.热原试验过程中，不准运行其他软件，以免影响测试结果和打印输出。 5 如果仪器死机，应马上重新启动选择软件"断电恢复"选项，可继续实验。
15	光学投影数显测量仪	由上箱、立箱、下箱组成。	1.用标准玻璃刻尺进行测量在清洁工作台上，依据被测物情况放置附件支架，其上有多个台阶移放放在不同位置，用以置放被测件，调焦后使被测部清晰地投影在影屏上，用 200mm 标准玻璃刻尺直接进行测量。刻尺读数除以 20，就是实际测量值。 2.用数显装置进行测量 测量前将数显表后面板上比例	1.此仪器系精密光学、电子仪器，使用、运输中不准倒置，震动、压碰，受潮湿、酸碱浸蚀。 2.标准玻璃刻尺系精密刻尺，经计量部门检定，应妥善使用保存，防止损坏。工作台上载物玻璃为易损件，可以更换。 3.数显测量装置精度高怕撞击，在"置 0"时轻轻接触后即可，不可猛烈撞击，以免损坏。使用中可在尺杆左端将两"刀口"轻轻接触无隙后按复零键。注意此时要将左基块固定不动(0点)，移动右基块即为从零开始的检测值即可后置零，即两测标卡好被测部后置零，再将右标卡移动至与左测标接触，此时数显值即为实测值。

续表

序号	仪器名称	结构	原理	操作注意事项及检查要点
			选择开关置于相应倍率上，测量时用数显测量装置的"刀口"按键进行归零，对投影屏上影像在该投影线的边线上进行测，使测算显示箱上的数值为实际被测，此时数显示标准玻璃刻度对其测值，在被测件有内外曲线标部对其测量部位。	4.长期不用标准玻璃刻度尺、数显装置，均应妥善放置。仪器中的镜头等光学字件均应防潮、防霉、防尘保存。
16	电子天平	由终端、显示（触摸屏）、承水盘、玻璃防风罩、水平指示器水平传感器等组成。	它是利用电子装置完成电磁力补偿的调节，使物体在重力场中实现力的平衡，或通过电磁力矩的调节，使物体在重力场中实现力矩的平衡。常见电子天平的结构都是电机电结合式的，由电荷接收与传通装置、测量与补偿装置等部件组成，可分成顶部承载式和底部承载式两类。	1.放置地点应平固牢平稳，并且避免震动。度波动不能过大。无强烈气流。严禁阳光直射。温度配备了外部校准砝码。2.是否配备了外部校准砝码。3.每次首次使用天平前需进行量程校准。天平使用完毕后，清理秤盘及天平室，保持天平室干燥、清洁。4.吸水物质和易挥发物质，必须放在严密盖好的坩埚或称量瓶内，以尽可能快的速度称量。5.不得将再被称量的试样，试剂或其他物品直接放在天平盘上称量，应放在外部干燥净的称量纸或表面皿里或放在天平盘上垫一张洁净的称量纸上称量。6.称量物的表面温度应在10~30℃之间，过热或过冷的物品不得放在天平上称量。
17	熔点仪	传温液加热熔点仪 由一个盛装传温液的硬质玻璃容器、一个合适的搅拌器、一支精密可控温的温度计、热源、毛细管组成。	电热块空气加热熔点仪 由可控制加热速率的电热块和监测其温度的传感器组成的自动熔点仪，通过透射光或（和）反射光的测光方式，测定和显示供试品的熔点。大部分自动熔点仪可置多根毛细管同时测定。	1.传温液的升温与否，以及供试品的粒度大小，装入毛细管内的样品量及其紧密程度，均将影响鉴定结果，因此必须严格按照国家标准规定进行操作。2.温度计或电子温度显示值符合国家标准规范外，还因其规定的允许误差较大，且在长期的使用后，其标准值因经受多次反复受热、冷却而产生误差，因此应经常采用药品检验试品校正。点标准品进行校正。通常可在测定供试品时同时进行。

续表

序号	仪器名称	结构	原理	操作注意事项及检查要点
			在传温介质中加热毛细管中的试样，观察其相变或相变化过程已确定熔点，其透光率的变化主要由加热、控温、测温等部分组成。	3.药典规定一般供试品均应干燥后测定熔点，但对个别品种规定不经干燥，而采用含结晶水的供试品直接测定熔点，应予注意。如环磷酰胺、重酒石酸去甲肾上腺素和氯化琥珀胆碱均含1分子结晶水，规定在测定前应进行干燥。 4.硫酸阿托品规定在120℃干燥4小时后应立即依法测定。因干燥后的无水物极易吸潮，操作中应严格测定熔点与时间，在干燥后要立即装入毛细管并封蜡，测定前再锯开上端。 5.药典规定熔点在80℃以下者的传温液用水，80℃以上者适用于80℃以下物质的测定。通常的概念认为液体石蜡也可以用于80℃以下物质的测定，但已知有两个品种，即优垄宁和偶氮苯，用水做传温液和用液体石蜡作传温液测得的熔点不一致，如用液体石蜡作传温液较用水的高1℃。 6.某些药品受热后除去结晶水外，还会有晶型改变，重排等现象，如砷白毒素在其熔点前10℃放入，会立即熔融；而长时间缓升温到初熔点180℃时，可以测出其熔点。
18	渗透压测定仪	通常由制冷系统、用来测定电流或电位差的热敏探头和振荡针（或金属探针）组成。	采用冰点下降的原理设计渗透压摩尔浓度测定仪，测定时将探头浸入供试品溶液的中心，并启动制冷系统，当供试品溶液冷却至凝固点以下时，仪器采用振荡至凝固状态结冰。仪器自动记录冰点下降的温度（或金属探针）诱导降温结冰器显示的温度，也可以是渗透压摩尔浓度。	1.为了使测定结果准确并有良好的重现性，应按各仪器说明书规定的取样体积准确取样至测定管中，避免测定管外壁气泡除去。如有气泡可轻弹测定管底部除去。 2.每次校准或测定试品的溶液必须更换新的测定试管，标准液及样品因为降至冰点不能再使用的溶液，溶质可能已不是均匀分布于溶剂中，易导致过早结晶，影响测定结果的重现性。 3.仪器关机后，若需在20分钟内再次开机，务必将上部制冷槽及探针上冰晶融化的积水，用滤纸吸干净，否则将使探针冻结。 4.如果工作环境湿度大于60%或发现测试速度变慢，应注意检查清除冷却池内因空气温度过大产生的冷凝水，可用吸水纸做成柱状，插入冷却池内部将积水吸出。 5.检测黏度大的样品时，应使用清洗瓶对探头及探针进行清洗。

序号	仪器名称	结构	原理	操作注意事项及检查要点
19	电位自动滴定仪	自动电位滴定仪由变换单元、电磁搅拌台、电极、键盘组组成。	选用适当的指示电极和参比电极组成一个工作电池，随着滴定剂的加入，由于发生化学反应，被测粒子的浓度不断发生变化，电极电位随之变化。在滴定终点附近，被测粒子浓度发生突变，引起电极电位的突跃，因此，根据电极电位的突跃可以确定滴定终点，所示即为电位滴定终点，A点是滴定终点。	1.电位滴定法主要用于中和、沉淀、氧化还原和非水溶液滴定，但必须选择使用适宜的指示电极，而且必须根据电极的性质进行充分的清洁处理，化学反应必须按化学当量进行，而且进行的速度足够迅速达到且无副反应发生。 2.中和滴定时常用玻璃电极为指示电极，强酸强碱滴定时，突跃明显且相当准确性高，弱酸与弱碱滴定的突跃小，离解常数愈大突跃幅度愈小，终点愈意明显。 3.沉淀滴定法时常用银电极，他们的突跃幅度大小与溶度积有关，溶度积愈小的突跃幅度愈大，突跃幅度愈大。 4.氧化还原滴定法常用铂电极为指示电极，滴定突跃幅度的大小与两个电极的电位差有关，差值愈大，突跃幅度愈大。 5.非水溶液滴定时所用的甘汞电极采用玻璃盐桥内不能放饱和氯化钾水溶液，而应放置氯化钾的饱和无水甲醇溶液或硝酸钾溶液的无水甲醇溶液。
20	药物溶出仪	一般由机座、电机及传动机构、水浴箱、温度传感器和溶出度试验装置组成。	溶出度测定法是将某种制剂的一定量分别置于溶出杯（或溶出篮）中，在37℃±0.5℃恒温下，在规定的转速下，在规定依法操作，在规定的时间内取样并测定其溶出量。	1.在达到该品种规定的溶出时间时，应在仪器开动的情况下取样。从每个溶出杯内取出规定体积的溶液，立即用适当的微孔滤膜滤过，自取样至滤过应在30分钟内完成，滤液应澄清。 2.所用滤器和滤膜均应是惰性的，不能明显吸附溶液中的有效成分，亦不能含有能被溶出介质提取的物质而使规定的分析方法受到干扰。 3.滤膜吸附的检查：实验前，必须进行干扰实验，方法如下：用对照品溶液按规定的方法测定吸光度或吸收值，然后用滤膜滤过后再测定吸光度或吸收值，滤膜吸附应应在2%以下，如果吸附应附较大，可以将滤膜在水中煮沸1小时以上，如果吸附仍很大，应改用其他滤膜或滤材。必要时可将微孔滤膜滤过改为离心操作，取上清液测定。 4.空胶囊的干扰试验：进行胶囊剂溶出度检查时，取6粒胶囊，尽可能完全地除尽内容物，置同一容器中用该品种项下规定溶出介质溶解空胶囊壳，并按规定的分析方法测定，作空白校正。如校正值不大于标示量的2%，可忽略不计；如校正值大于标示量的25%，可进行校正；如校正值低于标示量的25%试验无效。

续表

序号	仪器名称	结构	原理	操作注意事项及检查要点
				5.测定时,除另有规定外,每个溶出杯中只允许投入供试品一片(粒、袋),不得多投。并应注意投入杯底中心位置。 6.除另有规定外,颗粒剂或不混悬剂的投样应在溶出介质表面分散投样,避免集中投样。 7.对于肠溶制剂,缓冲液中释放量测定中,应注意介质 pH 值的准确性,必须按规定调节至 6.8±0.05;如采用第二法,在更换溶剂时应在尽量短的时间内完成,避免时间过长而使样品表面干燥而影响在缓冲液中的释放。
21	常用玻璃量器	通常采用钠钙玻璃或硼硅酸玻璃制成。	包括滴定管、分度吸量管、单标线吸量管、单标线容量瓶、量筒和量杯。玻璃量器按其型式分为量入式和量出式两种。玻璃量器按其准确度不同分为 A 级和 B 级,其中量筒和量杯不分级。	1.玻璃量器的检定周期为 3 年,其中无塞滴定管为 1 年。 2.玻璃量器的口应与玻璃量器轴线相垂直,口边要平整光滑不得有粗糙处及未经熔光的缺口。 3.滴定管和吸量管的流液口,应是逐渐地向管口缩小,流液口必须磨平倒角或磨光,口部不应突然缩小,内孔不应偏斜。 4.量筒、量杯的倒液嘴应能使量筒、量杯内液体呈细流状倒出而不外溢。 5.量杯、量筒和量瓶放置平台上时,不应摇动。 6.新购量器进行清洗方法:用重铬酸钾的饱和溶液和浓硫酸的混合液(配比比例为 1:1)或 20% 发烟硫酸进行清洗。再用饮用水冲洗,最后以纯化水冲洗 2~3 次,器壁上不应有挂水等沾污现象,使液面与器壁接触处形成正常弯月面。

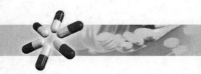
五、实验室常用检验项目所需仪器、器具及试剂

1.物料取样
2.制药用水取样
3.洁净区环境监测
4.滴定液
5.无菌检查法
6.非无菌产品微生物限度检查:微生物计数法、控制菌检查法
7.细菌内毒素检查法
8.紫外–可见分光光度法
9.红外分光光度法
10.原子吸收分光光度法
11.薄层色谱法
12.高效液相色谱法
13.气相色谱法
14.相对密度测定法
15.熔点测定法
16.旋光度测定法
17.pH 值测定法
18.渗透压摩尔摩尔浓度测定法
19.黏度测定法
20.制药用水电导率测定法
21.制药用水总有机碳测定法
22.乙醇量测定法
23.脂肪与脂肪油测定法
24.氮测定法
25.氯化物检查法
26.重金属检查法
27.砷盐检查法
28.硫酸盐检查法
29.铁盐检查法
30.干燥失重测定法
31.水分测定法
32.炽灼残渣检查法
33.残留溶剂测定法
34.甲醇量检查法

35.溶液颜色检查法
36.澄清度检查法
37.不溶性微粒检查法
38.可见异物检查法
39.崩解时限检查法
40.溶出度与释放度测定法
41.最低装量检查法
42.农药残留量测定法
43.灰分测定法
44.浸出物测定法
45.挥发油测定法
46.杂质检查法
47.铅、镉、砷、汞、铜测定法
48.二氧化硫残留量测定法
49.黄曲霉毒素测定法
50.显微鉴别法
51.乙醇检验
52.滑石粉检验
53.硬脂酸镁检验
54.糊精检验
55.蔗糖检验
56.玉米淀粉检验
57.聚山梨酯 80 检验
58.预胶化淀粉检验
59.胶囊用明胶检验
60.明胶空心胶囊检验
61.羟丙纤维素检验
62.氢氧化钠检验
63.纯化水检验
64.注射用水检验
65.药用铝箔检验
66.聚酯/铝/聚乙烯药用复合膜检验
67.聚氯乙烯固体药用硬片检验
68.标签、说明书、小盒、纸箱检验

（一）物料取样

物料取样区 取样间的级别应等同于产品生产区域。

仪器设备 洁净层流取样操作台或洁净层流取样车、天平等。

器具 取样器（固体：分层取样器、吸管、不锈钢勺、塑料勺、铲子、液位探测管、取样棒等；液体：浸取式吸管、吸管、液位探测管、称重式容器、取样棒等），容器（烧杯、广口瓶、具塞锥形瓶、取样袋等），辅助工具（手套、剪刀、纸、笔、标签、扎带、酒精棉签等）。

（二）制药用水取样

取样容器 锥形瓶（250mL、1000mL）（洗涤、干燥），20mL 内毒素试管（洗涤、干燥后，置 250℃恒温干燥箱干热灭菌 30 分钟以上）。

（三）洁净区环境监测

仪器与器具 激光尘埃粒子计数器、浮游菌采样器、风量罩、风速仪、纯水烟雾发生器、恒温培养箱、放大镜、培养皿、接触碟、灭菌锅。

监测项目 物理参数（过滤器完整性、气流组织、风速、风量及换气次数、压差、温度、相对湿度），悬浮粒子，浮游菌，沉降菌，表面微生物（关键的操作台面、人员操作服表面及五指手套等）。

培养基 胰酪大豆胨琼脂培养基。

（四）滴定液

仪器与器具 电子天平[分度值（感量）应为 0.1mg 或小于 0.1mg]、滴定管、移液管、容量瓶、称量瓶、恒温干燥箱、高温炉、干燥器、玛瑙研钵等。

（1）硫酸滴定液 分析纯硫酸、基准无水碳酸钠、甲基红-溴甲酚绿混合指示液、磁坩埚。

（2）盐酸滴定液 分析纯盐酸、基准无水碳酸钠、甲基红-溴甲酚绿混合指示液、磁坩埚。

（3）氢氧化钠滴定液 氢氧化钠、基准邻苯二甲酸氢钾、酚酞指示液、聚乙烯塑料瓶（塞中有 2 孔，孔内各插入玻璃管 1 支，1 管与钠石灰管相连，1 管供吸出本液使用）。

（4）硝酸银滴定液 硝酸银、基准氯化钠、碳酸钙、糊精溶液（1→50）、荧光黄指示液、具塞的棕色玻璃瓶。

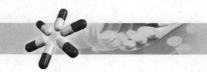

（5）硫代硫酸钠滴定液　硫代硫酸钠、无水碳酸钠、基准重铬酸钾、碘化钾、稀硫酸、淀粉指示液、碘量瓶。

（6）乙二胺四醋酸二钠滴定液　乙二胺四醋酸二钠、基准氧化锌、稀盐酸、0.025%甲基红的乙醇溶液、氨试液、氨-氯化铵缓冲液（pH 10.0）、铬黑 T、玻璃塞瓶、高温炉。

（7）高锰酸钾滴定液　高锰酸钾、基准草酸钠、硫酸、垂熔玻璃滤器、具塞的棕色玻璃瓶。

（8）碘滴定液　碘、碘化钾、盐酸、硫代硫酸钠滴定液（0.1mol/L）、淀粉指示液、垂熔玻璃滤器、碘瓶、具塞的棕色玻璃瓶。

（9）高氯酸滴定液　无水冰醋酸、醋酐、高氯酸（70%~72%）、基准邻苯二甲酸氢钾、结晶紫指示液、棕色玻璃瓶。

（五）无菌检查法

仪器与器具　无菌隔离系统、集菌仪、手套测漏仪、隔水式恒温培养箱、生化培养箱、超净工作台、生物安全柜、电热恒温干燥箱、灭菌锅、0.45μm 微孔滤膜、薄膜过滤器、天平、酒精灯、接种针、平皿、三角瓶、吸管（1mL、10mL）、试管、不锈钢盘子、不锈钢剪刀等。

菌种　金色葡萄球菌[CMCC（B）26003]、生孢梭菌[CMCC（B）64941]、白色念珠菌[CMCC（F）98001]、铜绿假单胞菌[CMCC（B）10104]、枯草芽孢杆菌[CMCC（B）63501]、黑曲霉[CMCC（F）98003]。

培养基　硫乙醇酸盐流体培养基、胰酪大豆胨液体培养基、0.5%葡萄糖肉汤培养基（用于硫酸链霉素等抗生素的无菌检查）、胰酪大豆胨琼脂培养基、沙氏葡萄糖液体培养基、沙氏葡萄糖琼脂培养基、马铃薯葡萄糖琼脂培养基（PDA）。

稀释液、冲洗液　0.1%无菌蛋白胨水溶液、pH7.0 无菌氯化钠-蛋白胨缓冲液。

（六）非无菌产品微生物限度检查：微生物计数法、控制菌检查法

仪器与器具　集菌仪、恒温培养箱、生化培养箱、恒温水浴锅、水浴振荡器、电冰箱、超净工作台、生物显微镜、放大镜、电热恒温干燥箱、灭菌锅、天平、酒精灯、接种针、0.45μm 微孔滤膜、震荡仪、匀浆仪、薄膜过滤器、平皿、三角瓶、吸管（1mL、10mL）、试管、剪刀或镊子等。

菌种　微生物计数法（金黄色葡萄球菌、铜绿假单胞菌、枯草芽孢杆菌、白色念珠菌、黑曲霉）、控制菌检查法（金黄色葡萄球菌、铜绿假单胞菌、大肠埃希菌、乙型副伤寒沙门菌、白色念珠菌、生孢梭菌）。

培养基 需氧菌总数 胰酪大豆胨琼脂培养基或胰酪大豆胨液体培养基（MPN 法）（须有相对应的对照培养基）。

霉菌和酵母菌 沙氏葡萄糖琼脂培养基或者玫瑰红钠琼脂培养基（须有相对应的对照培养基）。

耐胆盐革兰阴性菌 胰酪大豆胨琼液体养基、肠道菌增菌液体培养基、紫红胆盐葡萄糖琼脂培养基（须有相对应的对照培养基）。

大肠埃希菌 胰酪大豆胨琼液体养基、麦康凯液体培养基、麦康凯琼脂培养基（须有相对应的对照培养基）。

沙门菌 胰酪大豆胨琼液体养基、RV 沙门菌增菌液体培养基、木糖赖氨酸脱氧胆酸盐琼脂培养基、三糖铁琼脂培养基（须有相对应的对照培养基）。

铜绿假单胞菌 胰酪大豆胨琼液体养基、溴化十六烷基三甲铵琼脂培养基（须有相对应的对照培养基）、二盐酸 N，N 二甲基对苯二胺试液。

金黄色葡萄球菌 胰酪大豆胨琼液体养基、甘露醇氯化钠琼脂培养基（须有相对应的对照培养基）。

梭菌 梭菌增菌培养基、哥伦比亚琼脂培养基（须有相对应的对照培养基）、3%过氧化氢试液。

白色念珠菌 胰酪大豆胨琼液体养基、沙氏葡萄糖液体培养基、沙氏葡萄糖琼脂培养基、念珠菌显色培养基（须有相对应的对照培养基）。

稀释液 pH7.0 无菌氯化钠–蛋白胨缓冲液、0.9%无菌氯化钠溶液、pH7.2 磷酸盐缓冲液、胰酪大豆胨琼液体养基。

（七）细菌内毒素检查法

仪器与器具 电子天平（精度为 0.1mg 以下）、电热恒温干燥箱（用于去除外源性内毒素，温度应能达到 250℃）、恒温水浴锅或适宜的恒温器（37℃±1℃）、细菌内毒素测定仪。漩涡混合器、移液管、三角瓶、试管、试管架、洗耳球、75%酒精棉球、封口膜、时钟、剪刀、砂轮。（所用玻璃器皿须经 250℃干烤 30 分钟以上。若使用塑料器械，如微孔板和与微量加样器配套的吸头等，应选用标明无内毒素并且对试验无干扰的器械。）

试剂与标准品 细菌内毒素检查用水应符合灭菌注射用水标准，其内毒素小于 0.015EU/mL（用于凝胶法）或 0.005EU/mL（用于光度测定法）且对内毒素实验无干扰作用。

细菌内毒素国际标准品或工作标准品。

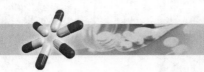

鲎试剂 在首次使用试剂前,须进行鲎试剂灵敏度复核实验和标准曲线可靠性验证试验,符合规定方可使用。

(八)紫外–可见分光光度法

紫外–可见分光光度计主要由光源、单色器、样品室、检测器、记录仪、显示系统和数据处理系统等部分组成。为了满足紫外–可见光区全波长分为的测定,仪器备有两种光源,即氘灯和钨灯,前者用于紫外区,后者用于可见光区。紫外光区为190~380nm,可见光区为380~780nm。

试验中所用的量瓶和移液管均应经检定校正、洗净后使用。

使用的石英吸收池必须洗净洁净。吸收池中装入同一溶剂,在规定波长测定各吸收池的透光率,如透光率相差在0.3%以下者可配对使用,否则必须加以校正。

(九)红外分光光度法

可使用傅里叶变换红外光谱仪 FT-IR 或色散型红外分光光度计。FT-IR 由光源、干涉仪、样品室、检测器和计算机系统组成。

检测条件 环境温度为15~30℃,相对湿度小于65%。

聚苯乙烯薄膜标准 厚度约为30~50μm 的聚苯乙烯薄膜(具有溯源证书)。

样品的制备

(1) 固体样品制备 压片法、糊法、膜法、溶液法、衰减全反射(ATR)法。

(2) 液体样品制备 夹片法、涂片法、液体池法和(ATR)法。

(3) 气体样品制备 气体吸收池法。

(十)原子吸收分光光度法

原子吸收分光光度计,主要由光源、原子化器和数据处理系统等部分组成。

光源 常用的辐射光源有空心阴极灯、无极放电灯和二极管激光器等。

原子化器 主要有四种类型:火焰原子化器、石墨炉原子化器、氢化物发生原子化器及冷蒸气发生原子化器。

单色器 其功能是从光源发射的电磁辐射中分离出所需要的电磁辐射,仪器光路应能保证有良好的光谱分辨率和在相当窄的光谱带(0.2nm)下正常工作的能力,波长范围一般为190.0~900.0nm。

背景校正系统 背景干扰是原子吸收测定中的常见现象。常用的背景校正法有以下三种：连续光源（在紫外区通常用氘灯）、塞曼效应、强脉冲自动校正法等。

检测系统 由检测器、信号处理器和指示记录器组成。

（十一）薄层色谱法

仪器与器具

薄层板 按支持物的材质分为玻璃板、塑料板或铝板等；按固定相种类分为硅胶薄层板、键合硅胶板、微晶纤维素薄层板、聚酰胺薄层板、氧化铝薄层板等。固定相中可加入黏合剂、荧光剂。硅胶薄层板常用的有硅胶 G、硅胶 GF254、硅胶 H、硅胶 HF254，G、H 表示含或不含石膏黏合剂。F254 为在紫外光 254nm 波长下显绿色背景的荧光剂。按固定相粒径大小分为普通薄层板（10~40μm）和高效薄层板（5~10μm）。

点样器 一般采用微升毛细管或手动、半自动、全自动点样器材。

展开容器 上行展开一般可用适合薄层板大小的专用平底或双槽展开缸，展开时须能密闭。水平展开用专用的水平展开槽。

显色装置 喷雾显色应使用玻璃喷雾瓶或专用喷雾器，要求用压缩气体使显色剂呈均匀细雾状喷出；浸渍显色可用专用玻璃器械或用适宜的展开缸代用；蒸气熏蒸显色可用双槽展开缸或适宜大小的干燥器代替。

检视装置 为装有可见光、254nm 及 365nm 紫外光光源及相应的滤光片的暗箱，可附加摄像设备供拍摄图像用。暗箱内光源应有足够的光照度。

薄层色谱扫描仪 系指用一定波长的光对薄层板上有吸收的斑点，或经激发后能发射出荧光的斑点，进行扫描，将扫描得到的谱图和积分数据用于定性或定量的分析仪器。

恒温干燥箱、研钵、玻棒、薄层铺板机、恒温干燥箱。

（十二）高效液相色谱法

HPLC 仪器 包括高压输液泵、进样器、色谱柱（柱温箱）、检测器和色谱数据处理系统组成。

色谱柱 最常用的色谱柱填充剂为化学键合硅胶。

反相色谱柱 以键合非极性基团的载体为填充剂填充而成的色谱柱。常见的载体有硅胶、聚合物复合硅胶和聚合物等；常用的填充剂有十八烷基硅烷键合硅胶、辛基硅烷键合硅胶和苯基硅烷键合硅胶等。

正相色谱柱 用硅胶填充剂，或键合极性基团的硅胶填充而成的色谱柱。常见的填充剂有硅胶、氰基键合硅胶和氨基键合硅胶等。氰基键合硅胶和氨基键合硅胶也可用作

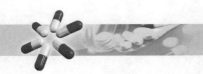
反相色谱柱。

离子交换色谱柱 用离子交换填充剂填充而成的色谱柱。有阳离子交换色谱柱和阴离子交换色谱柱。

手性分离色谱柱 用手性填充剂填充而成的色谱柱。

检测器 最常用的检测器为紫外–可见分光检测器,包括二极管阵列检测器,其他常见的检测器有荧光检测器、蒸发光散射检测器、电雾式检测器、示差折光检测器、电化学检测器和质谱检测器等。

色谱系统的适用性试验 通常包括理论板数、分离度、灵敏度、重复性和拖尾因子等五个参数。

流动相的制备与保存 用高纯度的试剂配制流动相,必要时照紫外–可见分光光度法进行溶剂检查,应符合要求;水应为新鲜制备的高纯水,可用超纯水器制得或用重蒸馏水。凡规定 pH 值的流动相,应使用精密 pH 计进行调节,除另有规定外,偏差不超过±0.2pH 单位。配制好的流动相应通过适宜的 0.45μm(或 0.22μm)滤膜滤过,以除去杂质微粒。流动相使用前必须脱气,否则容易在系统内溢出气泡,影响泵的工作、色谱柱的分离效率、检测器的灵敏度以及基线稳定性等。流动相一般贮存于玻璃、聚四氟乙烯等容器内,不能贮存在塑料容器内。因许多溶剂如甲醇、乙腈等可浸出塑料表面的增塑剂,导致流动相受污染。贮存容器内一定要盖严,以防止溶剂挥发引起组分变化,也防止氧和二氧化碳溶入流动相引起 pH 值变化,对分离或分析结果带来的误差。磷酸盐、醋酸盐缓冲液容易发霉变质,应尽量新鲜配制使用。

(十三)气相色谱法

气相色谱仪由载气系统、进样部分、色谱柱、检测箱、检测器和数据处理系统等组成。

载气源 气相色谱法的流动相为气体,称为载气,氦、氮和氢可用作载气,可由高压钢瓶或高纯度气体发生器提供,经过适当的减压装置,以一定的流速经过进样器和色谱柱;根据供试品的性质和检测器种类选择载气,除另有规定外,常用载气为氮气。

过滤器中分子筛的活化 置于坩埚中, 置于马弗炉内加热到 400~600℃, 活化 4~6 小时。

硅胶活化 在恒温干燥箱中 140℃加热 2 小时即可。

进样系统 包括样品引入装置(如注射器、自动进样器或顶空进样器)和气化室(衬管)。

色谱柱 色谱柱为填充柱或毛细管柱。填充柱的材质为不锈钢或玻璃,内径为 2~

4mm,柱长为 2~4m,内装吸附剂、高分子多孔小球或涂渍固定液的载体,粒径为 0.18mm~0.25mm、0.15mm~0.18mm 或 0.125mm~0.15mm。常用载体为经酸洗并硅烷化处理的硅藻土或高分子多孔小球,常用固定液有甲基聚硅氧烷、聚乙二醇等。毛细管柱的材质为玻璃或石英,内壁或载体经涂渍或交联固定液,内径一般为 0.25mm、0.32mm 或 0.53mm,柱长 5~60m,固定液膜厚 0.1~5.0μm,常用的固定液有甲基聚硅氧烷、不同比例组成的苯基甲基聚硅氧烷、聚乙二醇等。新填充柱和毛细管柱在使用前需老化以除去残留溶剂及易流失的物质,色谱柱如长期未用,使用前应老化处理,使基线稳定。

柱温箱 由于柱温箱温度的波动会影响色谱分析结构的重现性,因此柱温箱控温精度应在±1℃,且温度波动小于每小时 0.1℃。温度控制系统分为恒温和程序升温两种。

检测器 有火焰离子化检测器(FID)、热导检测器(TCD)、氮磷检测器(NPD)、火焰光度检测器(FPD)、电子捕获检测器(ECD)、质谱检测器(MS)等。火焰离子化检测器对碳氢化合物响应良好,适合检测大多数的药物;氮磷检测器对含氮、磷元素的化合物灵敏度高;火焰光度检测器对含磷、硫元素的化合物灵敏度高;电子捕获检测器适于含卤素的化合物;质谱检测器还能给出供试品某个成分相应的结构信息,可用于结构确证。除另有规定外,一般用火焰离子化检测器,用氢气作为燃气,空气作为助燃气。在使用火焰离子化检测器时,检测器温度一般应高于柱温,并不得低于 150℃,以免水汽凝结,通常为 250~350℃。

系统适用性试验 除另有规定外,应照"高效液相色谱法"项下的规定。

(十四)相对密度测定法

1.比重瓶法

仪器与器具 比重瓶常用规格有容量 5mL、10mL、25mL 或 50mL 的比重瓶或附温度计的比重瓶、恒温水浴锅。

2.韦氏比重秤法

仪器与器具 韦氏比重秤由玻璃锤、横梁、支柱、砝码与玻璃筒构成。根据玻璃锤体积大小,分为 20℃时相对密度为 1 和 4℃时相对密度为 1 的韦氏比重秤,恒温水浴锅。

3.振荡型密度计法

仪器与器具 振荡型密度计、恒温水浴锅。

(十五)熔点测定法

仪器 传温液加热熔点仪、电热块空气加热熔点仪。

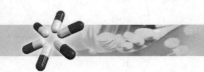

1.第一法 A 法(传温液加热法)

仪器与器具 恒温干燥箱、玻璃温度计(分浸型,具有 0.5℃刻度)、毛细管(内径 0.9~1.1mm,长 9cm 以上,壁厚 0.10~0.15mm,一端熔封)、研钵、扁形称量瓶、五氧化二磷干燥器。

传温液 水(80℃以下)、硅油或液状石蜡(80℃以上)。

熔点标准品 由中国药品生物制品检定研究院供应,五氧化二磷干燥器中避光保存。

第一法 B 法(电热块空气加热法)

仪器与器具 恒温干燥箱、毛细管(内径 0.9~1.1mm,长 9cm 以上,壁厚 0.10~0.15mm,一端熔封)、研钵、扁形称量瓶、五氧化二磷干燥器。

熔点标准品 由中国药品生物制品检定研究院供应,五氧化二磷干燥器中避光保存。

2.第二法 适用于测定不宜粉碎的固体药品(如脂肪、脂肪酸、石蜡、羊毛脂等)

仪器与器具 加热设备、毛细管(内径 0.9~1.1mm,长 9cm 以上,壁厚 0.10~0.15mm,两端开口)、玻璃温度计(分浸型,具有 0.5℃刻度)。

传温液 水(熔点 80℃以下)、硅油或液状石蜡(熔点 80℃以上)。

3.第三法(适用于测定凡士林或其他类似物质)

仪器与器具 加热设备、平底耐热容器、玻璃温度计(刻度 0.2℃,水银球长 18~28mm、直径 5~6mm,其上端预先套一软木塞在塞子边缘开一小槽)、试管(外径约 25mm,长 150 mm)、可控温恒温水浴锅。

(十六)旋光度测定法

旋光计由钠光灯光源、偏振镜、旋光管、分析仪(或第二块偏振镜)、滤光片、光接收器以及数据处理器和储存单元等部分组成。

旋光管长度为 1dm(如使用其他管长,应进行换算),测定温度为 20℃。

配制溶液及测定时,均应调节温度至 20.0℃±0.5℃(或各品种项下规定的温度)。

(十七)pH 值测定法

仪器校正用的标准缓冲液

(1)草酸盐标准缓冲液 精密称取在 54℃±3℃干燥 4~5 小时的草酸三氢钾 12.71g,加水使溶解并稀释至 1000mL。

（2）邻苯二甲酸盐标准缓冲液　精密称取在115℃±5℃干燥2~3小时的邻苯二甲酸氢钾10.21g,加水使溶解并稀释至1000mL。

（3）磷酸盐标准缓冲液　精密称取在115±5℃干燥2~3小时的无水磷酸氢二钠3.55g与磷酸二氢钾3.40g,加水使溶解并稀释至1000mL。

（4）硼砂标准缓冲液　精密称取硼砂3.81g(注意避免风化),加水使溶解并稀释至1000mL,置聚乙烯塑料瓶中,密塞,避免与空气中二氧化碳进入。

（5）氢氧化钙标准缓冲液　于25℃,用无二氧化碳的水和过量氢氧化钙经充分振摇制成饱和溶液,取上清液使用。因本缓冲液是25℃时的氢氧化钙饱和溶液,所以临用前需核对溶液的温度是否在25℃，否则需调温至25℃再经溶解平衡后，方可取上清液使用。存放时应防止空气中的二氧化碳进入。一旦出现浑浊,应弃去重配。

备注:上述标准缓冲溶液必须用pH值基准试剂配制。

（十八）渗透压摩尔摩尔浓度测定法

渗透压摩尔浓度测定仪通常由制冷系统、用来测定电流或电位差的热敏探头和振荡器(或金属探针)组成。

校准用标准溶液： 氯化钠标准溶液(100mOsmol/kg、200mOsmol/kg、300mOsmol/kg、400mOsmol/kg、500mOsmol/kg、600mOsmol/kg、700mOsmol/kg)。

（十九）黏度检查法

平氏毛细管黏度计测定法　平氏毛细管黏度计、恒温水浴(恒温精度±0.1℃)、温度计(分度0.1℃)、秒表(分度0.2秒)。

旋转式黏度计测定法　同轴圆筒旋转检度计/椎板性旋转黏度计/转子型黏度计。

乌氏毛细管黏度计测定法　乌氏毛细管黏度计、恒温水浴(恒温精度±0.1℃)、温度计(分度0.1℃)、秒表(分度0.2秒)、三号垂熔玻璃漏斗、乳胶管。

（二十）制药用水电导率测定法

电导率仪　由电导电极的电导池和电导仪两部分组成。

不要用注射用水、纯化水长时间浸泡电极。

在将电极从一种溶液转入另一种溶液之前,用纯化水清洗电极,并用滤纸将水吸干,切勿擦拭电极。小心使用电极,切勿将之用作搅拌器。在拿放电极时,勿接触电极膜。

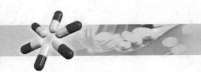

（二十一）制药用水总有机碳测定法

仪器　总有机碳测定仪。

试剂与试药

（1）总有机碳检查用水　应采用每升含总有机碳低于 0.10mg，电导率低于 1.0μS/cm（25℃）的高纯水。所用总有机碳检查用水与制备对照品溶液及系统适用性试验溶液用水应是同一容器所盛之水。

（2）蔗糖对照品溶液　除另有规定外，取经 105℃ 干燥至恒重的蔗糖对照品适量，精密称定，加总有机碳检查用水溶解并稀释制成每升中约含 1.20mg 的溶液（每升含碳 0.50mg）。

（3）1,4- 对苯醌对照品溶液　除另有规定外，取 1,4-对苯醌对照品适量，精密称定，加总有机碳检查用水溶解并稀释制成每升中含 0.75mg 的溶液（每升含碳 0.50mg）。

（二十二）乙醇量测定法

1. 气相色谱法

仪器与器具　气相色谱仪应配制：氢火焰离子化检测器、顶空进样器自动进样器或手动进样器所需的微量注射器、氢气发生器、空气发生器或钢瓶装的相应助燃气、载气（高纯氮气、氦气）、色谱柱、中等级性毛细管柱、401 不锈钢/玻璃柱（填充柱）。

试剂与试药　乙醇、正丙醇选用色谱纯或分析纯试剂，实验用水宜选用不含有机挥发物的纯化水。

2. 蒸馏法

仪器与器具　蒸馏瓶，电炉或加热套，冷凝回流管，接收管，量瓶（20mL、50mL），玻璃转换接头，玻璃珠或沸石，恒温水浴锅，温度计（经校准），25mL 移液管，量筒，比重瓶，分液漏斗。

试剂与试药　氯化钠、石油醚、硫酸、磷酸、氢氧化钠、碳酸钙、氯化钙等均为分析纯。

（二十三）脂肪与脂肪油测定法

酸值　滴定管、锥形瓶、电子天平、电热恒温水浴锅、乙醇、乙醚、氢氧化钠滴定液（0.1 mol/L）、酚酞指示液。

皂化值　滴定管、锥形瓶、电子天平、电热恒温水浴锅、回流冷凝装置、乙醇制氢氧化钾滴定液、乙醇、酚酞指示液、盐酸滴定液（0.5mol/L）。

羟值 滴定管、锥形瓶、电子天平、电热恒温水浴锅、对甲苯磺酸、乙酸乙酯、醋酐、吡啶、甲酚红-麝香草酚蓝混合指示液、氢氧化钾(或氢氧化钠)(1mol/L)滴定液。

碘值 滴定管、电子天平、碘瓶、三氯甲烷、溴、碘、冰醋酸、碘化钾、硫代硫酸钠滴定液(1mol/L)、淀粉指示液。

过氧化值 滴定管、电子天平、碘瓶、三氯甲烷、冰醋酸、碘化钾、硫代硫酸钠滴定液(1mol/L)淀粉指示液。

不皂化物 电子天平、250mL回流瓶、氢氧化钾、乙醇、恒温水浴锅、带聚四氟乙烯活塞分液漏斗、乙醚、酚酞指示液、蒸发皿、恒温干燥箱、干燥器、丙酮、乙醇制氢氧化钠滴定液(0.1mol/L)、滴定装置。

甾醇组成 电子天平、250mL回流瓶、氢氧化钾、乙醇、恒温水浴锅、带聚四氟乙烯活塞分液漏斗、乙醚、酚酞指示液、蒸发皿、恒温干燥箱、干燥器、丙酮、乙醇制氢氧化钠滴定液(0.1mol/L)、葵花籽油、试管、氮气、胆固醇对照品、β-谷甾醇对照品、高效液相色谱仪、硅胶柱(250mm*4.6mm,5μm;预柱5mm*4.6mm,5μm)、异丙醇、正己烷、无水吡啶、N,O-双(三甲基硅烷)三氟乙酰胺(BSTFA)、三甲基氯硅烷(TMCS)、气相色谱仪。

脂肪酸凝点 氢氧化钠、甘油、800mL烧杯、电热套、硫酸、甲基橙指示液、无水乙醇、温度计(量程至少100℃)、凝点测定装置。

脂肪酸组成 50mL回流瓶、0.5mol/L氢氧化钾甲醇溶液、三氟化硼、甲醇、正庚烷、饱和氯化钠溶液、无水硫酸钠、硬脂酸甲酯对照品、棕榈酸甲酯对照品、油酸甲酯对照品、气相色谱仪。

加热试验 烧杯(100mL)、砂浴、温度计、电炉。

杂质 石油醚(60~90℃)、电子天平、恒温干燥箱、干燥器、垂熔玻璃坩埚、锥形瓶(100mL)、量筒(50mL)。

水分及挥发物 电子天平、恒温干燥箱、干燥器、称量瓶。

碱性杂质 滴定管、丙酮、溴酚蓝、乙醇、0.01mol/L氢氧化钠溶液或0.01mol/L盐酸溶液、盐酸滴定液(0.01mol/L)。

甲氧基苯胺值 电子天平、容量瓶、异辛烷、4-甲氧基苯胺、冰醋酸、紫外-可见分光光度计。

反式脂肪酸 电子天平、气相色谱仪、50mL回流瓶、0.5mol/L氢氧化钠甲醇溶液、三氟化硼、甲醇、异辛烷、饱和氯化钠溶液、无水硫酸钠、油酸甲酯对照品、反式油酸甲酯对照品、亚油酸甲酯顺反异构体混合溶液对照品、亚麻酸甲酯顺反异构体混合溶液对照品。

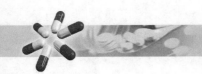

（二十四）氮测定法

仪器与器具

（1）常量定氮仪由 500mL 凯氏烧瓶、氮气瓶和冷凝回流管和 500mL 锥形瓶组成。

（2）半微量定氮仪由 1000mL 圆底烧瓶、连有氮气球的蒸馏器和直形冷凝回流管等组成。

（3）半自动定氮仪由消化仪和自动蒸馏仪组成。

（4）全自动定氮仪由消化仪、自动蒸馏仪及滴定仪组成。其中滴定仪的终点判断主要有指示剂颜色变化和电极测量 pH 值两种方式。

（5）电子天平（感量 0.1mg 的天平）。

（6）可调压电炉加热。蒸馏可用可调压电炉或加热套加热。

（7）蒸馏连接用的乳胶管或橡胶管，应用氢氧化钠试液煮 20 分钟，洗去碱液后用水煮沸，洗净，晾干。

试剂与试药　硼酸、硫酸钾、无水硫酸钠、硫酸铜、硫酸、锌粒、甲基红–溴甲酚绿混合指示液、甲基红指示液、玻璃珠或沸石、氢氧化钠溶液、硫酸滴定液（0.005mol/L）等。

（二十五）氯化物检查法

仪器与器具　纳氏比色管、量瓶、移液管。
试剂与试药　标准氯化钠溶液、硝酸、稀硝酸、硝酸银试液。

（二十六）重金属检查法

第一法
仪器与器具　纳氏比色管、量瓶。
试剂与试药　标准铅溶液、醋酸盐缓冲液（pH3.5）、稀焦糖溶液、硫代乙酰胺试液。

第二法
仪器与器具　纳氏比色管、高温炉、坩埚、坩埚钳、铂坩埚（供试品分子结构中含有碱金属或氟元素使用）、干燥器、通风柜、恒温水浴锅。

试剂与试药　标准铅溶液、硫酸、硝酸、盐酸、氨试液、酚酞指示液、醋酸盐缓冲液（pH3.5）、硫代乙酰胺试液。

第三法
仪器与器具　纳氏比色管。

试剂与试药　氢氧化钠试液、硫化钠试液、标准铅溶液。

（二十七）砷盐检查法

第一法（古蔡氏法）

仪器与器具　砷盐测定装置、移液管、恒温水浴锅、量瓶。

试剂与试药　标准砷溶液（三氧化二砷）、氢氧化钠溶液、稀硫酸、盐酸、碘化钾试液、酸性氯化亚锡试液、乙酸铅棉花、溴化汞试纸、锌粒。

第二法（二乙基二硫代氨基甲酸银法）

仪器与器具　砷盐测定装置、移液管、恒温水浴锅、量瓶。

试剂与试药　标准砷溶液（三氧化二砷）、氢氧化钠溶液、稀硫酸、醋酸铅棉花、盐酸、碘化钾试液、酸性氯化亚锡试液、锌粒、三氯甲烷、二乙基二硫代氨基甲酸银试液。

（二十八）硫酸盐检查法

仪器与器具　纳氏比色管、量瓶。

试剂与试药　标准硫酸钾溶液、盐酸、25%氯化钡溶液。

（二十九）铁盐检查法

仪器与器具　纳氏比色管、分液漏斗、量瓶。

试药与试液　标准铁溶液（硫酸铁铵[$FeNH_4(SO_4)_2 \cdot 12H_2O$]）、硫酸、稀盐酸、过硫酸铵、30%硫氰酸铵溶液、正丁醇。

（三十）干燥失重测定法

仪器与器具　电子天平（感量应不低于 0.1mg）、扁形称量瓶、干燥器（普通）、减压干燥器、恒温减压恒温干燥箱、恒温干燥箱、真空泵。

试剂与试药　五氧化二磷（恒温减压干燥）或无水氯化钙、变色硅胶。

（三十一）水分测定法

第一法：（费休氏法）

（1）容量滴定法

仪器与器具　电子天平、卡尔-费休氏水分测定仪。

试药与试剂　无水甲醇（AR，含水量<0.1%）、费休氏试液。

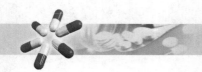

实验条件与要求　由于费休氏试液吸水性强,因此在配制、标定及滴定中所用仪器均应洁净干燥。凡与费休氏试液直接接触的物品,玻璃仪器需在120℃至少干烤2h,取出置干燥器内备用。

（2）库伦滴定法

仪器与器具　电子天平、卡尔–费休氏库伦滴定仪。

试药与试剂　费休氏试液

第二法:烘干法

仪器与器具　电子天平、扁形称量瓶、电热恒温干燥箱、恒温干燥箱。

第三法:减压干燥法

仪器与器具　电子天平、减压干燥器（直径30cm的减压干燥器）、扁形称量瓶、培养皿、无水氯化钙干燥管。

试药与试剂　五氧化二磷干燥剂

第四法:甲苯法

仪器与器具　电子天平、甲苯法仪器装置、恒温干燥箱、电热套或恒温水浴锅。

试药与试剂　甲苯、玻璃珠、亚甲蓝。

第五法:气相色谱法

仪器与器具　气相色谱仪、毛细管柱、量瓶、电子天平、研钵、具塞锥形瓶。

试药与试剂　无水乙醇。

（三十二）炽灼残渣检查法

仪器与器具　电子天平、高温炉、坩埚、坩埚钳、铂坩埚（供试品分子结构中含有碱金属或氟元素使用）、干燥器、通风柜。

试药和试液　硫酸。

（三十三）残留溶剂测定法

仪器与器具　气相色谱仪。

毛细管柱　除另有规定外,极性相近的同类色谱柱之间可以互换使用。

（1）非极性色谱柱　固定液为100%的二甲基聚硅氧烷的毛细管柱。

（2）极性色谱柱　固定液为聚乙二醇（PEG–20M）的毛细管柱。

（3）中极性色谱柱　固定液为（35%）二苯基–（65%）甲基聚硅氧烷、（50%）二苯基–（50%）二甲基聚硅氧烷、（35%）二苯基–（65%）二甲基亚芳基聚硅氧烷、（14%）氰丙基苯基–（86%）二甲基聚硅氧烷、（6%）氰丙基苯基–（94%）二甲基聚硅氧烷的毛细管柱等。

（4）弱极性色谱柱　固定液为（5%）苯基–（95%）甲基聚硅氧烷、（5%）二苯基–（95%）二甲基亚芳基聚硅氧烷共聚物的毛细管柱等。

填充柱　以直径为 0.18~0.25mm 的二乙烯苯–乙基乙烯苯型高分子多孔小球或其他适宜的填料作为固定相。

试药和试液　N,N–二甲基甲酰胺、二甲基亚砜。

（三十四）甲醇量检查法

第一法　毛细管柱法

仪器与器具　气相色谱仪,毛细管柱（（6%）氰丙基苯基–（94%）二甲基聚硅氧烷为固定液）、量瓶。

试药和试液　甲醇。

第二法　填充柱法

仪器与器具　气相色谱仪,填充柱（以直径为 0.18~0.25mm 的二乙烯苯–乙基乙烯苯型高分子多孔小球为固定相）、量瓶。

试药和试液　正丙醇、甲醇。

（三十五）溶液颜色检查法

第一法

仪器与器具　电子天平、25mL 纳氏比色管、碘量瓶、锥形瓶。

试药和试液　基准重铬酸钾、硫酸铜、盐酸溶液（1→40）、醋酸、碘化钾、硫代硫酸钠滴定液（0.1mol/L）、淀粉指示液、氯化钴、氨试液、醋酸–醋酸钠缓冲液（pH6.0）、二甲酚橙指示液、乙二胺四醋酸二钠滴定液（0.05mol/L）。

第二法

仪器与器具　紫外–可见分光光度计。

第三法　色差计法

仪器与器具　测色色差计。

（三十六）澄清度检查法

第一法（目视法）

仪器与器具　比浊用玻璃管（内径 15~16mm,平底、具塞,以无色、透明、中性硬质

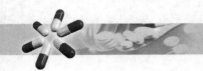

玻璃制成),澄明度检测仪(照度为1000lx)。

试药和试液 浊度标准贮备液(硫酸肼、10%乌洛托品溶液)。

第二法(浊度仪法)

仪器与器具 浊度仪。

(三十七)不溶性微粒检查法

第一法(光阻法)

试验环境 试验操作环境应不得引入外来微粒,测定前的操作应在洁净工作台进行。玻璃仪器和其他所需用品都应洁净、无微粒。本法检查所用微粒检查用水(或其他适宜溶剂),使用前须经不大于1.0μm的微孔滤膜滤过。

微粒检查用水(或其他适宜溶剂) 光阻法取50mL测定,要求每10mL含10μm及10μm以上的不溶性微粒数应在10粒以下,含25μm及25μm以上的不溶性微粒数应在2粒以下。显微计数法取50mL测定,要求含10μm及10μm以上的不溶性微粒数应在20粒以下,含25μm及25μm以上的不溶性微粒数应在5粒以下。

仪器与器具 不溶性微粒检测仪、振荡器、锥形瓶、量筒。

第二法(显微计数法)

仪器与器具 洁净工作台、显微镜、微孔滤膜及其滤器、平皿等。

(三十八)可见异物检查法

第一法(灯检法)

澄明度检测仪 包括带有遮光板的日光灯光源(光照度可在1000~4000lx范围内调节,不反光的黑色背景,不反光的白色背景和底部(供检查有色异物),反光的白色背景(指遮光板内侧)。

检查人员条件 远距离和近距离视力测验,均应为4.9及以上(矫正后视力应为5.0及以上);应无色盲。

光源 用无色透明容器包装的无色供试品溶液,检查时被观察供试品所在处的光照度应为1000~1500lx;用透明塑料容器包装、棕色透明容器包装的供试品或有色供试品溶液,光照度应为2000~3000lx;混悬型供试品或乳状液,光照度应增加至约4000 lx。

第二法 (光散射法)

仪器装置 仪器主要由旋瓶装置、激光光源、图像采集器、数据处理系统和终端显示系统组成。

（三十九）崩解时限检查法

仪器与器具 升降式崩解仪、烧杯 1000mL、温度计。

试剂与试药 水、（9→1000）盐酸溶液、人工胃液（稀盐酸、胃蛋白酶）、人工肠液（磷酸盐缓冲液（含胰酶）（pH6.8））。

（四十）溶出度与释放度测定法

仪器与器具 药物溶出度仪，溶出杯（250mL、1000mL）。

取样器 注射器（5mL、10mL、15mL、20mL 等合适的注射器）及取样针头。

过滤器 滤头及滤膜（不同规格，孔径不得大于 0.8μm）。

溶出量测定仪器 紫外-可见分光光度计、高效液相色谱仪。

（四十一）最低装量检查法

仪器与器具 电子天平（感量 1mg、10mg 或 0.1g）；量筒（量入式）规格 5mL、10mL、25mL、50mL、100mL、250mL 和 500mL（定期检定合格），注射器（量入式、含 7 号针头）规格 1mL、2mL，（定期检定合格）。

（四十二）农药残留量测定法

第一法 有机氯类农药残留测定法（色谱法）

（1）9 种有机氯类农药残留量测定法

仪器与器具 气相色谱仪（63Ni-ECD 电子捕获检测器），SE-54 色谱柱或 DB-1701 色谱柱，超声仪、离心机、旋转蒸法仪、10mL 具塞刻度离心管，具刻度的浓缩瓶、锥形瓶等。

试剂与试药 丙酮、石油醚（60~90℃）、二氯甲烷、无水硫酸钠、氯化钠、无水硫酸镁、硫酸（优级纯）。

对照品 六六六（BHC）、滴滴滴（DDT）及五氯硝基苯（PCNB）。

（2）22 种有机氯类农药残留量测定法

仪器与器具 气相色谱仪（63Ni-ECD 电子捕获检测器）；色谱柱 分析柱：以 50% 苯基-50%二甲基聚硅氧烷为固定液的弹性石英毛细管柱（30m×0.25mm×0.25μm），验证柱：以 100%二甲基聚硅氧烷为固定液的弹性石英毛细管柱（30m×0.25mm×0.25μm）；超声仪、离心机、凝胶渗透色谱柱、旋转蒸法仪、氮吹仪、多功能真空样品处理器、弗罗里硅土

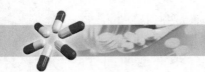

固相萃取小柱、具塞锥形瓶，移液管，聚苯乙烯离心管（50mL 和 15mL）等。

试剂与试药 二氯甲烷、乙腈、环己烷、乙酸乙酯、正己烷、异辛烷、无水硫酸钠、氯化钠、无水硫酸镁。

22 种农药对照品 六氯苯；α-六六六；五氯硝基苯；γ-六六六；β-六六六；七氯；δ-六六六；艾氏剂；氧化氯丹；顺式环氧七氯；反式环氧七氯；反式氯丹；顺式氯丹；α-硫丹；p,p'-滴滴伊；狄氏剂；异狄氏剂；o,p'-滴滴涕；p,p'-滴滴滴；β-硫丹；p,p'-滴滴涕；硫丹硫酸盐。

第二法 有机磷类农药残留量检测法（色谱法）

仪器与器具 气相色谱仪［氮磷检测器（NPD）或火焰光度检测器（FPD）］；色谱柱以 50%苯基-50%二甲基聚硅氧烷或（5%苯基）甲基聚硅氧烷为固定液弹性石英毛细管柱（30m×0.25mm×0.25μm），超声仪、旋转蒸法仪、多功能真空样品处理器、活性炭小柱、氮吹仪、具塞锥形瓶、250mL 平底烧瓶、棕色量瓶、移液管等。

试剂与试药 无水硫酸钠、乙酸乙酯、正己烷。

对照品 硫磷、甲基对硫磷、乐果、氧化乐果、甲胺磷、久效磷、二嗪磷、乙硫磷、马拉硫磷、杀扑磷、敌敌畏、乙酰甲胺磷。

第三法 拟除虫菊酯类农药残留量检测法（色谱法）

仪器与器具 气相色谱仪（63Ni-ECD 电子捕获检测器）；色谱柱：以（5%苯基）甲基聚硅氧烷为固定液的弹性石英毛细管柱（30m×0.32mm ×0.25μm）；超声仪、旋转蒸法仪、离心机、具塞锥形瓶、圆底烧瓶、量瓶、移液管等。

试剂与试药 丙酮、石油醚（60~90℃）、无水硫酸钠、氧化铝（80~100 目）、微晶纤维素、弗罗里硅土。

对照品 氯氰菊酯、氰戊菊酯、溴氰菊酯。

第四法 农药多残留量测定法（质谱法）

仪器与器具 气相色谱-三重四级杆串联质谱仪（电子轰击源质谱检测器），液相色谱-三重四级杆串联质谱仪（离子源为电子喷雾源（ESI）），色谱柱 5%苯基甲基聚硅氧烷为固定液的弹性石英毛细管柱 （30m×0.25mm×0.25μm 色谱柱）；液相色谱-串联质谱法：以十八烷基硅烷键合硅胶为填充剂（柱长 15cm，内径为 3mm，粒径为 2.7μm）；离心机、振荡器、氮吹仪、移液枪、聚苯乙烯离心管等。

试剂与试药 乙腈、冰醋酸、提取管（50mL，预装有 6g 无水硫酸镁，1.5g 无水醋酸钠）、分散固相萃取净化管（15mL，预装有 900mg 无水硫酸镁，300mgN-丙基乙二胺（PSA）。300mg C18，300mg 硅胶，90mg GCB）。

227 种农药对照品 由国家标准物质研究中心提供含标示含量(浓度)的农药对照品,也可采用国际认可的农药对照品自行配制。

第五法 药材及饮片(植物类)中禁用农药多残留测定法

仪器与器具 气相色谱–三重四级杆串联质谱仪(电子轰击源质谱检测器),液相色谱–三重四级杆串联质谱仪[离子源为电子喷雾源(ESI)]。色谱柱:气相色谱–串联质谱法用(50%)苯基–甲基聚硅氧烷为固定液的弹性石英毛细管柱(柱长为 30m,柱内径为 0.25mm,膜厚度为 0.25μm);液相色谱–串联质谱法:以十八烷基硅烷键和硅胶为填充剂(柱长 10cm,内径为 2.1mm,粒径为 2.6μm);匀浆仪、离心机、振荡器、氮吹仪。

试剂与试药 无水硫酸镁、无水乙酸钠、乙腈、磷酸三苯酯、硅胶、石墨化炭黑、分散固相萃取净化管、N–丙基乙二胺。

对照品 禁用农药混合对照品、磷酸三苯脂对照品、空白基质样品。

(四十三)灰分测定法

仪器与器具 粉碎机、药典筛(二号)、电子天平、坩埚、高温电阻炉、干燥器、恒温水浴锅、漏斗、无灰滤纸、移液管、烧杯、吸管、坩埚钳。

试剂与试液 稀盐酸溶液、10%硝酸铵溶液。

(四十四)浸出物测定法

仪器与器具 粉碎机、电子天平、药典筛(二号、四号)、具塞锥形瓶、移液管、蒸发皿、恒温水浴锅、恒温干燥器、冷凝回流管、索氏提取器、五氧化二磷干燥器。

试剂与试液 乙醇、乙醚。

(四十五)挥发油测定法

仪器与器具 粉碎机、电子天平、药典筛(二号、三号)、挥发油测定仪、硬质圆底烧瓶(500mL、1000mL、2000mL)、电热套。

试剂与试药 二甲苯。

(四十六)杂质检查法

仪器与器具 电子天平(感量 1mg)、放大镜(5~10 倍)、显微镜、药典筛、镊子、方盘等。

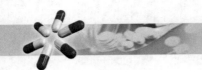

（四十七）铅、镉、砷、汞、铜测定法

仪器与器具　原子吸收分光光度计、微波消解仪、电热板、纳氏比色管或量瓶等。

试剂与溶液　硝酸、高氯酸、盐酸、硫酸、磷酸二氢铵、硝酸镁、碘化钾、抗坏血酸、盐酸羟胺、磷酸二氢铵、硝酸镁、硼氢化钠、氢氧化钠、硼氢化钠、高锰酸钾等。

标准溶液　铅、镉、砷、汞、铜单元素标准溶液。

（四十八）二氧化硫残留量测定法

仪器与器具　酸碱滴定法蒸馏仪器装置[1000mL两颈圆底烧瓶、竖式回流冷凝回流管、（带刻度）分液漏斗、连接氮气流入口、二氧化硫气体导出口]，另配磁力搅拌器、电热套、氮气源及气体流量计。

试剂与试液　盐酸、过氧化氢溶液、甲基红指示剂乙醇溶液、氢氧化钠滴定液等。

（四十九）黄曲霉毒素测定法

第一法（高效液相色谱法）

仪器与器具　高效液相色谱仪（荧光检测器）、高速均质器（转速 12500r/min）、黄曲霉毒素免疫亲和柱、量瓶、移液管等。

试剂与试药　甲醇、乙腈均为色谱纯，氯化钠为分析纯。

对照品　黄曲霉毒素对照品。

（五十）显微鉴别法

仪器与器具　生物光学显微镜、小型粉碎机、台式离心机、超声仪、放大镜、刀片、解剖刀、镊子、手术剪、解剖针、载玻片、盖玻片、培养皿、小烧杯、酒精灯、滴瓶、试管、滴管、玻璃棒、乳钵、量筒、毛笔、铅笔等。

试剂与试药

（1）水合氯醛　　此液为常用封藏液，也是透化剂。可使干缩的细胞膨胀而透明，并能溶解淀粉粒、树脂、蛋白质、叶绿素及挥发油等，加热后透化效果更为明显。

（2）甘油醋酸试液（斯氏液）　此液为常用封藏液。专用于观察淀粉粒形态，可使淀粉粒保持原形，便于测量其大小。

（3）甘油乙醇试液　　此液为封藏液，也是软化剂。常用于保存植物性材料及临时切片，有软化组织的作用。

（4）苏丹Ⅲ试液　此液可使木栓化、角质化细胞壁及脂肪油、挥发油、树脂等染成红色或淡红色。

（5）钌红试液　此液可使黏液染成红色。本液应临用新制。

（6）间苯三酚试液　此液与盐酸合用，可使木化细胞壁染成红色或紫红色。本液应置玻璃瓶塞瓶内，在暗处保存。

（7）碘试液　此液可使淀粉粒染成蓝色或紫色；蛋白质或糊粉粒染成棕色或黄棕色。

（8）硝铬酸试液　此液为常用的"植物组织解离液"。解离浸泡时间，按样品质地不同而异。

（9）α-萘酚试液　此液可使菊糖染成紫红色并溶解。

（10）硝酸汞试液（米隆氏试液）　此液可使糊粉粒染成砖红色。

（11）氯化锌碘试液　此液用于检查木质化与纤维素细胞壁，前者显黄棕色，后者先蓝色或紫色。

（五十一）乙醇检验

仪器与器具　比重瓶或韦氏比重称、温度计、量筒、试管、移液管、滴管、试管、红外分光光度计、红外干燥箱、玛瑙研钵、注射器、澄明度检测仪、纳氏比色管、紫外-可见分光光度计、气相色谱仪、容量瓶、微量注射器、恒温水浴锅、电热鼓风干燥箱、电子天平、蒸发皿等。

试剂与试药　氢氧化钠试液、碘试液、溴化钾、酚酞指示液、0.01mol/L 氢氧化钠溶液、无水甲醇、苯、乙缩醛、4-甲基-2戊醇、乙醛等。

（五十二）滑石粉检验

仪器与器具　电子天平、铂坩埚、坩埚、烧杯、表面皿、加热套、试管、快速滤纸、中速滤纸、红外分光光度计、石蕊试纸、具塞锥形瓶、离心机、0.45μm 微孔滤膜、蒸发皿、冷凝回流管、量瓶、电热恒温干燥箱、恒温水浴锅、坩埚钳、高温炉、蒸发皿、薄膜过滤器、X 射线衍射仪（可委托检验）、原子吸收分光光度计、聚四乙烯容器、加热板、砷盐检测（古蔡氏法装置）等。

试剂与试药　稀盐酸、盐酸、8.5%氢氧化钠溶液、氟化钙/氟化钠、硫酸、氢氟酸、镁试剂（取对硝基苯偶氮间苯二酚 0.01g，加 4%氢氧化钠溶液 1000mL 溶解，即得）、硝酸、高氯酸、氯化镧、氯化铯、镁标准溶液、铁标准溶液、铅标准溶液、钙标准溶液、铝标准溶液、三氧化二砷、氢氧化钠、稀硫酸、醋酸铅棉花、溴化汞试纸、盐酸、碘化钾、酸性氯化亚锡试

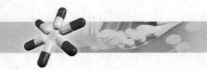

液、溴化汞、锌粒、醋酸铅等。

（五十三）硬脂酸镁检验

仪器与器具　电子天平、具塞试管、量筒、圆底烧瓶、容量瓶、移液管、分液漏斗、药典筛（五号）、恒温水浴锅、纳氏比色管、滴管、电热鼓风干燥箱、称量瓶、干燥器、高温炉、原子吸收分光光度计、消解仪、量瓶、恒温水浴锅、坩埚、气相色谱仪、冷凝回流管、锥形瓶等。

试剂与试药　乙醇、乙醚、稀硝酸、无水乙醇、溴麝香草酚蓝指示液、盐酸滴定液（0.1mol/L）或氢氧化钠滴定液（0.1mol/L）、标准氯化钠溶液、硝酸、硝酸银、标准硫酸钾溶液、盐酸、25%氯化钡溶液、标准铁溶液（硫酸铁铵[$FeNH_4(SO_4)_2 \cdot 12H_2O$]）、硫酸、稀盐酸、过硫酸铵、30%硫氰酸铵溶液、正丁醇、镉单元素标准溶液、镍单元素标准溶液、稀醋酸、醋酸盐缓冲液（pH3.5）、硫代乙酰胺试液、三氟化硼、正庚烷、饱和氯化钠溶液、浓氨溶液、氨-氯化铵缓冲液（pH10.0）、乙二胺四醋酸二钠滴定液（0.05mol/L）、铬黑 T 指示剂、锌滴定液（0.05mol/L）等。

对照品　棕榈酸甲酯对照品、硬脂酸甲酯对照品。

（五十四）糊精检验

仪器与器具　电子天平、具塞试管、量筒、试管、滴管、刻度管、偏光显微镜、加热套、G4 垂熔玻璃坩埚、电热鼓风干燥箱、称量瓶、干燥器、高温炉、量瓶、瓷坩埚、纳氏比色管、恒温水浴锅、移液管等。

试剂与试液　乙醇、乙醚、碘试液、甘油、酚酞、氢氧化钠滴定液（0.1mol/L）、碱性酒石酸铜试液、3 号浊度标准液、2 号浊度标准液、标准氯化钠溶液、硝酸、硝酸银、标准硫酸钾溶液、对氨基苯磺酸-α-萘胺试液、锌粉、标准硝酸钾溶液、盐酸、标准铁溶液、硫酸、标准铅溶液、醋酸盐缓冲液（pH3.5）、硫代乙酰胺试液等。

（五十五）蔗糖检验

仪器与器具　电子天平、具塞试管、量筒、自动旋光仪、容量瓶、移液管、试管、恒温水浴锅、红外分光光度计、玛瑙研钵、压片机、澄明度检测仪、纳氏比色管、滴管、冷凝回流管、锥形瓶、高温炉、瓷坩埚、干燥器、恒温水浴锅等。

试剂与试液　乙醇、无水乙醇、0.05mol/L 硫酸溶液、0.1mol/L 氢氧化钠溶液、碱性酒石酸铜试液、溴化钾、标准硫酸钾、稀盐酸、碱性枸橼酸铜试液、25%碘化钾溶液、硫代硫酸钠滴定液(0.1mol/L)、淀粉指示液、硫酸、草酸铵试液、氨试液、标准钙溶液、酚酞指示液、氨试液、醋酸盐缓冲液(pH3.5)、硫代乙酰胺试液、标准铅溶液、稀硝酸、25%氯化钡溶液等。

(五十六)玉米淀粉检验

仪器与器具 电子天平、具塞试管、量筒、偏光显微镜、电炉、pH计、圆底烧瓶、冷凝管、(带刻度)分液漏斗、磁力搅拌器、电热套、气体流量计、氮气源、具塞锥形瓶、量筒、滴管、滴定管、具塞锥形瓶、具塞离心管、离心机、碘瓶、刻度吸管、电热鼓风干燥箱、称量瓶、干燥器、高温炉、瓷坩埚、恒温水浴锅、纳氏比色管、移液管等。

试剂与试药 乙醇、碘试液、甘油醋酸试液(显微镜装片)、磷酸盐标准缓冲液、苯二甲酸盐标准缓冲液、甲基红乙醇溶液指示剂(2.5mg/mL)、氢氧化钠滴定液(0.01mol/L)、盐酸溶液(6mol/L)、3%过氧化氢溶液、冰醋酸、碘化钾、硫代硫酸钠滴定液(0.002mol/L)、淀粉指示液、硫酸、醋酸盐缓冲液(pH3.5)、硫代乙酰胺试液、标准铅溶液、标准铁溶液、30%硫氰酸铵溶液、稀盐酸等。

(五十七)聚山梨酯80检验

仪器与器具 电子天平、具塞试管、量筒、韦氏比重秤、温度计、恒温水浴锅、具塞锥形瓶、烧杯、平氏黏度计(毛细管内径为2.0~2.5mm)、锥形瓶、10mL的半微量滴定管、回流装置、滴定管、酒精灯、试管、移液管、pH计、漏斗、烧杯、容量瓶、澄明度检测仪、比色管、气相色谱仪、玻璃容器、水分测定仪、微量注射器、高温炉、坩埚、干燥器、纳氏比色管、恒温水浴锅、砷盐测定装置、凯氏烧瓶等。

试剂与试药 乙醇、甲醇、乙酸乙酯、矿物油、酚酞指示剂、氢氧化钠滴定液(0.1mol/L)、0.5mol/L氢氧化钾乙醇溶液、酚酞指示液、盐酸滴定液(0.5mol/L)、甲酚红——麝香草酚蓝混合指示液、氢氧化钠滴定液(1mol/L)、溴化碘溶液、碘化钾试液、淀粉指示液、硫代硫酸钠滴定液(0.1mol/L)、氢氧化钠试液、稀盐酸、溴试液、硫氰酸钴铵溶液、磷酸盐标准缓冲液、硼砂标准缓冲液、比色用重铬酸钾液、比色用氯化钴液、乙二醇、二甘醇、丙酮、1,3-丁二醇、聚乙二醇400、0.001%乙醛溶液、费休氏试液、无水甲醇、硫酸、氨试液、酚酞指示液、醋酸盐缓冲液(pH3.5)、硫代乙酰胺试液、标准铅溶液、标准砷溶液、碘化钾试液、酸性氯化亚锡试液、溴化汞试纸、醋酸铅棉花、正庚烷、饱和的氯化钠溶液、无水硫酸钠、甲醇、三氟化硼、正庚烷、饱和氯化钠溶液、无水硫酸钠、2%氢氧化钠甲醇溶液等。

对照品 肉豆蔻酸甲酯对照品、棕榈酸油甲酯对照品、棕榈酸甲酯对照品、硬脂酸甲

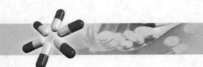

酯对照品、油酸甲酯对照品、亚油酸甲酯对照品、亚麻酸甲酯对照品等。

（五十八）预胶化淀粉检验

仪器与器具 显微镜、pH 计、电子天平、圆底烧瓶、冷凝管、（带刻度）分液漏斗、磁力搅拌器、电热套、气体流量计、氮气源、具塞锥形瓶、量筒、滴管、滴定管、酸碱滴定法蒸馏仪、电热鼓风干燥箱、称量瓶、干燥器、高温炉、瓷坩埚、恒温水浴锅、纳氏比色管、移液管、漏斗、具塞离心管、离心机等。

试剂及试药 碘试液、中性乙醇、甘油（显微镜制片）、标准铁溶液（硫酸铁铵[FeNH₄(SO₄)₂·12H₂O]）、盐酸、过硫酸铵、过氧化氢、甲基红乙醇溶液指示剂、氢氧化钠滴定液（0.01mol/L）、盐酸溶液（6mol/L）、甲醇、6mol/L 醋酸溶液、饱和碘化钾溶液、硫酸、硝酸、盐酸、氨试液、酚酞指示液、标准铅溶液、醋酸盐缓冲液（pH3.5）、硫代乙酰胺试液、淀粉指示液等。

（五十九）胶囊用明胶检验

仪器与器具 凝冻强度（仅限硬胶囊）（59mm±1mm 冻力瓶、恒温水浴锅、磁力搅拌器、温度计、凝胶强度测定仪），酸碱度（恒温水浴锅、电子天平、酸度计），透光率（恒温水浴锅、紫外–可见分光光度计、温度计），电导率（恒温水浴锅、电导率仪、铂黑电极），亚硫酸验（长颈圆底烧瓶、冷凝回流管），过氧化物（具塞烧瓶、恒温水浴锅），干燥失重（恒温干燥箱、干燥器、电子天平、称量瓶），炽灼残渣（电子天平、高温电阻炉、坩埚、电子天平）、铬（消解仪、原子吸收分光光度计、电热板），重金属（高温电阻炉、25mL 纳氏比色管、恒温水浴锅）、砷盐（电子天平、高温电阻炉、砷盐装置）等。

试剂与试药 醋酸或甘油、乙醇、重铬酸钾试液、稀盐酸、鞣酸试液、钠石灰、稀硫酸、过氧化氢试液、甲基红–亚甲蓝混合指示液、氢氧化钠滴定液（0.02mol/L）、硫酸、碘化钾、1%淀粉溶液、0.5%钼酸铵溶液、硝酸、铬单元素标准溶液、标准铅溶液、硫代乙酰胺试液、氨试液、醋酸盐缓冲液（pH3.5）、酚酞指示液、淀粉、氢氧化钙、盐酸三氧化二砷、氢氧化钠、稀硫酸、醋酸铅棉花、溴化汞试纸、盐酸、碘化钾、酸性氯化亚锡试液、溴化汞、锌粒、醋酸铅等。

（六十）明胶空心胶囊检验

仪器与器具 电子天平、烧杯、量筒、移液管、试管、滴管、酒精灯、木板（厚度 2cm）、恒温恒湿箱、干燥器、玻璃管（内径为 24mm，长为 200mm）、圆柱形砝码（材质为聚四氟乙烯,直径为22mm,重为20g±0.1g)、智能崩解仪、1000mL烧杯、具塞锥形瓶、烧杯、平氏黏度计(毛细管内径为2.0mm)、温度计、长颈圆底烧瓶、冷凝回流管、电热套、恒温水浴锅、高效液相色谱仪、气相色谱仪、微量注射器、锥形瓶、分液漏斗、电热鼓风干燥箱、称量瓶、高温炉、瓷坩埚、消解仪、原子吸收分光光度计、电热板、纳氏比色管等。

试剂与试药 稀盐酸、重铬酸钾试液、鞣酸试液、钠石灰、红色石蕊试纸、硝酸镁饱和溶液、滑石粉、标准硫酸钾溶液、0.05mol/L碘溶液、稀盐酸、25%氯化钡溶液、磷酸、碳酸氢钠、醋酸铵、甲醇、乙醚、正己烷、氯乙醇、2%硝酸、醋酸盐缓冲液(pH3.5)、硫代乙酰胺试液、标准铅溶液等。

对照品 羟苯甲酯、羟苯乙酯、羟苯丙酯、羟苯丁酯、环氧乙烷、铬单元素标准溶液(1000μg/mL)等。

(六十一)羟丙纤维素检验

仪器与器具 电子天平、烧杯、量筒、试管、恒温水浴锅、单柱型旋转式黏度计、pH计、量瓶、纳氏比色管、电恒温干燥箱、扁形称量瓶、干燥器、坩埚、高温炉、硫酸、铂坩埚、电炉、恒温水浴锅、砷盐测定装置、测羟丙氧基测定装置等。

试剂及试液 乙醇、丙二醇、蒽酮、硫酸、标准氯化钠溶液、硝酸、硝酸银、氢氟酸、硫酸,硝酸、盐酸、氨试液、酚酞指示液、醋酸盐缓冲液(pH3.5)、硫代乙酰胺试液、标准铅溶液、氢氧化钙、盐酸、三氧化二砷、氢氧化钠、稀硫酸、醋酸铅棉花、溴化汞试纸、盐酸、碘化钾、酸性氯化亚锡试液、溴化汞、锌粒、标准砷溶液、三氧化铬、甘油、酚酞指示液、氢氧化钠滴定液(0.02mol/L)、碳酸氢钠、稀硫酸、碘化钾、淀粉指示液、硫代硫酸钠滴定液(0.02mol/L)等。

备注:测残留溶剂(异丙醇和甲苯,工艺中使用时测定;二甲基亚砜、异丙醇、甲苯、气相色谱仪、顶空进样器)。

(六十二)氢氧化钠检验

仪器与器具 铂丝、酒精灯、pH计、澄明度检测仪、量瓶、电子天平、纳氏比色管、滴管、电热套、高温炉、坩埚、灰滤纸、干燥器、锥形瓶、酸式滴定管。

试剂及试液 硝酸、标准氯化钠溶液、硝酸银试液、标准硫酸钾溶液、盐酸、25%氯化钡溶液、醋酸、亚硝酸钴钠试液、稀盐酸、氨试液、标准铁溶液、30%硫氰酸铵溶液、过硫酸铵、醋酸盐缓冲液(pH3.5)、硫代乙酰胺试液、标准铅溶液、氨试液、酚酞指示液、乙醇、硫酸滴定液(0.5mol/L)、甲基橙指示液等。

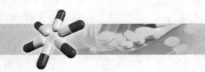

（六十三）纯化水检验

仪器与器具　试管、移液管、滴管、电热恒温水浴锅、纳氏比色管、纳氏比色管、量筒、电导率仪、温度计、烧杯、电炉子、电热恒温水浴锅、电热恒温干燥箱、电子天平、蒸发皿、干燥器等。

试剂与试药　甲基红指示液、溴麝香草酚蓝指示液、10%氯化钾溶液、0.1%二苯胺硫酸溶液、硫酸、标准硝酸盐溶液、无硝酸盐的水、对氨基苯磺酰胺、稀盐酸、盐酸萘乙二胺溶液、标准亚硝酸盐溶液、碱性碘化汞钾试液、氯化铵溶液、无氨水、稀硫酸、高锰酸钾滴定液（0.02mol/L）、醋酸盐缓冲液（pH3.5）、硫代乙酰胺试液、标准铅溶液等。

微生物限度　试剂和溶液及培养基：R2A琼脂培养基、0.1%无菌蛋白胨水溶液、75%酒精棉球。

仪器与器具　集菌仪、隔水式电热恒温培养箱、电热恒温干燥箱、卧式圆形压力蒸汽灭菌器、立式压力蒸汽灭菌器、集菌器、培养皿、三角烧瓶、镊子、酒精灯、一次性注射器。

（六十四）注射用水检验

仪器与器具　pH计、烧杯、移液管、纳氏比色管、电热恒温水浴锅、电导率仪、温度计、总有机碳（TOC）分析仪、锥形瓶、电热恒温水浴锅、电热恒温干燥箱、电子天平、蒸发皿、干燥器、电热恒温水浴锅。

试剂与试药　苯二甲酸盐标准缓冲液、磷酸盐标准缓冲液、硼砂标准缓冲液、饱和氯化钾溶液、氯化铵溶液、无氨水、碱性碘化汞钾试液、10%氯化钾溶液、0.1%二苯胺硫酸溶液、标准硝酸盐溶液、无硝酸盐的水、硫酸、对氨基苯磺酰胺的稀盐酸溶液（1→100）、盐酸萘乙二胺溶液、标准亚硝酸盐溶液、总有机碳检查用水、蔗糖对照品溶液、1,4-对苯醌对照品溶液、醋酸盐缓冲液（pH3.5）、硫代乙酰胺试液、标准铅溶液。

细菌内毒素　**试剂和溶液**　细菌内毒素检查用水、细菌内毒素工作标准品、鲎试剂、75%酒精棉球、重铬酸洗液。

仪器和器具　刻度吸管（1mL、2mL）、15mm×100mm试管、试管架、不锈钢盒、不锈钢筒、电热干燥箱、细菌内毒素检测仪、定时钟、电冰箱、自动混匀器、记号笔、封口膜、砂轮、剪刀。

微生物限度　试剂和溶液及培养基：R2A琼脂培养基、0.1%无菌蛋白胨水溶液、75%酒精棉球。

仪器与器具　集菌仪、隔水式电热恒温培养箱、电热恒温干燥箱、卧式圆形压力蒸汽灭菌器、立式压力蒸汽灭菌器、集菌器、培养皿、三角烧瓶、镊子、酒精灯、一次性注射器。

(六十五)药用铝箔检验

仪器与器具 0.001mm 精度千分尺、0.5mm 精度直尺、聚酯胶黏带(与铝箔的剥离力不小于 2.94N/20mm)、玻璃板、电热鼓风干燥箱、干燥器、电子天平、1.0g 砝码、紫外灯、高压蒸汽灭菌器、量筒、恒温水浴锅、纳氏比色管、移液管等。

试剂与试药 乙酸乙酯、稀乙酸、醋酸盐缓冲液(pH3.5)、硫代乙酰胺试液、标准铅溶液、稀硫酸、0.02mol/L 高锰酸钾等。

微生物限度 试剂和溶液及培养基:氯化钠注射液、胰酪大豆胨琼脂、沙氏葡萄糖琼脂、胰酪大豆胨液体培养基、麦康凯液体培养基、麦康凯琼脂培养基、0.1%无菌蛋白胨水溶液、75%酒精棉球等。

仪器与器具 无菌的金属膜板、棉签、集菌仪、隔水式电热恒温培养箱、电热恒温干燥箱、卧式圆形压力蒸汽灭菌器、立式压力蒸汽灭菌器、集菌器、培养皿、三角烧瓶、镊子、酒精灯、一次性注射器等。

(六十六)聚酯/铝/聚乙烯药用复合膜检验

仪器与器具 千分尺、红外分光光度计、恒温恒湿箱、透湿杯、电子天平、干燥器、电脑式穿刺试验机、量筒、恒温水浴锅、具塞锥形瓶、移液管、电炉、滴定管、滴管、蒸发皿、电热鼓风干燥箱、纳氏比色管。

试剂与试药 密封蜡、无水氯化钙、65%乙醇、正己烷、0.002mol/L 高锰酸钾液、稀硫酸、硫代硫酸钠滴定液(0.01mol/L)、淀粉指示液、醋酸盐缓冲液(pH3.5)、硫代乙酰胺试液、标准铅溶液等。

微生物限度 试剂和溶液及培养基:氯化钠注射液、胰酪大豆胨琼脂、沙氏葡萄糖琼脂、胰酪大豆胨液体培养基、麦康凯液体培养基、麦康凯琼脂培养基、0.1%无菌蛋白胨水溶液、75%酒精棉球等。

仪器与器具 无菌的金属膜板、棉签、集菌仪、隔水式电热恒温培养箱、电热恒温干燥箱、卧式圆形压力蒸汽灭菌器、立式压力蒸汽灭菌器、集菌器、培养皿、三角烧瓶、镊子、酒精灯,一次性注射器等。

(六十七)聚氯乙烯固体药用硬片检验

仪器与器具 游标卡尺、千分尺、精度为 0.1mg 的天平,附密度测定装置((温度计的最小分度值为 0.5℃)、电脑式穿刺试验机、电热鼓风干燥箱、玻璃或金属板、高压蒸汽灭菌器、500mL 具塞锥形瓶、恒温水浴锅、澄明度检测仪、移液管、电炉、滴定管、滴管、电子天平、蒸发皿、纳氏比色管等。

试剂与试药　正己烷、65%乙醇、2 号浊度标准液、碘化钾、0.002mol/L 高锰酸钾液、稀硫酸、硫代硫酸钠滴定液(0.01mol/L)、硫代硫酸钠滴定液、淀粉指示液、醋酸盐缓冲液(pH3.5)、硫代乙酰胺试液、标准铅溶液等。

微生物限度　试剂和溶液及培养基：氯化钠注射液、胰酪大豆胨琼脂、沙氏葡萄糖琼脂、胰酪大豆胨液体培养基、麦康凯液体培养基、麦康凯琼脂培养基、0.1%无菌蛋白胨水溶液、75%酒精棉球等。

仪器与器具　无菌的金属膜板、棉签、集菌仪、隔水式电热恒温培养箱、电热恒温干燥箱、卧式圆形压力蒸汽灭菌器、立式压力蒸汽灭菌器、集菌器、培养皿、三角烧瓶、镊子、酒精灯、一次性注射器等。

（六十八）标签、说明书、小盒、纸箱检验

仪器与器具　电子天平、直尺(精确度为 0.5mm)、电热鼓风干燥箱、游标卡尺等。